T. Wiegand, L. Velezmoro

Künstliche Intelligenz in der Medizin

Für Inga und Kostis, Claudia und Marcus

Tim Wiegand, Laura Velezmoro

Künstliche Intelligenz in der Medizin

Anwendungen, Algorithmen und Programmierung

Für Studium, Forschung, Klinik und Wirtschaft

ELSEVIER

Elsevier GmbH, Bernhard-Wicki-Str. 5, 80636 München, Deutschland
Wir freuen uns über Ihr Feedback und Ihre Anregungen an kundendienst@elsevier.com

ISBN Print 978-3-437-41208-0
eISBN 978-3-437-05636-9

1. Auflage 2025

Wichtiger Hinweis
Die medizinischen Wissenschaften unterliegen einem sehr schnellen Wissenszuwachs. Der stetige Wandel von Methoden, Wirkstoffen und Erkenntnissen ist allen an diesem Werk Beteiligten bewusst. Sowohl der Verlag als auch die Autorinnen und Autoren und alle, die an der Entstehung dieses Werkes beteiligt waren, haben große Sorgfalt darauf verwandt, dass die Angaben zu Methoden, Anweisungen, Produkten, Anwendungen oder Konzepten dem aktuellen Wissensstand zum Zeitpunkt der Fertigstellung des Werkes entsprechen.
Der Verlag kann jedoch keine Gewähr für Angaben zu Dosierung und Applikationsformen übernehmen. Es sollte stets eine unabhängige und sorgfältige Überprüfung von Diagnosen und Arzneimitteldosierungen sowie möglicher Kontraindikationen erfolgen. Jede Dosierung oder Applikation liegt in der Verantwortung der Anwenderin oder des Anwenders. Die Elsevier GmbH, die Autorinnen und Autoren und alle, die an der Entstehung des Werkes mitgewirkt haben, können keinerlei Haftung in Bezug auf jegliche Verletzung und/oder Schäden an Personen oder Eigentum, im Rahmen von Produkthaftung, Fahrlässigkeit oder anderweitig übernehmen.

Für die Vollständigkeit und Auswahl der aufgeführten Medikamente übernimmt der Verlag keine Gewähr.
Geschützte Warennamen (Warenzeichen) werden in der Regel besonders kenntlich gemacht (®). Aus dem Fehlen eines solchen Hinweises kann jedoch nicht automatisch geschlossen werden, dass es sich um einen freien Warennamen handelt.

Bibliografische Information der Deutschen Nationalbibliothek
Die Deutsche Nationalbibliothek verzeichnet diese Publikation in der Deutschen Nationalbibliografie; detaillierte bibliografische Daten sind im Internet über https://www.dnb.de abrufbar.

25 26 27 28 29 5 4 3 2 1

In ihren Veröffentlichungen verfolgt die Elsevier GmbH das Ziel, genderneutrale Formulierungen für Personengruppen zu verwenden. Um jedoch den Textfluss nicht zu stören sowie die gestalterische Freiheit nicht einzuschränken, wurden bisweilen Kompromisse eingegangen. Selbstverständlich sind **immer alle Geschlechter** gemeint.

Planung: Susanne Szczepanek
Projektmanagement: Elisabeth Märtz, Sabine Hennhöfer
Redaktion: Martin Kortenhaus, MT-Medizintexte GbR, Senden
Rechteklärung: David Seeliger, Wien
Herstellung: Dietmar Radünz, Leipzig
Satz: STRAIVE, Puducherry/Indien
Druck und Bindung: Drukarnia Dimograf Sp. z o. o., Bielsko-Biała/Polen
Umschlaggestaltung: SpieszDesign, Neu-Ulm
Titelfotografie: © local_doctor - stock.adobe.com

Aktuelle Informationen finden Sie im Internet unter **www.elsevier.de**

Vorwort

Hi, wir sind Tim und Laura!

Zu dem Zeitpunkt, zu dem dieses Buch erscheint, sind wir gerade Ärzt*innen geworden und haben unser Medizinstudium an der Ludwig-Maximilians-Universität (LMU) München damit abgeschlossen. Fasziniert von den Möglichkeiten, die künstliche Intelligenz (KI) für das Gesundheitswesen bietet, haben wir uns während unseres gesamten Studiums mit dem Thema KI in der Medizin auseinandergesetzt, was letztlich zu diesem Buchprojekt führte.

Wir beide kamen ursprünglich durch unsere Forschung zu diesem Thema. Tim stieß vor dem Start seines Studiums während eines Forschungspraktikums im Bereich Neuroradiologie an der Harvard Medical School erstmals auf die vermeintliche „Wunderwaffe KI". Dort und während seiner Promotion an der LMU wurde ihm eingebläut, dass ein tiefes Verständnis von KI auch Kenntnis der mathematischen Grundlagen erfordert. Laura erging es ähnlich. Zusammen mit Informatiker*innen und Physiker*innen entwickelte sie während ihrer Promotion an der LMU KI-Algorithmen für die Strahlentherapie und lernte auf diese Weise, wie wertvoll die Zusammenarbeit zwischen den Disziplinen ist. Zudem arbeitete sie während des Studiums in einem Start-up, das ein modernes Krankenhausinformationssystem entwickelt.

2020 bauten wir in München die studentische Arbeitsgruppe OneAIM (Artificial Intelligence in Medicine) mit auf. Mit Vorträgen, Programmierkursen, Führungen in Medizintechnik-Unternehmen u.v.m. versuchen wir seitdem das Thema „KI in der Medizin" Studierenden und Ärzt*innen näherzubringen.

Wir beide mussten uns die Grundlagen der Anwendungen, Mathematik und Programmierung von KI über die Jahre hinweg selbst beibringen. Wir wissen daher, wie mühsam es ist, sich durch den Dschungel verschiedener KI-Algorithmen zu kämpfen, die Mathematik dahinter zu verstehen, den Einstieg in die Programmierung zu finden oder die Digitalisierung des deutschen Gesundheitswesens zu durchdringen. Mit diesem Buch möchten wir dir den Einstieg in diese Themen erleichtern und hoffen, dass wir dir damit das liefern können, was uns damals fehlte – ein umfassendes, aber verständliches Lehrbuch zu KI in der Medizin.

Das ist ein ambitioniertes Ziel. Wir sind daher dankbar für jedes Feedback, das uns dabei hilft, dieses Buch weiter zu verbessern.

München, 30.07.2024
Tim Wiegand, Laura Velezmoro

Danksagung

Unser besonderer Dank für die Unterstützung und Zusammenarbeit gilt:
Unseren Mentor*innen: Inga Körte, Konstantinos Dimitriadis, Franz Pfister, Martha Shenton, Alexander Lin, Florian Heinen, Elisabeth Kaufmann, Johanna Seitz-Holland, Linus Keidel, Katharina Jünger, Kirsten Lauber, Nina-Sophie Schmidt-Hegemann, Heike Anders, Guillaume Landry und Elia Lombardo, für die Ermutigung, Beratung und die Möglichkeiten, zu wachsen.

Unserem Team bei OneAIM: Felix Wimbauer, Mathias Sander, Jon Rischewski, Jonas Gudera, Linus Kruk, Augustin Droste zu Senden, Finn Kosina, Luisa Schuhmacher, Paulina Möhrle, Leonard Jung, Felix Salcher, Melvin Tjok und Wencke Vonderhagen, für die erfolgreiche Zusammenarbeit und für das Gegenlesen von Kapitel-Entwürfen.

Dem Team bei ELSEVIER: Susanne Szczepanek, Elisabeth Märtz, Sabine Hennhöfer, Dietmar Radünz und Martin Kortenhaus, für die langwährende Betreuung und Unterstützung des Buchprojekts.

München, 30.07.2024
Tim Wiegand, Laura Velezmoro

Fünf Meinungen zum Einsatz von KI in der Medizin

Dieses Buch soll die Funktionsweise der KI und deren Anwendungen in der Medizin neutral und sachlich vermitteln. Dennoch haben wir Meinungen, die den Einsatz von KI im Gesundheitswesen betreffen und die Zusammenstellung der Buchkapitel und Beispiele im Buch beeinflusst haben. Wir möchten unsere Meinungen und Biases daher vorab offenlegen und dich gleichzeitig ermutigen, dir eigene Meinungen zu bilden und sie mit Kraft und Ehrgeiz zu vertreten. Das Feld der KI in der Medizin ist ein relativ junges, der Fortschritt allerdings überfällig. Es ist daher höchste Zeit, dieses Feld zu formen und am Fortschritt aktiv mitzuwirken.

Meinung 1: Datenschutz ist ein wichtiges Gut, aber nicht das einzige wichtige Gut in der Gesundheitsversorgung. Daher gilt es abzuwägen zwischen Risiken wie einer Verletzung des Datenschutzes und Chancen wie einer besseren Gesundheitsversorgung durch KI.

Meinung 2: KI trotz aller Fortschritte nicht zu nutzen ist nicht ethisch – insbesondere angesichts des Fachkräftemangels, des demografischen Wandels mit der Überalterung der Gesellschaft bei einer immer geringeren Zahl Erwerbstätiger.

Meinung 3: Die Ergebnisse von KI-Systemen sollten erklärbar sein. Diese sog. Explainability ist entscheidend, um das Vertrauen der Behandelnden und Behandelten in den Einsatz von KI in der Medizin zu schaffen.

Meinung 4: Hilfreiche diagnostische KI-Systeme müssen auch die seltenen und schwer zu erkennenden Erkrankungen diagnostizieren können, nicht nur die häufigen und einfach zu diagnostizierenden.

Meinung 5: Ein Grundverständnis der Behandelnden zum Thema KI ist notwendig, so wie bereits Behandelnde vieler Fachrichtungen über ein Grundverständnis zu den technischen Hintergründen ihrer medizinischen Instrumente verfügen.

Benutzerhinweise

MERKE

In den Merke-Kästen finden Sie für das Verständnis besonders wichtige Zusammenhänge.

CAVE

In den Cave-Kästen wird sowohl auf typische Fallstricke hingewiesen als auch auf nicht eindeutig verwendete Begriffe, die einer Klarstellung bedürfen.

Aufgabe: In Kapitel 5 werden bei der Einführung in die Python-Programmierung Aufgaben gestellt, mit dem sich der Inhalt des Kapitels vertiefen lässt.

Zusammenfassung

In den Zusammenfassungen sind noch einmal die wichtigsten Inhalte der vorausgegangenen Abschnitte aufgelistet.

Hinweis zu den Patientenfällen

Die Namen der Patientinnen und Patienten, die Beschreibungen ihrer Erkrankungen, die Orte und Situationen sind alle realitätsnah, aber frei erfunden. Jegliche Ähnlichkeiten mit echten Personen und Geschehnissen sowie Orten und Institutionen sind daher rein zufällig und nicht beabsichtigt.

GitHub-Repository: Programmierbeispiele und Quiz

Zu diesem Buch gibt es ein Online-Verzeichnis auf GitHub. Dort finden Sie alle im Buch aufgeführten Programmierbeispiele sowie die verwenden Datensätze.

https://else4.de/41208_KI

Außerdem steht dort ein Quiz mit 40 Fragen zu den Buchinhalten zur Verfügung, mit dem Sie Ihr Wissen testen können.

Abkürzungen

API	Application Programming Interface
BDSG	Bundesdatenschutzgesetz
CADD	Computer-aided Drug Discovery
CDSS	Clinical Decision Support Systems
CNN	Convolutional Neural Network
CPU	Central Processing Unit
DIZ	Datenintegrationszentren
DNA	Desoxyribonukleinsäure
DSGVO	Datenschutz-Grundverordnung
eAU	elektronische Arbeitsunfähigkeitsbescheinigung
eGK	elektronische Gesundheitskarte
eHBA	elektronischer Heilberufsausweis
EHDS	European Health Data Space
eMP	elektronischer Medikationsplan
ePA	elektronische Patient*innenakte
EUDAMED	European Database on Medical Devices
FCNN	Fully Connected Neural Network
FHIR	Fast Healthcare Interoperability Resources
GAN	Generative Adversarial Network
GPT	Generative Pre-trained Transformer
GPU	Graphic Processing Unit
HER2	humaner epidermaler Wachstumsfaktorrezeptor 2
HL7	Health Level Seven
HTML	Hypertext Markup Language
HTTP	Hypertext Transfer Protocol
ILSVRC	ImageNet Large Scale Visual Recognition Challenge
ISiK	Informationstechnische Systeme in Krankenhäusern
JIC	Joint Initiative Council for Global Health Informatics Standardization
JSON	JavaScript Object Notation
KIM	Kommunikation im Medizinwesen
KIS	Krankenhausinformationssystem
LIMS	Labor-Informations-und-Management-System
LOINC	Logical Observation Identifiers Names and Codes
LSTM	Long Short-Term Memory
MDR	Medical Device Regulation, Medizinprodukteverordnung
MII	Medizininformatik-Initiative
MIT	Massachusetts Institute of Technology
MSE	Mean Squared Error
MPDG	Medizinprodukte-Durchführungsgesetz
NFDM	Notfalldatenmanagement
NLP	Natural Language Processing
NPW	negativer prädiktiver Wert
PACS	Picture Archiving and Communication System
PCA	Principal Component Analysis
PPW	positiver prädiktiver Wert
PVS	Praxisverwaltungssystem
RBF	Radial Basis Function
RCT	Randomized Controlled Trial
RIS	Radiologieinformationssystem
RNA	Ribonukleinsäure
RNN	Recurrent Neural Network
SIS	Secure Internet Service
SMC	Secure Module Card
SNOMED CT	Systematized Nomenclature of Medicine – Clinical Terms
SVC	Support Vector Classifier
SVM	Support Vector Machine
SVR	Support Vector Regression
TI	Telematikinfrastruktur
TIM	Telematikinfrastruktur-Messenger
UDI	Unique Device Identification
URL	Uniform Resource Locator
VAS	visuelle Analogskala

Abbildungsnachweis

Der Verweis auf die jeweilige Abbildungsquelle befindet sich bei allen Abbildungen im Werk am Ende des Legendentextes in eckigen Klammern.

G1360	Benoist G, Bourrillon A, Cnhucp, u. a. Pédiatrie: Réussir ses EDN. Elsevier Health Sciences; 2023.
H546-001	Nguyen D, Tao L, Li Y. Integration of Machine Learning and Coarse-Grained Molecular Simulations for Polymer Materials: Physical Understandings and Molecular Design. Frontiers in Chemistry. 2022;9. doi:10.3389/fchem.2021.820417
J787-034	Colourbox.com / Mikkel Bigandt
J787-187	Colourbox.de / Serhii Mostovyi
J787-207	Colourbox.com / #232814
J787-208	Colourbox.com / #2306
L231	Stefan Dangl, München
P1522	Laura Velezmoro, München
P1523	Tim Wiegand, München

Fehler gefunden?

An unsere Inhalte haben wir sehr hohe Ansprüche. Trotz aller Sorgfalt kann es jedoch passieren, dass sich ein Fehler einschleicht oder fachlich-inhaltliche Aktualisierungen notwendig geworden sind.
Sobald ein relevanter Fehler entdeckt wird, stellen wir eine Korrektur zur Verfügung. Mit diesem QR-Code gelingt der schnelle Zugriff.

https://else4.de/978-3-437-41208-0

Wir sind dankbar für jeden Hinweis, der uns hilft, dieses Werk zu verbessern. Bitte richten Sie Ihre Anregungen, Lob und Kritik an folgende E-Mail-Adresse: kundendienst@elsevier.com

Inhaltsverzeichnis

I Einführung und Hintergründe

KAPITEL

1 Geschichte der künstlichen Intelligenz

Die Geschichte der künstlichen Intelligenz (KI) ist eine über mehrere Jahrzehnte kontinuierliche Entwicklung mit Fortschritten und Rückschlägen. Grundlagen und einige Meilensteine dieser Geschichte werden in diesem Kapitel dargestellt.

1.1 Algorithmen

KI beschreibt die Fähigkeit von Computersystemen, Aufgaben auszuführen, die normalerweise menschliche Intelligenz erfordern. Hierzu werden sog. Algorithmen genutzt, also Sammlungen von Handlungsanweisungen, um Informationen bzw. Daten so zu verarbeiten, dass ein Problem intelligent gelöst werden kann.

Der Begriff Algorithmus geht dabei auf den persischen Rechenmeister und Astronomen Muhammad ibn Musa Al-Chwarizmi (783–847 n. Chr.) zurück. In seinem Lehrbuch beschrieb er die Gesamtheit der Regeln zur formalen Lösung von Gleichungen. Diese Handlungsvorschriften bildeten lange Zeit die Grundlage für die Gleichungslehre, sodass sich für Handlungsvorschriften der Begriff „Algorithmus“ aus dem Namen von „Al-Chwarizmi“ entwickelte.

Heute sind es Computerprogramme, die immer komplexere Algorithmen in immer kürzerer Zeit ausführen. Der kontinuierliche Fortschritt in der Rechenleistung war dabei ein entscheidender Schritt in der Entwicklung von KI-Systemen und eröffnete neue Möglichkeiten für die Lösung komplexer Probleme.

1.2 Geburtsstunde der künstlichen Intelligenz

Der Begriff „künstliche Intelligenz“ wurde bereits Mitte des 20. Jahrhunderts geprägt. Seitdem wurden unzählige mathematische und computerwissenschaftliche Durchbrüche erzielt, die dazu geführt haben, dass KI heute in vielen Bereichen des Lebens präsent ist.

1936 – Turing-Maschine

Der britische Mathematiker Alan Turing entwickelte in den 1930er-Jahren das theoretische Konzept der sog. Turing-Maschine. Hierbei handelt es sich um ein Modell, das beschreibt, wie ein Rechner eine formalisierte Aufgabe löst und welche Anforderungen an den Algorithmus gestellt werden müssen, damit der Rechner die Aufgabe verstehen und ausführen kann. Dies war ein bahnbrechender Schritt, der die Idee aufwarf, dass Maschinen Aufgaben ausführen könnten, die zuvor ausschließlich menschlicher Intelligenz vorbehalten waren.

Die Turing-Maschine verfügt nur über begrenzte Fähigkeiten. Sie kann Symbole oder Zeichen schrittweise verändern, die nach bestimmten Regeln auf ein Speicherband geschrieben und von dort abgelesen werden.

Hierzu besteht die Maschine aus wenigen einfachen Komponenten (➤ Abb. 1.1):

- Ein „unendlich" langes **Speicherband** mit Symbolen oder Zeichen, wie z. B. Zahlen, dient als Datenspeicher, der vom Schreib-Lese-Kopf modifiziert werden kann.
- Ein **Schreib-Lese-Kopf** kann sich in beide Richtungen über das Speicherband bewegen, um Zeichen zu lesen oder zu schreiben.
- **Verarbeitungsregeln** geben an, wie sich die Maschine in Abhängigkeit vom aktuellen Zustand und dem gelesenen Symbol verhalten soll.

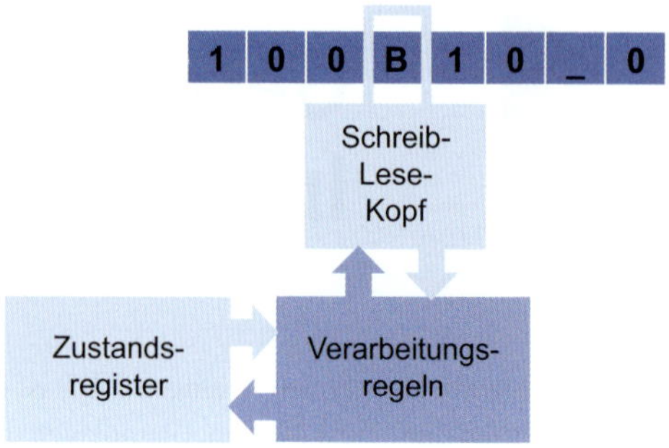

Abb. 1.1 Bestandteile einer Turing-Maschine. Basierend auf dem Zeichen unter dem Schreib-Lese-Kopf und dem aktuellen Zustand der Maschine wählt diese die anzuwendende Verarbeitungsregel bzw. Aktion aus und führt diese durch. [P1522/P1523]

Die Turing-Maschine wendet – je nach dem aktuellen Zustand der Maschine und dem gelesenen Zeichen auf dem Speicherband – vordefinierte Verarbeitungsregeln an. Diese Regeln entsprechen also dem Algorithmus, nach dem die Turing-Maschine arbeitet. Für jede mögliche Kombination von ausgelesenen Daten bzw. Zeichen auf dem Speicherband und Zuständen der Maschine legen diese Regeln die entsprechenden Aktionen der Maschine fest. Diese Aktionen können u. a. den Übergang zu einem neuen Zustand der Maschine, das Überschreiben von Daten in der aktuellen Zelle des Speicherbands oder die Bewegung des Schreib-Lese-Kopfes zur nächsten (rechten oder linken) Zelle auf dem Speicherband umfassen.

Eine Aufgabe könnte es beispielsweise sein, alle As und Bs in einer auf dem Speicherband stehenden Zeichenfolge „1A0B10" durch Nullen zu ersetzen. Zu Beginn steht der Schreib-Lese-Kopf über dem ersten Zeichen der Zeichenfolge (also der 1). Das Programm wird fortgesetzt, bis der Kopf das Ende der Zeichenfolge erreicht hat. Zur Erfüllung des Ziels gibt es die folgenden Handlungsanweisungen:

- Wenn das aktuelle Zeichen 0 ist, dann den Kopf nach rechts bewegen.
- Wenn das aktuelle Zeichen 1 ist, dann den Kopf nach rechts bewegen.
- Wenn das aktuelle Zeichen A ist, dann das Zeichen zu 0 ändern und den Kopf nach links bewegen.
- Wenn das aktuelle Zeichen B ist, dann das Zeichen zu 0 ändern und den Kopf nach links bewegen.
- Wenn das aktuelle Zeichen ein Leerzeichen ist bzw. die Sequenz endet, das Programm beenden.

Die Verarbeitungsschritte sind dann (die aktuelle Position des Schreib-Lese-Kopfes ist fett ausgezeichnet):

1. Zeichen (1): **1**A0B10 → 1A0B10
2. Zeichen (A): 1**A**0B10 → 100B10
3. Zeichen (1): **1**00B10 → 100B10
4. Zeichen (0): 1**0**0B10 → 100B10
5. Zeichen (0): 10**0**B10 → 100B10
6. Zeichen (B): 100**B**10 → 100010
7. Zeichen (0): 10**0**010 → 100010
8. Zeichen (0): 100**0**10 → 100010
9. Zeichen (1): 1000**1**0 → 100010
10. Zeichen (0): 10001**0** → 100010
11. Zeichen (Trennzeichen): Ende

Es können jedoch auch deutlich komplexere Anweisungen definiert werden, sodass sich auch Operationen, die heute von modernen Computern ausgeführt werden, mit der Turing-Maschine modellieren ließen. Mit diesem einfachen Modell gelang es Turing, den Begriff des Algorithmus, wie er in der Mathematik und Informatik heute genutzt wird, fassbar zu machen.

1950 – Turing-Test

In seinem Aufsatz „Computing Machinery and Intelligence" [1] aus dem Jahr 1950 warf Turing die Frage auf, ob Maschinen ein Maß an Intelligenz erreichen können, das dem des Menschen ähnelt. In diesem Zusammenhang formulierte er den Turing-Test: Eine verblindete Testperson kommuniziert sowohl mit einem Menschen als auch mit dem zu testenden KI-System (➤ Abb. 1.2). Kann sie dabei nicht zuverlässig feststellen, welcher der beiden Gesprächspartner der Mensch ist und welcher das KI-System, hat das System den Test bestanden bzw. gilt als intelligent. Es kann dann gemäß Turing davon ausgegangen werden, dass das System in der Lage ist, menschenähnliche Unterhaltungen zu führen. Dieser Test diente als frühes theoretisches Konstrukt zur Beschreibung des Konzepts der Intelligenz sowie zur Prüfung, ob Maschinen diese imitieren bzw. erreichen können.

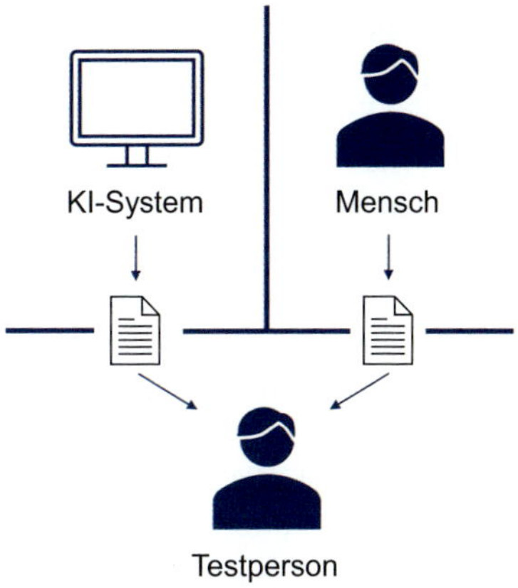

Abb. 1.2 Turing-Test. Der Turing-Test kann angewendet werden, um festzustellen, ob ein KI-System menschenähnliche Intelligenz aufweist. Dazu soll eine verblindete Testperson unterscheiden, ob sie mit dem zu testenden KI-System oder einem Menschen kommuniziert. Gelingt die Unterscheidung nicht, kann angenommen werden, dass das System menschenähnliche Intelligenz aufweist. [P1522/P1523]

1956 – Dartmouth-Konferenz und „künstliche Intelligenz"

Im Jahr 1956 fand die sog. Dartmouth-Konferenz statt („Dartmouth Summer Research Project on Artificial Intelligence"), die oft als Geburtsstunde der KI angesehen wird. Führende Forscher wie John McCarthy, Marvin Minsky, Nathaniel Rochester und Claude Shannon diskutierten über die Möglichkeiten der künstlichen Nachahmung menschlicher Intelligenz und prägten dabei den Begriff „künstliche Intelligenz".

1958 – „Machine Learning"

Arthur Samuel, ein US-amerikanischer Elektroingenieur und Informatiker, verwendete wenig später erstmals den Begriff „Machine Learning" (maschinelles Lernen): Computer sollten in der Lage sein, zu lernen, ohne explizit darauf programmiert worden zu sein. Sie erhalten also nicht eine explizite Vorgabe, wie ein Problem gelöst werden soll, sondern lernen durch Wiederholung und aus ihren Fehlern, ähnlich wie Menschen auch. Samuel entwickelte mehrere Programme, die durch maschinelles Lernen Brettspiele wie z. B. Dame spielen konnten.

Machine Learning wird heute als Teilbereich der KI aufgefasst (vgl. ➤ Kap. 2) und findet auch in der Medizin breite Anwendung, um Computer z. B. darauf zu trainieren, Diagnosen zu stellen oder Therapieansätze zu entwickeln.

1958 – Perzeptron-Algorithmus

Der Psychologe Frank Rosenblatt stellte 1958 den Perzeptron-Algorithmus vor, der das Fundament für künstliche neuronale Netze legte, der heute wohl wichtigsten Gruppe an KI-Algorithmen. In seiner grundlegendsten Form besteht das Perzeptron aus einem einzelnen künstlichen Neuron. Ähnlich wie biologische Neurone bzw. Nervenzellen erhält das Perzeptron mehrere Eingaben (Inputs), die in eine Ausgabe (Output) umgewandelt werden (➤ Abb. 1.3).

Zur Berechnung der Ausgabe (ŷ) werden die Eingaben (x_1 und x_2) mit sog. Gewichten (w_1 bzw. w_2) multipliziert und das Ergebnis summiert (Σ). Die Summe wird anschließend in eine sog. Aktivierungsfunktion eingesetzt, deren Ergebnis schließlich der Ausgabe des Perzeptrons entspricht. Das klassische von Rosenblatt beschriebene Perzeptron nutzte als Aktivierungsfunktion eine sog. Heaviside-Funktion H. Sie ist eine stufenförmige Funktion, die für jede beliebige negative Eingabe die Zahl 0 und andernfalls den Wert 1 ausgibt (➤ Abb. 1.4). Die Formel zur Berechnung der Ausgabe ŷ des Perzeptrons lautet:

$$\hat{y} = H\left(x_1 \cdot w_1 + x_2 \cdot w_2\right)$$

Die Eingaben wurden also in binäre Ausgaben (0 oder 1) umgewandelt und auf diese Weise eine binäre Klassifikation erzielt. Künstliche neuronale Netze bestehen aus einer großen Zahl künstlicher Neuronen und nutzen viele verschiedene Aktivierungsfunktionen, sodass sie heute deutlich komplexere Zusammenhänge modellieren können.

Rosenblatt realisierte das von ihm entwickelte Konzept des Perzeptrons 1960 am Cornell Aeronautical Laboratory in Buffalo mit dem sog. Perceptron Mark I, einer 2 Meter hohen und 3,5 Meter langen Rechenmaschine, die Bilder klassifizieren sollte. Zur Umsetzung nutzte er verschiedene elektrische Bauteile wie z. B. Fotozellen, Relais und Transistorverstärker, um die Funktion eines einfachen neuronalen Netzes mit einer Neuronenschicht in der Maschine zu implementieren. Mark I war also keine rein digitale Implementierung eines Algorithmus, wie wir es heute von neuronalen Netzen kennen, sondern eine elektromechanische Maschine.

Jedoch bot das Konzept des Perzeptrons auch die Möglichkeit, komplexere Netze aus mehreren Schichten zu entwickeln. Diese werden auch als sog. **Multi-Layer-Perceptron (MLP)** bezeichnet und stellen eine einfache Form eines neuronalen Netzes dar (➤ Abb. 1.5).

Obwohl sein Modell bestenfalls sehr einfache Muster erkennen konnte, war Rosenblatt davon überzeugt, dass zukünftige Perzeptrone in der Lage sein würden, Personen zu erkennen, ihre Namen zu erlernen, und gesprochene oder gedruckte Sprache zu entschlüsseln. Die KI-Pioniere Marvin Minsky und Seymour Papert waren jedoch anderer Meinung (➤ Abb. 1.6). Obwohl sich das Konzept von Rosenblatt später durchsetzte, wog ihre Kritik, die sie 1969 im Buch „Perceptrons" [2] veröffentlichten, so schwer, dass manche Minsky und

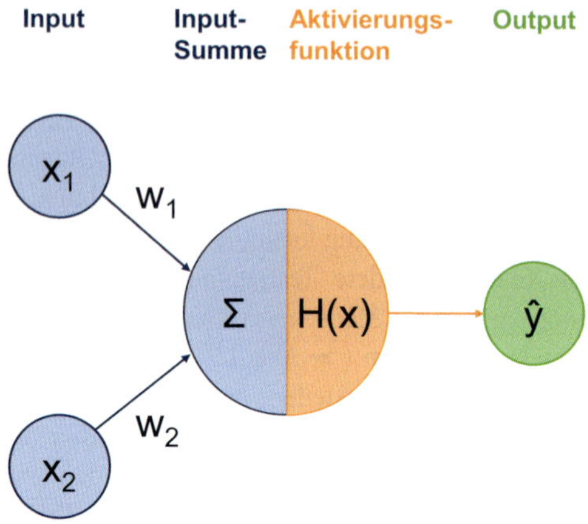

Abb. 1.3 Aufbau eines einfachen, aus einem einzelnen künstlichen Neuron bestehenden Perzeptrons. Es erhält Eingabedaten (x_1, x_2), die mit Gewichten (w_1, w_2) multipliziert und anschließend zu einer Input-Summe addiert werden (Σ). Das Neuron wendet die sog. Heaviside-Funktion H als Aktivierungsfunktion auf die Input-Summe an, um eine Ausgabe (ŷ) zu erzeugen. [P1522/P1523]

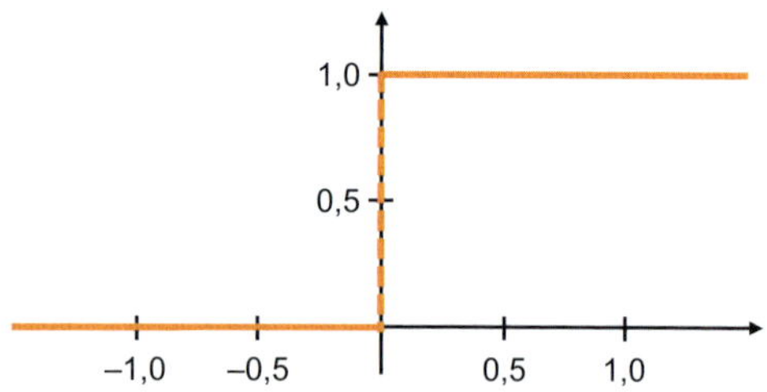

Abb. 1.4 Die Heaviside-Funktion H gibt den Wert 0 für negative Argumente ($x < 0$) und den Wert 1 für nicht negative Argumente ($x \geq 0$) aus. [P1522/P1523]

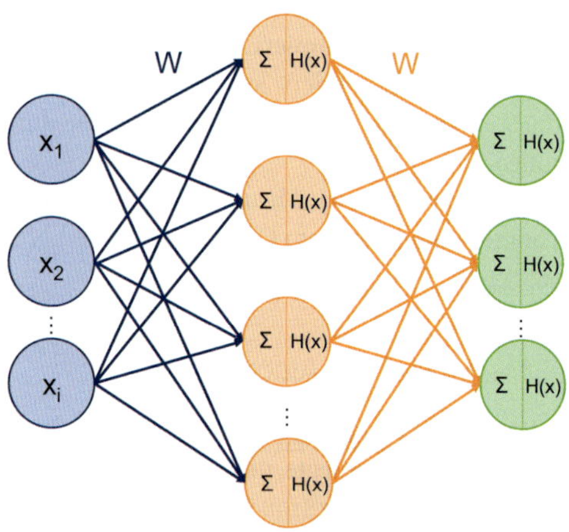

Abb. 1.5 Multi-Layer-Perceptron. Mehrere Perzeptrone (➤ Abb. 1.3) können in Schichten sortiert und miteinander verknüpft werden. Dadurch entsteht Netz aus Perzeptronen bzw. ein neuronales Netz. [P1522/P1523]

Papert sogar für den Beginn des später einsetzenden „KI-Winters" verantwortlich machten, während dem neuronale Netze und KI für mehr als ein Jahrzehnt lang wenig Aufmerksamkeit erhielten (➤ Kap. 1.3).

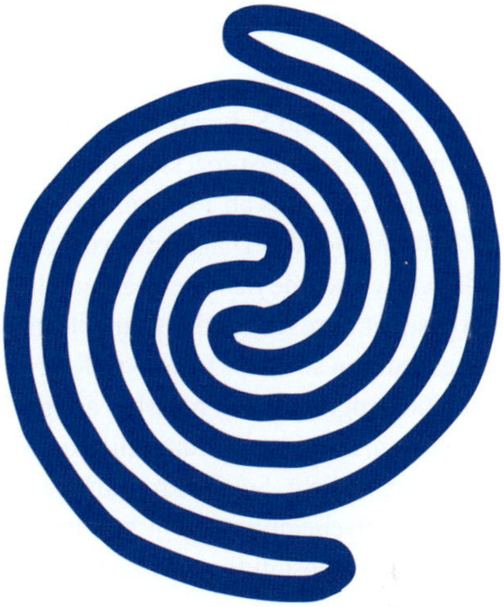

Abb. 1.6 Geometrische Figur, die auch auf dem Buchcover des Buches „Perceptrons" von Marvin Minsky und Seymour Papert zu sehen ist. Sie soll die Kritik der Autoren veranschaulichen, dass die von Rosenblatt vorgestellten Perzeptrone nicht in der Lage sind, festzustellen, ob alle Komponenten in einer solchen Figur miteinander verbunden sind oder die Figur aus separaten Anteilen besteht. [P1522/P1523]

1965 – Dendral-Projekt

Das Dendral-Projekt an der Stanford University bzw. der daraus hervorgehende **Dendritic Algorithm** war der Beginn der Nutzung von KI in den Naturwissenschaften. Es erlaubte die Aufklärung molekularer Strukturen organischer Verbindungen anhand ihres Massenspektrums und nahm Chemiker*innen erstmals die mühsame Aufgabe ab, zu identifizieren, welches Molekül ein vorliegendes Massenspektrum abbildet. Die größere Bedeutung lag jedoch im theoretischen und wissenschaftlichen Beitrag zur Entwicklung wissensbasierter Computersysteme.

1966 – ELIZA

ELIZA, ein von Joseph Weizenbaum am Massachusetts Institute of Technology (MIT) entwickeltes Programm, war eines der ersten Chatbot-Systeme. Es konnte einfache Konversationen führen und erstmals zeigen, wie menschenähnliche Interaktionen mit Computern möglich sind. ELIZA konnte verschiedene Gesprächspartner simulieren, darunter auch einen Psychotherapeuten. Hierzu nutzte ELIZA ein Wörterbuch, um die Worteingaben zu verstehen bzw. nach Synonymen oder übergeordneten Begriffen für diese Wörter zu suchen. Anschließend wählte ein Skript, das Phrasen zu verschiedenen Themenbereichen enthielt, basierend auf dem übergeordneten Begriff eine Phrase aus. Die Phrasen waren i. d. R. Fragen oder Aufforderungen, die die Konversation weiterführen sollten, z. B.:

- Benutzer*in: „Ich habe ein angespanntes Verhältnis zu meiner Mutter."
- ELIZA: „Erzählen Sie mir mehr über Ihre Familie!"

In diesem Beispiel hat das Programm die im Wörterbuch festgelegte Zuordnung von „Mutter" zum Oberbegriff „Familie" herausgesucht, dabei aber den Inhalt des Satzes keineswegs verstanden. So hätte es auch zu folgendem Dialog kommen können:

- Benutzer*in: „Vorsicht ist die Mutter der Porzellankiste."
- ELIZA: „Erzählen Sie mir mehr über Ihre Familie!"

1.3 KI-Winter

1970er-Jahre – der erste KI-Winter

In den 1970er-Jahren setzte ein Zeitraum ein, der als erster „KI-Winter" bekannt wurde. Während dieser Zeit gingen das Interesse und die Investitionen in KI stark zurück, da die Erwartungen an die Technologie, wie sie z. B. Rosenblatt geweckt hatte, nicht erfüllt werden konnten und viele KI-Projekte als nicht ausgereift oder wirtschaftlich nicht tragfähig angesehen wurden.

1980er-Jahre – erste Expertensysteme

Durch die Veröffentlichung erster Expertensysteme in den 1980er-Jahren nahm das Interesse an der KI wieder zu. Expertensysteme sind Softwareanwendungen, die Expertenwissen eines Bereichs mit Algorithmen kombinieren, um Entscheidungsprozesse zu unterstützen. Eines der ersten Expertensysteme aus dem Bereich der Medizin war „MYCIN", das ab 1972 von Ted Shortliffe an der Stanford University entwickelt wurde. Es unterstützte Ärzt*innen bei der Diagnostik von Infektionskrankheiten und der Auswahl geeigneter Antibiotika, denn zu dieser Zeit wurde der übermäßige Einsatz von Antibiotika zunehmend kritisch betrachtet und nach Methoden gesucht, ihre Anwendung zu optimieren.

Allerdings wurden sowohl ELIZA (➤ Kap. 1.2) als auch Expertensysteme wie MYCIN sehr aufwendig von Menschenhand programmiert, mussten auf große Datenbanken zurückgreifen und konnten nur nach festen Regeln antworten. Dies wurde durch die zu dieser Zeit stark zunehmende Rechengeschwindigkeit und Speicherkapazität ermöglicht. Solche Programme hatten jedoch ihre Grenzen. Durch das hinterlegte Wissen und die definierten Entscheidungsregeln konnten sie zwar spezifische Probleme lösen, waren aber nicht in der Lage, flexibel und eigenständig zu lernen bzw. neue, unvorhergesehene Aufgaben zu lösen.

1990er-Jahre – der zweite KI-Winter

Entsprechend blieben die Resultate solcher Expertensysteme z. B. beim Erkennen von gesprochener Sprache hinter den Erwartungen zurück und läuteten den zweiten KI-Winter ein. KI, die wie von selbst lernen konnte, komplexe Eingabedaten zu verarbeiten und zu verstehen, wie es sich die Väter der KI in Dartmouth vorgestellt hatten, schien in weite Ferne gerückt.

1.4 Revolution der neuronalen Netze

In den 1980er- und 1990er-Jahren wurden große Durchbrüche in der Weiterentwicklung neuronaler Netze erzielt, einer Fortentwicklung von Rosenblatts Perzeptronen, die bis heute zu den wichtigsten Algorithmen der KI zählen. Diese Durchbrüche fielen damit u. a. in die Zeit des zweiten KI-Winters (➤ Kap. 1.3) bzw. sollten diesen schließlich beenden.

1986 – Backpropagation-Algorithmus

1986 veröffentlichten Geoffrey Hinton und seine Kollegen das Backpropagation-Verfahren [3], mit dem ein neuronales Netz trainiert, also angepasst und in seiner Leistung verbessert werden kann (➤ Abb. 1.7). Hierzu werden sog. Label benötigt, also eine Art „Musterlösung", anhand derer die Leistung des Netzes gemessen werden kann. Beispielsweise soll ein neuronales Netz trainiert werden, Röntgenbilder mit dem Label „gesund" (z. B. repräsentiert durch die Zahl 0) oder dem Label „krankhaft" (z. B. 1) zu versehen. Für jedes Bild, das in das neuronale Netz eingeschleust wird, ist bekannt, ob es in die Klasse „gesund" oder „krankhaft" fällt. Wird ein erstes „krankhaftes" Röntgenbild in das Netz eingeschleust, wird der Input – ähnlich wie bei den Perzeptronen (➤ Kap. 1.2) – mit Gewichten W multipliziert, in eine Aktivierungsfunktion eingesetzt und diese Abfolge für jede weitere Schicht mit Neuronen wiederholt. Am Ende hat das Netz eine Ausgabe berechnet, z. B. die Zahl 0,217. Diesen gesamten Prozess der Berechnung eines Outputs „von vorne nach hinten" bezeichnet man auch als **Forward Pass** (➤ Kap. 12.2.1). Allerdings hätte das Netz eigentlich die Zahl 1 als Musterlösung bzw. Label des „krankhaften" Röntgenbildes ausgeben sollen. Wir können also einen sog. **Error** (Fehler) berechnen, der die Differenz zwischen der Musterlösung bzw. dem Label y und der aktuell berechneten Ausgabe des Netzes $\hat{y}$ darstellt. Aktuell ist das Netz mit einer Ausgabe von 0,217 noch weit von der 1 entfernt. Der Error beträgt somit:

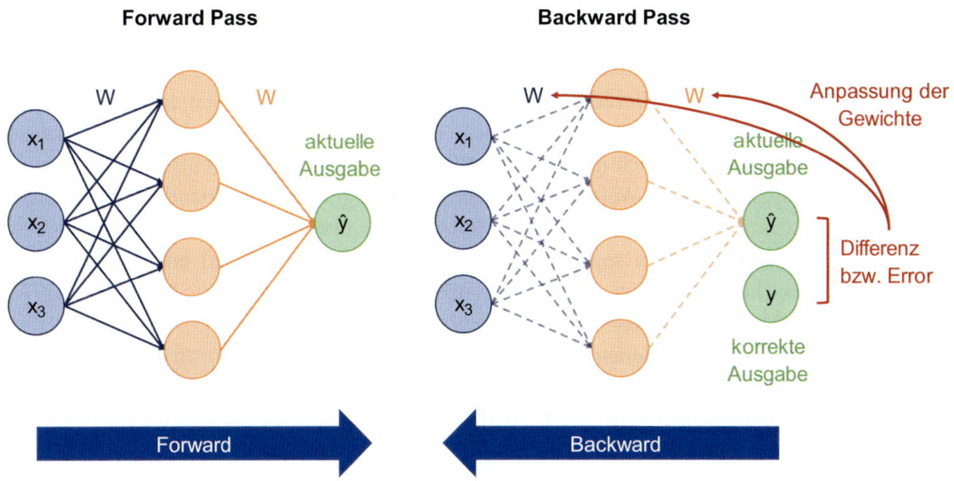

Abb. 1.7 Training eines neuronalen Netzes mittels Backpropagation. Der Backpropagation-Algorithmus ist eine Methode zur Verbesserung des neuronalen Netzes während des Trainingsprozesses. Dabei wird im Forward Pass zunächst die aktuelle Ausgabe des Modells berechnet, indem die Input-Werte x mit den Gewichten W multipliziert und die Aktivierungsfunktionen (hier nicht gezeigt) angewendet werden. Anschließend wird der Error ermittelt, also die Differenz zwischen der korrekten Ausgabe bzw. des Labels y und der aktuellen Ausgabe ŷ. Zur Minimierung dieses Error wird der Einfluss jedes Gewichts auf den Gesamtfehler bestimmt und das Gewicht entsprechend angepasst. Die Gewichte werden dabei rückwärts angepasst (Backward Pass), also in entgegengesetzter Richtung zur Berechnung der aktuellen Ausgabe. [P1522/P1523]

Error = $y - \hat{y} = 1 - 0{,}217 = 0{,}783$. Dieser Error kann mithilfe der von Hinton entwickelten Methode genutzt werden, um die Gewichte des neuronalen Netzes so anzupassen, dass die Leistung des neuronalen Netzes immer besser wird. Im nächsten Schritt beträgt der Error also womöglich nur noch 0,612, im darauffolgenden 0,421 usw. Mit abnehmendem Error wird die Präzision des Netzes immer besser. Die rückwirkende Anpassung der Gewichte nach Berechnung des Errors wird auch als **Backward Pass** bezeichnet (➤ Kap. 12.2.2). Der Begriff **Backpropagation** bezieht sich auf Kombination aus Forward und Backward Pass.

Der Backpropagation-Algorithmus funktioniert grundsätzlich bei einer beliebigen Anzahl an Schichten, einer beliebigen Anzahl an Neuronen sowie auch bei anderen Aktivierungsfunktionen als etwa der Heaviside-Funktion (➤ Kap. 1.2). Somit können mittels Backpropagation auch Netze trainiert werden, die sehr komplexe Modellierungen vornehmen (➤ Abb. 1.8).

1989 – Convolutional Neural Networks

Mit den Convolutional Neural Networks (CNNs) führten Yann LeCun und seine Kollegen 1989 eine neue, besonders für die Bildverarbeitung geeignete Form der neuronalen Netze ein [4]. CNNs betrachten größere Bildbestandteile (also mehrere Pixel) auf einmal und können Bildmuster und -merkmale besser erkennen als die klassischen neuronalen Netze. In den ersten Schichten werden zunächst feine Muster erkannt (z. B. Bögen und Kurven), die dann über mehrere Schichten hinweg zu größeren Mustern (z. B. der Zahl 6) zusammengesetzt werden (➤ Abb. 1.9). Am Ende steht ein klassisches neuronales Netz, das nach der Vorarbeit der sog. **Convolutional Layers** die Klassifizierung des Bildes vornimmt (s. a. ➤ Kap. 13).

Als die CNN-Architektur AlexNet 2012 die ImageNet Large Scale Visual Recognition Challenge gewann, einen jährlich ausgetragenen Wettbewerb, bei dem die standardisierte Bilddatenbank ImageNet verarbeitet und klassifiziert werden soll, wurde die Überlegenheit der CNNs deutlich. Das gilt auch für den medizinischen Bereich, wo CNNs z. B. zur Analyse radiologischer Bilder etwa zum Nachweis und zur Klassifizierung von Tumoren genutzt werden.

1990er-Jahre – neuronale Netze für die Sprachverarbeitung

Damit neuronale Netze auch sequenzielle Daten wie Sprache verarbeiten können, müssen sie vorherige Modellzustände bzw. Eingabedaten berücksichtigen können, um zukünftige Zustände vorherzusagen. Soll z. B. ein Satz interpretiert werden, muss das Modell die Bedeutung vorangegangener Wörter berücksichtigen, um die des nächsten Wortes in den richtigen Kontext setzen zu können. Dass das entscheidend ist, zeigt das Beispiel ELIZA (➤ Kap. 1.2), das die Wörter des Eingabesatzes nur getrennt voneinander analysieren konnte und somit nicht über das Sprachverständnis und die Flexibilität heutiger Sprachsysteme verfügte.

Um dies zu ermöglichen, wurden sog. **Recurrent Neural Networks (RNNs)** entwickelt, die wie die CNNs eine Weiterentwicklung einfacher neuronaler Netze sind. Das erste lernfähige RNN wurde 1972 vom japanischen Neuro- und Computerwissenschaftler Shun'ichi Amari beschrieben [5]. Im Gegensatz zu den klassischen neuronalen Netzen, bei denen Daten im Rahmen des Forward Pass nur in eine Richtung fließen (➤ Abb. 1.7 links), verfügen RNNs über Rückkopplungsschleifen, die es ihnen ermöglichen, Informationen aus vorherigen Verarbeitungsschritten zu speichern und in zukünftigen Berechnungen erneut zu berücksich-

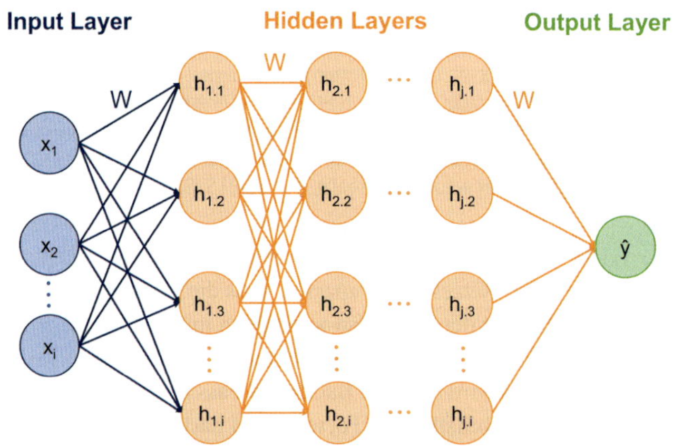

Abb. 1.8 Großes neuronales Netz. Die erste Schicht wird als Input Layer (Eingabeschicht) bezeichnet, die Schichten in der Mitte des Netzes als Hidden Layers (versteckte Schichten), abschließend folgt ein Output Layer (Ausgabeschicht). Auch in großen neuronalen Netzen funktioniert Backpropagation. [P1522/P1523]

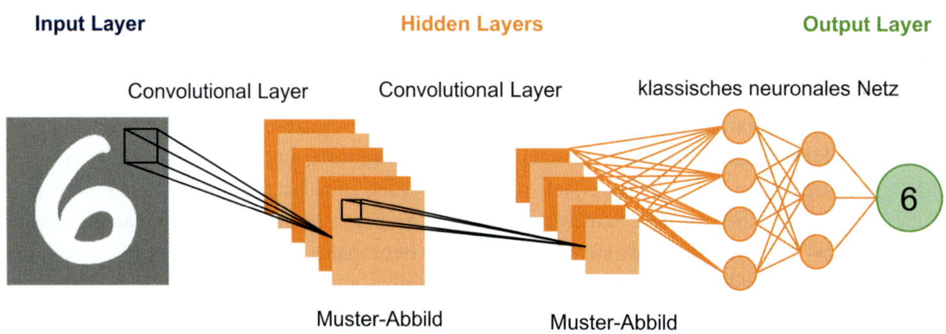

Abb. 1.9 Convolutional Neural Networks (CNNs) sind neuronale Netze, die sich besonders für die Bildverarbeitung und -analyse eignen. Sie enthalten Convolutional Layers, also spezielle Schichten, in denen Muster wie Kanten, Textur und Formen aus den Eingabebildern extrahiert werden können. Die extrahierten Muster werden in einem Muster-Abbild zusammengefasst und an die nächste Schicht weitergegeben. Anhand der in den Convolutional Layers identifizierten Muster wird das Eingabebild am Ende in einem klassischen neuronalen Netz klassifiziert. [P1522/P1523]

tigen (➤ Abb. 1.10). Auf diese Weise eignen sich RNNs besonders für die Verarbeitung sequenzieller Daten wie Sprache (➤ Kap. 15.5). Dies stellte einen wichtigen Fortschritt im Bereich des sog. **Natural Language Processing (NLP)** dar, der natürlichen Sprachverarbeitung.

In den 1990er-Jahren entwickelten der deutsche Informatiker Jürgen Schmidhuber und sein Mitarbeiter Sepp Hochreiter das Konzept der **Long Short-Term Memory (LSTM).** Diese Weiterentwicklung der RNNs ermöglicht es, Zusammenhänge zwischen noch weiter voneinander entfernt liegenden Sequenzabschnitten zu berücksichtigen (➤ Kap. 15.5.3).

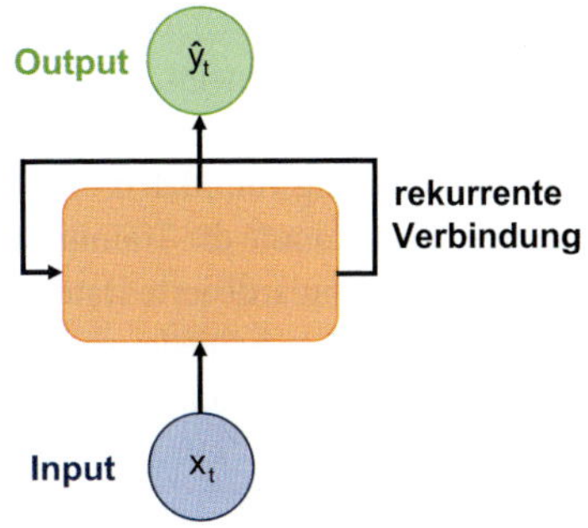

Abb. 1.10 Ein Recurrent Neuronal Network (RNN) ist ein neuronales Netz, das speziell für die Verarbeitung sequenzieller Daten wie Sprache entwickelt wurde. Es verwendet rekurrente Verbindungen bzw. Rückkopplungsschleifen, um Informationen aus vorherigen Verarbeitungsschritten in die aktuellen Berechnungen einzubeziehen. [P1522/P1523]

1.5 Moderne Durchbrüche der KI

1997 – IBM Deep Blue

Der Schachcomputer Deep Blue der Firma IBM schlug im Jahr 1997 den Schachweltmeister Garry Kasparov und zeigte öffentlichkeitswirksam die Leistungsfähigkeit von Computern in strategischen Spielen. Kasparov war von der Fähigkeit der Maschine allerdings nicht überzeugt und wurde mit den Worten zitiert, der Computer sei nicht intelligenter gewesen als ein „programmierbarer Wecker" [6]. So habe Deep Blue durch seine schiere Rechenleistung gewonnen, die es ihm ermöglichte, rund 200 Millionen mögliche Schachzüge pro Sekunde durch Brute-Force-Berechnungen zu analysieren. Deep Blue nutzte schließlich kein Machine Learning, sondern basierte auf klassischer algorithmischer Schachprogrammierung mit einer umfangreichen Datenbank bekannter Schachzüge, um seine Entscheidungen zu treffen.

1998 – humanoider Roboter Kismet

Anders als Deep Blue verwendete der humanoide Roboter Kismet Machine Learning, um menschenähnliche Interaktionen und soziale Fähigkeiten zu zeigen. Mithilfe neuronaler Netze war Kismet zu Gesichts- und Spracherkennung fähig und konnte auf menschliche Emotionen und soziale Signale reagieren. Es handelt sich um eines der frühen Beispiele für den Einsatz neuronaler Netze in der Robotik sowie der Mensch-Maschinen-Interaktion. Entwickelt wurde Kismet von Cynthia Breazeal im renommierten MIT MediaLab. Später wurden soziale Roboter entwickelt, die über wesentlich komplexere Fähigkeiten als Kismet verfügten und heute z. B. in der Kranken- und Altenpflege zum Einsatz kommen. Artikel, die in dieser Zeit über Kismet berichteten, erhielten Überschriften wie „Die Geburt des Robo sapiens" und adressierten bereits die Sorge, dass der Homo sapiens eines Tages durch diese „neue Gattung" verdrängt werden könnte.

2007 – ImageNet, ILSVRC und die Nutzung von Grafikkarten

2007 veröffentlichte Fei Fei Li an der Stanford University die bereits beschriebene Datenbank ImageNet, die dem Training von Algorithmen dienen sollte. Die Datenbank enthält viele Millionen mit Labeln versehene Bilder, wobei jedes Bild einem von mehr als 20.000 englischsprachigen Substantiven zugeordnet wurde. Seit dem Jahr 2010 organisiert das ImageNet-Projekt alljährlich die bereits erwähnte ImageNet Large Scale Visual

Recognition Challenge (ILSVRC). Der Sieg des AlexNet in der ILSVRC 2012 war nicht nur durch die erstmalige Nutzung einer CNN-Architektur möglich. Der Algorithmus war zudem so entwickelt worden, dass er sich auf Grafikkarten (Graphics Processing Units, GPUs) trainieren ließ. Grafikkarten sind besonders schnell bei der parallelen Berechnung von Matrix-Multiplikationen, einem der wesentlichen Rechenschritte neuronaler Netze. Auf diese Weise konnte die Trainingszeit des Algorithmus erheblich verkürzt werden.

Inzwischen gibt es standardisierte Datensätze wie ImageNet auch für den medizinischen Bereich, darunter CT-Bildsammlungen mit verschiedenen Erkrankungen sowie klinische und biomedizinische Daten wie Proteinstrukturen und Sequenzierungsdaten. Zudem helfen **Programmierbibliotheken für Python** wie TensorFlow oder PyTorch Entwickler*innen bei der Ausführung von Code auf Grafikkarten, sodass dafür kein eigener Code geschrieben werden muss. Diese Frameworks übernehmen auch die Datenübertragungen zwischen Grafikkarten (GPUs) und dem Hauptprozessor des Computers (Central Processing Unit, CPU) und beschleunigen das Modelltraining, sodass die Entwicklung komplexer KI-Modelle heute einfacher und schneller möglich ist.

2011 – IBM Watson

Knapp 15 Jahre nach Deep Blue stellte IBM Watson vor, ein KI-basiertes Expertensystem, das bei der TV-Quizshow „Jeopardy!“ die bis dahin besten Spieler Ken Jenning und Brad Rutter besiegte. Watson nutzte dabei NLP, um die Jeopardy!-Fragen zu verstehen. Es wurde mit einer Vielzahl von Textquellen, darunter Enzyklopädien, Bücher und Websites trainiert, um ein breites Wissensspektrum zu entwickeln.

Im selben Jahr begann IBM eine Partnerschaft mit dem Krebsforschungsinstitut Memorial Sloan-Kettering Cancer Center in New York, aus der Watson for Oncology hervorging. Das Expertensystem wurde 2013 auf den Markt gebracht und unterstützt Ärzt*innen bei der Diagnostik und Behandlung von Krebserkrankungen. IBM verwendet den Namen Watson in Anerkennung an den früheren Vorstandsvorsitzenden Thomas J. Watson noch heute für viele seiner Softwareangebote. Neben IBM entwickelt heute eine Vielzahl weiterer Firmen KI-gestützte Expertensysteme für die Medizin.

2011 – Sprachassistenten

Durch bedeutende Fortschritte in der Rechenleistung sowie immer leistungsstärkere Algorithmen zur Sprachverarbeitung fand KI in den 2010er-Jahren zunehmend ihren Weg in den Alltag der Allgemeinbevölkerung. Moderne Prozessoren und Grafikkarten in Computern, Smartphones und Tablets ermöglichen es Verbrauchern, in jeder Situation auf KI-Programme zuzugreifen. Mit „Siri“ veröffentlichte Apple 2011 erstmals ein Sprachassistenten-System, das als intelligente persönliche Assistentin dienen soll. Wenige Jahre später brachte Microsoft das Äquivalent „Cortana“ auf den Markt (2014), und Amazon präsentierte „Alexa“ (2015).

KI-basierte Sprachdienste finden auch zunehmend im Krankenhaus Anwendung und unterstützen z. B. die Dokumentation, geben Informationen an Patient*innen weiter, organisieren die Terminvergabe oder werden in sprachgesteuerte Geräte integriert.

2014 – Generative Adversarial Networks (GANs)

Ian Goodfellow und seine Kollegen an der University of Montreal stellten 2014 die GAN-Architektur (GAN = Generative Adversarial Network) vor [7]. Damit wurde das Zeitalter der „generative AI“ (generative KI) eingeläutet, denn mithilfe dieser Algorithmen lassen sich Bilder, Texte, Musik u. v. m. künstlich erzeugen. Dazu nutzen GANs 2 spezielle neuronale Netze – den **Generator** und den **Diskriminator.** Der Generator erzeugt neue und möglichst originalgetreue Daten, wohingegen der Diskriminator versucht, zwischen den echten und den neu generierten Daten zu unterscheiden. Diese beiden Netzwerke trainieren also gegeneinander, was dazu führt, dass der Generator im Lauf der Zeit immer realistischere Daten erzeugt, bis generierte und originale Daten kaum noch zu unterscheiden sind (➤ Abb. 1.11, ➤ Kap. 15.4).

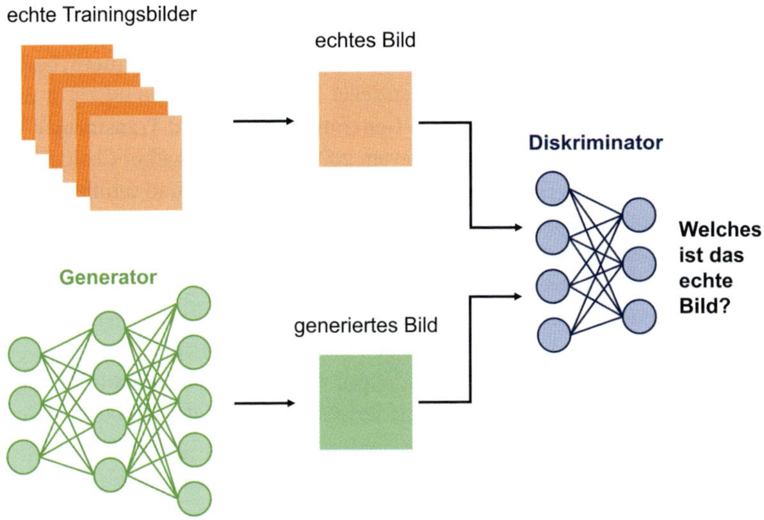

Abb. 1.11 Ein Generative Adversarial Network (GAN) ist eine besondere neuronale Netzarchitektur, die neue Daten wie z. B. Bilder generieren kann. GANs bestehen aus 2 Hauptkomponenten, einem Generator und einem Diskriminator. Der Generator erzeugt neue Daten, während der Diskriminator zwischen echten und generierten Daten zu unterscheiden versucht. Durch diesen Wettbewerb zwischen beiden Komponenten lernt das GAN, künstliche, aber realistische und den Trainingsdaten ähnliche Daten zu produzieren. [P1522/P1523]

In der Medizin können GANs z. B. genutzt werden, um künstliche Daten für das Training anderer Algorithmen zu generieren. Außerdem unterstützen sie die Medikamentenentwicklung, denn mit ihrer Hilfe können Moleküle de novo generiert werden, die die optimalen Eigenschaften eines gesuchten Pharmakons besitzen und bisher ggf. noch nicht synthetisiert worden sind. Das beschleunigt die Entwicklung neuer Medikamente und senkt die Kosten. Ein prominentes Beispiel dafür, wie Algorithmen die Entwicklung neuer Therapeutika unterstützen können, sind die COVID-19-Impfstoffe. Hier wurde generative KI verwendet, um die Struktur der SARS-CoV-2-RNA vorhersagen, sodass basierend auf den gewonnenen Erkenntnissen potenzielle mRNA-Impfstoffe in kürzerer Zeit entwickelt werden konnten.

2016 – AlphaGo und Partnership on AI

Im Jahr 2016 schlug das von Google DeepMind entwickelte Computerprogramm AlphaGo den amtierenden Weltmeister im Brettspiel Go, Lee Sedol. Der Sieg gegen Sedol zeigte nach IBM Deep Blue und Watson erneut die Fähigkeit von KI, selbst komplexe Strategiespiele zu beherrschen bzw. „übermenschliche" Fähigkeiten zu demonstrieren.

Im gleichen Jahr schlossen Google bzw. die Dachgesellschaft Alphabet sowie Amazon, Facebook, IBM und Microsoft die **„Partnership on AI"** – eine Allianz, um die verantwortungsbewusste Nutzung und Entwicklung von KI zu fördern. Die Grundsätze dieser Allianz lauten im Wesentlichen, dass sie

- KI entwickeln will, die der Menschheit dient und ihr nicht schadet,
- sich Kritik und Fragen aus der Öffentlichkeit stellt und
- offen für Forschung sowie einen Dialog über ethische, soziale und wirtschaftliche Fragen ist.

Die verantwortungsvolle Anwendung von KI, insbesondere in der Medizin, ist Inhalt vieler ethischer und juristischer Debatten. Obwohl sowohl auf europäischer als auch auf nationaler Ebene Gesetze verabschiedet und Vorgaben eingeführt wurden, die u. a. die Entwicklung, den Vertrieb und die Nutzung intelligente Systeme regeln sollen, sind viele Fragen z. B. zum Datenschutz oder der Haftbarkeit solcher Systeme noch offen (s. a. ➤ Kap. 4).

2017 – Transformer

2017 beschrieben Ashish Vaswani und Kolleg*innen die Grundlagen von **Transformern,** besonders leistungsstarken KI-Algorithmen für die Verarbeitung sequenzieller Daten wie Sprache [8]. 2018 veröffentlichte die Firma OpenAI die erste Version ihres Algorithmus **Generative Pre-trained Transformer Version 1 (GPT-1)** und wenig später weiterentwickelte Versionen davon. 2022 folgte der Chatbot ChatGPT, in den die GPT-Modelle eingebettet sind. Microsoft, Google und andere Firmen zogen nach und veröffentlichten ebenfalls frei verfügbare große Sprachmodelle, sodass leistungsstarke KI für die gesamte Bevölkerung zugänglich wurde.

Auch in der Medizin scheinen solche fortschrittlichen Sprachmodelle neue Türen zu öffnen. So können sie von Patient*innen potenziell dafür genutzt werden, die möglichen Ursachen von Symptomen zu recherchieren oder den Inhalt von Untersuchungsbefunden oder ärztliche Briefen besser zu verstehen. Ärzt*innen könnten sie die Möglichkeit bieten, Vorbefunde zu sichten und ggf. zusammenzufassen, diagnostische Prozesse zu automatisieren und zu optimieren, bei Therapieentscheidungen zu assistieren oder ärztliche Briefe zu schreiben. Damit rücken jedoch auch die enormen ethischen und juristischen Implikationen weiter in den Vordergrund.

1.6 Hype oder Hope?

Es dürfte deutlich geworden sein, dass die Erforschung und Weiterentwicklung der KI keineswegs ein linearer Prozess war (➤ Abb. 1.12). Insbesondere während des zweiten KI-Winters in den 1970er- und 1990er-Jahren wurden der KI nur wenig Forschungsinteresse bzw. Fördergelder gewidmet, nachdem die hohen Erwartun-

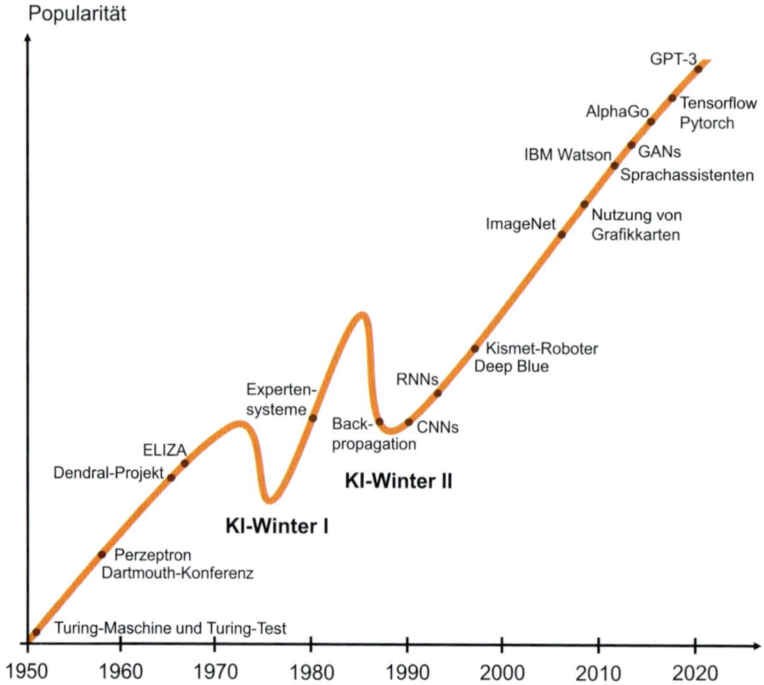

Abb. 1.12 Entwicklungen im Bereich der KI mit Fortschritten und Rückschlägen über mehrere Jahrzehnte; CNNs = Convolutional Neural Networks, RNNs = Recurrent Neural Networks, GANs = Generative Adversarial Networks, GPT-3 = Generative Pre-trained Transformer Version 3. [P1522/P1523]

gen nicht erfüllt werden konnten. Auch heute wird KI einerseits als Revolution aufgefasst, andererseits gibt es jedoch auch viele kritische Stimmen, die die Leistungsfähigkeit und Sicherheit von KI hinterfragen oder die großen ethischen Herausforderungen betonen.

Ein Modell zur Beschreibung der allgemeinen Akzeptanz von bzw. Erwartungen an Technologien und Innovationen ist der sog. **Gartner-Hype-Cycle,** der in den 1990er-Jahren von der IT-Beratungsfirma Gartner entwickelt wurde (➤ Abb. 1.13). Dieser Zyklus kann grundsätzlich auch mehrfach durchlaufen werden. Wichtig zu betonen ist, dass es sich jedoch lediglich um ein Modell handelt, das kaum Vorhersagen über die zukünftige Entwicklung der KI zulässt. Nachdem KI mittlerweile in vielen Bereichen einen festen Stellenwert gewonnen hat, könnte es sein, dass wir uns aktuell im „Plateau der Produktivität" befinden. Jedoch bleibt abzuwarten, wie weit die Fortschritte in der KI reichen werden oder ob Rückschläge eines Tages womöglich in einen dritten KI-Winter münden.

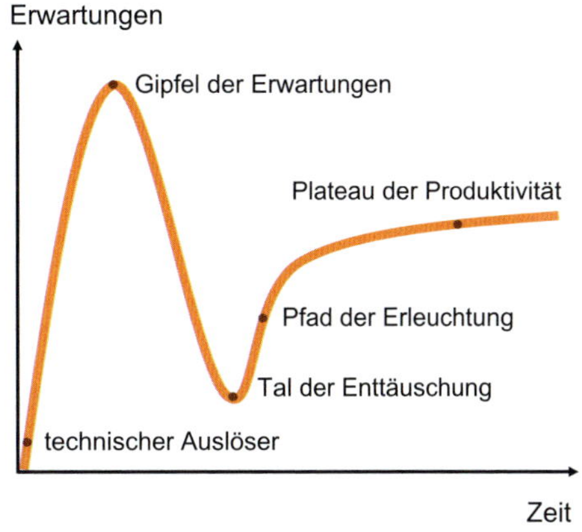

Abb. 1.13 Nach dem Gartner-Hype Cycle lässt sich die Entwicklung der Erwartungen an eine technische Innovation in mehrere Phasen einteilen: Nach der Erfindung entsteht zunehmendes Interesse mit einem Höhepunkt in der öffentlichen Aufmerksamkeit, verknüpft mit hohen Erwartungen („Gipfel der Erwartungen"). Können diese nicht erfüllt werden, entsteht Enttäuschung („Tal der Enttäuschung"). Später folgt dann ein besseres Verständnis und eine realistischere Einschätzung des Nutzens der Technologie („Pfad der Erkenntnis"). Dies mündet schließlich in eine Phase, in der die Technologie zunehmend angewendet und weiterentwickelt wird („Plateau der Produktivität"). [P1522/P1523]

Zusammenfassung

- 1936: Alan Turing beschreibt die **Turing-Maschine,** ein Modell dessen, wie ein Rechner eine formalisierte Aufgabe lösen kann.
- 1950: Alan Turing beschreibt den **Turing-Test.** Demnach gilt ein Algorithmus als intelligent, wenn ein Mensch nicht zwischen den Ausgaben des Algorithmus und den eines Menschen unterscheiden kann.
- 1956: Die **Dartmouth-Konferenz** gilt als Geburtsstunde der KI als Forschungsgebiet.
- 1958: Frank Rosenblatt entwickelt den **Perzeptron-Algorithmus,** der das Fundament für künstliche neuronale Netze legte.
- Erster (1970er-Jahre) und zweiter **KI-Winter** (1990er-Jahre): Rückgang des Interesses und der Investitionen in KI, da die hohen Erwartungen nicht erfüllt werden konnten.
- 1986: Geoffrey Hinton et al. beschreiben den **Backpropagation-Algorithmus,** mit dem neuronale Netze trainiert werden können.
- 1989: Yann LeCun et al. beschreiben **Convolutional Neural Networks** (CNNs), die sich besonders für die Bildverarbeitung eignen.
- 2000er-Jahre: Die Sprünge in der Rechenleistung und der Zuwachs frei verfügbarer Datensätze beschleunigen die Entwicklung und das Training von KI-Algorithmen.
- 2014: Ian Goodfellow et al. beschreiben **Generative Adversarial Networks** (GANs), mit der sich Daten künstlich generieren lassen (generative AI).
- 2017: Ashish Vaswani et al. beschreiben **Transformer,** besonders leistungsstarke Algorithmen für die Verarbeitung sequenzieller Daten wie Sprache.
- Der **Gartner-Hype-Cycle** ist ein Modell zur Beschreibung der Phasen der öffentlichen Aufmerksamkeit, die eine neue Technologie bei ihrer Einführung durchläuft.

KAPITEL

2 Was ist künstliche Intelligenz und was kann sie?

Thema dieses Kapitels sind wichtige Grundbegriffe, die im Alltag häufig verwendet werden und die Funktionsweise oder Fähigkeiten der Algorithmen beschreiben.

Ein **Algorithmus** ist ein Verfahren zur schrittweisen (mathematischen) Lösung eines Problems (➤ Kap. 1). In der Informatik versteht man unter einem Algorithmus meist eine Anweisung oder eine Gruppe an Anweisungen, die festlegt, wie Eingabeinformationen bzw. -daten mathematisch verarbeitet werden, um eine gewisse Ausgabe zu erzielen. Programmiersprachen wie Python, Java, oder C wurden entwickelt, um dem Computer den Algorithmus so zu erklären, dass dieser die Berechnungen durchführen kann. Im Zusammenhang mit der KI erstellt ein Algorithmus meist ein sog. **Modell,** also eine Repräsentation bzw. Abbildung der Realität, z. B. mithilfe einer mathematischen Formel. Der Begriff **System** (z. B. KI-System) meint meist eine gesamte Software und/oder Hardware, die KI nutzt bzw. beinhaltet.

CAVE

Für die meisten der in diesem Kapitel eingeführten Begriffe existieren keine offiziellen und allseits anerkannten Definitionen – das beginnt schon beim Begriff „künstliche Intelligenz". Da die Begriffe dennoch oft verwendet werden, ist ein grundlegendes Verständnis wichtig.

2.1 Künstliche Intelligenz, Machine Learning und Deep Learning

Künstliche Intelligenz (KI) ist der Bereich der Informatik, der all jene Algorithmen umfasst, die in irgendeiner Form biologischer Intelligenz ähneln bzw. diese nachahmen. In den 1980er-Jahren beschrieb die US-amerikanische Informatikerin Elaine Rich KI wie folgt: „*Artificial intelligence is the study of how to make computers do things at which, at the moment, people are better*" [9]. Allerdings sind wir mittlerweile in einem Zeitalter angelangt, in der KI den Menschen in mancherlei Hinsicht zu überholen scheint.

Je nach Definition umfasst der Begriff KI eine Vielzahl unterschiedlicher Algorithmen von einfacher Logik über Regressionen bis hin zu großen neuronalen Netzen. KI weist damit große Überschneidungen mit der Statistik auf, die ebenfalls der Entdeckung von Zusammenhängen und dem Treffen von Vorhersagen dient.

Zwei Begriffe, die häufig im Zusammenhang mit KI auftauchen und manchmal auch fälschlicherweise als Synonyme für KI verwendet werden, sind Machine Learning (maschinelles Lernen) und Deep Learning (tiefes Lernen): **Machine Learning** ist ein Teilbereich der KI mit Algorithmen, die lernen und sich anpassen können, ohne ausdrückliche Anweisungen zu befolgen. Gemeint sind hierbei etwas komplexere KI-Algorithmen wie Support Vector Machines (SVM) oder auch neuronale Netze. **Deep Learning** ist wiederum ein Teilbereich des Machine Learning (und damit auch der KI), der umfangreiche („tiefe") neuronale Netze beinhaltet, die besonders komplexe Berechnungen durchführen und Muster in Daten erkennen können. Mit Deep Learning lassen sich statische oder bewegte Bilder auswerten, natürliche Sprache verarbeiten oder sogar das Faltungsverhalten oder die Interaktion von Proteinen prüfen. In der Medizin ist Deep Learning daher aktuell sicherlich einer der wichtigsten Teilbereiche der KI (➤ Kap. 3).

➤ Abb. 2.1 gibt einen Überblick über die Begriffe KI, Machine Learning und Deep Learning.

2.2 Supervised Learning, Unsupervised Learning und Reinforcement Learning

Die meisten KI-Algorithmen lassen sich in eine der 3 Schubladen Supervised Learning (supervidiertes Lernen), Unsupervised Learning (unsupervidiertes Lernen) und Reinforcement Learning (verstärkendes Lernen) einsortieren. Diese Begriffe beziehen sich dabei auf die Art und Weise, wie KI-Algorithmen lernen, d. h. wie sie möglichst hochqualitative Ausgaben produzieren.

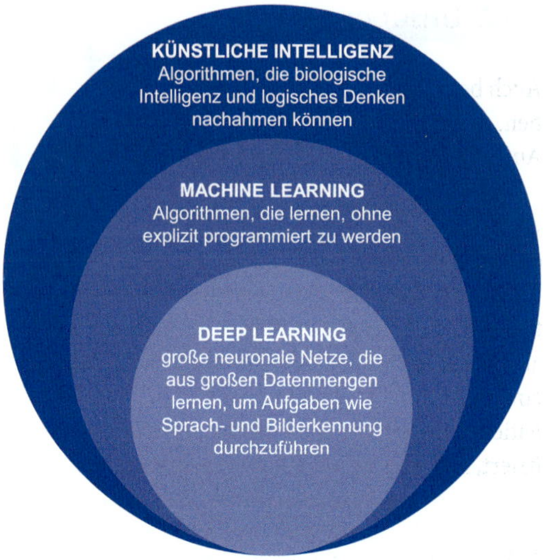

Abb. 2.1 Künstliche Intelligenz, Machine Learning und Deep Learning. Bei Machine Learning handelt es sich um einen Teilbereich der künstlichen Intelligenz. Deep Learning ist wiederum ein Teilbereich des Machine Learning (und damit auch der künstlichen Intelligenz). [P1522/P1523]

2.2.1 Supervised Learning

Viele für die Medizin relevanten KI-Algorithmen fallen aktuell in den Bereich Supervised Learning. Hierbei handelt es sich um Algorithmen, die anhand (meist von Menschen) exakt beschriebener Eingabedaten lernen, um diese Beschreibungen nachahmen zu können. Die Eingabedaten bzw. -variablen, die für die Berechnung der Ausgabe durch den Algorithmus genutzt werden, werden auch als **Features** bezeichnet, die Beschreibungen auch als **Label.**

Das klassische Beispiel eines Algorithmus aus dem Bereich des Supervised Learning sind neuronale Netze. Diese werden z. B. anhand bereits befundeter radiologischer Bilddaten trainiert, um später selbst Bilddaten analysieren zu können. Die zur Verfügung stehenden Daten werden dabei in einen Trainingsdatensatz und einen Testdatensatz aufgeteilt. Der Trainingsdatensatz wird genutzt, um gewissermaßen die Zahnrädchen der Algorithmus-Maschine einzustellen. Hierbei entwickelt der Algorithmus ein Modell der Realität, das den komplexen Zusammenhang aus Bildeingaben und Diagnosen darstellt. Sind die Zahnrädchen optimal auf den **Trainingsdatensatz** eingestellt, wird der Algorithmus mit seinem Modell auf den noch unbekannten **Testdatensatz** angewendet. Dieser hat den Zweck, die Leistung des Modells hinsichtlich neuartiger Daten einzuschätzen. Hat man also einen Datensatz von 1.000 Röntgen-Thorax-Bildern, die hinsichtlich der Fragestellung „Pneumonie" befundet wurden, liegt für jedes Bild das zugehörige Label vor, d. h. es ist für jedes Bild geklärt, ob eine Pneumonie vorliegt oder nicht. Wenn ein neuronales Netz diese Diagnostik fortan übernehmen soll, kann man die 1.000 Röntgenbilder hierzu beispielsweise in einen Trainingsdatensatz mit 800 Bildern und einen Testdatensatz mit 200 Bildern unterteilen. Die Bilder sind alle digital und lassen sich in das neuronale Netz einschleusen. Da es sich um eine binäre Diagnose handelt (nämlich Pneumonie – ja oder nein) gibt es auch nur 2 Ausgabewerte, z. B. „1" für Pneumonie und „0" für keine Pneumonie. Das neuronale Netz sieht sich jedes Bild und jede zugehörige Diagnose an. Dann erstellt und optimiert es ein mathematisches Modell, das am Ende immer entweder 1 oder 0 ausgibt. In das fertig trainierte Netz schleust man anschließend die 200 Bilder des Testdatensatzes ein. Da diese ebenfalls mit Labeln, d. h. mit einer korrekten Diagnose versehen sind, lässt sich berechnen, dass das neuronale Netz z. B. 94 % der Testbilder korrekt klassifiziert hat, also in 94 % der Bilder die Ausgabe erzeugt hat, die der Befundung bzw. der korrekten Diagnose entspricht. Schlussendlich wurde der Algorithmus also explizit so trainiert, dass er Pneumonien in Röntgen-Thorax-Bildern erkennen kann.

2.2.2 Unsupervised Learning

Auch beim Unsupervised Learning liefert man dem Algorithmus Eingabedaten und hofft auf sinnvolle Ausgaben. Allerdings verfügen die Eingabedaten über keine Label und der Algorithmus wird nicht für eine explizite Aufgabe trainiert. Stattdessen soll er selbst nach Mustern und Zusammenhängen suchen und diese ausgeben.

Ein typisches Beispiel für Unsupervised Learning sind Clustering-Algorithmen. Hat man beispielsweise eine Tabelle mit der Körpergröße und dem Alter von 100 Patient*innen erstellt (> Abb. 2.2) und sind unter diesen 100 Patient*innen zufällig 9 Menschen mit Kleinwuchs und 12 Menschen mit Großwuchs, kann der Clustering-Algorithmus die Körpergröße und das Alter gegeneinander auftragen und wird vermutlich 3 Cluster entdecken: eine Gruppe von Menschen mit für ihr Alter eher kleiner Körpergröße, eine zweite Gruppe mit altersentsprechender Körpergröße und eine dritte Gruppe mit für ihr Alter eher großer Körpergröße. Da die einzelnen Patient*innen nicht gelabelt waren, wusste der Clustering-Algorithmus vorab nicht, dass z. B. der Patient mit der ID 37 kleinwüchsig ist, sondern hat selbst eine Gruppe entsprechender Patient*innen identifiziert, zu der auch Patient 37 gehört.

2.2.3 Reinforcement Learning

Beim Reinforcement Learning wird der Algorithmus nicht basierend auf gelabelten Daten trainiert und erkennt auch nicht eigenständig Zusammenhänge, sondern erlernt Strategien, die eine Belohnung nach sich ziehen, also verstärkt werden. Typische Anwendungen des Reinforcement Learning sind selbstfahrende Autos und komplexe Spiele wie Computer-Spiele oder das Spiel Go. Bei diesen Anwendungen gibt es nahezu unendlich viele Handlungsmöglichkeiten bzw. Ausgaben, die nicht alle durch Label repräsentiert werden können. Stattdessen testet der Algorithmus unzählige Strategien, bis schließlich ein erwünschtes Ergebnis erzielt wird, bei einem Spiel also etwa ein Punkt gewonnen wird. Diese Strategien werden dann wiederholt und weiter optimiert, um die Belohnung zu maximieren.

In der Medizin ist das Reinforcement Learning aktuell noch nicht so verbreitet wie etwa das Supervised Learning. Insbesondere in der medizinischen Robotik wird es jedoch zunehmend angewendet. Da die medizinische Diagnostik und Entscheidungsfindung zudem durch enorme Komplexität gekennzeichnet ist, die nicht

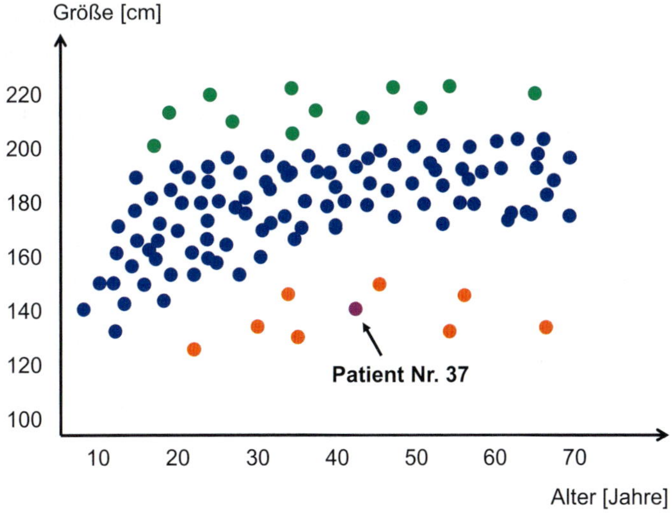

Abb. 2.2 Clustering-Algorithmus als Beispiel für Unsupervised Learning. Der Algorithmus hat 3 Gruppen gebildet: Patient*innen mit Kleinwuchs (orange), altersentsprechender Körpergröße (blau) und Großwuchs (grün). [P1522/P1523]

immer durch menschliche Label abgedeckt werden kann, könnte Reinforcement Learning in Zukunft in der Medizin auch jenseits der Robotik an Bedeutung gewinnen.

2.3 Narrow AI, General AI und Super AI

Im Englischen werden diese 3 Begriffe für die Breite an Aufgaben eines KI-Algorithmus bzw. eines KI-Systems verwendet:

- **Narrow AI** (enge/einfache KI) sind KI-Algorithmen bzw. -Systeme, die nur einzelne spezifische Aufgaben lösen können, z. B. medizinische Bilddaten klassifizieren. Bislang fielen alle verfügbaren KI-Systeme in diese Kategorie.
- **General AI** (allgemeine KI) bzw. auch **Artificial General Intelligence (AGI)** umfasst KI-Algorithmen, die so leistungsfähig bzw. intelligent sind wie ein Mensch und damit auch eine Vielzahl an Aufgaben lösen können. Aktuell werden immer mehr KI-Systeme von OpenAI, Google, Meta und Co. entwickelt, die sich dieser Kategorie zumindest annähern.
- **Super AI** (Super-KI) beschreibt KI-Algorithmen, die erheblich intelligenter sind als ein Mensch bzw. erheblich mehr Aufgaben lösen können. Manche definieren sie auch als KI-Algorithmen, die so leistungsfähig sind, wie alle Menschen zusammen.

Diese Begriffe dienen nur als grobe Orientierung. Der Vergleich zur menschlichen Intelligenz ist nicht immer hilfreich, da heutige KI-Algorithmen in ihren Aufgaben, z. B. der Klassifizierung medizinischer Bilder, häufig schon bessere Leistungen als Menschen erzielen, auch wenn die Programme nur spezifische Aufgaben lösen.

2.4 Klassifizierung, Clustering und Regression

Je nachdem, welche Art von Ausgabe ein KI-Modell produziert, lassen sich weitere begriffliche Einteilungen vornehmen. Diese richten sich u. a. danach, ob die ausgegebenen Variablen kategorial oder kontinuierlich sind. Eine **kategoriale Variable** ist eine Variable mit einer endlichen Anzahl an Ausprägungen, z. B. die Dignität („gutartig“ oder „bösartig“), die AB0-Blutgruppen oder die Fontaine-Klassifikation der peripheren arteriellen Verschlusskrankheit (pAVK). **Kontinuierliche Variablen** weisen hingegen eine unendliche Anzahl möglicher Ausprägungen auf, z. B. der Blutdruck in mmHg, der Body Mass Index (BMI) in kg/m^2 oder die Krankenhausaufenthaltsdauer in Tagen.

2.4.1 Klassifizierung

Bei der Klassifizierung wird eine kategoriale Variable ausgegeben. Sollen z. B. Raumforderungen in einem Röntgenbild beurteilt werden, können diese je nach Dignität in die Klassen „gutartig“ oder „bösartig“ eingeteilt werden. Für eine begriffliche Trennschärfe bezeichnen wir den Prozess der Zuordnung von Daten zu Klassen als „Klassifizierung“ und das Ergebnis als „Klassifikation“.

Wichtig ist, dass es sich bei Klassifizierungsalgorithmen in der Medizin oft um Algorithmen aus dem Bereich des Supervised Learning (➤ Kap. 2.2.1) handelt. Der Algorithmus erhält während des Trainings also z. B. die Röntgenbilder samt den kategorialen Labels und soll später selbst neue Röntgenbilder den Klassen bzw. Kategorien zuweisen (➤ Abb. 2.3).

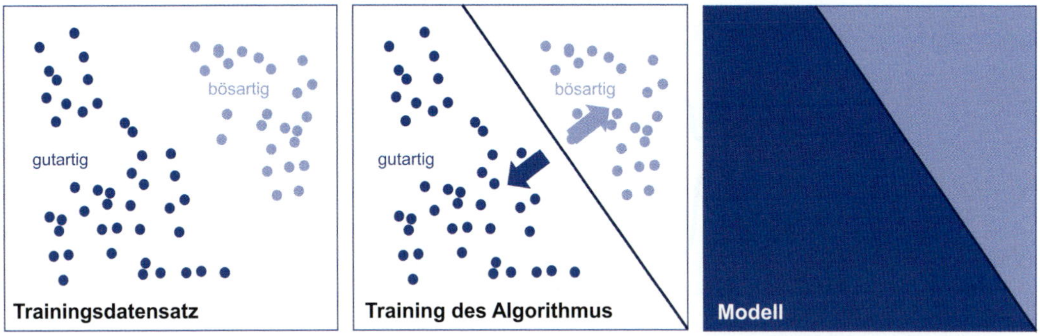

Abb. 2.3 Binäre Klassifizierung von Datenpunkten durch einen Algorithmus. Ein KI-Algorithmus soll Datenpunkte der Gruppen bzw. Klassen „gutartig" und „bösartig" unterscheiden. Hierzu zieht er während des Trainings eine Trennlinie zwischen den Punktewolken und kann diese somit voneinander abgrenzen. Kommt ein neuer Datenpunkt hinzu, der in den dunkelblau hinterlegten Bereich fällt, wird dieser aus „gutartig" klassifiziert", fällt er in den hellblauen Bereich, wird er als „bösartig" klassifiziert. [P1522/P1523]

2

Solche Klassifizierungen, bei denen lediglich 2 Klassen vorliegen, werden auch als binäre Klassifizierungen bezeichnet. Sollen Daten in mehr als 2 Klassen eingeteilt werden, sind sog. Multi-Class Classifier nötig. Von Multi-Class-Klassifizierungen lassen sich wiederum Multi-Label-Klassifizierungen ableiten. Hierbei kann ein zu klassifizierender Datenpunkt mehreren Klassen zugeordnet werden. Sollen z. B. Dokumente in einer Patient*innenakte sinnvoll sortiert werden, dann kann ein ärztlicher Brief aus der Kardiologie sowohl der Klasse „Kardiologie" als auch den Klassen „Brief" und „Text" zugeordnet werden. Für den zu klassifizierenden Datenpunkt „ärztlicher Brief aus der Kardiologie" gibt der Algorithmus dieser Methode deshalb mehr als ein Ergebnis bzw. Label aus.

Computer Vision

Ein Anwendungsbereich, bei dem Klassifizierungsalgorithmen häufig zum Einsatz kommen, ist die Computer Vision (computerbasiertes Sehen). Dies sind Methoden, mit denen Computer Bilddaten analysieren und interpretieren können. Computer Vision umfasst damit u. a. die Bildklassifizierung, die Objektlokalisation, die Objekterkennung und die Bildsegmentierung (➤ Abb. 2.4):

- Bei der **Bildklassifizierung** (1 in ➤ Abb. 2.4) wird ein ganzes Bild einer Klasse zugewiesen, z. B. der Klasse „bösartig", wenn auf einem Röntgenbild eine maligne Raumforderung zu erkennen ist, oder der Klasse „gutartig", wenn es sich um ein gutartige Raumforderung handelt.
- Bei der **Objektlokalisation** (2 in ➤ Abb. 2.4) wird die Lokalisation einer Objektinstanz wie der Raumforderung ausgegeben, indem z. B. ein Begrenzungskasten um das entsprechende Objekt im Bild gezeichnet wird.
- Sollen mehrere Objekte unterschiedlicher Klassen in einem Bild identifiziert und lokalisiert werden, spricht man auch von **Objekterkennung** (3 in ➤ Abb. 2.4). Sollen z. B. maligne Rundherde, infektiöse Verschattungen und Rippenfrakturen von einem Algorithmus erkannt werden, ist es wichtig, nachvollziehen zu können, welche Objekte wo zu sehen sind.
- Die anspruchsvollste Aufgabe ist die **Segmentierung** (4 in ➤ Abb. 2.4) des Bildes. Hierbei werden alle Pixel des Bildes klassifiziert und die zu den Objektinstanzen gehörenden Pixel identifiziert. Diese können dann im Bild z. B. farbig dargestellt werden.

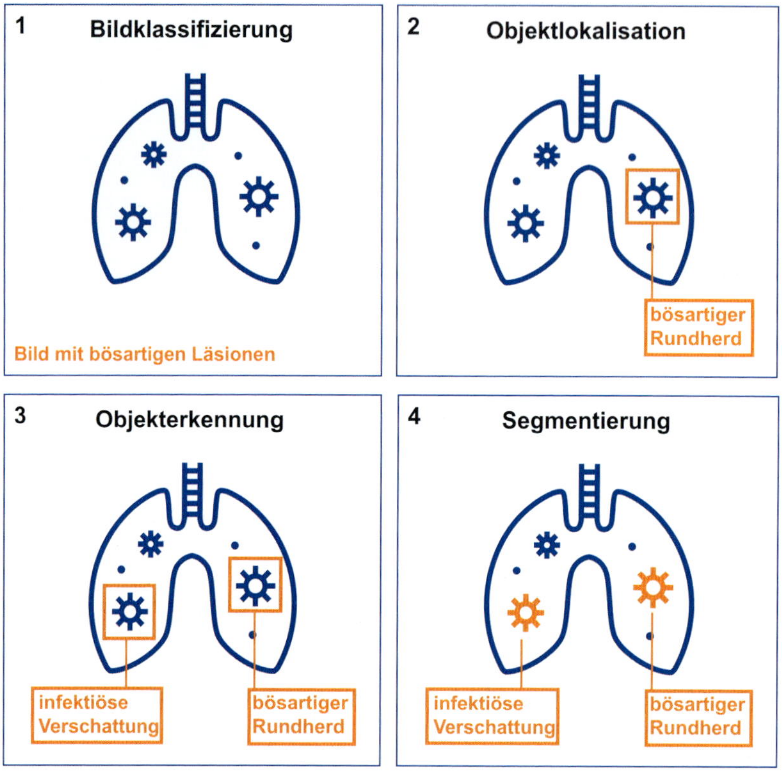

Abb. 2.4 Klassifizierungsaufgaben im Bereich Computer Vision. Bildbezogene Klassifizierungsaufgaben lassen sich in die Bildklassifizierung, die Objektlokalisation, die Objekterkennung und die Segmentierung einteilen. Während bei der Bildklassifizierung das ganze Bild basierend auf einem abgebildeten Objekt klassifiziert wird (1), wird bei der Objektlokalisation angegeben, wo im Bild sich dieses Objekt befindet (2). Sollen hingegen mehrere Objekte lokalisiert werden, wird von Objekterkennung gesprochen (3). Im Rahmen der Segmentierung eines Bildes werden zunächst alle Pixel mit gemeinsamen Eigenschaften gruppiert. Anschließend können den Pixelgruppen ebenfalls Klassen zugewiesen werden (4). [P1522/P1523]

Prädiktion

Klassifizierungsalgorithmen können auch zur Prädiktion genutzt werden, also zur Vorhersage, ob eine bestimmte Klasse zutreffen wird. Diese Algorithmen können z. B. vorhersagen, ob Patient*innen nach einer OP mit geringer, mittlerer oder hoher Wahrscheinlichkeit ein postoperatives Delir entwickeln werden. Eine Stärke von KI-Algorithmen liegt dabei darin, dass viele verschiedene Informationen und Informationsquellen in die Vorhersage einbezogen werden können. So könnte es in unserem Beispiel womöglich sinnvoll sein, demografische Informationen, Vorerkrankungen, labormedizinische Daten sowie technische Zusatzuntersuchungen zu berücksichtigen. Vorhersagen wie diese unterstützen wiederum die klinische Entscheidungsfindung. Wurde für eine Patientin z. B. ein hohes Risiko für ein postoperatives Delir vorhergesagt, dann könnte dies während der Anästhesie und der anschließenden Betreuung besonders berücksichtigt werden. Systeme bzw. Algorithmen, die die Entscheidungsfindung unterstützen, werden auch **Clinical Decision Support Systems** genannt. Bei der Ausgabe von Vorhersagen durch KI-Algorithmen spricht man auch von **Predictive Modelling.**

2.4.2 Clustering

Unter einem Cluster versteht man in der Datenwissenschaft eine Gruppe von „ähnlichen“ Objekten. Clustering beschreibt demnach das Einteilen von Daten in Gruppen mit ähnlichen Eigenschaften. Ähnlich wie bei der Klassifizierung werden kategoriale Variablen ausgegeben, allerdings handelt es sich bei Clustering-Algorithmen klassischerweise um eine Anwendung aus dem Bereich des Unsupervised Learning (➤ Kap. 2.2.2), bei dem keine Label benötigt werden. Clustering identifiziert neue Muster in Datenpunkten, auf deren Basis die Datenpunkte gruppiert werden können.

➤ Abb. 2.5 könnte z. B. ein Datensatz mit Patient*innen mit arterieller Hypertonie sein. Unter Berücksichtigung von biografischen, labormedizinischen, genetischen u. a. Informationen könnte ein Clustering-Algorithmus Muster und Gruppen aufdecken, die zunächst noch verborgen waren. So könnte sich Cluster-Kategorie A z. B. dadurch auszeichnen, dass alle Patient*innen dieses Clusters eine bestimmte genetische Variante aufweisen, die Hypertonie begünstigt, wohingegen die Patient*innen in Cluster B durch mangelnde Bewegung und ungesunde Ernährung charakterisiert sind.

Clustering kann einerseits Ressourcen sparen, da die Daten vorher nicht mit Labeln versehen werden müssen. Zudem können Clustering-Algorithmen auch neuartige Muster und Zusammenhänge in einem Datensatz erkennen, die ein Mensch womöglich nicht erkannt hätte. Man spricht hierbei auch von **Data Mining.**

2.4.3 Regression

Bei der Regression werden keine kategorialen, sondern kontinuierliche Variablen ausgegeben. So kann z. B. basierend auf Variablen wie dem Alter, dem Blutzuckerwert und dem Blutdruck die Nierenfunktion in Form der glomerulären Filtrationsrate berechnet werden. Auch kann z. B. basierend auf dem Alter einer Person die voraussichtliche Aufenthaltsdauer in einem Krankenhaus in Tagen ausgegeben werden. Auch Regressionen eignen sich also für die Prädiktion, wenn sich die Ausgabe des Modells auf die Zukunft bezieht.

Es gibt verschiedene KI-Algorithmen, die diese Art der Vorhersage treffen können. Auch hier handelt es sich meist um Supervised Learning (➤ Kap. 2.2.1), also Algorithmen, die auf Label angewiesen sind. Das einfachste Beispiel eines Regressionsalgorithmus ist die lineare Regression (➤ Abb. 2.6, s. a. ➤ Kap. 7). Lineare Regressionsmodelle treffen die Vorhersage der **abhängigen bzw. vorherzusagenden Variable** auf Basis der **unabhängigen bzw. gegebenen Variable.** Dabei wird der Zusammenhang zwischen den beiden Variablen

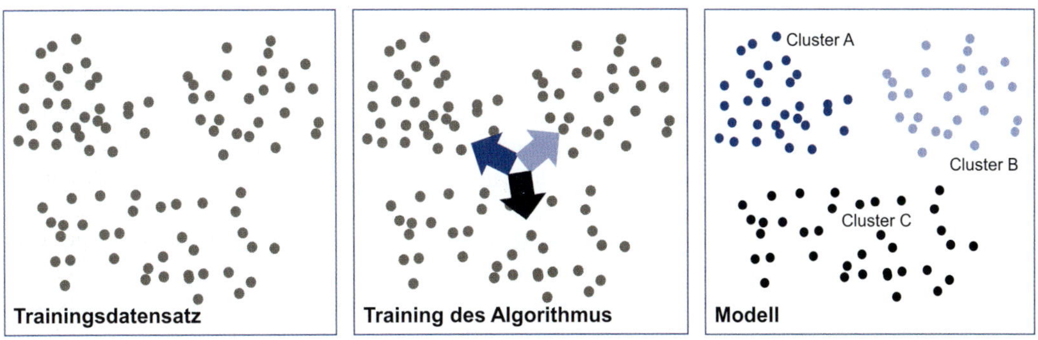

Abb. 2.5 Clustering von Datenpunkten. Links ist eine initiale Wolke an Datenpunkten ohne Label dargestellt. Ein Clustering-Algorithmus untersucht, ob in dieser Punktewolke Subgruppen mit gemeinsamen Eigenschaften existieren. Hierbei erkennt der Algorithmus, dass sich die große Punktewolke in 3 Gruppen unterteilen lässt. [P1522/P1523]

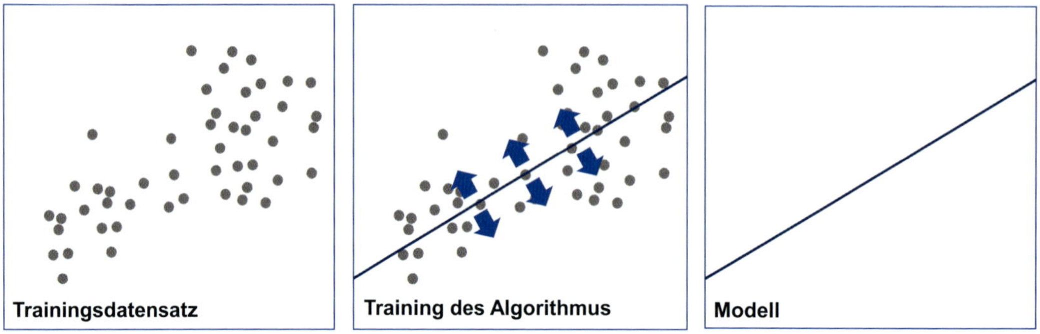

Abb. 2.6 Lineare Regression. Die Punktewolke der linken Abbildung legt einen linearen Zusammenhang zwischen der x- und y-Variable des Diagramms nahe. Dieser Zusammenhang kann durch eine Regressionslinie modelliert werden. Der Regressionsalgorithmus berechnet diejenige Linie, die am besten durch die Punktewolke verläuft. Der x-Wert eines neuen Datenpunkts kann in die resultierende Gleichung der linearen Regression eingesetzt und hierdurch der korrespondierende y-Wert berechnet werden. [P1522/P1523]

mit einer linearen Gleichung modelliert, bei der m die Steigung der Geraden, x die unabhängige Variable und t den Schnittpunkt mit der y-Achse darstellt:

$$f(x) = m \cdot x + t$$

Zusammenhänge sind in der Medizin jedoch häufig nicht strikt linear und die Ausprägung der abhängigen Variable nur selten abhängig von einer Einflussgröße allein. Deshalb sind meist Regressionsmodelle notwendig, die nichtlineare Zusammenhänge modellieren können und in ihrer Prädiktion viele Einflussgrößen bzw. unabhängige Variablen berücksichtigen. Dafür eigenen sich u. a. multiple nichtlineare Regressionen („multiple" bezieht sich auf multiple unabhängige Variablen), aber auch Support Vector Regressions (➤ Kap. 9.2.2) oder Decision Tree Regressions (➤ Kap. 10.1.3). Mehr Informationen zu den einzelnen Algorithmen finden sich in den jeweiligen Kapiteln.

Zusammenfassung

- Ein **Algorithmus** ist im Allgemeinen ein schrittweises Verfahren, um Probleme zu lösen. In der Informatik ist ein Algorithmus eine Anweisung zur mathematischen Verarbeitung von Eingabedaten, um eine gewisse Ausgabe zu erzielen.
- Der Algorithmus erstellt ein **Modell,** also eine Repräsentation bzw. Abbildung der Realität, z. B. mithilfe einer mathematischen Formel, die er für die Problemlösung nutzt. So stellt die Geradengleichung einer linearen Regression etwa das Modell dar, das der Algorithmus während des Trainings erstellt hat und fortan nutzt.
- Ein KI-**System** beschreibt eine gesamte Software und/oder Hardware, die KI nutzt bzw. beinhaltet.
- **Künstliche Intelligenz (KI)** ist der Bereich der Informatik, der all jene Algorithmen umfasst, die biologischer Intelligenz ähneln bzw. diese nachahmen.
- **Machine Learning** ist ein Teilbereich der KI mit Algorithmen, die lernen können, ohne dass hierbei für jeden Arbeitsschritt spezifische Anweisungen bestehen.
- **Deep Learning** ist ein Teilbereich des Machine Learning (und der KI), der umfangreiche neuronale Netze und deren Fortentwicklungen umfasst, die besonders komplexe Aufgaben lösen können.
- **Label** sind exakte Beschreibungen bzw. „Beschriftungen" der Daten, die für das Training von Algorithmen aus dem Bereich Supervised Learning notwendig sind. Sie entsprechen der y-Variable im mathematischen Modell und repräsentieren die vorhergesagte oder gewünschte Ausgabe.

- **Features** sind die Eingabevariablen, die im mathematischen Modell des Algorithmus weiterverarbeitet werden. Sie entsprechen den x-Variablen des Modells und repräsentieren die Eigenschaften oder Attribute der Daten, die zur Vorhersage der Labels verwendet werden.
- **Supervised Learning** umfasst Algorithmen, die anhand von Labels, d. h. bereits beschriebener Eingabedaten lernen, um diese Beschreibungen nachzuahmen.
- **Unsupervised Learning** umfasst Algorithmen, die keine Label benötigen, sondern in Eingabedaten selbst nach Mustern und Zusammenhängen suchen.
- **Reinforcement Learning** umfasst Algorithmen, die eigenständig Strategien erlernen, um eine korrekte Ausgabe zu erzielen und daraufhin eine Belohnung zu erhalten.
- **Narrow AI** bezeichnet KI-Algorithmen, die nur einzelne spezifische Aufgaben lösen können.
- **General AI** bzw. **Artificial General Intelligence (AGI)** umfasst KI-Algorithmen, die so leistungsfähig bzw. intelligent sind wie ein Mensch und damit auch eine Vielzahl an Aufgaben lösen können.
- **Super AI** beschreibt KI-Algorithmen, die erheblich intelligenter sind als ein Mensch bzw. erheblich mehr Aufgaben lösen können.
- **Klassifizierung** beschreibt die Zuordnung von Daten zu einer Klasse. Die Klassen werden dem Algorithmus in Form der Label der Trainingsdaten vorgegeben. Es handelt sich demnach um Supervised Learning.
- **Clustering** bezeichnet die Bildung von Gruppen (Clustern) der Datenpunkte, ohne dass Label vorgegeben sind. Der Algorithmus identifiziert selbst gemeinsame Eigenschaften der Datenpunkte. Es handelt sich also um Unsupervised Learning.
- **Regressionen** berechnen Ausgaben mit einer kontinuierlichen Ausprägung.

KAPITEL

3 Künstliche Intelligenz im Gesundheitswesen

*„Wir sollten jetzt aufhören, Radiolog*innen auszubilden. Es ist einfach völlig klar, dass Deep Learning in 5 Jahren besser sein wird als Radiolog*innen“.[10]*

Im Jahr 2016 formulierte Geoffrey Hinton, ein renommierter kanadischer Informatiker und Wegbereiter im Bereich der KI diese Einschätzung. Heute, viele Jahre später, werden immer noch Radiolog*innen ausgebildet. Gleichzeitig wurden mittlerweile zahlreiche Algorithmen entwickelt, die Ärzt*innen verschiedenster Fachrichtungen bereits bei ihrer Arbeit unterstützen oder zukünftig im Gesundheitswesen Anwendung finden könnten. Dieses Kapitel enthält einen Überblick, wie und wo KI in die Versorgung von Patient*innen eingebunden werden kann (➤ Abb. 3.1).

Ein großer Teil der in diesem Kapitel beschriebenen Anwendungen von KI sind noch nicht flächendeckend etabliert bzw. werden aktuell erprobt. Unser Ziel ist in erster Linie, einen Überblick über die potenziellen Anwendungen von KI im Gesundheitswesen zu geben, in der Hoffnung, dass in Zukunft noch mehr dieser Anwendungen regelmäßig eingesetzt werden.

Für viele dieser Anwendungen können grundsätzlich verschiedene KI-Algorithmen eingesetzt werden. In diesem Kapitel wird meist allgemein von „Machine-Learning-Algorithmen“ die Rede sein, stellvertretend für die verschiedenen Algorithmen, die zum Einsatz kommen können. Hinter den meisten Anwendungen verbergen sich heute jedoch neuronale Netze und deren Weiterentwicklungen.

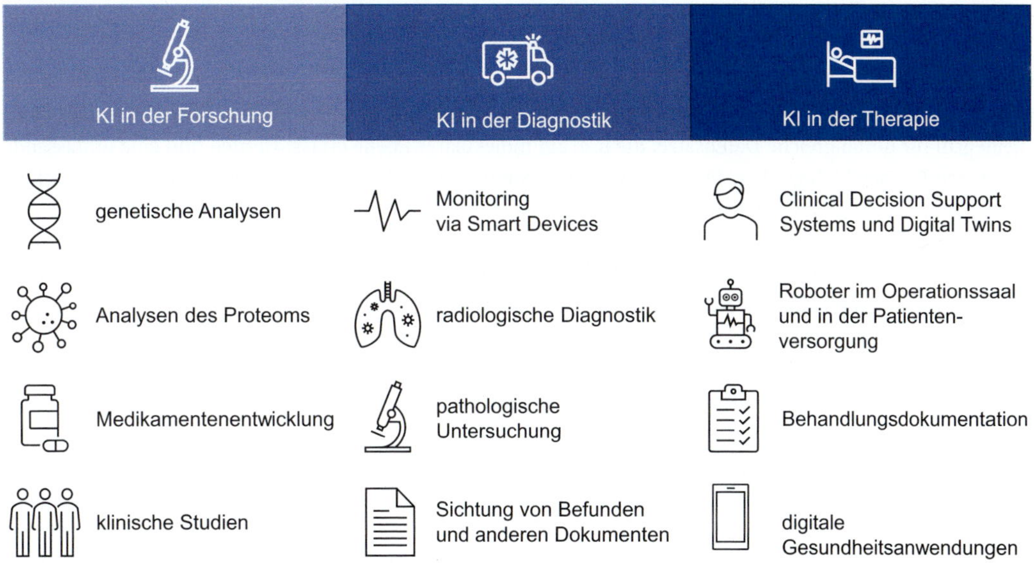

Abb. 3.1 Einsatzbereiche von KI im Gesundheitswesen. KI kann nahezu alle Bereiche des Gesundheitswesens unterstützen – von der Forschung über die Diagnostik bis zur Therapie. [P1522/P1523]

3.1 KI in der Forschung

Eine fundierte Kenntnis der Ursachen und Pathogenese einer Krankheit ist essenziell, um zielgerichtete Therapien entwickeln zu können. Häufig hat eine Krankheit nicht eine einzige Ursache, sondern ist das Produkt verschiedener Einflüsse aus z. B. Genetik, äußerer Umwelt oder Lebensstil. Dementsprechend umfangreich können die Untersuchungen sein, um den Ursachen einer Erkrankung auf den Grund zu gehen.

Bei der Entstehung von Brustkrebs können z. B. Mutationen im Genom der Brustgewebszellen dazu führen, dass sich die entarteten Zellen unkontrolliert teilen, ohne dass das Immunsystem sie als schädlich erkennt und abtötet. In einigen Brusttumoren findet man z. B. eine Mutation, die bewirkt, dass die Zellen den sog. humanen epidermalen Wachstumsfaktorrezeptor 2 (HER2) verstärkt exprimieren, an den Wachstumsfaktoren binden. Dadurch erhalten die Tumorzellen mehr Wachstumsstimuli als gesunde Zellen und teilen sich schneller. Neben dieser Mutation wurden jedoch z. B. auch das Körpergewicht und die Dauer des hormonell aktiven Zeitraums von der Menarche bis zur Menopause als Einflussfaktoren auf das Brustkrebsrisiko nachgewiesen. Aufgrund der Fähigkeit von Algorithmen, große Datensätze auszuwerten, können sie dazu beitragen, solche Risikofaktoren und Erkrankungsursachen zu ermitteln. Die daraus gewonnenen Erkenntnisse können zu präventiven, diagnostischen und therapeutischen Zwecken genutzt werden.

3.1.1 KI in der Biomedizin

Im Folgenden möchten wir erläutern, wie KI in die Analyse biomedizinischer Daten integriert werden kann, um die Ursache und Entstehung von Erkrankungen auf molekularbiologischer Ebene zu analysieren und so neue Ansätze für eine präzisere Diagnostik und Therapie zu identifizieren.

Omics-Daten

Machine-Learning-Algorithmen sind geeignet, große Mengen komplexer Eingabedaten zu analysieren. Somit eignen sie sich auch besonders für die Verarbeitung sog. **„Omics“**-Daten. Der Begriff „Omics“ dient als Sammelbegriff für umfangreiche Datensätze, die u. a. auf molekularer Ebene erfasst werden und eine umfassende Untersuchung der biologischen Prozesse und Strukturen einer Zelle oder eines Organismus ermöglichen. Hierzu gehören etwa die Gebiete der Genomik, Transkriptomik, Proteomik und Metabolomik:

- **Genomik:** Das Genom beschreibt die Informationen, die in der DNA-Sequenz der Zellen des Organismus codiert sind. Die Genomik untersucht die DNA-Sequenzen, um z. B. genetische Variationen und Mutationen zu identifizieren, die mit Krankheiten in Verbindung stehen können.
- **Transkriptomik:** Dieser Bereich analysiert die Menge und das Muster der Genexpression in einer Zelle oder einem Gewebe. Hierbei werden RNA-Sequenzen untersucht, um herauszufinden, welche Gene in einer Zelle bzw. unter bestimmten Umständen wie etwa einer Erkrankung aktiviert oder unterdrückt werden.
- **Proteomik:** Die Proteomik untersucht alle Proteine, die in einer Zelle oder einem Gewebe vorhanden sind. Dies umfasst die Identifizierung von Proteinmengen, Modifikationen und Interaktionen, um Funktionen und Prozesse zu verstehen.
- **Metabolomik:** Daten zur Metabolomik erfassen alle kleinen Moleküle bzw. Stoffwechselprodukte, die in einer Zelle oder einem Gewebe produziert bzw. metabolisiert werden. Sie gibt Einblick in Stoffwechselwege und biochemische Reaktionen.

Bei Omics-Daten handelt es sich oft um sehr umfangreiche Daten, z. B. das gesamte Genom einer menschlichen Zelle mit rund 3 Milliarden Basenpaaren. Machine Learning kann dabei helfen, diese Daten zu analysieren und so Muster, Zusammenhänge und potenzielle Ursachen für Krankheiten in den riesigen Datensätzen zu identifizieren. So kann Machine Learning genetische Variationen identifizieren, die mit einer bestimmten Erkrankung assoziiert sind, Biomarker für diagnostische Zwecke finden oder Therapieansätze entwickeln, die die molekularen Ursachen einer Erkrankung adressieren.

Exkurs: Grundlagen der Genetik

Für ein genaueres Verständnis dessen, welche Prozesse durch die verschiedenen Omics-Daten repräsentiert werden, haben wir im folgenden Abschnitt einige Grundlagen aus der Genetik zusammengefasst:

Desoxyribonukleinsäure (DNA) Die DNA, auch als Erbinformation eines Menschen bezeichnet, legt u. a. fest, welche Proteine in unserem Körper gebildet werden. Die Bauanleitung eines bestimmten Proteins wird dabei als Gen bezeichnet und entspricht einer Abfolge von Basen in der DNA (**Basensequenz;** ➤ Abb. 3.2 links). Variationen bzw. Fehler **(Mutationen)** in einem Gen können tiefgreifende Veränderungen in dem von ihm codierten Protein zur Folge haben. Neben DNA-Abschnitten, die Proteine codieren **(Exons),** enthält das menschliche Genom auch zu großen Teilen nicht codierende Abschnitte **(Introns),** die z. B. die Geneexpression regulieren.

DNA-Sequenzierung Für die Analyse des Genoms etwa in Tumorzellen wird die Abfolge der Basen in der DNA bestimmt, ein Vorgang, der als Sequenzierung bezeichnet wird. Werden dabei nur die Exons berücksichtigt, also die DNA-Abschnitte, die Proteine codieren, spricht man vom **Whole Exome Sequencing,** das oft zur Generierung von Sequenzierungsdaten für das Training von KI-Algorithmen verwendet wird. Der bei der Sequenzierung generierte Datensatz erhält also nur die Abfolge der Basen in den Exons der Gene, nicht jedoch die der Introns. Damit ein Algorithmus die Sequenzierungsergebnisse weiterverarbeiten bzw. auswerten kann, wird die Basensequenz in einer Matrix (also einer Art zweidimensionalen Tabelle) abgebildet (➤ Abb. 3.2 rechts). In solchen Matrizen, die z. B. aus den Sequenzierungsdaten von Patient*innen mit einer bestimmten

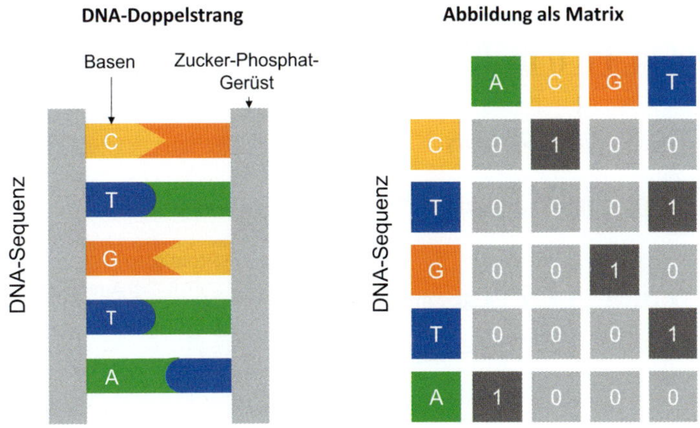

Abb. 3.2 Aufbau der Desoxyribonukleinsäure (DNA) und Darstellung der DNA-Sequenz in einer Matrix. Die DNA des Menschen ist ähnlich einer Leiter aufgebaut (links). Das Rückgrat der Leiter wird von einem Gerüst aus Zuckern (Desoxyribose) und Phosphaten gebildet. Die Sprossen der Leiter sind komplementäre Basenpaare. „Komplementär" bedeutet, dass nur die Basen Adenosin (A) und Thymin (T) sowie Cytosin (C) und Guanin (G) miteinander eine chemische Bindung eingehen können. Ist die DNA-Sequenz eines der beiden Stränge bekannt, kann daraus die Sequenz des anderen bestimmt werden. Die durch eine Sequenzierung bestimmte Basensequenz wird in einer Matrix dargestellt (rechts), um von Algorithmen einfacher weiterverarbeitet und analysiert werden zu können. Aus der Basenabfolge der DNA ist auf diese Weise eine Tabelle mit Zahlen entstanden, mit der Berechnungen durchgeführt werden können. [P1522/P1523]

Krankheit generiert wurden, können dann Mutationen nachgewiesen werden, die zur Entstehung der untersuchten Krankheit wie z. B. eines malignen Tumors geführt haben.

Proteine Proteine übernehmen eine Vielzahl essenzieller Körperfunktionen. Sie dienen u. a. als Baumaterial für Zellen und Gewebe, fungieren als Enzyme und Hormone, vermitteln den Transport von Molekülen und kommen bei der Immunabwehr zum Einsatz. Zusätzlich zur Information, die durch die Basensequenz der DNA gegeben ist, gibt es viele weitere Einflussfaktoren, die bestimmen, welche Proteine in unseren Zellen gebildet werden und wie diese aufgebaut sind. Fehlregulationen in diesem komplexen System können dazu führen, dass fehlerhafte Proteine gebildet werden oder dass das funktionelle Gleichgewicht der unzähligen Proteine gestört ist.

Transkription Damit ein Protein anhand eines Gens gebildet werden kann, muss die entsprechende DNA-Sequenz zunächst abgeschrieben (transkribiert) werden. Die Transkription beschreibt den Prozess der Bildung eines zur DNA komplementären Basenstrangs, der anders als die doppelsträngige DNA einsträngig bleibt und als **Messenger-RNA** (mRNA) bezeichnet wird (➤ Abb. 3.3).

Translation Proteine sind aus Aminosäuren aufgebaut, die während der sog. Translation aneinandergereiht und somit zu Proteinen verbunden werden (➤ Abb. 3.3). Dabei dient die während der Transkription entstandene mRNA als Vorlage dafür, welche Aminosäuren in welcher Reihenfolge kombiniert werden müssen. Drei Basen der mRNA stehen dabei für eine bestimmte Aminosäure.

RNA-Sequenzierung Wie die DNA können auch die mRNAs sequenziert werden. Die daraus gewonnen Daten geben einen Hinweis darauf, welche Proteinanleitungen und damit welche Proteine in den untersuchten Zellen gebildet werden. Beim sog. **Bulk RNA-Sequencing,** kurz **Bulk RNA-Seq,** werden die mRNAs mehrerer Zellen gleichzeitig analysiert. Dazu werden z. B. alle Zellen einer Tumorgewebsprobe gemeinsam verarbeitet, sodass in der zu sequenzierenden Probe mRNAs aus verschiedenen Zellen des Tumorgewebes vorliegen. Um herauszufinden, welche Proteine von einer einzelnen Zelle gebildet werden, können auch die mRNAs die-

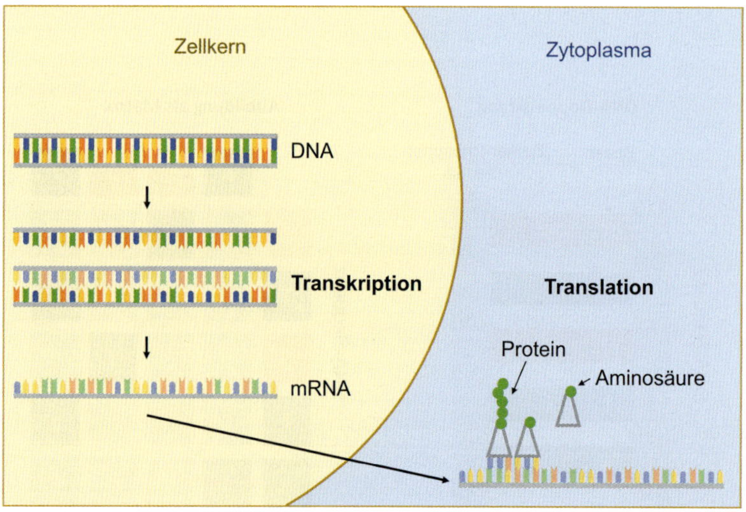

Abb. 3.3 Transkription und Translation. Die Desoxyribonukleinsäure (DNA) befindet sich im Zellkern. Im Rahmen der Transkription wird die Sequenz eines DNA-Strangs in eine komplementäre Messenger-Ribonukleinsäure-Sequenz (mRNA-Sequenz) umgeschrieben. Die Translation ist dann der Vorgang, bei dem die während der Transkription synthetisierte mRNA in Proteine umgewandelt wird. Dies basiert auf der Übersetzung der mRNA-Sequenz in eine Aminosäuresequenz, wobei die in der mRNA codierten Aminosäuren in vorgegebener Reihenfolge aneinandergekettet werden. Die Translation findet außerhalb des Zellkerns im Zytoplasma statt. [P1522/P1523]

ser spezifischen Zelle sequenziert werden. Dieser Ansatz wird als **Single Cell RNA-Sequencing** oder kurz **scRNA-Seq** bezeichnet. Die Informationen, die diese Methode liefert, ermöglichen es, Rückschlüsse auf die Art und Funktion der untersuchten Zelle zu ziehen. Wird für jede einzelne Zelle aus der Tumorgewebeprobe eine scRNA-Seq durchgeführt, kann festgestellt werden, aus welchen Zelltypen der Tumor besteht und in welchem Entwicklungsstadium sich die verschiedenen Zellen des Tumors befinden.

Epigenetik Die Transkription eines Gens wird eingeleitet, indem sog. **Transkriptionsfaktoren** an regulatorische DNA-Abschnitte binden (u. a. an den sog. Promotor des Gens) und miteinander interagieren. Die Bindung der Transkriptionsfaktoren an diese regulatorischen DNA-Abschnitte kann durch epigenetische Veränderungen blockiert werden. Dadurch werden die Bindestellen für Transkriptionsfaktoren schlechter zugänglich und das nachfolgende Gen kann nicht transkribiert werden. Andererseits können epigenetische Modifikationen die Transkription auch fördern, indem sie die Zugänglichkeit der Bindestellen für Transkriptionsfaktoren steigern. Die Epigenetik hat damit u. a. entscheidenden Einfluss darauf, in welcher Menge bestimmte Proteine gebildet werden.

Spleißen Bevor die mRNA in ein Protein umgesetzt werden kann, wird sie „zerschnitten" bzw. gespleißt. Dabei werden die Introns aus der mRNA entfernt (➤ Abb. 3.4), sodass nur die Exons, die die Information zur Bildung eines Proteins enthalten, in der gespleißten mRNA verbleiben. Beim **alternativen Spleißen** werden neben den Introns auch einzelne Exons aus der mRNA herausgeschnitten. Insgesamt können sich so aus einem „ungespleißten" mRNA-Strang viele verschiedene mRNAs für die Translation ergeben. Je nachdem, welche codierenden Basen bzw. Exons die mRNA-Stränge nach dem Spleißen enthalten, werden unterschiedliche Proteine bzw. Varianten eines Proteins gebildet, die sich in ihrer Struktur und ihrer Funktion stark unterscheiden können.

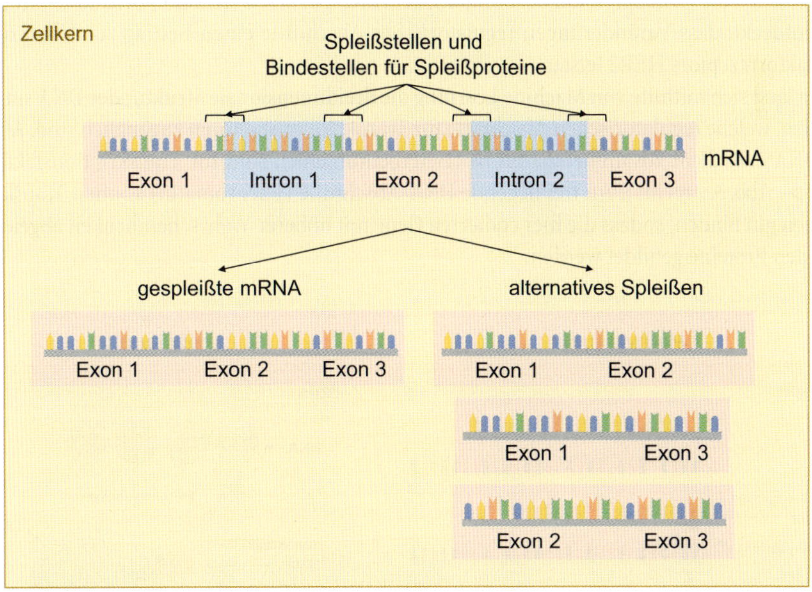

Abb. 3.4 Spleißen. Der Prozess des Spleißens findet vor der Translation der Messenger-Ribonukleinsäure (mRNA) statt. Dabei werden Introns (nicht codierende Abschnitte) aus der mRNA entfernt und die verbleibenden Exons (codierende Abschnitte) zusammengefügt, um eine reife mRNA zu bilden. Zusätzlich zu den Introns können jedoch auch einzelne Exons aus der mRNA entfernt werden, wodurch verschiedene Exon-Kombinationen aus demselben Gen entstehen. Dieser Mechanismus wird als alternatives Spleißen bezeichnet und erhöht die genetische Vielfalt und die Anzahl der möglichen Proteine, die aus einem einzigen Gen hervorgehen können. [P1522/P1523]

KI in der Genomanalyse

Die Entwicklung von Hochdurchsatz-Sequenzierungsverfahren wie dem Whole Exome Sequencing hat die Untersuchung des menschlichen Genoms für Forschung und Diagnostik revolutioniert. Machine-Learning-Algorithmen helfen dabei, diesen Datenschatz zu analysieren.

Nachweis von Varianten

Mithilfe von Machine Learning können anhand der Sequenzierungsdaten des Genoms eines Individuums Varianten identifiziert werden, die möglicherweise pathologische Bedeutung haben – wie die Mutationen im HER2-Gen im Brustdrüsengewebe (s. o.). Dabei wird die Sequenz eines Genoms von Patient*innen mit der eines Referenzgenoms verglichen, was aufgrund von Sequenzierungsfehlern, technischen Artefakten und biologischer Variabilität komplex sein kann. Durch den Einsatz von Machine-Learning-Algorithmen lassen sich allerdings „echte" Variationen mit pathologischer Relevanz von Störquellen und Variationen ohne Einfluss auf die Erkrankung unterscheiden.

DNA-Konformation

Damit das HER2-Gen in ein Protein (den HER2) umgesetzt werden kann, muss es zuerst transkribiert werden. Die Transkription wird von Trankriptionsfaktoren eingeleitet, die an den Gen-Promotor und andere regulatorische DNA-Abschnitte binden. Machine-Learning-Algorithmen können dafür genutzt werden, diese regulatorischen Abschnitte im Genom zu lokalisieren und vorherzusagen, wie eine Mutation in diesen regulatorischen Bereichen die Genexpression beeinflusst. Für HER2-positiven (HER2+) Brustkrebs wurde auf diese Weise z. B. entdeckt, dass Veränderungen regulatorischer Abschnitte einen Beitrag zur Überexpression des Wachstumsfaktorrezeptors HER2 leisten.

Außerdem lässt sich mithilfe von Machine Learning die dreidimensionale Struktur der DNA simulieren, um so festzustellen, welche regulatorischen Abschnitte für Transkriptionsfaktoren zugänglich sind. Abschnitte, an denen die DNA z. B. dicht zusammengerollt ist (Heterochromatin), sind für Transkriptionsfaktoren schwer zugänglich (> Abb. 3.5 rechts). An frei liegende DNA-Abschnitte (Euchromatin) können Transkriptionsfaktoren hingegen gut binden, sodass die hier codierten Gene mit höherer Wahrscheinlichkeit abgelesen bzw. die entsprechenden Proteine gebildet werden.

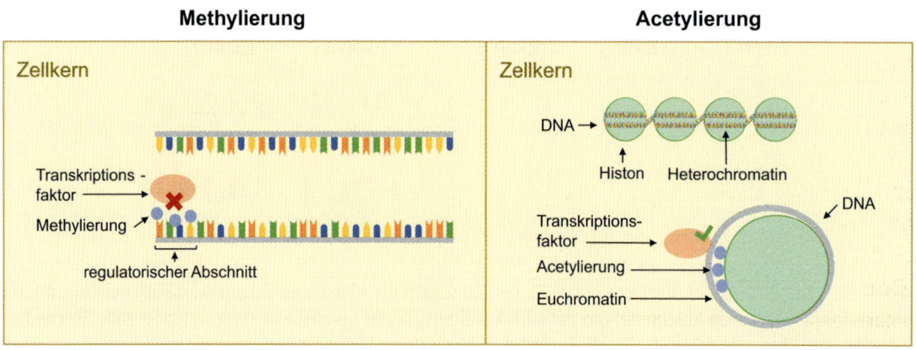

Abb. 3.5 Regulation der Transkription durch Methylierung und Acetylierung, die beiden häufigsten epigenetischen Modifikationen. Durch die Methylierung des Genpromotors (links) wird ein Gen „stummgeschaltet" und seine Transkription verhindert. Die Acetylierung eines Histons (rechts) führt zu einer Lockerung der Interaktion zwischen Desoxyribonukleinsäure (DNA) und Histonen und begünstigt die Bindung von Transkriptionsfaktoren an die regulatorischen Abschnitte eines Gens. Sie dienen somit der Hochregulation der Genexpression. [P1522/P1523]

Damit es zur Transkription eines Gens kommt, müssen meist mehrere Transkriptionsfaktoren an verschiedene regulatorische DNA-Abschnitte binden und miteinander interagieren. Diese Abschnitte können in der linearen DNA-Sequenz weit voneinander entfernt liegen. Eine KI-basierte Simulation der 3-D-Chromatin-Konformation kann jedoch zeigen, wie diese Abschnitte im dreidimensionalen Raum zueinander ausgerichtet sind und wie Transkriptionsfaktoren mit ihnen interagieren. Somit helfen auch diese Informationen bei der Vorhersage des Genexpressionsprofils bzw. des Proteoms der untersuchten Zellen.

Epigenetik

Ein weiterer Mechanismus, der die Zugänglichkeit der DNA für Transkriptionsfaktoren reguliert, ist die sog. epigenetische Modifikation. Dabei handelt es sich um reversible chemische Veränderungen der DNA, oder auch der **Histon**-Proteine, um die die DNA im Zellkern gewickelt ist:

- Ist eine DNA-Sequenz, wie z. B. der Promotor eines Gens, **methyliert**, also mit Methylgruppen versehen, können Transkriptionsfaktoren nicht mehr an sie binden. Die Expression des nachgeschalteten Gens wird somit unterdrückt (➤ Abb. 3.5 links).
- Die **Acetylierung** von Histonen führt hingegen dazu, dass die Basen der DNA weniger mit den Aminosäuren der Histone interagieren können (Euchromatin) und damit für Transkriptionsfaktoren besser zugänglich sind (➤ Abb. 3.5 rechts).

Konnten alle erforderlichen Transkriptionsfaktoren an ihre regulatorischen Abschnitte binden und in vorgesehener Weise interagieren, sorgen sie dafür, dass ein Gen transkribiert und exprimiert wird.

Machine Learning kann genutzt werden, um das Ausmaß der Methylierung und Acetylierung der DNA einzelner Zellen vorherzusagen und damit zusätzliche Einblicke liefern, welche Gene in einer Zelle verstärkt oder vermindert aktiv sind. In Tumorzellen werden z. B. häufig Gene „stummgeschaltet", die für Proteine codieren, die den Zelltod einleiten und somit eigentlich die Tumorentstehung und -entwicklung unterbinden sollen. Andererseits werden Gene, die das Zellwachstum und die Proliferation fördern, in Tumorzellen häufig verstärkt exprimiert, was die teils rasanten Wachstumsraten von Tumoren erklärt.

Spleißen

Vor der Translation werden beim Spleißen u. a. die Abschnitte aus der mRNA entfernt, die für die Bildung eines bestimmten Proteins nicht erforderlich sind, die sog. Introns (➤ Abb. 3.4). Mittels Machine Learning lässt sich vorhersagen, welche Sequenzen im Rahmen des Spleiß-Prozesses aus der mRNA herausgeschnitten werden. Dazu lernt der Algorithmus, welche Eigenschaften ein mRNA-Abschnitt aufweisen muss, damit er translatiert wird und welche für die Entfernung während des Spleißens prädisponieren. Das kann z. B. von der Sequenz oder Länge der Spleißstellen abhängen, die den mRNA-Abschnitt begrenzen, aber auch von den Enzymen, die das Spleißen durchführen. Diese Erkenntnisse helfen u. a. dabei, zu ermitteln, welche DNA-Mutationen einen Einfluss auf die Struktur und Funktion des Proteins haben. Wird z. B. derjenige Anteil der mRNA beim Spleißen entfernt, in dem die Mutation auf der DNA lag, hat diese keine Konsequenz für die Struktur des Proteins. Liegt die Mutation allerdings in einem Exon oder innerhalb einer Spleißstelle, kann dies die Struktur und Funktion des Proteins wesentlich beeinflussen.

Durch das **alternative Spleißen** können aus einem einzelnen rohen mRNA-Strang (prä-mRNA) verschiedene reife mRNAs für die Translation generiert werden. Dieser Prozess findet auch bei der HER2-Expression statt. Je nachdem, welche Basen bzw. Exons die mRNA-Stränge nach dem Spleißen enthalten, werden unterschiedliche HER2-Unterformen gebildet, die sich folglich in ihren Eigenschaften unterscheiden. Machine-Learning-Algorithmen können dazu beitragen, potenzielle Spleiß-Varianten und ihre Häufigkeit vorherzusagen sowie die strukturellen und funktionalen Unterschiede der resultierenden Proteinvarianten einzuschätzen.

KI in der Transkriptomanalyse

Wie erwähnt fungieren die mRNAs in einer Zelle als Bauanleitungen für die von der Zelle gebildeten Proteine. Da Zellen – je nachdem, zu welchem Gewebe sie gehören – unterschiedliche Proteine exprimieren, finden sich in ihrem Zytoplasma auch für die Zelle spezifische mRNAs. Die Analyse des Transkriptoms, also der Gesamtheit der in einer Zelle enthaltenen mRNAs, gibt somit Aufschluss über den Zelltyp sowie die genaue Funktion und Struktur der Zelle. Bei Gewebeproben kann mithilfe von Transkriptomanalysen ermittelt werden, aus welchen Zelltypen es aufgebaut ist. Ein Tumor besteht z. B. nicht nur aus einem einzelnen Typ von Zellen, sondern enthält neben entarteten Tumorzellen u. a. auch Blutgefäße und Bindegewebe. Die Tumorzellen selbst befinden sich wiederum meist in verschiedenen Entwicklungsstadien. Manche Tumorzellen weisen mehr Mutationen auf, sind also stärker entartet und deshalb ggf. auch therapieresistenter als andere. Darüber hinaus wandern Immunzellen und Bindegewebszellen in den Tumor ein, die das Tumorwachstum eindämmen, aber auch fördern können. Das komplexe Konglomerat aus Tumorzellen und anderen eingewanderten Zellen wird auch als **Tumor Microenvironment** (Tumormikroumgebung) bezeichnet.

Transkriptomanalyse des Tumor Microenvironment

Basierend auf Sequenzierungsdaten der mRNA kann z. B. für einen HER2-positiven Brusttumor bestimmt werden, welche Zellen im Tumor Microenvironment vorliegen (1 in ➤ Abb. 3.6) und wie sich die darin befindlichen Tumorzellen entwickelt haben. Bei vielen Analyseschritten, die dazu durchgeführt werden müssen, kann Machine Learning eingesetzt werden. Die Verarbeitungsschritte lauten im Einzelnen:

Probenaufarbeitung und Sequenzierung Um die Zusammensetzung des Tumor Microenvironment zu analysieren, werden die Zellen im Labor vereinzelt (2 in ➤ Abb. 3.6) und anschließend die mRNA jeder einzelnen Zelle sequenziert. Hierbei handelt es sich um scRNA-Seq. Aus den Sequenzierungsdaten lässt sich eine sog. Heatmap

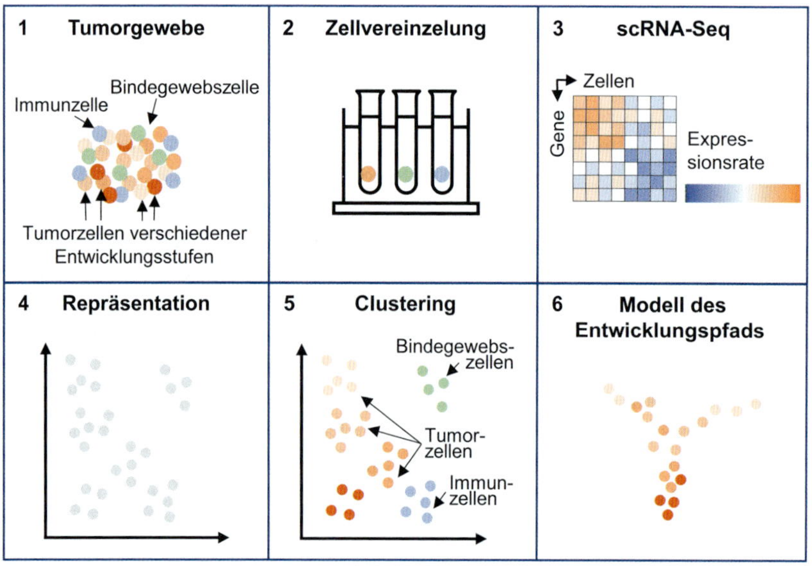

Abb. 3.6 scRNA-Seq-basierte Analyse des Tumor Microenvironment. Basierend auf Daten des Single Cell RNA-Sequencing (scRNA-Seq) lässt sich die zelluläre Zusammensetzung des Tumorgewebes rekonstruieren (1). Nach der Sequenzierung der Messenger-Ribonukleinsäure (mRNAs) einzelner Zellen (2, 3) wird der Datensatz von Störfaktoren bereinigt und in seiner Dimension reduziert (4). Anhand ihrer Genexpressionsprofile werden die sequenzierten Zellen anschließend in unterschiedliche Cluster unterteilt und einem Zelltyp zugeordnet (5). Aus dem Transkriptom der Tumorzellen lässt sich außerdem ein Modell des Entwicklungspfads (Trajectory Model) des Tumors erstellen (6). [P1522/P1523]

erstellen (3 in ➤ Abb. 3.6). Darin wird für jede Zelle aufgetragen, welche Gene in welchem Ausmaß transkribiert wurden. Meist sind diese Heatmaps so farbcodiert, dass eine intensivere Rotfärbung eine stärkere Expression darstellt, also eine höhere Anzahl an Transkripten des Gens in der analysierten Zelle enthalten waren. Umgekehrt weisen blaue Felder daraufhin, dass die Expression des Gens in der untersuchten Zelle herunterreguliert war.

Dimensionsreduktion und Datenrepräsentation Da der aus der Sequenzierung gewonnene Datensatz sehr groß ist, wären weitere Verarbeitungsschritte sehr rechenintensiv. Um eine effizientere Verarbeitung zu ermöglichen, kann die Dimensionalität des Datensatzes durch Machine Learning reduziert werden (4 in ➤ Abb. 3.6). Hierzu werden meist zunächst diejenigen Gene im Datensatz identifiziert, deren Expression zwischen den untersuchten Zellen am stärksten variiert. Diese Informationen sind somit besonders relevant bzw. notwendig, um die Zellen unterscheiden zu können. Informationen zu anderen Genen werden im Anschluss aus dem Datensatz entfernt. Auf diese Weise wird der Datensatz verkleinert, enthält jedoch immer noch die relevantesten Informationen (s. a. ➤ Kap. 16). Die im Rahmen der Dimensionsreduktion extrahierten Informationen müssen zudem mathematisch so abgebildet bzw. codiert werden, dass sie für das Training weiterer KI-Algorithmen genutzt werden können, was als Datenrepräsentation bezeichnet wird. In ➤ Abb. 3.6 (4) ist die grafische Darstellung dieser Repräsentation abgebildet, die bereits einen Einblick in die Struktur bzw. die Muster gibt, die der Datensatz enthält.

Datenbereinigung Bevor die Sequenzierungsdaten für spezifische Analysen genutzt werden können, müssen Fehler bzw. Störfaktoren entfernt werden, die die Sequenzierungsergebnisse beeinträchtigen. Beispielsweise können versehentlich statt einer Zelle 2 Zellen in die Sequenzierung eingeschlossen werden, sodass fälschlicherweise die doppelte mRNA-Menge nachgewiesen und sequenziert wurde. Außerdem müssen Effekte korrigiert werden, die z. B. durch die Sequenzierung der Proben zu unterschiedlichen Zeitpunkten oder von unterschiedlichen Geräten entstanden sind.

Clustering Der bereinigte Datensatz kann in einen Clustering-Algorithmus (s. a. ➤ Kap. 11) eingespeist werden (5 in ➤ Abb. 3.6). Dieser unterteilt die Datenpunkte anhand ihrer Eigenschaften in Untergruppen. In unserem Beispiel entspricht jeder Datenpunkt einer Zelle aus dem untersuchten Tumor Microenvironment, die anhand ihres Genexpressionsprofils einer dieser Untergruppen bzw. einem Cluster zugewiesen wird.

Cluster-Analyse und Annotation Durch KI-basierte Genexpressionsanalysen der Cluster können gemeinsame Merkmale der Zellen eines Clusters identifiziert werden. Exprimieren die Zellen z. B. bestimmte Oberflächenproteine, kann dies darauf hindeuten, dass es sich bei diesem Cluster um Immunzellen handelt. Basierend auf dem Expressionsprofil der Oberflächenproteine lässt sich außerdem bestimmen, zu welchem spezifischen Immunzelltyp diese Zellen gehören. Darüber hinaus können KI-Algorithmen, die die Eigenschaften verschiedener Zelltypen bereits aus anderen Datensätzen gelernt haben, zur Annotation (Kategorisierung) der Cluster verwendet werden. Die Kategorisierung der Cluster erlaubt zum einen Rückschlüsse auf die Zusammensetzung des Tumor Microenvironment, zum anderen können hiermit therapeutisch nutzbare Angriffspunkte identifiziert werden, um z. B. das Immunsystem bei der Bekämpfung des Tumors gezielt zu unterstützen.

Modell des Tumorentwicklungspfads (Trajectory Model) Mithilfe von Machine-Learning-Algorithmen kann aus den Clustern außerdem ermittelt werden, wie sich ein Zellcluster aus einem anderen entwickelt hat (6 in ➤ Abb. 3.6). Cluster, deren Zellen weniger tumortypische Mutationen aufweisen, liegen in der Entwicklungskurve i. d. R. weiter am Anfang als solche, die viele dieser Mutationen aufweisen. Die Ergebnisse solcher Analysen ermöglichen die Identifizierung von Mutationen oder Veränderungen im Genexpressionsprofil einer Zelle, die die Entstehung eines Tumors bedingen oder begünstigen können. Diese Informationen können ebenfalls auf mögliche Zielstrukturen für die Entwicklung zielgerichteter, tumorspezifischer Therapien hinweisen.

KI in der Proteomanalyse

Als Endprodukte der Genexpression sind Proteine entscheidend für den Aufbau und die Funktion einer Zelle. Sie sind Teil des Zellgerüsts, spielen eine zentrale Rolle bei zellulären Prozessen und regulieren die Genexpression. Ein Protein wird während der Translation gebildet, indem Aminosäureketten miteinander verknüpft werden. In welcher Reihenfolge die Aminosäuren miteinander verbunden werden sollen, wird durch die mRNA vorgegeben. Die gebildeten Aminosäureketten können anschließend weiter biochemisch modifiziert werden. Diese sog. posttranslationalen Modifikationen beeinflussen neben der reinen Aminosäuresequenz eines Proteins seine Struktur und Funktion.

Die Analyse des Proteoms einer Zelle liefert daher sowohl Informationen über das Aussehen und die Funktionalität der Zelle als auch darüber, welche funktionellen Prozesse in einer Zelle stattfinden. Des Weiteren können Eigenschaften einzelner Proteine analysiert werden, um so Ursachen für Erkrankungen oder Angriffspunkte neuer Therapien zu identifizieren.

Massenspektrometrie

Die Daten zur Analyse des Proteoms von Zellen oder einzelner Proteine stammen meist aus der Massenspektrometrie. Mit diesem Verfahren werden Proteine basierend auf ihren physikalischen Eigenschaften identifiziert und beschrieben. Hierzu wird das Verhältnis von Masse zu Ladung (m/z-Verhältnis) von Atomen bzw. Molekül-Fragmenten eines Proteins betrachtet. Die Verteilung der m/z-Verhältnisse eines Proteins werden in einem sog. Massenspektrum dargestellt. Die gemeinsame Betrachtung der m/z-Verhältnisse der einzelnen Fragmente, die aus einem Protein generiert wurden, erlaubt die Identifizierung des Proteins. Darüber hinaus lassen sich basierend auf diesem Spektrum auch Rückschlüsse auf die Struktur und Funktion eines Proteins ziehen.

Vorgehen bei der Massenspektrometrie

Mit der Massenspektrometrie kann z. B. ein Protein wie der Wachstumsfaktorrezeptor HER2 auf einer Tumorzelle charakterisiert werden (➤ Abb. 3.7), um anschließend ein therapeutisches Molekül zu identifizieren, das den Rezeptor blockiert:

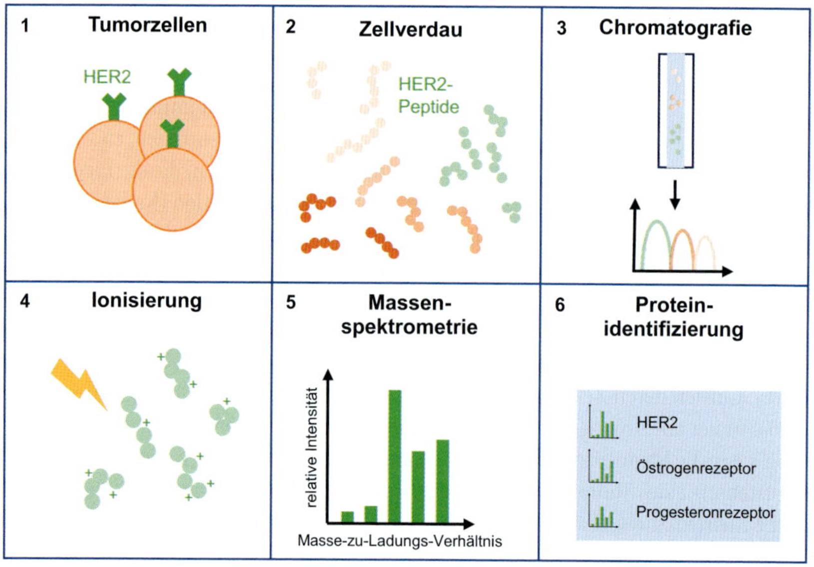

Abb. 3.7 Vorgehen bei der massenspektrometrischen Analyse des humanen epidermalen Wachstumsfaktorrezeptors 2 (HER2). Um ein Protein wie HER2 (1) massenspektrometrisch analysieren zu können, muss dieses gemeinsam mit anderen Proteinen aus der Zelle herauslöst und fragmentiert werden (2). Anschließend werden die Fragmente, die Teil des zu untersuchenden Proteins sind, mittels Chromatografie aus dem Gemisch der Proteinfragmente gefiltert (3). Die ausgewählten Fragmente werden dem Massenspektrometer zugeführt, das sie nach ihrem Masse-zu-Ladungs-Verhältnis auftrennt. Die Verteilung der Fragmente mit bestimmten Masse-zu-Ladungs-Verhältnissen wird in einem Massenspektrum dargestellt (5). Durch Abgleichen des erfassten Spektrums mit einer Datenbank bekannter Spektren lässt sich das untersuchte Protein identifizieren (6). [P1522/P1523]

Zell- und Proteinverdau Um einzelne Proteine einer Zelle untersuchen zu können, müssen diese zunächst aus den Zellen herausgelöst werden (2 in ➤ Abb. 3.7). Dazu werden die Proteine mit Enzymen in kleine Fragmente geteilt, da ein ganzes Protein für die Bestimmung seines m/z-Verhältnisses zu groß wäre. Durch die Verwendung bestimmter Enzyme entstehen für das Protein typische Fragmente mit spezifischen m/z-Verhältnissen. Diese können später in einem Massenspektrum zusammengefasst dargestellt werden.

Chromatografie Das Probengemisch mit den Proteinfragmenten wird anschließend chromatografisch aufgetrennt (3 in ➤ Abb. 3.7, ➤ Abb. 3.8). Dazu wird es mit einem Lösungsmittel gemischt und durch eine Trennsäule geleitet, an der die Proteinfragmente haften bleiben. Wenn ein Bestandteil des Fragments eine starke elektrische Wechselwirkung mit der Trennsäule eingeht, also eine starke Ladung aufweist, verbleibt es länger in der Säule. Wenn es dagegen nur schwach mit der Säule interagiert, verlässt es sie früher. Je nach Stärke dieser Wechselwirkungen erscheinen die Bestandteile der Substanz zu verschiedenen Zeiten (den **Retentionszeiten**) am Ende der Trennsäule, wo sie mit einem Detektor nachgewiesen werden können. Die Zeit, die ein Probemolekül an der Trennsäule haften bleibt, wird dabei durch dessen Struktur und seine funktionellen Gruppen bestimmt. Da sich die Retentionszeit eines Proteins bzw. seiner Fragmente leicht reproduzieren lässt, gilt sie als ein zuverlässiges Merkmal, um ein bestimmtes Protein in einem Proteingemisch zu identifizieren und zu quantifizieren, z. B. auch den HER2 im Tumorzell-Proteingemisch. Diese spezifischen Proteinfragmente können dann später mittels Massenspektrometrie näher charakterisiert werden.

Ionisierung Für die folgende Analyse der spezifischen Proteinfragmente mittels Massenspektrometer müssen die zu untersuchenden Proteinfragmente ionisiert werden (4 in ➤ Abb. 3.7). Das ist mit mehreren Methoden möglich, z. B. mit der Elektronenstoßionisation, bei der mithilfe eines Elektronenstrahls Elektronen aus den Atomen der Proteinfragmente gelöst werden. Je nach Eigenschaft bzw. Atomzusammensetzung der Fragmente sind sie nach der Ionisierung stärker oder weniger stark positiv geladen. Die ionisierten Fragmente bzw. Kationen werden dann zum Analysator weitergeleitet (➤ Abb. 3.9).

Massenspektrometrie Die ionisierten Proteinfragmente können mit einem Massenspektrometer nach ihrem m/z-Verhältnis aufgetrennt werden. Dafür werden sie im Analysator mithilfe geladener Kondensatorplatten so beschleunigt, dass sie mit derselben Geschwindigkeit in dieselbe Richtung wandern. Nur so kann die Masse der Proteinfragmente genau bestimmt werden. Anschließend treffen die Moleküle auf einen Detektor,

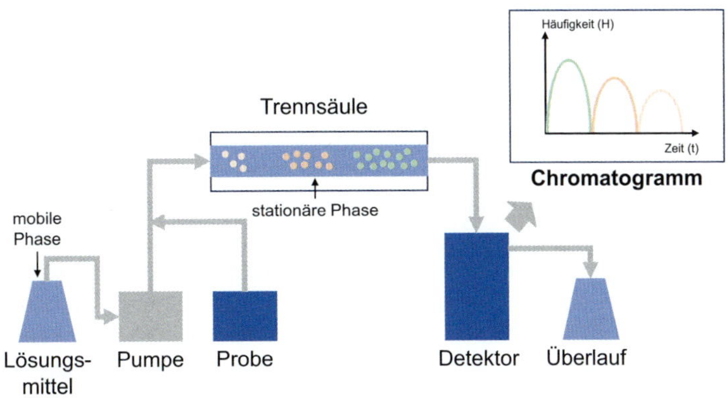

Abb. 3.8 Mit der Säulenchromatografie lassen sich Proteinfragmente in einem Gemisch auftrennen. Dabei wird die Probe mithilfe einer sog. mobilen Phase durch die Trennsäule geleitet. Die mobile Phase kann sowohl ein Lösungsmittel als auch Gas oder ein anderes Medium sein. In der Trennsäule befindet sich die stationäre Phase, z. B. ein Filterpapier, an der die Probenmoleküle haften bleiben. Je nach ihrer individuellen Retentionszeit verlassen die Moleküle die Trennsäule zu unterschiedlichen Zeitpunkten, weshalb sie getrennt voneinander vom Detektor erfasst werden können. In einem Chromatogramm wird anschließend aufgetragen, welche Moleküle die Trennsäule zu welchem Zeitpunkt verlassen haben. Dazu wird auf der x-Achse die zeitliche Verteilung dargestellt und auf der y-Achse die Anzahl der Moleküle, die zu einem bestimmten Zeitpunkt x aus der Trennsäule hervorgingen. [P1522/P1523]

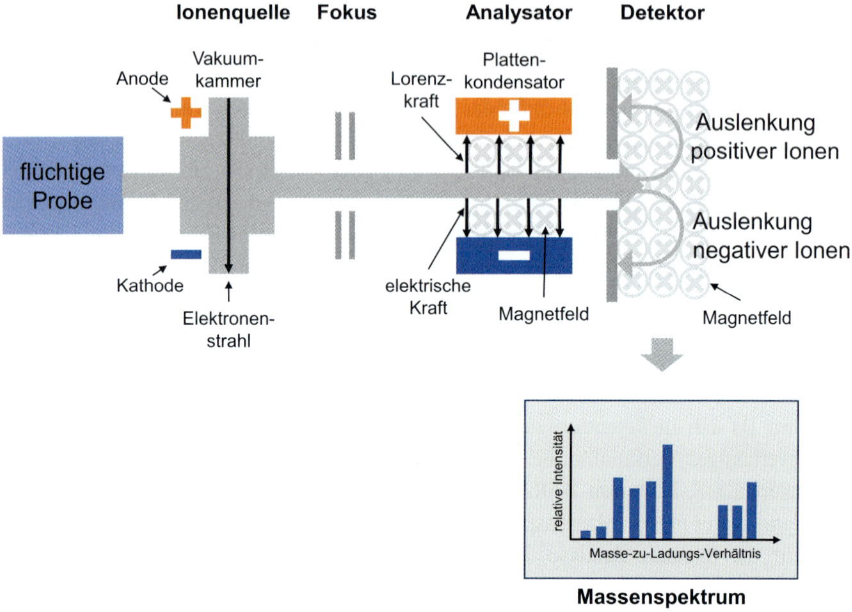

Abb. 3.9 Massenspektrometrie. In einem Massenspektrometer können Proben wie z. B. Proteinfragmente nach ihrem Masse-zu-Ladungs-Verhältnis (m/z) aufgetrennt und nachgewiesen werden. Nach einer Ionisierung der Probenmoleküle, z. B. durch einen Elektronenstrahl, werden die Ionen im Analysator auf eine gemeinsame Strombahn gebracht und beschleunigt. Am Detektor wird das m/z-Verhältnis der auftreffenden Ionen erfasst und in einem Massenspektrum dargestellt. [P1522/P1523]

der neben einem Schirm ebenfalls ein magnetisches Feld enthält und der Erfassung der separierten Ionen dient. Durch das Magnetfeld im Detektor werden die Moleküle in einer Kreisbahn abgelenkt und treffen dann auf den Schirm. Dabei werden positive Ionen nach oben und negative nach unten abgelenkt. Der Radius, mit dem ein Ion auf den Schirm trifft, ist abhängig von der Masse des Moleküls, sodass die Kreisbahn einen umso größeren Radius aufweist, je größer die Masse des Moleküls ist. Das Signal, das die auftreffenden Moleküle am Detektorschirm liefern, kann vom Detektor in ein Histogramm umgerechnet werden, das sog. Massenspektrum (5 in ➤ Abb. 3.7; ➤ Abb. 3.9). In einem solchen Massenspektrum wird auf der x-Achse das m/z-Verhältnis aufgetragen, während die y-Achse angibt, wie viele ionisierte Moleküle eines m/z-Verhältnisses in der Probe enthalten waren. Je mehr ionisierte Fragmente eines m/z-Verhältnisses nachgewiesen wurden, desto höher die Balken. Man spricht deshalb auch von relativer Ionenintensität. Für jedes Protein entsteht ein spezifisches Massenspektrum, das mit Datenbanken abgeglichen werden kann, um das Protein zu identifizieren.

In der Praxis kommt bei der Analyse von Proteinen meist die sog. **Tandem-Massenspektrometrie** zum Einsatz. Dabei werden nach der ersten massenspektrometrischen Auftrennung einzelne Fragmente ausgewählt, noch weiter fragmentiert, bis die Fragmente meist nur noch einige Atome groß sind, und dann erneut der Massenspektrometrie zugeführt. Dadurch entsteht eine noch feinere Auftrennung einzelner Bestandteile eines Proteins und damit ein genauerer Einblick in seine Struktur. Bei der Tandem-Massenspektrometrie des HER2 filtert man z. B. die Proteinfragmente heraus, die die Bindestelle des Wachstumsfaktors bilden, um so zu untersuchen, wie diese Bindestelle aufgebaut ist. Die gewonnenen Ergebnisse können z. B. dazu genutzt werden, eine therapeutische Substanz zu entwickeln, die diese Bindestelle blockiert.

Analyse des Massenspektrums

Das erzeugte Massenspektrum kann abschließend mit einer Datenbank abgeglichen werden, in der Massenspektren verschiedener Proteine hinterlegt sind (6 in ➤ Abb. 3.7). Damit lässt sich das Massenspektrum dem eines bekannten Proteins zuordnen und das untersuchte Protein identifizieren. Werden die Massenspektren aller in einer Zelle enthaltenen Proteine bestimmt, kann man daraus das Proteom ermitteln. Das Erstellen der erforderlichen Massenspektren-Datenbanken auf Basis experimenteller Untersuchungen ist allerdings sehr zeitaufwendig. Mittels Machine Learning kann das Massenspektrum eines Proteins mittlerweile basierend auf seiner Aminosäuresequenz vorhergesagt werden, wodurch die Erweiterung der Datenbanken erheblich erleichtert wurde. Auf diese Weise können Proteine heute deutlich schneller und kostengünstiger identifiziert und beschrieben werden als noch vor einigen Jahren.

Andersherum können Machine-Learning-Algorithmen aus dem Massenspektrum aber auch die Aminosäuresequenz eines Proteins vorhersagen, was als **De-novo-Sequenzierung** bezeichnet wird. Basierend auf der vorhergesagten Aminosäuresequenz kann Machine Learning zudem die 3-D-Struktur des Proteins simulieren.

Integrative Analysen

Besonderes Potenzial liegt darin, die Informationen aus der Analyse einzelner „Omics"-Daten in Zusammenschau zu betrachten. In diesem Zusammenhang spricht man von integrativen Analysen. So kann bezüglich des HER2 untersucht werden, welchen Einfluss die Bindung eines Wachstumsfaktors an den Rezeptor auf die Genexpression und das Proteom der Tumorzelle hat. Die Veränderung der Genexpression in den Tumorzellen kann auch Effekte auf andere Zellen z. B. aus dem Tumor Microenvironment haben, die wiederum die Tumorentstehung und das Wachstum des Tumors beeinflussen. Somit liefert die Zusammenschau und Integration der Daten aus verschiedenen Zellen des Tumor Microenvironment wichtige Hinweise darauf, welche Prozesse sich innerhalb des Tumorgewebes und in seiner Umgebung abspielen.

3.1.2 KI in der Medikamentenentwicklung

Nachdem die Struktur und Funktion des HER2 – und seiner Wachstumsfaktorbindestelle als geeigneter Zielstruktur – analysiert wurde (> Kap. 3.1.1), kann man ein Molekül wie z. B. einen Antikörper entwickeln, der die Wachstumsfaktorbindestelle blockiert.

Im Durschnitt dauert der Prozess der Entwicklung und Zulassung eines Medikaments rund 10–15 Jahre [11] und kostet 0,5–2 Milliarden Euro [12]. Dabei schaffen es bei Weitem nicht alle im Labor oder in klinischen Studien getesteten Medikamente bis zur Zulassung:

- Bereits in der präklinischen Phase zeigen viele potenziell therapeutische Moleküle nicht die gewünschten physikalisch-biochemischen Eigenschaften.
- In klinischen Studien scheitern viele Medikamente, weil keine ausreichende Wirksamkeit nachgewiesen wird oder die unerwünschten Nebenwirkungen eine Toleranzschwelle übersteigen.

Schafft ein Medikament die Zulassung nicht, wurde meist bereits viel Zeit und Geld investiert. Daher sind möglichst präzise Vorhersagen zur Wirksamkeit und zum Nebenwirkungsprofil wichtig, um nur vielversprechende Substanzen weiter zu untersuchen.

Prozess der Medikamentenentwicklung

Die Medikamentenentwicklung umfasst den Prozess von der Suche nach einer geeigneten Zielstruktur und einer potenziell therapeutisch nutzbaren Substanz bis zur Zulassung des fertigen Medikaments (> Abb. 3.10). Alle Schritte lassen sich potenziell durch den Einsatz von KI unterstützen bzw. optimieren.

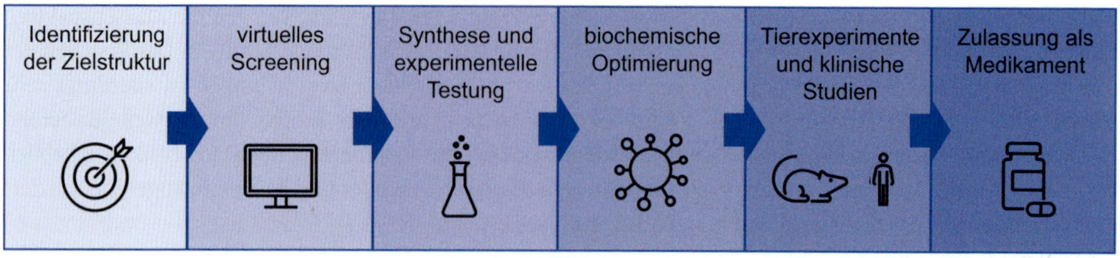

Abb. 3.10 Entwicklungsschritte eines Medikaments. [P1522/P1523]

Der Prozess der Identifizierung einer Substanz, die als Arzneimittel genutzt werden könnte, wird als **Drug Discovery** (Arzneimittelentdeckung) bezeichnet. Werden hierfür Methoden der Bioinformation genutzt, spricht man von **Computer-aided Drug Discovery (CADD).**

Drug Screening

Sobald eine therapeutisch nutzbare Zielstruktur wie z. B. der HER2 gefunden wurde, beginnt die Suche nach einer Substanz, die diesen Rezeptor inhibieren kann. Dazu können zunächst Molekül-Datenbanken nach passenden Kandidaten durchsucht (gescreent) werden. In diesen Datenbanken können zu jedem Molekül sowohl Informationen aus bereits durchgeführten Experimenten aufgelistet sein als auch Moleküleigenschaften, die durch computerbasierte Simulationen bestimmt wurden. Mit diesen Informationen schätzt man die Interaktion der Datenbank-Moleküle mit der therapeutisch Zielstruktur ab bzw. simuliert sie virtuell **(virtuelles Screening).** Statt die Interaktion zwischen Molekülen der Datenbank und der Zielstruktur also in Laborexperimenten zu bestimmen, simuliert man diese Wechselwirkung mit einem virtuellen Modell. Als Chemical Space (chemischer Raum) werden alle Moleküle bezeichnet, die potenziell synthetisiert werden können. Wird eine große Datenbank mit unzähligen Molekülen gescreent, spricht man deshalb auch von **Chemical Space Screening.** In das virtuelle Screening können anders als bei Laborexperimenten auch Moleküle dieses chemischen Raums eingeschlossen werden, die bisher noch nicht biochemisch erzeugt worden sind. Algorithmen aus dem Bereich der generativen KI erlauben es, diese Moleküle virtuell zu erzeugen und diese anschließend auf ihr Interaktionspotenzial mit der Zielstruktur zu untersuchen.

Methoden, mit denen die Interaktion der Moleküle mit dem Zielprotein bestimmt werden kann, sind:

- **Feature- oder Ligand-based Approach:** Machine-Learning-Algorithmen können lernen, welche biochemischen Eigenschaften ein Molekül aufweisen muss, um mit der Zielstruktur zu interagieren oder an sie zu binden. Nach Abschluss des Trainings kann der Algorithmus also z. B. vorhersagen, ob ein spezifisches Molekül eine Bindung mit der Zielstruktur eingeht und somit für weitere Analysen infrage kommt.
- **Structure-based Approach:** Machine-Learning-Algorithmen treffen anhand der dreidimensionalen Konformationen von Molekül und Zielstruktur Aussagen über die biochemische Interaktion bzw. simulieren diese. Die 3-D-Strukturen der Zielstruktur und der Wirkstoffkandidaten können dazu entweder experimentell, z. B. durch Röntgenkristallografie, oder computerbasiert bestimmt werden.

Vorhersage unerwünschter Arzneimittelinteraktionen

Entscheidend für die Eignung eines Moleküls als Arzneimittel ist nicht nur, ob es an die Zielstruktur bindet, sondern auch, wie es mit anderen Strukturen, z. B. ähnlich aufgebauten anderen Rezeptoren, interagiert. Diese Interaktionen können Nebenwirkungen hervorrufen und sollten daher im Entwicklungsprozess von Medikamenten frühzeitig erkannt werden. Machine Learning kann dabei helfen, mögliche Interaktionen aufzudecken und ihre Auswirkungen vorherzusagen.

Neben der Wechselwirkung mit anderen körpereigenen Proteinen kann ein potenziell therapeutisch einsetzbares Molekül auch die Wirkung anderer Arzneimittel beeinflussen. Um solche Wechselwirkungen vorherzusagen, können Algorithmen z. B. die Struktur und die biochemischen Eigenschaften des Moleküls mit denen bereits zugelassener Medikamente abgleichen. Sind sich die Substanzen sehr ähnlich, besteht die Gefahr, dass sie sich gegenseitig von ihren Zielstrukturen verdrängen oder ihren Abbau durch den Körper beeinflussen.

Laboranalysen und präklinische Testung

Sobald einige vielversprechende Moleküle identifiziert und vielleicht mehrere noch nie synthetisierte Moleküle simuliert wurden, kann man die virtuell wirksamsten Kandidaten herstellen und in Laborexperimenten hinsichtlich ihrer Interaktion mit dem Rezeptor untersuchen. Für die bisher noch nie synthetisierten Moleküle können Machine-Learning-Algorithmen detaillierte Syntheseprotokolle erstellen und die Schritte vorhersagen, die zu ihrer Herstellung durchgeführt werden müssen.

Anhand der Ergebnisse der Laboruntersuchungen können die biochemischen Eigenschaften der untersuchten Moleküle weiter optimiert werden. Auch hier können Machine-Learning-Algorithmen Vorschläge machen, wie die Moleküle modifiziert werden könnten, um die Interaktion mit dem Rezeptor zu verbessern oder bislang noch bestehende Arzneimittelinteraktionen zu verringern.

Konnte die präklinische Entwicklungsphase erfolgreich abgeschlossen werden, folgen

- in klinischen *Phase-I-Studien* erste Tests an gesunden Proband*innen, um die Pharmakokinetik, Sicherheit und Verträglichkeit des Arzneimittels am Menschen zu untersuchen,
- in *Phase-II-Studien* Tests an einer kleinen Kohorte von Patient*innen, z. B. an Brustkrebspatient*innen, deren Tumoren eine HER2-Überexpression aufweisen, und
- in *Phase-III-Studien* die Untersuchung der Wirksamkeit des Medikaments in einer großen **randomisierten kontrollierten Studie (Randomized Controlled Trial, RCT).**

Auch dann wird ein Medikament jedoch – in Phase-IV-Studien – weiterverfolgt, um seltene oder spät auftretende Nebenwirkungen zu erfassen. Auch nach der Zulassung eines Medikaments kann es daher vorkommen, dass das Medikament aufgrund von Nebenwirkungen die Zulassung wieder verliert.

3.1.3 KI zur Optimierung klinischer Studien

Im Rahmen der Phase-III-Studie bzw. des RCT werden die Patient*innen per Zufall (random) z. B. in 2 Gruppen eingeteilt (➤ Abb. 3.11): Eine Gruppe erhält das neue Medikament (Verum-Gruppe), die andere wird nach dem bislang geltenden Standard oder mit einem Placebo behandelt, sofern noch keine etablierte Therapie existiert (Kontrollgruppe). Nach Abschluss der Behandlung werden die Therapieergebnisse der beiden Gruppen verglichen. Im Fall einer Tumorerkrankung können z. B. Unterschiede zwischen den Gruppen hinsichtlich der Überlebenszeit nach Einnahme der Therapie oder der Größenveränderung des Tumors untersucht werden. Die Parameter, anhand derer der Therapieerfolg gemessen wird, werden als **Endpunkte** bezeichnet und bereits vor Beginn der Studie definiert.

Es ist häufig sehr aufwendig, eine ausreichende Anzahl an Patient*innen für eine klinische Studie zu rekrutieren. Das liegt zum einen daran, dass häufig spezifische Einschlusskriterien definiert werden, um den Einfluss von Störfaktoren auf das Ergebnis der Studie zu verringern. Zum anderen müssen die Gruppen so gewählt werden, dass überhaupt ein Effekt nachgewiesen werden kann. So kann der Effekt einer Therapie mit einem HER2-Antikörper nicht nachgewiesen werden, wenn die Tumoren der eingeschlossenen Patient*innen HER2 nicht verstärkt exprimieren. Somit eignet sich nur eine Untergruppe der Patient*innen mit Mammakarzinom für die Studie. Darüber hinaus ist entscheidend, dass die einmal in die Studie eingeschlossenen Patient*innen die Behandlung wie vorgesehen bis zum Ende durchführen, um Informationen zur Effektivität

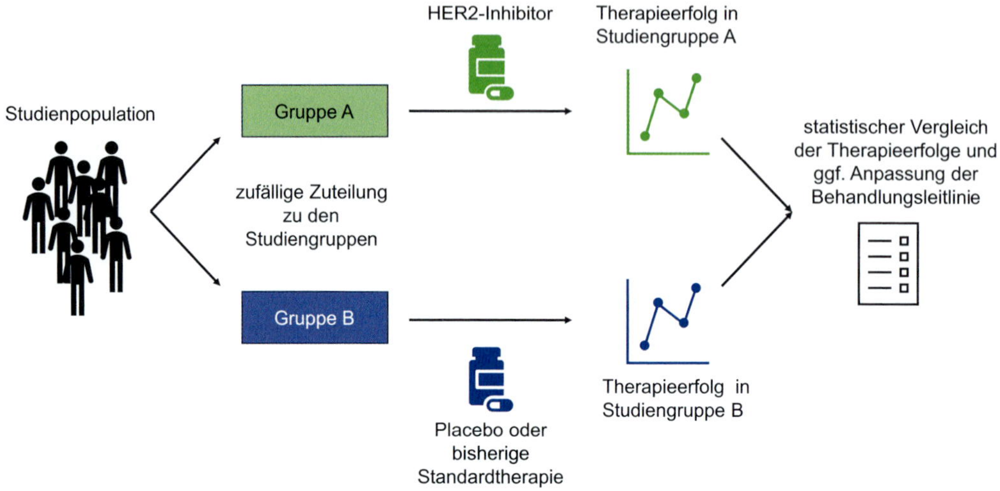

Abb. 3.11 Ablauf einer randomisierten kontrollierten Studie (RCT). Die Studienpopulation wird zufallsbasiert in 2 Gruppen eingeteilt, wobei nur eine der beiden das zu untersuchende Medikament erhält. Der Therapieerfolg in dieser Gruppe wird mit dem in der Kontrollgruppe anhand definierter Endpunkte verglichen. Kann der Therapieerfolg für das neue Medikament statistisch signifikant gesteigert werden, kann das Medikament die Zulassung erhalten und wird später ggf. auch in den Leitlinien der untersuchten Krankheit empfohlen. [P1522/P1523]

und Verträglichkeit der Therapie von möglichst vielen Patient*innen und über möglichst viele Zeitpunkte hinweg zu gewinnen.

Patient Recruitment

In klinischen Studien wird die Wirksamkeit einer Behandlung i. d. R. nicht in einer Zufallsstichprobe der Allgemeinbevölkerung untersucht, sondern eine Untergruppe der Bevölkerung ausgewählt, in der die Wirkung des Medikaments leichter zu zeigen ist. Diese Strategie wird auch als **Clinical Trial Enrichment** bezeichnet. Zur Auswahl der Studienpopulation werden Biomarker herangezogen, bei denen man davon ausgeht, dass sie das Ansprechen auf eine Therapie vorhersagen. In unserem Beispiel wäre dies das Expressionsniveau des HER2 auf den Tumorzellen.

Machine-Learning-Algorithmen können dazu genutzt werden, Patient*innen nicht nur anhand einzelner Biomarker für eine Studie auszuwählen. Stattdessen erlauben sie die Berücksichtigung detaillierter Profile von Patient*innen mit einer Vielzahl von Biomarkern, die sich z. B. aus Multi-Omics-Daten oder klinischen Informationen aus den Akten der Patient*innen ergeben können. So lässt sich die Heterogenität von Studienpopulationen verringern und die Wirksamkeit einer Therapie für eine spezifischere und homogenere Studienpopulation untersuchen.

Darüber hinaus kann KI dabei helfen, die in der Datenbank eines Krankenhauses gespeicherten Akten von Patient*innen oder auch internationale Register von Patient*innen hinsichtlich der Ein- und Ausschlusskriterien klinischer Studien zu screenen und so auf Patient*innen hinweisen, die in die Studie eingeschlossen werden könnten. Patient*innen, die selbst nach geeigneten Studien suchen, könnten dabei ebenfalls von KI-Algorithmen unterstützt werden, indem diese ihnen helfen, die eigenen medizinischen Befunde zu verstehen oder Studienregister zu durchsuchen.

Monitoring von Patient*innen

Um den Effekt einer Therapie mit einer Studie möglichst präzise abschätzen zu können, ist es wichtig, dass die Patient*innen bis zum Ende an der Studie teilnehmen **(Adhärenz)** und sich währenddessen an die Therapievorschriften der Studie halten **(Compliance).** Außerdem müssen alle Daten zur Überwachung der Wirkungen und Nebenwirkungen des getesteten Arzneimittels zuverlässig erfasst werden.

Um die Adhärenz und Compliance der Studienteilnehmer*innen zu verbessern, können z. B. Sensoren in **Smart Devices** wie Smartwatches oder Smartphones genutzt werden. Ein Machine-Learning-Algorithmus kann die von den Devices erfassten Daten in Echtzeit auswerten, um damit etwa die Medikamenteneinnahme zu überprüfen oder ggf. an die Einnahme zu erinnern. Basierend auf den gesammelten Daten lassen sich auch Krankheitstagebücher erstellen, die Veränderungen im Krankheitsverlauf in Zusammenhang mit der Einnahme von Medikamenten veranschaulichen. Diese Methode ist besonders nützlich in Situationen, in denen Patient*innen ihre Krankheitsgeschichte nicht mehr genau wiedergeben können, wie etwa bei Demenzerkrankungen. Durch den frühzeitigen Nachweis von Nebenwirkungen kann zudem schnell gegengesteuert werden, was sich ebenfalls positiv auf die Compliance auswirkt. Verschlechtert sich bei einer Patientin durch die Therapie mit dem HER2-Inhibitor z. B. die Schlafqualität, besteht die Gefahr, dass sie das Medikament eigenständig absetzt. Registriert die Smartwatch die Verschlechterung der Schlafqualität unter der Therapie, können die Studienärzt*innen rechtzeitig auf diese Nebenwirkung aufmerksam gemacht werden und ggf. gegensteuern.

Zusammenfassung

- In der Forschung helfen Machine-Learning-Algorithmen dabei, den Ursprung und den Verlauf von Erkrankungen besser zu verstehen und Zielstrukturen für spezifische Therapie zu identifizieren.
- Sie optimieren die Medikamentenentwicklung, indem sie die Auswahl von Wirkstoffen erleichtern und die Durchführung klinischer Studien unterstützen.

3.2 KI in der Diagnostik

3.2.1 Heuristiken im klinischen Alltag

Nehmen wir an, eine Patientin unterzieht sich für ein Brustkrebsscreening einer Mammografie. Der behandelnde Radiologe erkennt in den Aufnahmen Mikroverkalkungen. Kurz zuvor hatte er ein bedrückendes Gespräch mit einer anderen Patientin geführt, bei der sich in der Biopsie der Verdacht eines Mammakarzinoms bestätigt hatte. Dadurch beeinflusst empfiehlt er der neuen Patientin ebenfalls eine Biopsie, da er aktuell die positiven Aspekte frühzeitiger Diagnostik stärker gewichtet als die Risiken einer Biopsie und evtl. falsch positiver Befunde. Diese Gewichtung beruht dabei nur auf einem singulären, wenn auch für den Arzt sehr wichtigen Ereignis, dem vorherigen Gespräch mit einer anderen Patientin. Dieses Beispiel illustriert, wie Ärzt*innen bei diagnostischen Entscheidungen u. U. auf Heuristiken zurückgreifen. Der Radiologe hat bereits die Diagnose eines Mammakarzinoms im Hinterkopf, obwohl die Wahrscheinlichkeit eines falsch positiven Befunds initial noch immer hoch ist.

MERKE

Heuristiken sind kognitive Strategien, die es ermöglichen, schnellere Entscheidungen zu treffen oder Probleme zu lösen, insbesondere in unsicheren oder komplexen Situationen.

Obwohl diese Heuristiken wichtige Werkzeuge sind, um effizient Entscheidungen zu treffen, bergen sie im klinischen Kontext einige Risiken. Mögliche Fehler bei der heuristischen Entscheidungsfindung im klinischen Alltag sind:

- **Verfügbarkeit:** Diagnosen, die schneller in den Sinn kommen, werden als wahrscheinlicher bewertet und häufiger gestellt.
- **Verzerrung:** Äußere Umstände wie etwa das Erscheinungsbild von Patient*innen können die Diagnose beeinflussen und zu Annahmen führen, die objektiv nicht begründet sind.
- **Verhaftetsein:** Menschen neigen dazu, sich von ersten Eindrücken leiten zu lassen und an einer Diagnose festzuhalten, die auf diesen Eindrücken basiert. Dies kann dazu führen, dass späteren Informationen weniger Beachtung geschenkt wird und die ursprüngliche Verdachtsdiagnose nicht angepasst wird.
- **Vertrauen:** Diagnosen, die Vorgesetzte oder Autoritätspersonen gestellt haben, werden tendenziell seltener infrage gestellt, selbst wenn Hinweise auf eine Fehldiagnose vorliegen.

Obwohl Heuristiken in vielen Lebenssituationen hilfreich sein können, begünstigen sie im klinischen Alltag voreilige Schlussfolgerungen, die wissenschaftlich womöglich nicht begründet sind. Faktoren wie Stress, Zeitmangel, Müdigkeit und Überlastung verschärfen das Problem und tragen dazu bei, dass notwendige Untersuchungen zur Sicherung oder zum Ausschluss von Diagnosen ggf. vernachlässigt oder unzureichend dokumentiert werden. Hinweise auf Differenzialdiagnosen werden dann ggf. nicht weiterverfolgt. Hinzu kommt, dass die vielen im klinischen Alltag erfassten Daten z. T. nicht systematisch zusammengeführt oder unübersichtlich in Akten von Patient*innen gespeichert werden. Selbst wenn alle relevanten Informationen zur Verfügung stehen, ist es herausfordernd, sie in ein Urteil einzubeziehen.

3.2.2 Datengetriebene Diagnostik

KI kann dabei helfen, den oben beschriebenen Herausforderungen in der Diagnostik und bei Therapieentscheidungen zu begegnen, indem sie die Gesamtheit der verfügbaren Daten zu einer behandelten Person analysiert und ggf. mit der wissenschaftlichen Literatur abgleicht. So bietet sie eine „Zweitmeinung", hinterfragt klinische Entscheidungen oder weist darauf hin, wenn wichtige Informationen oder Zusammenhänge ggf. nicht berücksichtigt wurden. Solche Algorithmen, die die diagnostische und therapeutische Entscheidungsfindung unterstützen, werden als **Clinical Decision Support Systems** bezeichnet (➤ Kap. 3.3).

Smart Devices in der Diagnostik

Wie oben beschrieben können auch Smart Devices wie etwa Smartwatches Gesundheitsdaten kontinuierlich erfassen und sie für diagnostische Zwecke nutzbar machen. Manche Smartwatches zeichnen z. B. EKGs auf und untersuchen sie mithilfe von Machine Learning auf Herzrhythmusstörungen. Sobald der Algorithmus eine bedenkliche Veränderung feststellt, kann er weitere medizinische Abklärung empfehlen oder in Notfällen sogar den Rettungsdienst verständigen. Die Zusammenstellung solcher regelmäßig aufgezeichneten EKGs gibt einen umfassenden Einblick in die Herzfunktion. Zudem kann der Algorithmus die EKGs befunden oder die detaillierte Analyse besonders auffälliger EKG-Sequenzen empfehlen.

3.2.3 KI in der Bildgebung

Bildgebende Verfahren sind wesentlicher Bestandteil der Diagnostik in fast allen medizinischen Fachbereichen. In den letzten 10 Jahren ist die Anzahl der durchgeführten bildgebenden Untersuchungen um rund 50 % gestiegen [13]. Gleichzeitig ist die Anzahl zugelassener Radiolog*innen annähernd gleich geblieben, sodass die Arbeitsbelastung für Radiolog*innen heute wesentlich höher ist als noch vor einigen Jahren.

Hinzu kommen die Herausforderungen der eigentlichen Bildbefundung. Dazu gehören die Identifizierung besonders kleiner Auffälligkeiten in einem Bild und die präzise Abschätzung der dreidimensionalen Ausdehnung einer Läsion. Sie sind entscheidend, wenn z. B. die Veränderung der Tumorgröße durch den Vergleich von mehreren Aufnahmezeitpunkten ermittelt wird. Auf der anderen Seite werden in der Bildgebung bereits standardisiert Daten erfasst, die leichter in Machine-Learning-Algorithmen eingespeist werden können. Die KI-basierte Analyse medizinischer Bilddaten gehörte somit zu den ersten KI-Anwendungen, die für den medizinischen Bereich entwickelt wurden.

Computer Vision

Computer Vision umfasst Methoden, durch die Computer Bilddaten analysieren und interpretieren können (➤ Kap. 2.4.1). Bevor wir näher auf diese Methoden eingehen, vorab ein paar einleitende Erklärungen zu digitalen Bildern im Allgemeinen.

Bilderverwaltung

In der Radiologie werden medizinische Bilder z. B. mit Röntgen-, CT- und MRT-Geräten erstellt. Sie speichern die aufgenommenen Bilder i. d. R. unmittelbar in digitaler Form. In der Pathologie werden mikroskopische Bilder durch spezielle Scanner digitalisiert und so für computerbasierte Analysen nutzbar gemacht. Die erfassten medizinischen Bilder werden in Krankenhäusern meist in einer großen Datenbank bzw. Softwareplattform gespeichert, dem sog. **Picture Archiving and Communication System (PACS).** Um Bilder unterschiedlicher Modalitäten auf dem PACS-Server speichern zu können, war die Einführung einheitlicher Dateiformate notwendig. Das am häufigsten genutzte Format ist das sog. **DICOM-Format (DICOM = Digital Imaging and Communications in Medicine).** Bei der Speicherung eines Bildes im PACS werden zusätzlich zum eigentlichen Bild weitere Informationen wie die Identität der untersuchten Person, der Untersuchungszeitpunkt, die klinische Fragestellung sowie die Art und das Erfassungsgerät hinterlegt, die als Metadaten bezeichnet werden. Auf die im PACS gespeicherten Daten kann z. B. über das **Radiologieinformationssystem (RIS)** zugegriffen werden. Dabei handelt es sich um eine Software, in der z. B. auch Befunde dokumentiert, Termine für radiologische Untersuchungen festgelegt und Leistungen abgerechnet werden können. Sie funktioniert ähnlich wie das Krankenhausinformationssystem (KIS), also die Software, die auch in anderen klinischen Abteilungen für die Erfassung, Bearbeitung und Weitergabe medizinischer und administrativer Daten genutzt wird.

Image Processing

Nachdem die medizinischen Bilddaten erzeugt wurden, können sie verarbeitet werden, um die Qualität der Ergebnisse bei nachfolgenden Verarbeitungsschritten und Analysen zu verbessern. Diesen Prozess der Bildbearbeitung bezeichnet man im Englischen als **Image Processing.** In der klinischen Praxis werden viele Bilder bereits von der PACS-Software automatisch korrigiert bzw. aufbereitet. Zu den klassischen Schritten des Image Processing gehören dabei:

Image Representation (Bilddarstellung) Zweidimensionale digitale Bilder (auch jenseits der Medizin) sind meist Bitmap-Grafiken oder Vektorgrafiken:

- Bilder, die aus Pixeln zusammengesetzt sind, werden **Bitmap-Grafiken** genannt. Bei den Schwarz-weiß-Aufnahmen eines CT- oder MRT-Geräts weisen die Pixel verschiedene Graustufen auf. Jedem Pixel kann entsprechend seiner Graustufe ein Zahlenwert zwischen 0 und 255 zugewiesen werden. Die Zahlenwerte der einzelnen Pixel lassen sich in einer Matrix, also einer Art zweidimensionalen mathematischen Tabelle abbilden. Solche Matrizen können im Anschluss weiterverarbeitet werden. In ➤ Abb. 3.12 ist das Prinzip anhand einer Abbildung der handgeschriebenen Zahl „6“ vereinfacht dargestellt. Alle grauen Pixel

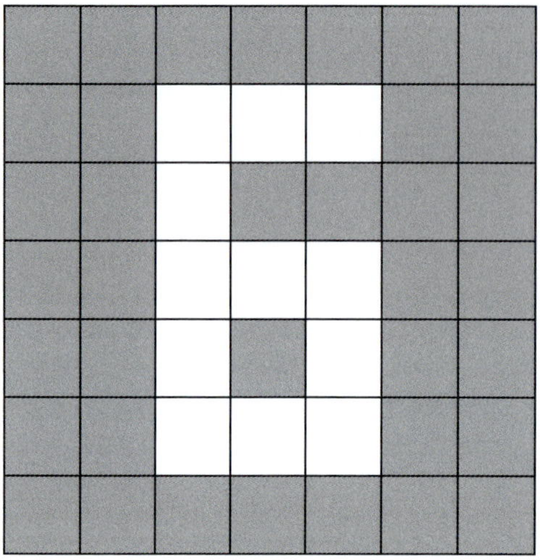

1 (123)	2 (123)	3 (123)	4 (123)	5 (123)	6 (123)	7 (123)
8 (123)	9 (123)	10 (0)	11 (0)	12 (0)	13 (123)	14 (123)
15 (123)	16 (123)	17 (0)	18 (123)	19 (123)	20 (123)	21 (123)
22 (123)	23 (123)	24 (0)	25 (0)	26 (0)	27 (123)	28 (123)
29 (123)	30 (123)	31 (0)	32 (123)	33 (0)	34 (123)	35 (123)
36 (123)	37 (123)	38 (0)	39 (0)	40 (0)	41 (123)	42 (123)
43 (123)	44 (123)	45 (123)	46 (123)	47 (123)	48 (123)	49 (123)

Abb. 3.12 Pixelwerte eines Bildes in einer Matrix. Bitmap-Grafiken können basierend auf den Graustufen ihrer Pixel in einer Matrix dargestellt werden. Dazu wird jedem Pixel ein Zahlenwert zwischen 0 und 255 zugewiesen. [P1522/P1523]

des Hintergrunds werden in der Matrix z. B. mit dem Zahlenwert 123, die weißen Pixel der Abbildung mit dem Zahlenwert 0 codiert.

- **Vektorgrafiken** werden nicht durch Pixel repräsentiert, sondern durch sog. grafische Primitive. Das sind Formen wie Punkte, Linien, Polygone und Kreise, die in Vektorgrafiken zu komplexeren Formen zusammengesetzt werden. Anders als Bitmaps, die bei Vergrößerung oder Verkleinerung durch eine Veränderung der Pixeldichte an Schärfe einbüßen, lassen sich Vektorgrafiken beliebig skalieren, ohne dass sich deren Erscheinung ändert.

Image Enhancement (Bildverbesserung) Hierbei werden z. B. Kontrast und Helligkeit des Bilds angepasst, sodass Details besser sichtbar werden. Diese Schritte können zwar manuell durchgeführt werden, allerdings verlieren Bitmap-Grafiken dabei häufig an Schärfe. Unter Zuhilfenahme von Machine Learning kann das Problem umgangen und z. B. eine Kontrastverstärkung bei gleichbleibender Bildqualität erzielt werden.

Image Reconstruction (Bildrekonstruktion) Enthält ein aufgenommenes Bild Artefakte, z. B., weil sich die zu untersuchende Person während der Bildaufnahme bewegt hat, kann ein Machine-Learning-Algorithmus das Bild rekonstruieren und die Artefakte korrigieren.

Image Segmentation (Bildsegmentierung) Ziel der Bildsegmentierung ist es, ein digitales Bild in verschiedene, voneinander abgegrenzte Bereiche oder Segmente aufzuteilen. Die Pixel eines Segments sollen dabei möglichst ähnliche Eigenschaften aufweisen. So kann eine CT-Aufnahme des Abdomens z. B. so segmentiert werden, dass alle Pixel eines Organs in derselben Farbe hinterlegt werden und die einzelnen Organe verschiedene Farben aufweisen.

Image Compression (Bildkompression) Große Bilddateien müssen häufig verkleinert werden, um Speicherplatz zu sparen und ein schnelles Arbeiten in Bildarchiven zu ermöglichen. Machine-Learning-Algorithmen können Bilder so komprimieren, dass diese möglichst wenig relevante Bildinformationen verlieren. Dazu extrahieren diese Algorithmen die Merkmale aus einem Bild, die für dessen Darstellung am relevantesten sind. Diese Informationen werden in einem Format gespeichert, das weniger Dimensionen aufweist als das Originalbild und damit weniger Speicherplatz und Rechenleistung beansprucht. Dieser Prozess wird auch als **Encoding** bezeichnet. Wird das Bild aufgerufen, kann es anhand der gespeicherten Merkmale rekonstruiert werden. Diesen Schritt nennt man **Decoding.**

Image Manipulation (Bildmanipulation) Als Bildmanipulation bezeichnet man die Veränderung eines Bildes durch das Hinzufügen, Entfernen oder Ändern von Teilen des Bildes. Hierzu können Algorithmen aus dem Bereich der generativen KI verwendet werden, die die Eigenschaften gegebener Daten analysieren und basierend darauf z. B. fehlende Stellen in einem Bild ersetzen oder Artefakte korrigieren können. Jedoch bergen die Bildmanipulationen auch Risiken. In der Wissenschaft können z. B. Grafiken von Forschungsergebnissen so manipuliert werden, dass sie die gewünschten Ergebnisse zeigen. Damit könnte das schon heute bestehenden Problem der Bildverfälschung in wissenschaftlichen Publikationen ein neues Ausmaß annehmen [14].

Image Augmentation (Bildaugmentation) Eine Möglichkeit, dem Mangel an Trainingsdaten entgegenzuwirken, ist die sog. Image Augmentation. Sie kann genutzt werden, um einen kleinen Datensatz aus Bilddaten zu vergrößern. Ein Algorithmus vervielfältigt dafür die existierenden Bilder des Datensatzes und modifiziert sie gleichzeitig, indem er z. B. die Ausrichtung, die Skalierung, Helligkeit, Kontrastwerte oder Farbwerte der Bilder ändert.

Bildanalyse mittels Computer Vision

Wurde das Bild aufbereitet, können Algorithmen aus dem Feld der Computer Vision genutzt werden, um dieses zu analysieren und relevante Informationen zu extrahieren (➤ Abb. 2.4). Die ersten 4 Anwendungen wurden bereits im ➤ Kap. 2.4.1 erläutert und sind hier nur der Vollständigkeit halber erneut aufgeführt.

- **Bildklassifizierung:** Ein ganzes Bild wird einer Klasse zugewiesen.
- **Objektlokalisation:** Die Lokalisation einer Objektinstanz, z. B. einer Raumforderung, wird ausgegeben.
- **Objekterkennung:** Mehrere Objekte unterschiedlicher Klassen werden in einem Bild identifiziert und lokalisiert.
- **Segmentierung:** Die Pixel eines Bildes werden anhand ihrer Eigenschaften in Gruppen eingeteilt und anhand der Pixel-Eigenschaften in einem nachfolgenden Schritt klassifiziert.

Bei der Klassifizierung der Pixel eines Bildes wird zudem zwischen semantischer Segmentierung und Instanz-Segmentierung unterschieden:

- Bei der **semantischen Segmentierung** wird jeder Pixel des Bildes einer Klasse zugeordnet, z. B. den Klassen „maligne Raumforderung“, „infektiöse Verschattung“, „Rippenfraktur“ oder auch „physiologische Struktur“. Die Klassifikationen der Pixel können wie erwähnt grafisch dargestellt werden, indem alle Pixel einer Klasse in derselben Farbe eingefärbt werden. Pixel, die ein tuberkulöses Granulom oder eine Verschattung einer bakteriellen Lobärpneumonie darstellen, würden demnach alle in die Klasse „infektiöse Verschattung“ fallen und in derselben Farbe dargestellt werden.
- Überlappen sich 2 Objekte derselben Klasse, z. B. ein Tuberkuloseherd, der sich in einer Verschattung einer Lobärpneumonie befindet, lassen sich diese beiden Veränderungen anhand der semantischen Segmentierung nicht unterscheiden. Mit der **Instanz-Segmentierung** lässt sich dieses Problem lösen, denn dabei werden die Pixel der verschiedenen Objekte in unterschiedlichen Farben dargestellt.

Basierend auf der Klassifizierung der Pixel lassen sich nicht nur die Pixel einer Klasse bzw. einer Objektinstanz gleichfarbig darstellen. Weiterführend kann z. B. auch die Gesamtfläche bzw. das Gesamtvolumen der Objektinstanz bestimmt werden.

- **Image Registration (Bildregistrierung):** Unterschiedliche bildgebende Verfahren haben verschiedene Vor- und Nachteile bzw. können gewisse Pathologien gut, andere hingegen weniger gut darstellen. Im Rahmen der Tumordiagnostik lässt sich anhand von CT- oder MRT-Aufnahmen besonders gut die Ausdehnung einer Raumforderung abschätzen. Methoden wie die Positronenemissionstomografie (PET) erlauben hingegen Rückschlüsse auf die Stoffwechselaktivität der Raumforderung und liefern somit zusätzliche Informationen. Jedoch kann die räumliche Ausdehnung mittels PET weniger präzise ermittelt werden.
  Um die Vorteile verschiedener Verfahren zu kombinieren und z. B. die Stoffwechseldarstellung der PET-Aufnahme vor dem Hintergrund der MRT-Aufnahme darzustellen, müssen die beiden Aufnahmen in Übereinstimmung gebracht werden. Auf diese Weise können Informationen zur Stoffwechselaktivität und zur räumlichen Ausdehnung der Raumforderung in einem einzelnen Bild dargestellt werden. Dieser Prozess wird als Image Registration bezeichnet und kann KI-basiert durchgeführt werden. Da die Bilder

ggf. zu unterschiedlichen Zeitpunkten sowie in unterschiedlichen Geräten (und damit nicht in der exakt gleichen Position) aufgenommen wurden, extrahiert der Algorithmus zuerst Bildmerkmale, anhand derer er die Bilder dann registrieren, also in Übereinstimmung bringen kann.
- **3-D-Rekonstruktion:** Aus zweidimensionalen radiologischen Aufnahmen können Algorithmen außerdem dreidimensionale Modelle berechnen. Das kann z. B. helfen, die Operabilität eines Tumors einzuschätzen, da sich anhand des Modells die Ausdehnung und das räumliche Verhältnis zu angrenzenden Organen besser bewerten lassen.

Die genannten Verfahren aus dem Bereich Computer Vision können kleinste Auffälligkeiten in medizinischen Bildern identifizieren, ihr Ausmaß quantifizieren und sie medizinisch einordnen. Somit kann KI in der Radiologie oder Pathologie die Diagnostik verbessern und ggf. den Arbeitsaufwand verringern. Fallen zu viele zu befundende Bilder auf einmal an, wie z. B. in einer stressigen Nachtschicht, ermöglicht das automatisierte Sortieren von Bildern nach dem klinischen Schweregrad der Läsion, dringende Fälle besser zu priorisieren bzw. Komplikationen schnellstmöglich zu erkennen. Indem Algorithmen auffällige Bilder auswählen, suspekte Bereiche kennzeichnen und diese bereits klassifizieren, ist auch unter herausfordernden Bedingungen eine schnelle und präzise Versorgung möglich.

Radiomics

Ein vergleichsweise neuer Teilbereich der Radiologie, in dem ebenfalls verschiedene Machine-Learning-Algorithmen zum Einsatz kommen, ist die Gewinnung von Radiomics. Ähnlich wie bei den bereits beschriebenen „Omics"-Daten (➤ Kap. 3.1.1) handelt es sich um die Extraktion standardisierter, quantitativer und mehrdimensionaler Informationen bzw. Biomarker aus medizinischen Bildern. Viele für die radiologische Befundung herangezogene Merkmale, wie z. B. das Anflutverhalten von Kontrastmittel in einer Läsion, sind schwer objektivierbar und ihre Bewertung somit abhängig von der individuellen Erfahrung begutachtender Radiolog*innen. Durch den Einsatz von Machine Learning können diese Merkmale nicht nur standardisiert werden, sondern es können auch solche berücksichtigt werden, die sich dem menschlichen Auge entziehen.

Die Extraktion solcher Radiomics-Merkmale basiert z. B. auf:
- **Größe und Form:** Mit Größe, Form und Geometrie von Strukturen im Bild lassen sich z. B. die Ausdehnung eines Tumors, sein Volumen und seine Randkontur (z. B. rund oder unregelmäßig) beschreiben.
- **Histogramm der Bildintensität:** Die Informationen über die Verteilung der Pixelintensitäten im Bild umfassen z. B. statistische Eigenschaften wie Mittelwert, Standardabweichung und Kurtosis (Schwankungsverteilung).
- **Beziehungen zwischen Bildpixeln:** Für die Analyse von Beziehungen zwischen benachbarten Pixeln im Bild werden verschiedene Matrizen verwendet, wie die Gray-Level Co-occurrence Matrix (GLCM), die Run Length Matrix (RLM) oder die Neighborhood Gray Tone Difference Matrix (NGTDM). Diese Matrizen erfassen Informationen darüber, wie die Helligkeitswerte im Bild räumlich und zueinander verteilt sind.
- **Textur:** Mit Filtern lassen sich bestimmte Muster im Bild hervorheben (➤ Kap. 13, Convolutional Neural Networks), die Informationen über die Textur und die Struktur des Gewebes liefern.
- **Fraktal-Theorie:** Fraktale sind Muster, die sich immer wieder wiederholen, wenn man ein Bild stärker vergrößert. Das bedeutet, dass sie auf verschiedenen Vergrößerungsebenen ähnliche Strukturen aufweisen oder sich ähnliche Formen wiederholen, wenn man das Objekt genauer betrachtet. Die mathematischen Gesetzmäßigkeiten der Fraktale können auf ausgewählte Bildbereiche angewendet werden, um Informationen über die Selbstähnlichkeit, Komplexität und Struktur des analysierten Bereichs zu gewinnen.

Die mathematischen Grundlagen zur Extraktion der beschriebenen Radiomics-Merkmale sind unabhängig vom verwendeten bildgebenden Verfahren, sodass Radiomics-Analysen auf verschiedene bildgebende Modalitäten wie Röntgen, CT und MRT angewendet werden können. In Zusammenschau mit klinischen, molekularen und genetischen Informationen lassen sich daraus präzisiere Diagnosen ableiten oder der Verlauf einer Erkrankung besser vorhersagen.

Zusammenfassung

- Die Nutzung von Algorithmen in der medizinischen Diagnostik erlaubt eine umfassende Analyse von Patient*innen und ihren Erkrankungen und unterstützt somit eine daten- und evidenzbasierte Diagnostik.
- Besonders zur Befundung radiologischer und pathologischer Bilder werden Machine-Learning-Algorithmen heute schon in der Versorgung von Patient*innen eingesetzt, wo sie das medizinische Personal potenziell entlasten und zu einer Qualitätssteigerung in der Befunderhebung beitragen können.

3.3 KI in der Therapie

In der Medizin besteht breiter Konsens, dass die sog. evidenzbasierte Medizin Grundlage der Behandlung darstellen sollte. Allerdings gibt es einige Kritikpunkte an der Art, wie diese Evidenz entsteht.

Begrenzte Repräsentativität klinischer Studien Bei der Durchführung einer klinischen Studie sollte die Studienpopulation den Patient*innen entsprechen, für die die Therapie später zugelassen werden soll. Dennoch spiegeln klinische Studien die klinische Realität selten vollständig wider. Schwangere, Kinder und Patient*innen mit mehreren Erkrankungen werden in Studien oft nicht ausreichend berücksichtigt, obwohl sie die Medikamente später dennoch erhalten (z. T. Off-Label). Besonders diese Gruppen sind einem erhöhten Risiko für die Entwicklung von Nebenwirkungen ausgesetzt, die in klinischen Studien keine oder nur eine untergeordnete Rolle spielten.

Reduktion klinisch komplexer Sachverhalte auf wenige Variablen Die Erkenntnisse aus klinischen Studien basieren häufig auf einem statistischen Vergleich von Gruppen anhand einzelner klinischer Variablen bzw. Endpunkte. Das bedeutet, dass Unterschiede in einzelnen klinischen Parametern, wie etwa dem Gesamtüberleben, genutzt werden, um komplexe klinische Sachverhalte zu bewerten. Das Ergebnis eines Gruppenvergleichs erlaubt jedoch nur begrenzte Rückschlüsse auf den Therapieerfolg individueller Patient*innen.

„One-size-fits-all"-Prinzip Der Begriff veranschaulicht in überspitzter Form die Vorstellung, dass alle Patient*innen mit einer Erkrankung ein homogenes Kollektiv bilden. Ein wesentlicher Kritikpunkt dieses Ansatzes besteht darin, dass er zwar eine einfache und kosteneffektive Behandlung ermöglicht, jedoch die individuellen Bedürfnisse und Unterschiede der Patient*innen nicht ausreichend berücksichtigt und somit die Qualität der Behandlung reduziert.

3.3.1 Präzisionsmedizin

Präzisionsmedizin, auch als personalisierte oder individualisierte Medizin bezeichnet, beschreibt einen Ansatz, bei dem individuelle Unterschiede und Bedürfnisse von Patient*innen in Diagnostik und Therapie berücksichtigt werden. Die Präzisionsmedizin nutzt hierzu u. a. Biomarker und integrative Datenanalysen, um die Versorgung der Patient*innen individuell gestalten zu können. Ziel ist es, maßgeschneiderte Diagnostik und Behandlungen anzubieten, die zu besseren Therapieergebnissen und einer höheren Lebensqualität der Patient*innen führt.

Um Patient*innen eine auf die spezifischen Merkmale ihrer Erkrankung und ihre individuellen Bedürfnisse zugeschnittene Behandlung anbieten zu können, ist es erforderlich, diese Aspekte im Rahmen der Diagnostik zu ermitteln.

Biomarker

Eine Möglichkeit, Erkrankungen näher zu charakterisieren, ist die Bestimmung sog. Biomarker. Das können verschiedene messbare Variablen sein wie die Konzentration bestimmter Gene, Proteine, Enzyme, Hormone, Mutationen oder anderer molekularer Veränderungen im Körper bzw. in Geweben. Bei Patient*innen mit Brustkrebs kann z. B. ermittelt werden, welche Rezeptoren auf den Tumorzellen exprimiert werden, um ihnen dann eine Therapie anbieten zu können, die gegen genau diese Rezeptoren gerichtet ist. Patient*innen, deren Tumoren eine Überexpression des Wachstumsfaktorrezeptors HER2 zeigen, können somit z. B. mit einem Antikörper behandelt werden, der diesen Rezeptor inhibiert. Bei Patient*innen, deren Tumoren diesen Rezeptor nicht verstärkt exprimieren, wäre eine Therapie mit diesem Antikörper hingegen nicht vielversprechend. Deshalb ist es entscheidend, vor Beginn der Therapie Biomarker wie den Rezeptorstatus zu bestimmen.

Machine Learning kann genutzt werden, um neue Biomarker zu identifizieren, die zu einer noch präziseren Charakterisierung von Erkrankungen beitragen und mit spezifischen Therapien adressiert werden können.

Deep Phenotyping

Deep Phenotyping ist ein Ansatz in der Präzisionsmedizin, bei dem umfassende und detaillierte Informationen über die phänotypischen Merkmale eines Individuums gesammelt werden. Als **Phänotyp** werden in der Biologie die beobachtbaren Eigenschaften eines Lebewesens bezeichnet, die durch die Wechselwirkung von dessen Genotyp und Umwelt entstehen, wie z. B. die Haarfarbe oder die Körpergröße. Auch die klinische Manifestation einer Krankheit wird als Phänotyp bezeichnet und variiert zwischen den Patient*innen. So kann sich etwa eine Depression bei einer Person z. B. in erster Linie durch Schlafprobleme und Appetitverlust äußern, während bei einer anderen Person Schuldgefühle im Vordergrund stehen. In diesem Kontext wird häufig diskutiert, ob es sich bei bestimmten Erkrankungen mit besonderes heterogenen Symptomen tatsächlich um lediglich eine Krankheitsentität handelt, oder womöglich um mehrere Erkrankungen, die unterschieden werden sollten.

Ziel des Deep Phenotyping ist es, verschiedene, im Rahmen der Diagnostik erhobene phänotypische Merkmale und Daten in Zusammenschau zu betrachten, um die Patient*innen und ihre Erkrankungen damit möglichst umfassend zu charakterisieren. Dadurch lässt sich z. B. die Heterogenität einer Erkrankung besser nachvollziehen und es können, ähnlich wie auch durch die Erhebung von Biomarkern, Subpopulationen in der Patient*innenkohorte identifiziert werden. **Phänotypische Variablen**, die hierbei berücksichtigt werden können, sind z. B.:

- Demografische Daten wie Alter und Geschlecht
- Klinische Daten aus der Anamnese oder der klinischen Untersuchung, z. B. eine detaillierte Erfassung der Symptome und des Krankheitsverlaufs
- Labormedizinische Parameter, die z. B. aus Blutproben erhoben wurden
- Apparativ erhobene Daten inkl. Daten von Smart Devices

In Zusammenschau mit dem Genotyp bietet das Deep Phenotyping somit großes Potenzial für die Personalisierung der Behandlung von Patient*innen. Mit den in der klinischen Praxis üblicherweise verfügbaren Ressourcen ist eine derart umfassende Analyse einer Erkrankung jedoch nicht immer möglich. Allerdings kann der Einsatz von Algorithmen die Erhebung, Analyse und Integration dieser Daten erleichtern und effizienter gestalten, sodass Deep Phenotyping in Zukunft möglicherweise flächendeckendere Verbreitung findet.

Digital Twins

Liegt eine im Rahmen des Deep Phenotyping gewonnene umfangreiche Charakterisierung einer Person und ihrer Erkrankung vor, lässt sich daraus ein **virtuelles Modell der Person** erstellen. Solche virtuellen Modelle werden auch als Digital Twins (digitale Zwillinge) bezeichnet.

Digitale Zwillinge wurden ursprünglich entworfen, um Produkte und Prozesse in der Industrie zu simulieren und zu optimieren. Soll z. B. ein neues Auto entwickelt werden, lassen sich anhand eines digitalen Zwillings des Autos virtuelle Crash-Tests durchzuführen. Die aus den Crash-Tests gewonnen Informationen können dann genutzt werden, um das Auto so zu entwickeln, dass die Insassen im Fall eines Unfalls bestmöglich geschützt werden.

Mittlerweile wird dieser Ansatz auch in der Medizin angewendet. Hier können digitale Zwillinge erstellt werden, um den Erfolg einer Therapie zu simulieren bzw. die Therapien frühzeitig anzupassen. Ein aus CT-Bildern generiertes virtuelles Modell eines arthrotisch geschädigten Gelenks kann z. B. genutzt werden, um ein passgenaues künstliches Gelenk oder eine Orthese anzufertigen. Die Betroffenen erhalten so kein Standardmodell, sondern eine Prothese oder Orthese, die an ihre individuellen anatomischen Gegebenheiten angepasst ist. Das Ziel ist allerdings, statt einzelner Körperteile oder Organe die gesamte Person und alle in ihr ablaufenden biologischen Prozesse in einem virtuellen Modell abzubilden, um so z. B. bei einer Patientin mit Brustkrebs die Auswirkungen einer Chemotherapie auf den Tumor, aber auch auf alle anderen Organsysteme simulieren zu können.

Die **Schlüsselkomponenten** zur Erstellung eines solchen digitalen Zwillings sind ein dynamisches Simulationsmodell und Daten, die das reale System (also die behandelte Person) repräsentieren (➤ Abb. 3.13). Verschiedene Datenquellen werden integriert, darunter klinische Daten, Omics-Daten und demografische Informationen. Nach der Erstellung des digitalen Zwillings wird dieser kontinuierlich mit neu erfassten Informationen aktualisiert, um ihn immer an den „realen" Zustand anzupassen. Diese Daten für das Update können z. B. von einem Monitor oder einem tragbaren Smart Device stammen, das EKG, Puls und Sauerstoffsättigung aufzeichnet, aber auch Informationen zu durchgeführten Behandlungen sein.

Besonders hilfreich sind digitale Zwillinge in Situationen, in denen kontinuierlich Daten erhoben und in das Modell eingespeist werden. Das ist etwa auf Intensivstationen der Fall, wo besonders viele Variablen in regelmäßigen Abständen oder kontinuierlich erhoben werden. Hier können digitale Zwillinge z. B. genutzt werden, um vorherzusagen, ob Patient*innen eine Sepsis oder ein Nierenversagen entwickeln werden, sodass frühzeitig gegengesteuert werden kann. Des Weiteren könnten digitale Zwillinge z. B. die Verweildauer im Krankenhaus prognostizieren. Damit lässt sich präziser abschätzen, wie viele Betten in Zukunft zur Verfügung stehen werden.

Neben Patient*innen können auch Geräte wie z. B. ein Beatmungsgerät auf der Intensivstation in einem digitalen Zwilling abgebildet werden. Diese Modelle weisen rechtzeitig auf Fehler, Ausfälle und notwenige Instandhaltungen der Geräte hin und helfen so, Komplikationen zu vermeiden. Liegen entsprechende Simulationsmodelle für eine Vielzahl an Geräten und Prozessen in einem Krankenhaus vor, könnten diese zu einem größeren Modell zusammengeführt werden, das das gesamte Krankenhaus digital abbildet. In diesem Fall spricht man auch vom **Internet of Things (IoT)**, einem Begriff, der auch im Kontext der „Industrie 4.0" oder der „Smart Homes" häufig auftaucht. Anhand solcher Modelle lassen sich auch krankenhausinterne Prozesse optimieren. So kann z. B. automatisiert erfasst werden, wenn der Vorrat an bestimmten Medikamenten und Verbrauchsgütern knapp wird, und automatisch eine neue Bestellung generiert werden. Auch das Gebäudemanagementsystem des Krankenhauses ließe sich über das IoT steuern und damit ökologischer gestalten. Es kann z. B. die Beleuchtung und Klimatisierung anpassen, um so den Energieverbrauch zu senken.

Anhand einer solchen vollkommenen digitalen Abbildung ließen sich also viele Abläufe im Krankenhaus optimieren, automatisieren und Engpässe vermeiden. Nachdem solche Modelle jedoch enorme Anforderungen an Hardware und Software sowie Integrierbarkeit der verschiedenen Geräte stellen, liegt ein solches Szenario nach aktuellem Stand noch weit in der Zukunft.

3

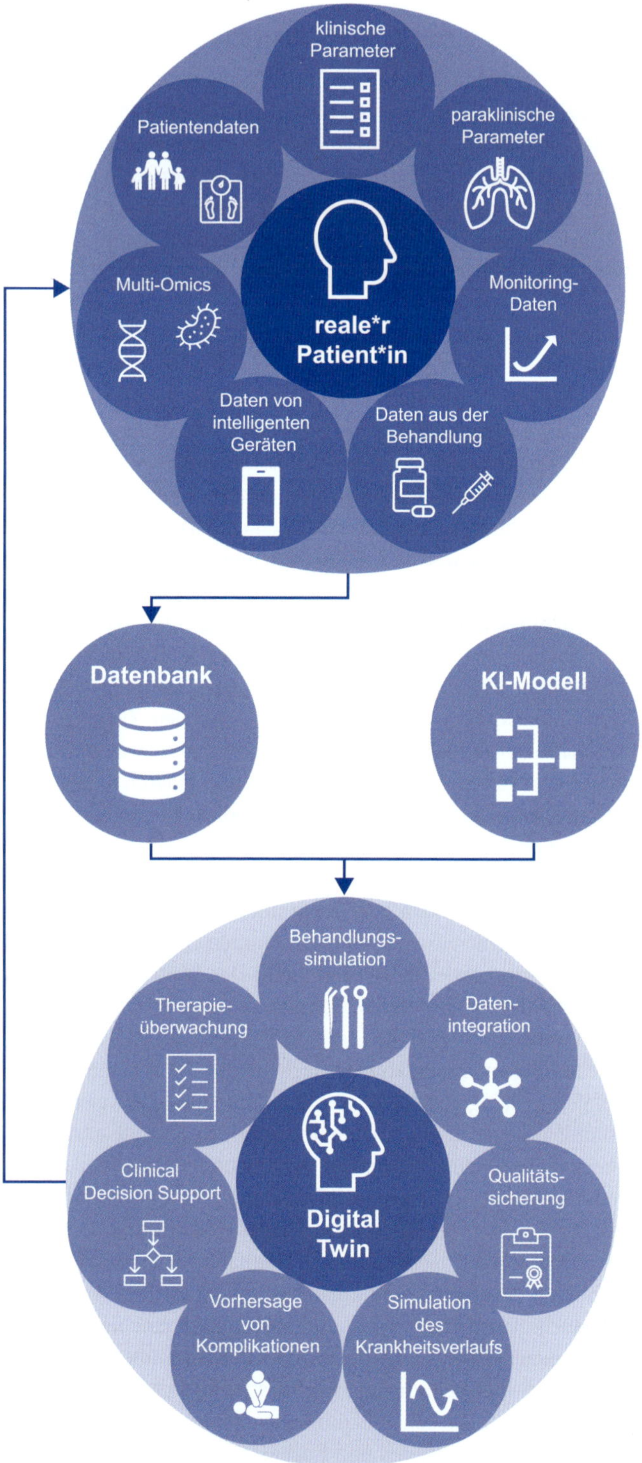

Abb. 3.13 Reale*r Patient*in und Digital Twin. Ein*e „reale*r" Patient*in und der digitale Zwilling, also das umfassende digitale Modell der Person, beeinflussen sich gegenseitig. Einerseits wird der digitale Zwilling auf Basis der Daten generiert, die an der Patientin bzw. dem Patienten erhoben wurden. Dazu kommen Algorithmen zum Einsatz, die die verfügbaren Daten strukturiert sammeln, integrieren und verarbeiten, um z. B. individualisierte Therapieempfehlungen ausgeben zu können. Zudem kann simuliert werden, welche Zustandsveränderungen des digitalen Zwillings die Therapieanpassung nach sich ziehen würde, z. B. eine Änderung in der Herzfrequenz, der Nierenfunktion oder Tumorgröße. Auch Komplikationen einer Therapie können hierdurch frühzeitig vorhergesehen werden. Die basierend auf dem digitalen Zwilling generierten Empfehlungen und Hinweise beeinflussen damit die reale Welt, indem z. B. eine empfohlene Therapie durchgeführt wird oder Maßnahmen ergriffen werden, um drohende Komplikationen zu vermeiden. Dabei werden neue Daten generiert, die erneut im digitalen Zwilling integriert werden. [P1522/P1523]

Clinical Decision Support Systems

Clinical Decision Support Systems (CDSS) sind computergestützte Systeme, die medizinisches Personal bei der klinischen Entscheidungsfindung unterstützen. Hierzu geben sie z. B. Empfehlungen zu weiteren diagnostischen Schritten oder weisen auf mögliche therapeutische Optionen hin. Sie können dabei neben den erhobenen Daten bzw. Biomarkern einer Person auch aktuelle Forschungsergebnisse oder Inhalte aus Behandlungsleitlinien berücksichtigen. Diese Systeme extrahieren relevante Informationen aus einer Patient*innenakte und gleichen diese mit der hinterlegten Wissensbasis ab. Dies kann das medizinische Personal potenziell entlasten und die Behandlungsqualität verbessern.

Clinical Decision Support Systems und Digital Twins

Obwohl CDSS auch ohne digitale Zwillinge genutzt werden können, hat die Fusion der Systeme ein großes Potenzial:

- **Individualisierte Diagnostik und Therapie:** Patient*innen können individuell analysiert und bewertet werden. Den digitalen Zwilling kann das CDSS nutzen, um eine präzise Diagnose zu stellen oder einen auf die Person optimal abgestimmten Behandlungsplan auszugeben.
- **Vorhersage und Prävention von Komplikationen:** Basierend auf den Daten des digitalen Zwillings kann ein CDSS den weiteren Verlauf einer Erkrankung frühzeitig vorhersagen und auf drohende Komplikationen hinweisen, sodass ggf. gegengesteuert werden kann.
- **Optimierung der Therapie:** Die Therapie kann entsprechend der sich ändernden Bedürfnisse von Patient*innen kontinuierlich angepasst werden. Indem das CDSS auf Basis der Echtzeitdaten des digitalen Zwillings Therapieempfehlungen gibt, können Medikamente besser dosiert, Behandlungspläne angepasst oder Interventionen geplant werden. Damit lässt sich eine bessere Wirksamkeit und Verträglichkeit der Therapie erreichen.
- **Forschung und Entwicklung:** Durch die Analyse von aggregierten Daten aus verschiedenen digitalen Zwillingen kann das Verständnis von Krankheiten verbessert und für die Entwicklung neuer Diagnoseverfahren, Therapien und Präventionsstrategien verwendet werden.

3.3.2 KI im Operationssaal

Für Patient*innen mit einem operablen HER2+ Brustkrebs würden CDSS als erste Behandlungsstrategie womöglich eine brusterhaltende operative Entfernung des Tumors mit anschließender Bestrahlung und eine Chemotherapie empfehlen. Die Chemotherapie würde vermutlich auch einen spezifischen Inhibitor des Wachstumsfaktorrezeptors HER2 beinhalten.

Obwohl die operative Entfernung von Mammakarzinomen ein vielfach durchgeführter Eingriff mit meist etabliertem operativem Vorgehen ist, birgt jede Operation Risiken. Diese sind u. a. dadurch bedingt, dass jeder Mensch Unterschiede in der Anatomie aufweist und sich die Ausdehnung des zu entfernenden Tumors in jedem Körper unterscheidet. So befinden sich z. B. auch die regionären Lymphknoten, die frühzeitig von Metastasen befallen werden, im Körper jedes Menschen an etwas anderer Stelle. Die Lymphknoten freizulegen und zu untersuchen, ob sie vom Tumor infiltriert wurden, kann viel Zeit in Anspruch nehmen, da hierbei keine anderen Leitungsbahnen wie Gefäße und Nerven verletzt werden sollen. Gleichzeitig soll die Operation und damit die Zeit in Narkose möglichst kurz gehalten werden.

Digitale Zwillinge im Operationsaal

Anhand eines digitalen Zwillings können Chirurg*innen und Anästhesist*innen die Operation virtuell planen. So kann z. B. die Platzierung von Implantaten und Instrumenten vorab simuliert oder der optimale Zugangsweg bestimmt werden. Auf solche Modelle kann anschließend das gesamte OP-Team zugreifen, sodass die Kommunikation, das gemeinsame Verständnis des Falls und die Koordination während des Eingriffs optimiert werden kann. Der digitale Zwilling kann somit genutzt werden, um Komplikationen während einer Operation, wie etwa die akzidentelle Verletzung von Gefäßen oder Nerven, zu vermeiden und eine präzisere und effizientere Planung der OP zu ermöglichen.

Computer Vision im Operationssaal

Bei der Planung des Eingriffs können zudem Algorithmen aus dem Bereich der Computer Vision helfen, die Ausdehnung eines Tumors präzise einzuschätzen und daraus Rückschlüsse für das operative Vorgehen zu ziehen. Aus CT- oder MRT-Aufnahmen generierte dreidimensionale Modelle bieten z. B. ein besseres Verständnis der räumlichen Verhältnisse des Tumors und der umliegenden Organe.

Auch während der OP können Computer-Vision-Algorithmen dabei helfen, gefährdete Strukturen wie Gefäße und Nerven aufzufinden. Hierzu können diese Strukturen auf einem Bildschirm oder mit einer **Augmented-Reality**-Brille angezeigt werden, um sie einfacher schonen zu können. Die Segmentierung und Darstellung wichtiger anatomischer Strukturen erlaubt es Chirurg*innen außerdem, die Platzierung und Ausrichtung der eingesetzten Instrumente zu optimieren, was besonders minimalinvasive Eingriffe erleichtern kann.

Operationsroboter

Besonders in der minimalinvasiven Chirurgie werden schon heute häufig Roboter eingesetzt, da sich damit selbst sehr filigrane Handgriffe präzise durchführen lassen. Im Gegensatz zu menschlichen Armen sind Roboterarme frei von Zittern und arbeiten auch nach vielen Stunden im OP-Saal noch mit höchster Präzision. Meist wird der Roboterarm aus der Distanz von Chirurg*innen gesteuert.

Jedoch können KI-Systeme und Roboter verschiedene Ausmaße an Autonomie aufweisen. In diesem Zusammenhang wurden mehrere Stufen der Autonomie definiert. Ursprünglich bezogen sich diese Stufen hauptsächlich auf den Grad der Autonomie von KI-Systemen in selbstfahrenden Autos, sie werden aber mittlerweile auch auf andere Branchen und Industriezweige wie das Gesundheitswesen angewendet. Die Zuteilung basiert auf dem Ausmaß, in dem ein System komplexe Aufgaben automatisch und selbstlernend bewältigen kann.

OP-Roboter, die aus der Ferne gesteuert werden, fallen in die niedrigsten Stufen 0 und 1, da sie nicht autonom handeln. Es werden jedoch zunehmend autonome Roboter entwickelt, die in der Lage sind, Aufgaben eigenständig auszuführen und deshalb einer höheren Autonomiestufe zuzuordnen sind (➤ Tab. 3.1):

Diese Stufen bzw. Kriterien lassen sich gleichermaßen auch auf andere KI-Systeme bzw. Roboter im Gesundheitswesen übertragen.

3.3.3 KI im Stationsalltag

Nach der Operation wird eine Mammakarzinom-Patientin einige Tage stationär aufgenommen und vom Pflegepersonal betreut. Aufgrund des bestehenden und sich teils weiter verschärfenden Pflegemangels wird das Pflegepersonal zunehmend beansprucht. Gleichzeitig werden medizinische Fälle aufgrund der steigenden Anzahl an Behandlungsoptionen immer komplexer.

Tab. 3.1 Autonomiestufen von KI-Systemen und Robotern

Stufe	Bedeutung	Erläuterung
0	Keine Autonomie	Systeme dieser Stufe sind nicht autonom. Die Bewegung des Roboters wird ausschließlich von Chirurg*innen gesteuert.
1	Autonome Unterstützung	Systeme dieser Stufe sind in der Lage, mit Chirurg*innen zu interagieren, um die Ausführung einer bestimmten Aufgabe zu unterstützen. Die bereitgestellte Unterstützung besteht z. B. in der Verringerung des Zitterns, haptischem Feedback oder auch der verbesserten Visualisierung des chirurgischen Bereichs, z. B. durch Augmented Reality. Die Verantwortung für alle Entscheidungen bzw. Handlungen liegt allerdings nach wie vor bei den Chirurg*innen.
2	Zeitweise Autonomie	Systeme dieser Stufe können spezifische chirurgische Aufgaben gemäß den Vorgaben der Chirurg*innen durchführen. Für die Dauer der auszuführenden Aufgabe übernimmt ein Algorithmus die Robotersteuerung.
3	Bedingte Autonomie	Systeme dieser Stufe verfügen über Wahrnehmungsfähigkeiten, um das chirurgische Szenario zu verstehen, spezifische Aufgaben zu planen und auszuführen sowie den Plan während der Ausführung zu aktualisieren. Ähnlich wie auf Stufe 2 wechselt die Robotersteuerung während der Dauer der auszuführenden Aufgabe von Chirurg*innen zum KI-System.
4	Hohe Autonomie	Systeme dieser Stufe können präoperative und intraoperative Informationen interpretieren, einen Eingriffsplan entwerfen, diesen autonom ausführen und bei Bedarf neu planen. Dabei wird das System durch Chirurg*innen überwacht.
5	Volle Autonomie	Systeme dieser Stufe können vollkommen eigenständig chirurgische Eingriffe ohne menschliche Eingabe oder Überwachung durchführen. Bisher haben noch keine Systeme dieses Niveau erreicht.

Roboter in der Pflege

Maßnahmen zur Bewältigung dieser Herausforderungen umfassen neben einer angemessenen Personalausstattung auch die Implementierung neuer Technologien, die die Krankenpflege unterstützen können. Das können z. B. Service-Roboter sein, die Essen verteilen, Zimmer reinigen, Vorratsschränke auffüllen, Patient*innen transportieren und viele andere Tätigkeiten übernehmen. Die Automatisierung dieser Tätigkeiten kann dem „menschlichen" Personal mehr Zeit geben, die Patient*innen zu betreuen.

Besonders auf Krankenhaus-Stationen und in Pflegeheimen mit älteren und z. T. an Demenz erkrankten Patient*innen kommen zudem bereits sog. **Social Robots** zum Einsatz. Diese Roboter wurden so entwickelt, dass sie menschlicher aussehen und zudem über Mimik und Gestik verfügen. Sie können sich z. B. mit den Patient*innen unterhalten, Geschichten erzählen oder Spiele spielen, um den Stationsalltag angenehmer zu gestalten. In Zukunft sollen diese Roboter den emotionalen sowie gesundheitlichen Zustand der Patient*innen selbstständig erfassen und schriftlich festhalten können, womit sie die Pflege bei der Dokumentation entlasten würden.

Dokumentationsunterstützung

Ärzt*innen verbringen einen wesentlichen Anteil ihrer Arbeitszeit mit der Dokumentation von Anamnesegesprächen, Untersuchungsergebnissen und Behandlungsabläufen. Laut einer Umfrage des Marburger Bunds werden hierfür durchschnittlich 3 Stunden pro Tag verwendet [15] – Zeit, die auch für die direkte Behandlung der Patient*innen genutzt werden könnte und u. U. zu Überstunden und Unzufriedenheit führt. Durch eine verbesserte IT-Infrastruktur können Daten wie z. B. aus verschiedenen Untersuchungen leichter gesammelt und weiterverarbeitet werden. Intelligente Systeme können diese Daten wie oben beschrieben zusammenfassen und analysieren, um z. B. die Diagnostik zu unterstützen. Auch können sie Prozeduren dokumentieren und die Befunde mehrerer Untersuchungen zu ärztlichen Briefen zusammenführen. Eine andere Möglichkeit ist der Einsatz von Diktiertools und Algorithmen, die menschliche Sprache entschlüsseln und in geschriebenen Text umwandeln können.

3.3.4 KI in der ambulanten Betreuung

Follow-up-Monitoring

Nach einem Krankenhaus- oder Praxisaufenthalt kann eine Überwachung des Krankheitsverlaufs und der Therapie von zentraler Bedeutung sein. Die Verantwortung dafür übernehmen häufig Hausärzt*innen und andere niedergelassene Fachärzt*innen. Da ein Monitoring durch eine*n niedergelassene*n Ärzt*in nicht so engmaschig möglich ist wie im Krankenhaus, werden Nachfolgeuntersuchungen teilweise nicht regelmäßig genug fortgeführt oder Komplikationen zu spät erkannt. Algorithmen können dazu beitragen, diese Versorgungslücke zu schließen und Patient*innen die Möglichkeit bieten, den Therapieerfolg selbst positiv zu beeinflussen.

Tragbare Sensoren in Uhren, Mobiltelefonen oder als Brustband ermöglichen die kontinuierliche Überwachung einer Vielzahl an klinischen Variablen wie der Herzfrequenz, dem Herzrhythmus, der Sauerstoffsättigung des Blutes oder der Körpertemperatur. Die aufgezeichneten Daten können von Algorithmen aufgezeichnet, analysiert und auf für Laien verständliche Art und Weise zusammengefasst werden. Zudem können die Ergebnisse an die*den Hausärzt*in weitergeleitet werden, sodass diese*r im Bilde bleibt und ggf. intervenieren kann.

Digitale Gesundheits- und Pflegeanwendungen

Sensordaten finden auch vielfach Anwendung in sog. **digitalen Gesundheitsanwendungen (DiGAs).** Es handelt sich dabei um Apps, Webanwendungen oder Desktop-Software, die Patient*innen bei der Krankheitsbehandlung, der Vorbeugung von Komplikationen und der Bewältigung von krankheitsbedingten Einschränkungen unterstützen sollen. Zudem können sie Patient*innen umfassende und wissenschaftlich fundierte Informationen bereitstellen, um das Verständnis ihrer eigenen Krankheit zu fördern und den Umgang damit zu verbessern. Für viele Anwendungen, wie z. B. Diabetes mellitus, Depressionen, Rückenschmerzen, Reizdarmsyndrom oder auch zur Raucherentwöhnung, gibt es bereits DiGAs. Mittlerweile sind einige solcher Anwendungen als Medizinprodukt zugelassen und können deshalb von Ärzt*innen auf Kosten der gesetzlichen Krankenkassen verschrieben werden. Alle bereits zugelassenen und somit verschreibbaren DiGAs sind im dafür vorgesehenen Verzeichnis des Bundesministeriums für Arzneimittel und Medizinprodukte zu finden [16].

Personen, die auf Pflege angewiesen sind und in ihrem eigenen Zuhause leben, haben zudem das Anrecht auf die Nutzung sog. **digitaler Pflegeanwendungen (DiPA).** Diese Anwendungen können sowohl den Pflegebedürftigen als auch ihren Angehörigen dabei helfen, den Alltag der Pflege effektiver zu bewältigen und zu organisieren. So gibt es z. B. Apps, die Patient*innen Maßnahmen und körperliche Übungen zur Rehabilitation nach einem Schlaganfall empfehlen, oder helfen, die körperliche Fitness nach orthopädischen Operationen zu verbessern. Zudem existieren DiPas, die die Kommunikation mit bzw. Betreuung von Pflegebedürftigen verbessern, indem sie einfach zu bedienende Videoanruf- oder Telefonier-Anwendungen anbieten, über die Pflegebedürftige mit Angehörigen und dem Pflegepersonal in Kontakt bleiben können.

Telemedizin

DiGAs und DiPAs spielen auch im Rahmen der Telemedizin eine entscheidende Rolle. Telemedizin beschreibt die Nutzung digitaler Kommunikations- und Informationstechnologien zur Fernversorgung von Patient*innen, ohne dass diese in der Praxis oder im Krankenhaus vorstellig werden müssen. Videokonferenzen, Chatbots und mobile Apps wie DiGAs ermöglicht eine Beratung, Therapie oder Monitoring, unabhängig von der geografischen Lage der Ärzt*innen und Patient*innen. Einige daraus hervorgehende Vorteile liegen auf der Hand:

- **Telemonitoring:** Durch eine kontinuierliche Überwachung von Vitalparametern und anderen Daten, z. B. mittels Sensoren in Handys oder Uhren, und durch individuelles Coaching der Patient*innen können akute Verschlechterungen des klinischen Zustands frühzeitig erkannt bzw. adressiert werden.
- **Ortsunabhängige Expertise:** Insbesondere Menschen in entlegenen Gebieten können durch Telemedizin Zugang zu qualitativ hochwertiger medizinischer Versorgung erhalten. Auch Patient*innen mit seltenen oder komplexen Krankheiten können so leichter Spezialist*innen erreichen bzw. Behandelnde an unterschiedlichen Orten können sich leichter austauschen.
- **Reduzierte Kosten und Zeit:** Transportkosten und Anfahrtszeiten entfallen, da Patient*innen keine Praxis bzw. kein Krankenhaus aufsuchen müssen.

Der Einsatz von KI in der Telemedizin ist deshalb besonders naheliegend und sinnvoll, weil das Telemonitoring medizinische Messdaten in hoher Frequenz liefert, die meist rasch analysiert und eingeordnet werden müssen. Viele dieser Daten werden digital in standardisierten Formaten gespeichert und übertragen. Hierdurch ergeben sich ideale Voraussetzungen für die nahtlose Integration von KI-Anwendungen in die telemedizinische Versorgung.

Zusammenfassung

- Personalisierte Medizin bzw. Präzisionsmedizin nutzt und integriert eine Vielzahl an Gesundheitsdaten, um passgenauere Therapiekonzepte zu entwickeln. Sammlung, Integration und Analyse dieser großen Datenmengen können durch KI-Algorithmen unterstützt werden.
- **Digitale Zwillinge** und **Clinical Decision Support Systems (CDSS)** können genutzt werden, um basierend auf datengestützten Modellen von Patient*innen konkrete Handlungsempfehlungen abzuleiten.
- Der Einsatz von Algorithmen in der Versorgung von Patient*innen kann das medizinische Personal zusätzlich entlasten, indem **Roboter** oder **Dokumentationshilfen** zeitintensive Arbeiten übernehmen.
- **Smart Devices** und **digitale Gesundheitsanwendungen (DiGAs)** ermöglichen auch außerhalb des Krankenhauses bzw. der Praxis eine kontinuierliche Überwachung und Betreuung von Patient*innen und erlauben ggf. frühzeitige Interventionen.

3.3.5 Werden Ärzt*innen bald durch KI ersetzt?

In diesem Kapitel sollte deutlich geworden sein, dass KI im Gesundheitswesen in vielfältigen Anwendungsbereichen eingesetzt werden kann. Unabhängig davon, ob es sich um medizinische Forschung, Diagnostik oder Therapie handelt, bieten KI-Algorithmen das Potenzial, die Versorgung von Patient*innen zu verbessern.

Dennoch wird Machine Learning voraussichtlich noch lange Zeit hauptsächlich als Hilfsmittel für Ärzt*innen und Pflegekräfte dienen und sie nicht ersetzen. Eine große Stärke von Machine-Learning-Algorithmen besteht darin, große Datenmengen zu analysieren, Muster zu erkennen und relevante Informationen zu extrahieren. Dies erleichtert eine schnellere und präzisere Diagnostik, personalisierte Therapie und die Vermeidung von Komplikationen und Fehlern. Durch die Automatisierung bestimmter Abläufe können zudem

Ressourcen eingespart und die Effizienz der Prozesse gesteigert werden. Das bietet Ärzt*innen und Pfleger*innen in Zukunft hoffentlich mehr Zeit für den direkten Kontakt mit Patient*innen und für komplexe Aufgaben.

Insgesamt bietet KI im Gesundheitswesen enorme Chancen. Sie ist jedoch kein Ersatz für menschliche Expertise, sondern ergänzt diese. Dennoch wird es in Zukunft vermutlich unabdingbar sein, über grundlegende informationstechnologische Kompetenzen zu verfügen, um das Potenzial der KI voll ausschöpfen zu können.

KAPITEL

4 Politische, juristische und ethische Aspekte des Einsatzes von künstlicher Intelligenz in der Medizin

4.1 Digitalisierung

Eine entscheidende Voraussetzung dafür, dass leistungsstarke KI-Anwendungen für das Gesundheitswesen entwickelt und in die medizinische Versorgung integriert werden können, ist die Digitalisierung. Im Folgenden werden einige prominente Herausforderungen hervorgehoben, die es in diesem Zusammenhang zu überwinden gilt.

4.1.1 Telematikinfrastruktur

Übernimmt eine niedergelassene Gynäkologin die Nachsorge für eine Patientin, deren Mammakarzinom in einer Klinik operativ entfernt wurde, dann erhält sie einen Brief von der behandelnden Klinik, in dem die wichtigsten Informationen zur OP und der gewünschten Nachsorge enthalten sind. Benötigt die Gynäkologin weitere Unterlagen oder Informationen, muss meist entweder die Patientin diese zum Nachsorgetermin mitbringen, sofern sie über die Unterlagen verfügt, oder die Ärztin muss sich selbst darum kümmern, die erforderlichen Auskünfte von der Klinik zu erhalten. Das kostet Zeit, kann zur Wiederholung bereits durchgeführter Untersuchungen und Behandlungen führen und verursacht unnötige Kosten.

Um die Kommunikation im Gesundheitsbereich zu vereinheitlichen und den Datenaustausch zu vereinfachen, wird in Deutschland aktuell die sog. Telematikinfrastruktur (TI) eingeführt und ausgebaut. Über die TI können sich Kliniken, Praxen, Apotheken, Krankenkassen u. a. vernetzen (➤ Abb. 4.1), denn sie fungiert als einheitliche, sektorenübergreifende Plattform und ermöglicht den elektronischen Austausch sensibler Gesundheitsdaten in einem standardisierten System. Die TI wird deshalb auch als „Datenautobahn des Gesundheitswesens" bezeichnet und gilt als das Kernelement der Digitalisierung im Gesundheitswesen in Deutschland.

Für die Einrichtung der TI ist die **gematik** zuständig, die **Nationale Agentur für Digitale Medizin.** Sie ist dafür verantwortlich, eine zeitgemäße technische Infrastruktur für das Gesundheitswesen aufzubauen, sie zu betreiben und weiterzuentwickeln.

Die von der gematik entwickelte TI besteht aus Hardware- und Softwarekomponenten, die in jeder ärztlichen Praxis, jedem Krankenhaus, jeder Krankenversicherung etc. vorhanden sein müssen, um in die Infrastruktur eingebunden werden zu können (➤ Abb. 4.2).

Zu den Hardwarekomponenten der TI zählen:

- **Konnektor:** Über diesen speziellen Server findet der Zugang zur TI statt. Er ermöglicht den Datenaustausch zwischen den Softwaresystemen vor Ort, wie z. B. dem **Praxisverwaltungssystem (PVS)** bzw. dem **Krankenhausinformationssystem (KIS),** das der Terminvergabe, Dokumentation von Befunden und der Abrechnung dient, und den Diensten der TI.

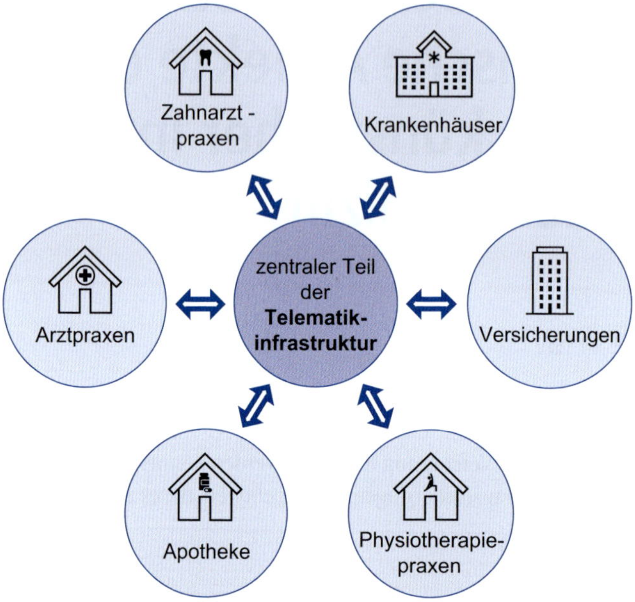

Abb. 4.1 Die Telematikinfrastruktur (TI) als Plattform für den elektronischen Datenaustausch. Sie bietet eine sektorübergreifende Plattform für die Kommunikation und den Datenaustausch. [P1522/P1523]

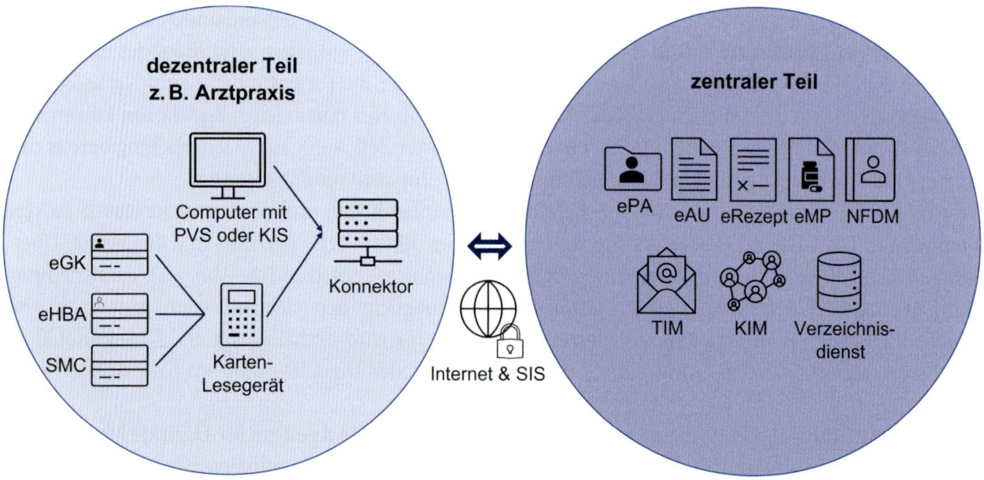

Abb. 4.2 Komponenten der TI. Zum dezentralen Teil der TI vor Ort gehört neben den Komponenten zur Authentifikation (elektronische Gesundheitskarte, eGK, elektronischer Heilberufsausweis, eHBA, Secure Module Card, SMC, und Karten-Lesegerät), ein Computer, auf dem auch das Praxisverwaltungssystem (PVS) bzw. das Krankenhausinformationssystem (KIS) läuft. Über die TI können Daten aus dem PVS an andere Akteure übermittelt oder empfangen und in das PVS eingepflegt werden. So können z. B. elektronische Arbeitsunfähigkeitsbescheinigung (eAUs), elektronische Medikationspläne (eMPs) oder elektronische Rezepte (eRezepte) im PVS ausgestellt werden. Über den Konnektor wird eine Verbindung zur TI aufgebaut, sodass z. B. eine eAU digital über die TI an die Krankenkasse der Person übermittelt werden kann. Mit dem Secure Internet Service (SIS) der TI wird ein geschützter Datenaustausch über das Internet sichergestellt. Sowohl der SIS als auch die TI-Anwendungen wie die elektronische Patient*innenakte (ePA), Notfalldatenmanagement (NFDM), eAU, eMP und eRezept gehören zu den zentralen Diensten der TI und werden von der gematik entwickelt. Dazu zählen auch die Kommunikationsdienste Kommunikation im Medizinwesen (KIM) und Telematikinfrastruktur-Messenger (TIM), die den sicheren Austausch von E-Mails, Text-, Audio- und Bildnachrichten ermöglichen sollen. Der Verzeichnisdienst fungiert dabei als Adressbuch, über den Nutzer*innen die Adressdaten anderer an die TI angebundener Akteur*innen ausfindig machen können. [P1522/P1523]

- Komponenten zur Authentifikation:
  - **Elektronische Gesundheitskarte (eGK):** Die eGK, auch als Krankenversichertenkarte bekannt, ist eine Chip-Karte, auf der Basisdaten wie Name, Geburtsdatum, Versicherungsstatus und Versicherungsnummer von Patient*innen gespeichert sind. Zudem können auf ihr Notfalldaten wie z. B. Allergien, chronische Erkrankungen und Medikationspläne hinterlegt werden. Über die eGK erhalten berechtigte Personen außerdem Zugang zu allen digitalen Dokumenten, die in der TI gespeichert sind.
  - **Elektronischer Heilberufsausweis (eHBA):** Durch das Einlesen dieses Ausweises können Angehörige der Heilberufe wie Ärzt*innen, Therapeut*innen oder Apotheker*innen ihre Identität nachweisen. Dies ist erforderlich, um Zugriff auf die Daten von Patient*innen zu erhalten und Dokumente digital signieren zu können.
  - **Karten zur Identifizierung medizinischer Einrichtungen (Secure Module Card Typ B, SMC-B):** Alle medizinischen Einrichtungen, wie z. B. Krankenhäuser, ärztliche Praxen und Versicherungen, die in die TI eingebunden werden sollen, erhalten eine solche Chip-Karte. Sie ermöglicht es den Einrichtungen, ihre Identität gegenüber der TI zu authentifizieren und verschlüsselte Verbindungen herzustellen.
  - **eHealth-Kartenterminal:** Mit diesem Gerät werden die o. g. Karten eingelesen, um eine Verbindung zur TI herstellen zu können.
- **Computer:** Auf die TI kann über denselben Computer zugegriffen werden, auf dem z. B. auch Systeme wie das PVS oder das KIS laufen, die für die Dokumentation und Organisation vor Ort genutzt werden.

Folgende Softwarekomponenten sind in der TI vorgesehen:

- **Zentrale Dienste:** Hierzu werden alle Dienste gezählt, die den sicheren Austausch von Daten zwischen den eingebundenen Institutionen und Akteuren im Gesundheitswesen ermöglichen. Sie erlauben den Aufbau einer verschlüsselten Verbindung zwischen den Akteuren und deren Zugriff auf die TI-Anwendungen, wie z. B. elektronische Arbeitsunfähigkeitsbescheinigungen (eAUs), elektronische Medikationspläne (eMPs) oder elektronische Rezepte (eRezepte). Die Verbindung zur TI wird über das Internet aufgebaut, wobei der von der gematik entwickelte **Secure Internet Service (SIS)** einen gesicherten Zugang zu den verfügbaren Diensten gewährleistet.
- Anwendungen, auch als Mehrwertdienste bezeichnet:
  - **Elektronische Patient*innenakte (ePA):** Die ePA ist das zentrale Element der TI. In ihr werden alle medizinischen Informationen, wie z. B. Untersuchungsbefunde, Diagnosen, Laborergebnisse, Medikationsverläufe oder radiologische Aufnahmen von Patient*innen elektronisch gespeichert. Prinzipiell kann allen in der TI eingebundenen Akteuren der Zugriff auf die ePA gewährt werden. Dazu erteilt die Person der gewünschten Institution, wie z. B. einer ärztliche Praxis, einem Krankenhaus oder der Krankenkasse einmalig eine Zugriffserlaubnis. Die Berechtigung für den Zugriff auf die ePA wird dabei stets der gesamten medizinischen Einrichtung ausgestellt und nicht nur einzelnen Personen wie z. B. einer behandelnden Ärztin.
  - **Elektronisches Rezept (eRezept):** Per eRezept können Arzneimittel digital verschrieben werden. Das eRezept kann von Ärzt*innen über das PVS oder das KIS ausgestellt und von Patient*innen per eGK oder App in Apotheken eingelöst werden.
  - **Elektronische Arbeitsunfähigkeitsbescheinigung (eAU):** Die eAU ersetzt die AU in Papierform. Sie wird von Ärzt*innen im PVS oder KIS erstellt und über die TI direkt digital an die Krankenkasse übermittelt. Die Arbeitgeber rufen die eAU dann elektronisch bei der Krankenkasse ab.
  - **Elektronischer Medikationsplan (eMP):** Um den Medikationsplan zu optimieren und z. B. Wechselwirkungen zwischen Medikamenten sowie Doppelmedikationen zu vermeiden, werden auf der eGK alle Daten zur Medikation von Patient*innen im eMP gespeichert. Der Medikationsplan wird i. d. R. durch die behandelnden Hausärzt*innen erstellt, die den Plan im PVS der Praxis ausstellen können. Für die Aktualisierung des erstellten eMP sind aber auch Ärzt*innen in anderen Praxen und Krankenhäusern sowie Apotheker*innen zuständig, die an der Behandlung beteiligt sind. Sie müssen den eMP aktualisieren, wenn sie die Medikation anpassen.

- **Notfalldatenmanagement (NFDM):** Auf der eGK können zudem Daten gespeichert werden, die im Notfall wichtig sind, wie z. B. Allergien oder Vorerkrankungen.
- **Kommunikation im Medizinwesen (KIM) und Telematikinfrastruktur-Messenger (TIM):** Der Kommunikationsdienst KIM ist ein sicherer E-Mail-Dienst, mit dem E-Mails über die TI verschickt werden können. Die TI stellt hierfür u. a. einen sog. Verzeichnisdienst bereit, über den, ähnlich wie bei einem Adressbuch, nach einer gewünschten, in der TI angebundenen Person gesucht werden kann. Möchte beispielsweise eine Ärztin im Krankenhaus einen Brief an die behandelnde Hausärztin eines Patienten schicken, kann sie im Verzeichnisdienst nach der Hausärztin suchen und den Brief dann digital über den KIM-Dienst an diese übermitteln. Neben dem KIM soll es mit dem TIM einen sicheren und für die Übermittlung geschützter Daten zulässigen Messenger-Dienst geben, der sich für den Austausch von Kurznachrichten, kurzen Audiodateien und Videos über die TI eignet. Bittet z. B. ein Arzt auf Visite seine Kollegin aus dem Wundmanagement um eine Einschätzung zur weiteren Versorgung der Wunde eines Patienten, kann er über den TIM ein Foto der Wunde sowie eine Beschreibung des Falls an die Kollegin verschicken.

Zusammenfassung

Die Einführung der **TI** soll den Datenaustausch im Gesundheitswesen modernisieren, indem sie
- verschiedene Akteure über eine einheitliche Plattform verbindet,
- den sicheren digitalen Austausch sensibler Gesundheitsdaten ermöglicht,
- Patient*innen Zugriff auf ihre Gesundheitsdaten bietet (ePA) und
- durch standardisierte digitale Anwendungen wie eAU, eRezept oder eMP die Effizienz der Behandlung fördert und Kosten senkt.

4.1.2 Standardisierung der Datenerfassung, Datenübermittlung und Datenintegration

Die Entwicklung bzw. das Training leistungsstarker KI-Modelle erfordert häufig große Mengen möglichst hochqualitativer Daten. Aktuell werden in den meisten Krankenhäusern Daten von Patient*innen zwar bereits digital gespeichert, allerdings handelt es sich dabei häufig um eingescannte Papierdokumente, die als PDF-Dateien hinterlegt sind. Diese lassen sich zwar in einer ePA sammeln, die Daten können in dieser Form allerdings nicht oder nur mit großem Aufwand für das Training von KI-Algorithmen genutzt werden, da die Daten schwer zu strukturieren und zusammenzuführen sind.

Um die im Gesundheitswesen tagtäglich anfallenden Gesundheitsdaten sinnvoll nutzen zu können, ist deshalb die flächendeckende Einführung von Standards erforderlich, die es erlauben, Gesundheitsdaten einheitlich und maschinenlesbar zu codieren und zwischen Softwareanwendungen auszutauschen. Die Implementierung von Standards spielt auch für Daten, die in die ePA eingepflegt werden können, eine zentrale Rolle. Damit die ePa in Zukunft wie geplant einfacher für Forschungszwecke genutzt werden kann, müssen die darin enthaltenen Daten in einem Format gespeichert werden, das reibungslos in Algorithmen eingespeist bzw. von diesen verarbeitet werden kann.

Datenerfassung

Für die Standardisierung der Datenerfassung sind Terminologien notwendig, die eine eindeutige und einheitliche Codierung von Informationen erlauben. Sie werden in der Informatik auch als **Ontologien** bezeichnet und erlauben es, Informationen wie z. B. das Vorliegen einer Erkrankung als Zahlencodes eindeutig und maschinenlesbar zu dokumentieren. Die Codes in der Ontologie sind systematisch angelegt, wobei z. B. berücksichtigt wird, dass eine spezifische Erkrankung eine Unterform einer übergeordneten Erkrankungsart sein kann. Eine Ontologie erlaubt somit eine strukturierte und standardisierte Darstellung von Informationen. Für den medizinischen Bereich wurden bereits mehrere solcher international gültigen Ontologien etabliert. Zwei dieser Ontologien, SNOMED CT und LOINC, betrachten wir im Folgenden näher. Obwohl diese Ontologien ursprünglich unabhängig voneinander entwickelt wurden und aktuell bestimmte bevorzugte Einsatzbereiche aufweisen, besteht langfristig das Ziel, diese zu einer Ontologie zusammenzuführen.

Systematized Nomenclature of Medicine – Clinical Terms (SNOMED CT)

Eine der wichtigsten Ontologien im medizinischen Bereich ist die Systematized Nomenclature of Medicine – Clinical Terms (SNOMED CT). Sie wurde vom College of American Pathologists entwickelt und wird heute von der SNOMED International Organisation verwaltet. SNOMED CT bietet ein international anwendbares, standardisiertes und gemeinsames Vokabular für medizinische Begriffe und Konzepte, die in der Gesundheitsversorgung verwendet werden. Damit können z. B. Diagnosen in einer strukturierten und einheitlichen Weise dokumentiert werden, wobei SNOMED CT eine deutlich detailliertere Dokumentation von Diagnosen erlaubt als die für die Abrechnung genutzten ICD-Codes. Ähnlich dem ICD-System besteht SNOMED CT aus einer **Sammlung von Codes**, die sowohl sog. klinische Konzepte repräsentieren als auch deren Beziehung zueinander. **Konzepte** sind neben Diagnosen z. B. auch Symptome, Prozeduren oder Medikamente. Jedem dieser Konzepte wird ein eindeutiger Code zugewiesen, der es ermöglicht, das Konzept präzise zu identifizieren und zu referenzieren. Sollen medizinische Informationen, wie z. B. das Vorliegen eines Mammakarzinoms bei einer Patientin anhand eines SNOMED-CT-Codes bzw. SNOMED-CT-Konzepts dokumentiert werden, wird auch davon gesprochen, dass die Information auf die SNOMED-CT-Ontologie „gemappt" wird.

Eigenschaften eines SNOMED-CT-Codes

Jeder SNOMED-CT-Code besteht aus einer Kombination von Zahlen und Buchstaben und ist weltweit eindeutig. So stehen der Code „254837009" etwa für die Diagnose „maligner Tumor der Brust" oder der Code „180342009" für die Prozedur „chirurgische Entfernung eines Tumors". Die medizinischen **Konzepte** sind in SNOMED CT hierarchisch organisiert. Das bedeutet, dass es übergeordnete und untergeordnete Konzepte gibt, die durch spezifische Beziehungen miteinander verbunden sind und in einem logischen Zusammenhang stehen. Eine solche hierarchische Ordnung von Konzepten ist in ➤ Abb. 4.3 am Beispiel des malignen Tumors der Brust dargestellt.

Darüber hinaus sind bei SNOMED CT für jeden Begriff **Synonyme** hinterlegt, damit man für die gleiche Information denselben Code nutzen kann. So haben z. B. die Synonyme „maligner Tumor der Brust", „maligne Neoplasie der Brust", „Brustkrebs", „CA der Brust" und „Mamma-CA" alle den Code „254837009". Für eine noch präzisere Definition dessen, um welche Diagnose es sich genau handelt, verfügt der Begriff „maligner Tumor der Brust" noch über knapp 30 Unterkategorien, wie z. B. „maligner Tumor der Brust des unteren äußeren Quadranten".

Um die semantische Information dieser Begriffe noch besser abzubilden, wird jedem Konzept neben dem Code (also z. B. „254837009") und der Textbeschreibung (also z. B. „maligner Tumor der Brust") ein semantisches Etikett **(„tag")** zugewiesen. Beim „malignen Tumor der Brust" wäre der „tag" z. B. „Erkrankung". Der voll spezifizierte Name des Konzepts lautet deshalb „Maligner Tumor der Brust (Erkrankung)". Einem Konzept werden zudem Attribute zugewiesen, die die Bedeutung des Begriffs abdecken. Für „maligner Tumor der Brust" sind das z. B. die assoziierte Morphologie „maligner Tumor" und der Fundort „Bruststruktur".

Jedes Konzept verfügt außerdem über eine Vielzahl von Beziehungen zu anderen Konzepten. Das liegt daran, dass z. B. „maligner Tumor der Brust" nicht nur ein untergeordnetes Konzept von „maligner Tumor" ist, sondern auch von „Erkrankung der Brust". Die in SNOMED CT gesammelten Begriffe können deshalb auch wie ein großes Netz betrachtet werden (➤ Abb. 4.4).

4

Maligner Tumor der Brust

SNOMED CT-Code	**254837009**
Name	Maligner Tumor der Brust
Voll spezifizierter Name	Maligner Tumor der Brust (Erkrankung)
Synonyme	Maligne Neoplasie der Brust, Brustkrebs, CA der Brust, Mamma-CA
Attribute	
Assoziierte Morphologie	Maligne Neoplasie
Fundort	Bruststruktur
Mögliche Hierarchie	Befund 404684003 ↳ Erkrankung 64572001 ↳ Neoplasie 399981008 ↳ Maligner Tumor 55342001 ↳ Maligner Tumor des Thorax 1883610007 ↳ Maligner Tumor der Brust 254837009
Untergeordnete Konzepte	Maligne Neoplasie der Brust des unteren inneren Quadranten 373080008 Maligne Neoplasie der Brust des unteren äußeren Quadranten 373081007 usw.
Übergeordnete Konzepte	Maligner Tumor Erkrankung der Brust Knoten in der Brust Neoplasie des Thorax

Abb. 4.3 Steckbrief des Konzepts „Maligner Tumor der Brust" in SNOMED CT. Dieser vereinfachte Steckbrief enthält u. a. den SNOMED-CT-Code des Konzepts, der in der klinischen Routine z. B. für Dokumentationszwecke genutzt werden kann. Darüber hinaus verfügt jedes Konzept über ein semantisches Etikett („tag"), das die Art des Konzepts, z. B. „Erkrankung" oder „Prozedur" angibt. Er ist Teil des voll spezifizierten Namens des Konzepts, z. B. „Maligner Tumor der Brust (Erkrankung)". Um die Eigenschaften des Konzepts noch präziser abzubilden, werden ihm in SNOMED CT Attribute zugewiesen und das Konzept mit anderen Konzepten in eine hierarchische Beziehung gesetzt.
Bisher existiert SNOMED CT nur auf Englisch, allerdings arbeitet die German Translation Group seit 2020 daran, eine deutsche Version herauszubringen; CA = Karzinom. [P1522/P1523]

Von jedem Konzept und jedem Attribut können eigene Netze gebildet werden, sodass sich ein riesiges Netz ergibt, das das in SNOMED CT integrierte medizinische Wissen bzw. die semantischen Informationen der Codes veranschaulicht. Solche Netze werden auch als Knowledge Graphs bezeichnet. Sie können von Graph Neural Networks (GNNs, ➤ Kap. 14) verarbeitet und z. B. für CDDS genutzt werden (s. a. ➤ Kap. 1.4).

Praktische Umsetzung des Mappings auf die SNOMED-CT-Ontologie

Mit SNOMED CT lässt sich jeder frei formulierte medizinische Begriff präzise in international eindeutigen, sprachunabhängigen Codes ausdrücken. Das **Mapping,** also die Codierung von Informationen aus dem Gesundheitswesen in einer Ontologie wie z. B. SNOMED CT, lässt sich in einem KIS implementieren, indem etwa für eine Diagnose ein klinischer Begriff wie z. B. „Brustkrebs" im Feld „Hauptdiagnose" eingegeben wird (➤ Abb. 4.5). Dabei zeigt das System eine Liste passender SNOMED-CT-Begriffe in einer Auswahlliste an, wobei es z. B. Angaben zur behandelten Person, dem Eingabefeld und auch Informationen zur eingeloggten

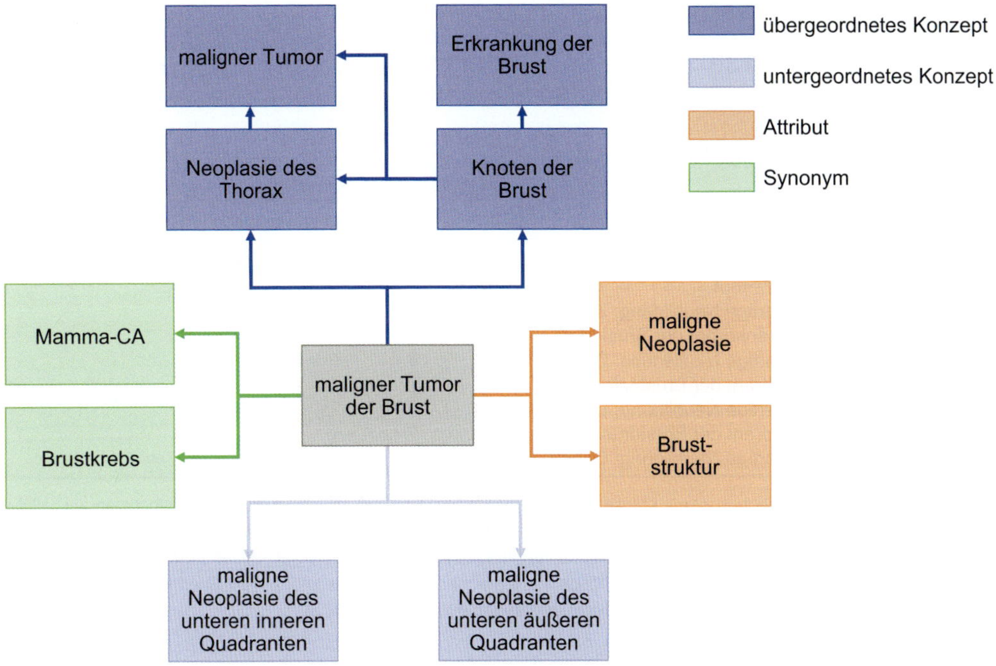

Abb. 4.4 Darstellung des mit dem Konzept „Maligner Tumor der Brust" verknüpften Wissens. Durch die hierarchische Struktur der Konzepte und der Zuweisung von Attributen und Synonymen zu einem Konzept, codiert ein SNOMED-CT-Code neben dem Konzept selbst („Maligner Tumor der Brust") weitere Informationen, die sich auch als ein Graph darstellen lassen. Die Graphen einzelner Konzepte, die z. B. für dieselbe Person codiert wurden, lassen sich in ähnlicher Weise verknüpfen, sodass sich ein Netz ergibt, das die gesamten zu einer Person erhobenen Informationen darstellt. Das in dem Netz abgebildete Wissen zu einer Person kann dann z. B. von einem Clinical Decision Support System verarbeitet werden, um Empfehlungen für die Behandlung einer Person auszugeben; CA = Karzinom. [P1522/P1523]

Person berücksichtigt. Die gebräuchlichen Begriffe in einer Klinik für Gynäkologie sind schließlich andere als die in einer neurologischen Klinik. Auch ist die Zusammenstellung passender Begriffe für ein Feld, in das eine Diagnose eingegeben werden soll, eine andere als für Felder, in denen ein Untersuchungsbefund dokumentiert wird. Bei allen angezeigten Begriffen sind die jeweiligen SNOMED-CT-Codes hinterlegt. Wird ein Begriff aus der Liste ausgewählt, wird dadurch automatisch der passende SNOMED-CT-Code erfasst und gespeichert.

Zur Bewertung des Schweregrads und der Progredienz einer Diagnose können unspezifische **Bewertungsskalen** genutzt werden, wie z. B. eine visuelle Analogskala (VAS), aber auch krankheitsspezifische Skalen wie die NYHA-Klassifikation bei Herzinsuffizienz. Die Verwendung solcher strukturierter Bewertungsskalen ermöglicht die Ableitung von SNOMED-CT-Konzepten basierend auf den eingegebenen Informationen mithilfe der Skala. Wird z. B. ein Patient mit einem Score von 7 auf einer VAS für Schmerzen erfasst, kann die Eingabe vom KIS automatisch auf den SNOMED-CT-Begriff „starke Schmerzen" gemappt werden.

Ähnlich wie die Dokumentation von Diagnosen werden auch Untersuchungsbefunde, Behandlungen und Medikationen erfasst (➤ Abb. 4.6). Neben der Eingabe bzw. Auswahl von Begriffen, die in vordefinierten Feldern dokumentiert werden, können codierbare Begriffe aus Freitexteingaben als SNOMED-CT-Codes extrahiert werden. Wird z. B. ein Freitext verfasst, in dem die Begriffe „Brustkrebs" und „radikale Mastektomie" verwendet werden, dann erfasst das KIS dafür automatisch die entsprechenden SNOMED-CT-Codes, da diese Begriffe SNOMED-CT-Konzepte darstellen.

Alle erfassten SNOMED-CT-Codes werden im Hintergrund systematisch gespeichert. Aus ihnen lassen sich auch die entsprechenden ICD-Codes ableiten, die z. B. für die Abrechnung des Falls relevant sind.

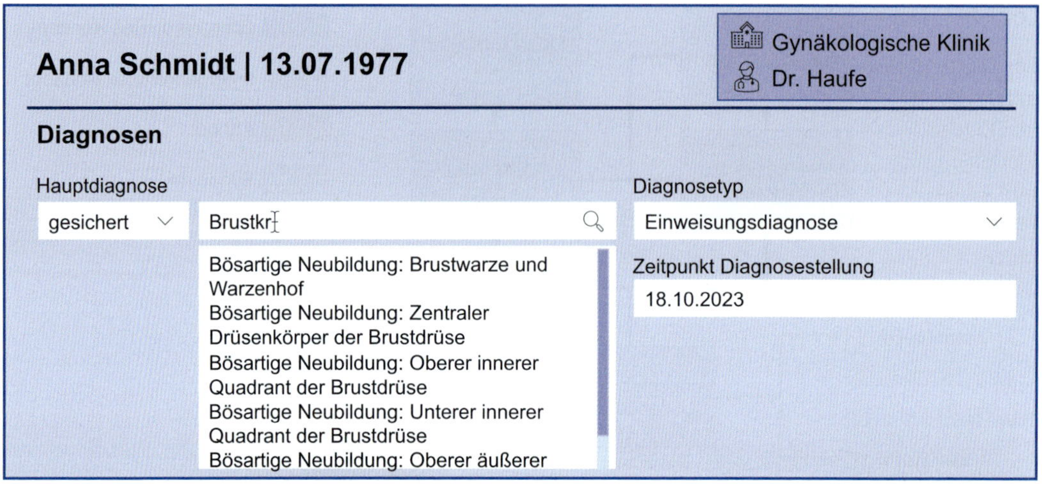

Abb. 4.5 Diagnosedokumentation in einem Krankenhausinformationssystem (KIS). Das Mapping von Eingabedaten auf SNOMED CT ist z. B. dadurch möglich, dass Benutzer*innen bei der Eingabe klinischer Begriffe eine Liste an Vorschlägen angezeigt wird, von denen ein Begriff gewählt werden kann. Die Zusammenstellung der Liste basiert u. a. auf Patient*inneninformationen, dem jeweiligen Eingabefeld und Benutzer*inneninformationen. Dies gewährleistet, dass die angezeigten Begriffe relevant sind bzw. die für die jeweilige Fachrichtung adäquate Terminologie verwendet wird. [P1522/P1523]

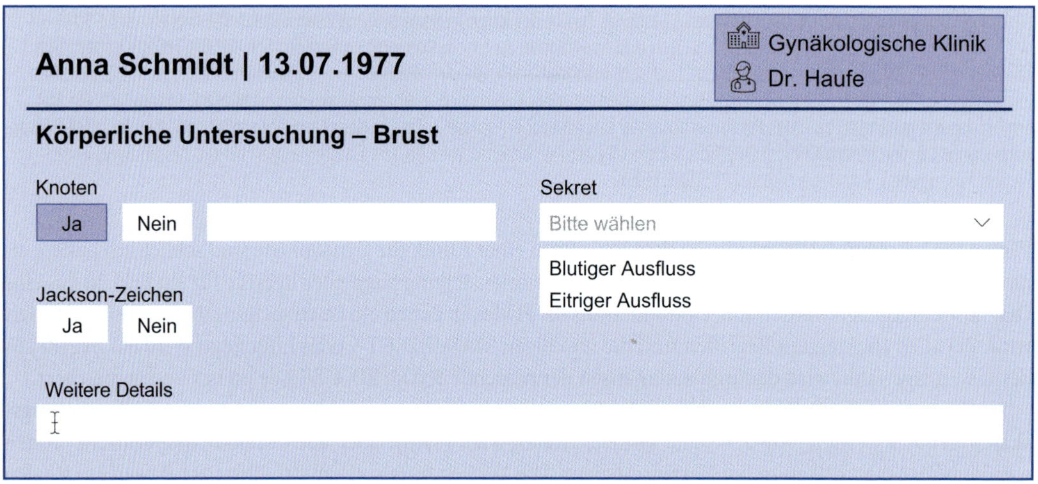

Abb. 4.6 Dokumentation einer Untersuchung der Brust in einem Krankenhausinformationssystem (KIS). In manchen KIS-Systemen ist es möglich, neben der Auswahl vorgeschlagener Begriffe auch SNOMED-CT-Konzepte aus Freitexteingaben zu extrahieren. [P1522/P1523]

Logical Observation Identifiers Names and Codes (LOINC)

Logical Observation Identifiers Names and Codes (LOINC) ist eine Ontologie, mit der Prozeduren wie Laboruntersuchungen, histopathologische Analysen und Messungen von Vitalparametern sowie die entsprechenden Ergebnisse der Prozeduren codiert werden können. Die Entwicklung von LOINC wurde 1994 von Clem McDonald am Regenstrief Institute initiiert und dann vom dafür gegründeten LOINC Comittee am selben Institut weitergeführt, das noch heute für die Erweiterung und Verwaltung zuständig ist. Zwar existieren für die Codierung von Laboruntersuchungen, Pathologieanalysen und Messungen von Vitalparametern auch SNOMED-CT-Codes, allerdings empfiehlt die SNOMED International Organisation, dafür die LOINC-Codes zu nutzen, da in LOINC eine präzisere Codierung dieser Informationen möglich ist als mit SNOMED CT. Fordert ein behandelnder Arzt z. B. eine immunhistochemische Untersuchung der HER2-Expression des Brusttumors einer Patientin an, dann wird bei der Übermittlung des Auftrags an das Labor i. d. R. der LOINC-Code übermittelt. Der Auftrag wird dazu im KIS erstellt und digital an das **Labor-Informations-und-Management-System (LIMS)** des Labors versendet.

Die LOINC-Ontologie zur Codierung der *Durchführung* von Untersuchungen (nicht jedoch der Ergebnisse, s. u.) basiert auf 6 Achsen. In ➤ Abb. 4.7 ist beispielhaft die Codierung für eine immunhistochemische (also histopathologische) Untersuchung der HER2-Expression eines Brusttumors dargestellt. Bei dieser Untersuchung wird einmalig („Zeit" in ➤ Abb. 4.7) eine Brusttumorgewebeprobe („System") mit Antikörpern gegen HER2 angefärbt („Methode"). Je stärker die Färbung, desto stärker exprimiert das untersuchte Tumorgewebe HER2. Ab einem bestimmten Grenzwert wird von einem HER2-überexprimierenden Tumor gesprochen („Messgröße"), der dann z. B. mit Antikörpern gegen HER2 behandelt werden kann.

Würde sich die Angabe für eine der in der Abbildung aufgeführten Achsen Methode, Komponente, Messgröße, Zeit, System oder Skala ändern, wäre ein anderer LOINC-Code für die Codierung der Untersuchung zu vergeben. Sollen zur Durchführung einer Untersuchung Informationen codiert werden, die durch die Codierung

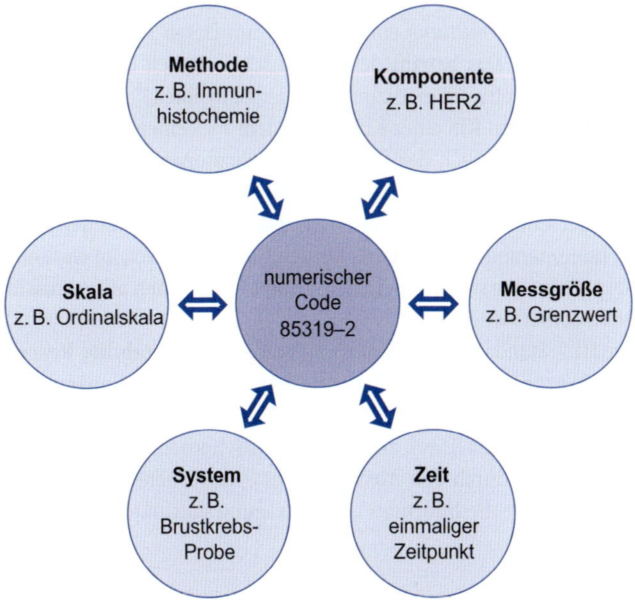

Abb. 4.7 Achsen der LOINC-Ontologie zur Codierung der Durchführung von Untersuchungen. Mit LOINC werden insbesondere Laboruntersuchungen, histopathologische Untersuchungen und Erhebungen von Vitalparameter codiert. Die Untersuchungen werden anhand von 6 Achsen beschrieben. Ändert sich der Parameter einer Achse, ändert sich der Code, mit dem die Untersuchung codiert wird; HER2 = humaner epidermaler Wachstumsfaktor 2. [P1522/P1523]

mit LOINC nicht berücksichtigt werden, können diese als SNOMED-CT-Code angegeben werden, z. B., wenn detailliertere Angaben zur Probeentnahmestelle festgehalten werden sollen.

Bei der Codierung der *Ergebnisse* der Untersuchungen kommen ebenfalls sowohl LOINC- als auch SNOMED-CT-Codes zum Einsatz. Grundsätzlich gilt auch hier LOINC als Standard. Allerdings gibt es Ausnahmen je nach verwendeter Maßeinheit bzw. dem Datentyp der Laborergebnisse. Beispielsweise kann der LDL-Cholesterinspiegel als numerischer Wert übermittelt werden, während die in einer Blutkultur identifizierten Bakterien als nominale Angabe übermittelt werden. Für Untersuchungsergebnisse, die in Zahlenwerten ausgedrückt werden können, ist LOINC besser geeignet, nominale Werte können hingegen besser in SNOMED CT codiert werden. Dazu zählen insbesondere Namen von Mikroorganismen, Substanzen (z. B. Allergene, Antikörper) oder die An- bzw. Abwesenheit bestimmter Auffälligkeiten, z. B. ob untersuchte Tumorzellen den HER2 exprimieren.

Um Überschneidungen zwischen LOINC und SNOMED CT, aber auch anderen Ontologien zu verringern, die Interoperabilität zu fördern und die flächendeckende Implementierung solcher Standards voranzutreiben, wurde das **Joint Initiative Council for Global Health Informatics Standardization (JIC)** gegründet. Es handelt sich dabei um einen Zusammenschluss der wichtigsten Organisationen zur Entwicklung von Standards für die Gesundheitsinformatik, wie z. B. die SNOMED International Organisation, das LOINC Committee sowie die Health Level Seven International (s. u.). Gemeinsam arbeiten diese Organisationen daran, die Standards so weiterzuentwickeln, dass sie in möglichst vielen Staaten und Systemen zum Einsatz kommen und einfach zu implementieren sind. So wird z. B. daran gearbeitet, die Codierungen von SNOMED CT und LOINC zu einer gemeinsamen Ontologie zusammenzuführen. Außerdem stellt das JIC Anleitungen und Umsetzungshilfen zur Implementierung dieser Standards für Softwarehersteller bereit.

Datenübermittlung

Neben der Einführung von Standards für die Daten*erfassung* (wie z. B. SNOMED CT oder LOINC) ist auch die Standardisierung der Daten*übermittlung* entscheidend, um Daten schnell, sicher und einfach zwischen Softwaresystemen auszutauschen. Das betrifft den Austausch zwischen den verschiedenen Systemen einer Institution wie dem KIS und der Software medizinischer Geräte in einer Klinik, aber auch zwischen Systemen verschiedener Institutionen wie dem KIS einer Klinik und dem PVS einer ärztlichen Praxis.

Health Level Seven (HL7) ist ähnlich der SNOMED International Organisation und dem LOINC Committee eine Organisation, die Standards entwickelt. Anders als SNOMED CT oder LOINC dienen Standards von HL7 allerdings nicht der Codierung im Rahmen der Datenerfassung, sondern sind international gültige Kommunikations- bzw. Interoperabilitätsstandards für den Datenaustausch im Gesundheitswesen. So können mit den HL7-Standards z. B. Informationen zwischen Computersystemen ausgetauscht werden, die zuvor in SNOMED CT oder LOINC codiert wurden.

Der wohl bekannteste HL7-Standard heißt **Fast Healthcare Interoperability Resources (FHIR),** der auch in der TI verwendet wird. Wurde z. B. bei einer Patientin während eines stationären Aufenthalts eine immunhistochemische Untersuchung der HER2-Expression ihres Brusttumors durchgeführt, kann der behandelnde Arzt diese Information vom KIS seiner Klinik an das PVS der weiterbehandelnden niedergelassenen Gynäkologin übermitteln. Dies geschieht durch den Austausch des entsprechenden LOINC-Codes über die TI. Der FHIR-Standard definiert dabei, wie die Informationsübertragung stattfindet.

MERKE

Fast Healthcare Interoperability Resources (FHIR) ist ein HL7-Standard, der definiert, wie die Informationsübertragung stattfindet, damit Daten schnell, sicher und einfach zwischen Softwaresystemen ausgetauscht werden können.

Ressourcen, Attribute, Kategorien

Der FHIR-Standard sieht vor, dass für den Austausch von Daten standardisierte Datenpakete zwischen Softwaresystemen übermittelt werden, wie z. B. zwischen KIS und PVS oder zwischen KIS und der Software eines medizinischen Geräts. Diese Datenpakete werden als **Ressourcen** bezeichnet. Beispiele von Ressourcen sind „Patient*in", „Medikationsverschreibungen", „Beobachtungen (Observations)" wie Laborwerte oder Vitalparameter, oder „Organisationen" wie eine niedergelassene Ärztin.

Der FHIR-Standard definiert für jede Ressource, wie etwa „Patient*in" (➤ Abb. 4.8), bestimmte Informationen, die im Rahmen der Kommunikation zwischen Softwaresystemen übermittelt werden müssen. Diese Informationen werden auch als **Attribute** bezeichnet (nicht zu verwechseln mit den Attributen bei SNOMED CT). Beispiele für Attribute in der Ressource Patient*in sind „name", „birthDate" oder „contact".

Jedes Attribut in einer Ressource lässt sich einer der folgenden 3 **Kategorien** zuordnen, d. h. jedes Attribut definiert entweder einen Datentyp, stellt ein sog. BackboneElement dar oder entspricht einer sog. Reference:

- **Datentyp:** Für ein Attribut wie „name", das eine einzelne Information umfasst, wird ein Datentyp bzw. eine sog. Klasse definiert, der bzw. die angibt, in welchem Format die Information in der Ressource übermittelt wird. Für den Namen einer Patientin lautet dieser Datentyp bzw. die Klasse „HumanName". Diese sieht vor, dass der Name der Person in Form eines Strings übermittelt wird. Als String werden in der Informatik Wörter bzw. Sequenzen von Zeichen wie Buchstaben bezeichnet. Ein String für das Attribut „name" könnten z. B. lauten „Anna Schmidt". Für eine histopathologische Analyse wie der immunhistochemischen Untersuchung der HER2-Expression des Brusttumors der Patientin wäre der Datentyp z. B. der LOINC-Code, mit dem sich die Untersuchung codieren lässt. Auch SNOMED-CT-Codes oder ICD-Codes können als Datentypen hinterlegt sein.

Name des Attributs	Kategorie	Beschreibung
Patient*in	DomainRessource	Informationen über eine Person, die Gesundheitsdienstleistungen erhält
├ identifier	identifier	ein Identifikator der Person
├ name	HumanName	ein Name, der mit der Person assoziiert ist
├ telecom	ContactPoint	ein Kontakt der Person
├ gender	code	männlich | weiblich | anderes | unbekannt
├ birthDate	datum	Geburtsdatum der Person
├ address	address	eine Adresse der Person
├ photo	attachment	Bild der Person
├ contact	BackboneElement	eine Kontaktperson der Person
│ ├ relationship	CodeableConcept	Art der Beziehung
│ ├ name	HumanName	Name assoziiert mit der Kontaktperson
│ ├ telecom	ContactPoint	ein Kontakt der Person
│ ├ adress		eine Adresse der Kontaktperson
│ ├ gender		männlich | weiblich | anderes | unbekannt
│ ├ organization	Reference (Organization)	Organisation, mit der die Kontaktperson assoziiert ist
│ └ period		Periode, in der die Kontaktperson erreichbar ist
├ generalPractitioner	Reference(Organization | Practicioner | PractionerRole)	benannter Erstversorger der behandelten Person
├ managingOrganization	Reference (Organization)	Organisation, die für die Aufbewahrung der Patientenakte zuständig ist
└ link	BackboneElement	Link zu anderen Ressourcen, die mit der Person in Verbindung steht

Abb. 4.8 Auszug aus der Ressource „Patient*in". Der FHIR-Standard (FHIR = Fast Healthcare Interoperability Resources) legt für jede Ressource Attribute fest. Für Attribute, die eine einzelne Information umfassen, wird ein Datentyp festgelegt (z. B. die Attribute „identifier" oder „address"), in dem die Information des Attributs angegeben werden muss. Attribute, die mehr als eine Information umfassen, können entweder Grundlage für weitere Attribute sein (vgl. das Attribut „contact", das ein Backbone-Element darstellt), oder über References mit anderen Ressourcen verknüpft werden (z. B. das Attribut „managingOrganization"). [P1522/P1523]

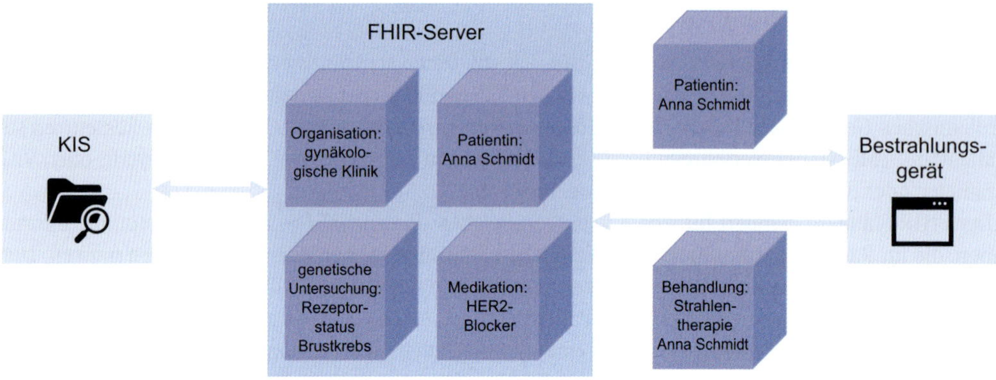

Abb. 4.9 FHIR-Server (FHIR = Fast Healthcare Interoperability Resources). Der FHIR-Server einer Klinik fungiert als zentraler Speicher aller Ressourcen, die in diesem Krankenhaus generiert wurden. So können verschiedenen Softwaresysteme wie das Krankenhausinformationssystem (KIS), aber auch die Software in Behandlungsgeräten auf die Ressourcen zugreifen, diese modifizieren und neue hinzufügen; HER2 = humaner epidermaler Wachstumsfaktorrezeptor 2. [P1522/P1523]

- **BackboneElement:** Einige Attribute umfassen mehr als eine Information, sodass ein Attribut Grundlage (BackboneElement) für weitere Attribute sein kann. In unserem Beispiel der Ressource „Patient*in“ in ➤ Abb. 4.8 wäre das z. B. das Attribut „contact“ (Kontaktperson). Für das BackboneElement „contact“ können in der Ressource „Patient*in“ somit weitere Attribute wie die Beziehung der Kontaktperson zur Patientin oder der Name der Kontaktperson hinterlegt werden.
- **Reference:** Darüber hinaus gibt es Attribute, die mehr als eine einzelne Information umfassen, wobei diese Informationen in einer eigenen Ressource zusammengefasst werden. In unserem Beispiel der Ressource „Patient*in“ in ➤ Abb. 4.8 wäre das z. B. das Attribut „managingOrganisation“ (Verwaltungsorganisation). Gemeint ist damit die Organisation, die die Ressource „Patient*in“ angelegt hat, also z. B. die gynäkologische Klinik, in der die Patientin behandelt wurde. Für die Klinik muss eine eigene Ressource angelegt werden, die wiederum Attribute wie den Namen der Klinik und deren Adresse enthält. In der Ressource „Patient*in“ stellt das Attribut „managingOrganisation“ (Reference) die Verknüpfung zu einer anderen Ressource her.

In der Spalte „Kategorie“ in ➤ Abb. 4.8 wird definiert, welche der 3 genannten Kategorien auf ein Attribut zutrifft. Die Spalte „Beschreibung“ liefert zudem eine Erklärung, welche Information durch das Attribut berücksichtigt wird.

Alle FHIR-Ressourcen, die basierend auf den in einem Krankenhaus erfassten Daten generiert wurden, werden auf einem sog. **FHIR-Server** gespeichert (➤ Abb. 4.9). Diesen Server muss das Krankenhaus anlegen. Auf ihn bzw. die auf dem Server gespeicherten Ressourcen können dann die Softwaresysteme des Krankenhauses zugreifen, also das KIS der Klinik oder die Software medizinischer Geräte. So wird z. B. die über das KIS erstellte Ressource zu einer Brustkrebspatientin auf dem FHIR-Server gespeichert. Erhält die Patientin dann z. B. eine Strahlentherapie, kann die Software des Bestrahlungsgeräts auf die Ressource „Patient*in“ unserer konkreten Patientin zugreifen und die darin enthaltenen Informationen abrufen. Dadurch müssen Ärzt*innen keine Daten wie Namen oder Geburtsdatum in die Software des Bestrahlungsgeräts eingeben, sondern das Gerät übernimmt die Informationen vom FHIR-Server. Die Informationen, die wiederum während der Bestrahlung erhoben werden, also z. B. die applizierte Strahlendosis oder die Dauer der Bestrahlung, können nach der Behandlung in einer weiteren Ressource auf dem Server gespeichert werden. Diese Behandlungs-Ressource kann mit der Ressource „Patient*in“ unserer behandelten Patientin mittels einer Reference (s. o.) verknüpft werden, sodass der Zusammenhang zwischen den Ressourcen für Softwaresysteme deutlich wird.

HTML:

```
<name>
        <family value="Schmidt"/>
        <given value="Anna"/>
</name>
```

JSON:

```
"name":[
  {
    "use":"official",
    "family":[
    "Schmidt"
    ],
    "given":[
    "Anna"
    ]
```

Abb. 4.10 Beispiel der HTML- und JSON-Repräsentation des Attributs „name" in der Ressource „Patient*in". Jede Ressource enthält eine menschenlesbare Darstellung ihres Inhalts. Diese Darstellung ist sowohl in HTML (Hypertext Markup Language) als auch in JSON (JavaScript Object Notation) verfügbar. HTML ist eine weitverbreitete Programmiersprache für Webseiten, die von Webbrowsern interpretiert wird, um Webinhalte anzuzeigen. Neben dem Inhalt von Webseiten, kann aber auch der einer FHIR-Ressource (FHIR = Fast Healthcare Interoperability Resources) in HTML codiert werden. Zusätzlich zur HTML-Darstellung lässt sich der Ressourceninhalt auch als JSON-Repräsentation darstellen. JSON wird für den strukturierten Datenaustausch zwischen verschiedenen Anwendungen, wie z. B. einer Software und einem Server verwendet.
Die Bereitstellung von mehreren Repräsentationen verbessert die Interoperabilität von FHIR, denn verschiedene Systeme und Anwendungen können die Darstellung wählen, die am besten zu ihren Anforderungen passt, und dennoch dieselben Daten verarbeiten und austauschen. [P1522/P1523]

Repräsentation der Inhalte

Jede Ressource enthält mehrere Repräsentationen des Inhalts in Dateiformaten wie HTML und JSON (➤ Abb. 4.10). Das ist wichtig, damit die in einer Ressource enthaltenen Informationen von verschiedenen Systemen und für unterschiedliche Anwendungen genutzt werden können.

HTML steht für **Hypertext Markup Language** und wird auch für Webseiten genutzt. Die HTML-Repräsentation einer Webseite kann von Webbrowsern interpretiert werden, um eine Webseite darzustellen. Neben Webseiten kann aber z. B. auch der Inhalt einer Ressource als HTML-Repräsentation abgebildet werden. Da HTML relativ einfach zu lesen ist, wird für Menschen ersichtlich, welche Informationen in der Ressource enthalten sind. Zudem kann der Inhalt der Ressource ähnlich wie eine Webseite im gewünschten Layout im KIS dargestellt werden. In ➤ Abb. 4.10 ist auf der linken Seite eine HTML-Repräsentation für das Attribut „name" aus der Ressource „Patient*in" dargestellt.

JSON steht für **JavaScript Object Notation** und ist besonders gut zur Übertragung von strukturierten Daten zwischen verschiedenen Softwareanwendungen und Systemen, wie z. B. dem KIS und dem FHIR-Server, geeignet.

Zugriff auf eine Ressource

Damit auf die Ressourcen auf dem FHIR-Server zugegriffen werden kann, wird jeder Ressource eine **URL** (Uniform Resource Locator) zugewiesen (➤ Abb. 4.11), ganz ähnlich wie für das Auffinden von Webseiten im Internet ebenfalls URLs genutzt werden. Über diesen eindeutigen Pfad finden Softwaresysteme die gewünschte Ressource auf dem FHIR-Server.

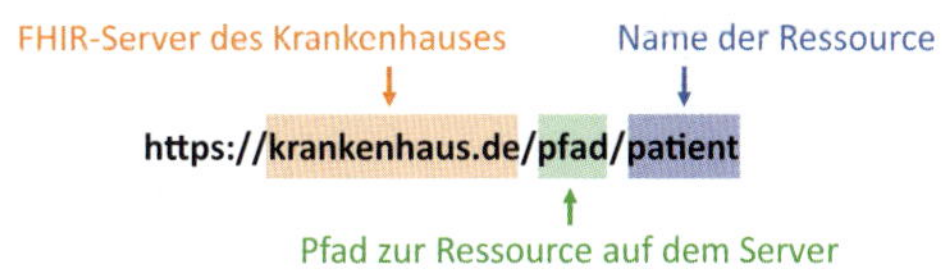

Abb. 4.11 Uniform Resource Locator (URL) einer Ressource „Patient", die über HTTP(S) aufgerufen und modifiziert werden kann. [P1522/P1523]

Der Zugriff auf eine Ressource erfolgt HTTP-basiert. HTTP steht für **Hypertext Transfer Protocol** und ist ein Protokoll (also eine Art Algorithmus), das zur Übertragung von Informationen und Daten verwendet wird. HTTPS stellt eine besonders gesicherte HTTP-Variante dar. HTTP bzw. HTTPS bieten mehrere Methoden, mit denen Webseiten und auch FHIR-Ressourcen aufgerufen und modifiziert werden können (➤ Tab. 4.1).

Tab. 4.1 HTTP-Methoden

Methode	URL	Beschreibung
POST	https://krankenhaus.de/pfad/patientin	Erstellen einer neuen Ressource „Patientin"
GET	https://krankenhaus.de/pfad/patientin/172	Abrufen der Ressource der Patientin mit der ID 172
GET	https://krankenhaus.de/pfad/patient?name=Anna	Suche der Ressource der Patientin „Anna"
PUT	https://krankenhaus.de/pfad/patientin/172	Aktualisierung der Ressource der Patientin mit der ID 172 mit aktuellen Informationen
DELETE	https://krankenhaus.de/pfad/patientin/172	Löschen der Ressource der Patientin mit der ID 172 vom Server
GET	https://krankenhaus.de/pfad/patientin/172/_history	Anzeigen des Bearbeitungsverlaufs der Ressource der Patientin mit der ID 172

4

Die Auswahl der Methode wird wiederum von den **Programmierschnittstellen (Application Programming Interfaces, APIs)** definiert. Eine API ist eine Sammlung von Regeln, die es Systemen ermöglichen, miteinander zu kommunizieren. Dabei definiert die API, wie Anfragen nach Daten gestellt und die Daten zwischen den Systemen ausgetauscht werden können.

Wenn das KIS eines Krankenhauses beispielsweise eine API verwendet, um Daten mit einer externen Labordatenbank auszutauschen und eine Ärztin Labordaten über das KIS bei dieser Datenbank abfragt, finden die folgenden Schritte statt:

Anfrage Das KIS erstellt eine Anfrage an die Labordatenbank über die API. Diese Anfrage enthält Informationen darüber, um welche*n Patient*in es sich handelt und welche Art von Labordaten abgefragt wird.

API-Aufruf Das KIS verwendet die vordefinierten HTTP-Methoden, um die Anfrage an die Labordatenbank zu senden. Wenn das KIS Informationen von der Labordatenbank abrufen möchte, wird z. B. eine GET-Anfrage gestellt:

- „**GET** https://labordatenbank.de/lab-results?patientID=123".

Würde ein neuer Labortest für diese Person angefordert werden, würde die Anfrage z. B. lauten:

- „**PUT** https://labordatenbank.de/request-lab-test
  Body: {"patientID": 123, „testType": „Blood Test"}"

Verarbeitung der Anfrage Die Labordatenbank empfängt die Anfrage und verarbeitet sie gemäß den von der API definierten Regeln. Sie extrahiert die relevanten Labordaten für die angegebene Person und bereitet sie zur Übertragung vor.

Antwort Die Labordatenbank sendet die angefragten Labordaten als Antwort über die API zurück an das KIS. Diese Antwort enthält die angeforderten Informationen, wie z. B. die Laborergebnisse der Person.

Datenintegration Das KIS empfängt die Antwort der Labordatenbank über die API. Es kann die erhaltenen Labordaten in die eigene Datenbank integrieren und sie dem Behandlungsteam anzeigen oder weiterverarbeiten.

Zusammenfassend kann durch die Einführung des FHIR-Standards die Zusammenarbeit (Interoperabilität) von Systemen auf verschiedenen Ebenen standardisiert werden:

- **Semantische Interoperabilität:** Wie oben beschrieben können Attribute auch Standards wie LOINC, SNOMED CT oder ICD-Codes als Datentypen vorsehen. Das macht es erforderlich, dass die Systeme, auf die FHIR implementiert werden soll, in der Lage sind, Informationen auf diese Ontologien zu mappen, um auf diese Weise eine einheitliche Semantik („Bedeutung") zu verwenden.
- **Strukturelle Interoperabilität:** FHIR gibt z. B. in Form von HTTP sog. Übertragungsprotokolle vor, die festlegen, wie und in welcher zeitlichen Abfolge Daten gesendet und empfangen werden. Diese Protokolle kommen z. B. auch zum Einsatz, wenn man im Internet eine Webseite aufruft.
- **Syntaktische Interoperabilität:** FHIR nutzt standardisierte Formate wie HTML und JSON für den Datenaustausch.

Alle genannten Standards wie SNOMED CT, LOINC, die Übertragungsprotokolle und auch Datenformate wurden nicht eigens für FHIR entwickelt, sondern sind bereits etabliert. Das macht es einfacher, den FHIR-Standard bei der Entwicklung eines neuen Softwaresystems zu berücksichtigen und das System so zu programmieren, dass es Daten gemäß dem FHIR-Standard versenden und empfangen kann.

FHIR als flächendeckender Standard zur Datenübermittlung

Aufgrund dieser vergleichsweise einfachen Implementierbarkeit beschloss das **europäische eHealth Network** im Frühjahr 2023, FHIR zum allgemeinen Standard für den Austausch von Gesundheitsdaten in der Europäischen Union (EU) zu machen. Das eHealth-Netzwerk verbindet auf freiwilliger Basis nationale Behörden, die von den EU-Mitgliedstaaten jeweils für eHealth benannt wurden, wie z. B. die gematik in Deutschland. Das Netzwerk soll u. a. Leitlinien erarbeiten, die sich mit Verfahren zur EU-weiten Gesundheitsdatennutzung in Forschung und klinischer Versorgung befassen. Die Festlegung von Standards wie FHIR in diesen Leitlinien hat wegweisenden Charakter, nicht nur für die Verantwortlichen der Einführung und Entwicklung nationaler Infrastrukturen zum Datenaustausch, sondern auch für die Hersteller und Anbieter von Softwareprodukten im Gesundheitsbereich. Einige Softwarehersteller integrieren den FHIR-Standard bereits in ihre Produkte. Die Software eines neuen Bestrahlungsgeräts wird dann z. B. so programmiert, dass die darin erhobenen Informationen zu einer Bestrahlungssitzung als Ressource auf dem FHIR-Server gespeichert und mit anderen Softwaresystemen wie dem KIS ausgetauscht werden können.

Obwohl Standards wie FHIR bereits genutzt werden, müssen Daten wie Alter, Geburtsdatum oder Geschlecht trotzdem noch häufig manuell aus dem KIS in die Software eines anderen Gerätes, z. B. eines Mammografie-Geräts, übertragen werden. Außerdem werden Befunde, die diese Software generiert, nicht automatisch in das KIS überspielt. Das liegt daran, dass eine Schnittstelle, die eine automatisierte, digitale Datenübertragung ermöglichen würde, bei älteren Systemen entweder nicht besteht oder die KIS-Anbieter dafür hohe Preise verlangen. Um dem entgegenzuwirken, arbeitet die gematik an einem verbindlichen Kommunikationsstandard für **Informationstechnische Systeme in Krankenhäusern (ISiK)**, der deshalb auch ISiK-Standard bzw. kurz ISiK heißt. Er basiert auf FHIR und wird von der gematik in sog. Spezifikationen beschrieben. Ähnlich einer Anleitung geben diese vor, wie der Standard in einem Softwareprodukt implementiert werden muss. Allerdings ist ein mehrstufiges Verfahren vorgesehen, nach dem die Softwarehersteller diese Spezifikationen umsetzen müssen. In der seit 2023 gesetzlich verpflichtend umzusetzenden ersten Stufe, ISiK Basis Stufe I, muss ein standardisierter Austausch von Patienteninformationen wie Name, Geburtsdatum, Versicherungsinformationen und Diagnosen gewährleistet werden. Diese Stufe I zu Basisinformationen wird mit der Basis Stufe 2 im Sommer 2024 und der Basis Stufe 3 2025 noch erweitert. Ebenfalls verpflichtend seit Sommer 2024 und 2025 sind dann auch weitere Schnittstellenanforderungen zum Austausch von Dokumenten, Medikationsinformationen, Vitalparametern, Körpermaßen, Terminplanungsinformationen sowie speziell pflegebezogenen Informationen (ISiP).

Datenintegration

Die Einführung von Standards in der Datenerfassung und -übermittlung erleichtert nicht nur den Austausch zwischen verschiedenen Gesundheitseinrichtungen und Akteuren, sondern auch die Integration von Gesundheitsdaten.

MERKE
Unter Datenintegration versteht man die Zusammenführung und Harmonisierung von Daten aus verschiedenen Quellen.

Durch die Einführung von Standards wie SNOMED CT, LOINC und FHIR kann dieser Prozess vereinfacht und die Nutzbarkeit von Gesundheitsdaten z. B. für Forschungszwecke gesteigert werden. Um eine Integration von

Gesundheitsdaten verschiedener Zentren zu ermöglichen, wurden im Rahmen der **Deutschen Medizininformatik-Initiative (MII)** an den meisten deutschen Universitätskliniken sog. **Datenintegrationszentren (DIZ)** eingerichtet. Zu den Aufgaben der DIZ gehört die Sammlung, Zusammenführung und Aufbereitung von Daten aus Systemen wie dem KIS, dem RIS mit angebundenem PACS, oder dem LIMS, die in den Krankenhäusern zum Einsatz kommen (➤ Abb. 4.12).

Die Daten aus den verschiedenen Systemen werden zunächst in einem sog. **Data Lake** auf lokalen Servern zusammengeführt. Der Data Lake speichert Daten in ihrer rohen, unverarbeiteten Form sowohl als strukturierte Daten (z. B. Datentabellen) als auch als unstrukturierte Daten (z. B. Textdokumente oder Bilder).

Um die Daten aus dem Data Lake in ein sog. **Data Warehouse** zu überführen, werden sie – sofern nicht direkt im KIS, RIS oder LIMS geschehen – auf Standards wie SNOMED CT oder LOINC gemappt. Im Data Warehouse werden somit strukturierte Daten gespeichert, was die Abfrage und Analyse von Daten, z. B. im Rahmen von Forschungsprojekten, erleichtert. Die Daten aus dem Warehouse können außerdem in FHIR-Ressourcen zusammengefasst und auf dem FHIR-Server gespeichert werden, auf den dann auch Software-Anwendungen, die in der Klinik genutzt werden, zugreifen können. Der Umweg über das Data Warehouse ist dabei allerdings nur solange nötig, solange noch nicht alle im Krankenhaus eingesetzten Software-Systeme und Anwendungen einschließlich KIS, RIS und LIMS über FHIR-Schnittstellen **(FHIR-APIs)** verfügen, die es ihnen ermöglichen würden, die erfassten Daten direkt als FHIR-Ressource auf dem FHIR-Server abzulegen. Das ist aktuell in den meisten Krankenhäusern der Fall.

In Zukunft sieht die gematik allerdings vor, dass alle im Krankenhaus eingesetzten Systeme über eine solche FHIR-API verfügen, sodass der Datenaustausch direkt über den FHIR-Server möglich ist (s. o.). Wie bereits erwähnt ist zu diesem Zweck Mitte 2023 ein Gesetz in Kraft getreten, das KIS-Anbieter dazu verpflichtet, nur

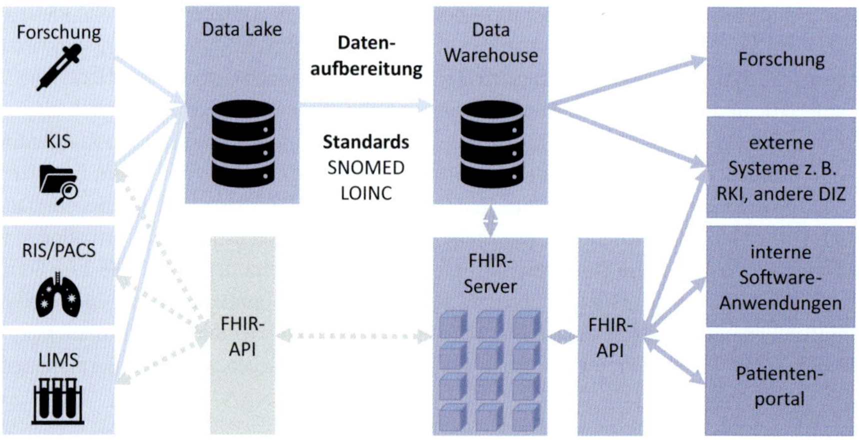

Abb. 4.12 Datenintegration durch das Datenintegrationszentrum (DIZ). Das DIZ sammelt Rohdaten von verschiedenen in einem Krankenhaus eingesetzten Systemen in einem sog. Data Lake auf lokalen Servern. Zu diesen Systemen zählen z. B. das Krankenhausinformationssystem (KIS), das Radiologieinformationssystem (RIS) mit dem Picture Archiving and Communication System (PACS) und das Labor-Informations-Management-System (LIMS), sowie Systeme aus den Forschungseinrichtungen an der entsprechenden Klinik. Um die Daten aus dem Data Lake in ein sog. Data Warehouse zu überführen, werden sie aufbereitet und z. B. – sofern bei der Erfassung noch nicht geschehen – auf Ontologien gemappt. Das Data Warehouse enthält somit strukturierte Daten, die z. B. Forschenden zur Verfügung gestellt werden können. Die Daten aus dem Warehouse können außerdem in FHIR-Ressourcen zusammengefasst und auf dem FHIR-Server (FHIR = Fast Healthcare Interoperability Resources) gespeichert werden. Statt die Daten über das Data Warehouse an den FHIR-Server weiterzugeben, sollen KIS, RIS, LIMS etc. diese in Zukunft allerdings durch FHIR-Schnittstellen (FHIR-APIs) direkt an den FHIR-Server übermitteln und auch von dort abrufen können. Auf die Daten auf dem FHIR-Server können dann z. B. Software-Anwendungen zugreifen, die in der Klinik eingesetzt werden und selbst über eine FHIR-API verfügen. Außerdem kann Patient*innen z. B. über ein Portal der Zugriff auf ihre Daten ermöglicht werden; RKI = Robert Koch-Institut. [P1522/P1523]

noch KIS zu vertreiben, die Informationen der Patient*innen wie Name, Geburtstagsdatum und Diagnosen mittels FHIR mit anderen Systemen austauschen können. Weitere Gesetze in diese Richtung sind für 2024 und 2025 geplant.

Neben den innerhalb des Krankenhauses eingesetzten Softwaresystemen sollen auch Patient*innen in Zukunft über ein sog. **Patientenportal** auf ihre Gesundheitsdaten zugreifen können, die auf den Servern eines Krankenhauses gespeichert sind. Ein solches Portal ist eine webbasierte Anwendung, die es Patient*innen ermöglicht, online auf ihre persönlichen Gesundheitsdaten zuzugreifen. Diese Portale werden von Gesundheitseinrichtungen wie Krankenhäusern oder ärztlichen Praxen bereitgestellt, um die Kommunikation und den Informationsaustausch zwischen Patient*innen und medizinischem Fachpersonal zu verbessern. Über die Plattform können Patient*innen nicht nur die von der Einrichtung für sie angelegte Akte einsehen, sondern auch Termine vereinbaren, Rezepte bestellen oder Zusatzleistungen für ihren Krankenhausaufenthalt buchen, wie z. B. eine Unterbringung in einem Einzelzimmer. Das Portal ist jedoch nicht mit der ePa zu verwechseln. Es ermöglicht lediglich die Einsicht in Gesundheitsdaten, die von der spezifischen Einrichtung (z. B. ein Krankenhaus) erhoben und dokumentiert wurden. Im Gegensatz dazu werden in der ePA *alle* Gesundheitsdaten einer Person zusammengeführt; allerdings können über die ePA keine Termine oder Zusatzleistungen gebucht werden.

Darüber hinaus soll die flächendeckende Verfügbarkeit von FHIR-Schnittstellen künftig den Datenaustausch mit externen Systemen ermöglichen. Dadurch könnten z. B. Informationen mit Behörden wie dem Robert Koch-Institut oder den Gesundheitsämtern über die TI ausgetauscht werden.

Um die in den Krankenhäusern erfassten und im DIZ aufbereiteten Daten einfacher für Forschungszwecke nutzbar zu machen, führte die MII zudem den sog. **Broad Consent** ein. Hierbei handelt es sich um eine Einverständniserklärung, dass die Gesundheitsdaten einer behandelten Person ohne Zweckbindung vom Krankenhaus erhoben, pseudonymisiert, aufbereitet und Forschenden zur Verfügung gestellt werden dürfen. Um Zugriff auf diese Daten zu erhalten, müssen Forschende beim entsprechenden DIZ einen Antrag stellen. Ein Gremium aus Ärzt*innen, Verwaltungspersonen und Vertreter*innen von Patient*innen entscheidet dann darüber, welches Projekt welche Daten erhält. Dabei können Forschende nicht nur den Zugriff auf Daten der eigenen Universitätsklinik beantragen, sondern auch Daten der DIZ anderer Kliniken zur Verfügung gestellt bekommen. Das erleichtert es, multizentrische Studien durchzuführen und an große, strukturierte Datensätze zu gelangen. Darüber hinaus können verschiedene Daten, wie z. B. aus der klinischen Versorgung und der Forschung, einfacher miteinander in Verbindung gebracht werden.

Europäischer Gesundheitsdatenraum

Die EU-Kommission hat die Notwendigkeit einer europaweiten Dateninfrastruktur für Gesundheitsdaten erkannt und die Etablierung eines **Europäischen Gesundheitsdatenraums (European Health Data Space, EHDS)** initiiert. Ziel ist es, die effiziente Nutzung von Gesundheitsdaten für medizinische Versorgung, Forschung, Innovation und gesundheitspolitische Entscheidungen zu fördern. Auch soll EU-Bürger*innen eine einfache Inanspruchnahme von Gesundheitsleistungen im Ausland ermöglicht werden. Jede*r EU-Bürger*in soll hierbei eine europäische ePA erhalten, die staatenübergreifend genutzt werden kann.

Der entsprechende Gesetzentwurf hierzu sieht u. a. die Erweiterung der bereits eingeführten, grenzüberschreitenden Infrastruktur für die Nutzung elektronischer Gesundheitsdaten namens **HealthData@EU** vor, die bisher nur von wenigen EU-Mitgliedsstaaten genutzt wird. Der Beitritt der EU-Staaten zu diesem EHDS ist für 2025 angedacht, allerdings besteht in Fachkreisen noch Zweifel, ob sich der Entwurf wie geplant umsetzten lässt. Einerseits weisen die Gesundheitssysteme der einzelnen Mitgliedstaaten einen sehr unterschiedlichen Digitalisierungsgrad auf, andererseits ist unklar, ob der Datenschutz in der Verordnung aktuell ausreichend berücksichtigt wird.

Zusammenfassung

- Angesichts des hohen Bedarfs an Daten für die Entwicklung von KI-Software für den Gesundheitssektor ist neben der Digitalisierung eine **Standardisierung der Datenerfassung, Datenübermittlung und Datenintegration** von fundamentaler Bedeutung.
- Auf nationaler, wie internationaler Ebene wird an der Einführung und Entwicklung von Standards wie **SNOMED CT, LOINC** oder **FHIR** gearbeitet, die die Erhebung und Übermittlung von Gesundheitsdaten vereinheitlichen und somit die Interoperabilität erleichtern.
- **DIZ,** wie sie z. B. an vielen Universitätskliniken in Deutschland eingerichtet wurden, ermöglichen es, Daten aus verschiedenen Software-Systemen der Klinik zusammenzuführen, aufzubereiten und in einem standardisierten Format (FHIR) zu speichern. Damit können diese Daten besser für Forschung, Innovation und politische Entscheidungen zugänglich gemacht werden.
- Die Einführung eines **europäischen Gesundheitsdatenraums** soll den Austausch von Gesundheitsdaten europaweit ermöglichen.

4.2 Datenschutz

Dass das Sammeln und Nutzen von Gesundheitsdaten eine präzise Rahmensetzung in Bezug auf den Datenschutz erfordert, liegt auf der Hand, denn es handelt sich um sehr sensible und besonders schützenswerte Daten. Auch die EU hat Gesundheitsdaten in ihrer General Data Protection Regulation (GDPR) bzw. Datenschutz-Grundverordnung (DSGVO) zu den sog. personenbezogenen Daten besonderer Kategorie erklärt, für deren Nutzung spezielle Anforderungen gelten.

Die seit 2018 geltende **Datenschutz-Grundverordnung (DSGVO)** ist der Grundpfeiler des Datenschutzes in der EU. Sie hat den Schutz natürlicher Personen bei der Verarbeitung personenbezogener Daten zum Ziel, soll aber gleichzeitig auch den freien Verkehr solcher Daten gewährleisten. In Deutschland gilt ergänzend und präzisierend das **Bundesdatenschutzgesetz (BDSG).**

Gesundheitsdaten sind gemäß der DSVGO all jene Daten, die sich auf die körperliche oder geistige Gesundheit einer natürlichen Person beziehen bzw. aus denen Informationen über den Gesundheitszustand einer Person hervorgehen. Wie erwähnt gehören sie damit nach DSGVO zu den personenbezogenen Daten besonderer Kategorie, wie z. B. auch Daten zur politischen oder sexuellen Orientierung einer Person oder ihrer ethnischen Herkunft. Die Sammlung und die Verarbeitung dieser Daten sind deshalb nur auf Basis einer sog. Rechtsgrundlage erlaubt. Diese kann z. B. in Form einer Einwilligung der betroffenen Person vorliegen.

Gemäß DSGVO muss die Einwilligung zur Verarbeitung personenbezogener Daten in einer klaren und unmissverständlichen Form erfolgen. Die betroffene Person muss sowohl darüber informiert werden, wer für die Datenverarbeitung verantwortlich ist, als auch darüber, wie und zu welchem Zweck die personenbezogenen Daten verarbeitet werden sollen. Dabei scheint auch eine sog. Opt-Out-(Widerspruchs-)Regelung grundsätzlich möglich zu sein, bei der alle Daten erhoben und verarbeitet werden können, solange dem nicht widersprochen wird (was den Umgang mit Daten deutlich erleichtern würde) [17].

Nutzung personenbezogener Daten für die KI

Bezüglich der Nutzung personenbezogener Daten für das Training oder den Einsatz von KI-Systemen ergeben sich an dieser Stelle einige Schwierigkeiten. Das liegt einerseits daran, dass solche Systeme mit einem erheblichen Grad an technischer Komplexität und Unvorhersehbarkeit einhergehen, wodurch zumindest die Erklärbarkeit dessen, *wie* die Daten verarbeitet werden, erschwert wird. Die verständliche Vermittlung dieser

Informationen an betroffene Personen, die möglicherweise gerade eine lebenseinschneidende Diagnose erhalten haben oder unter schweren Krankheitssymptomen leiden, stellt daher eine besondere Herausforderung dar. Das Problem der mangelnden Nachvollziehbarkeit und Erklärbarkeit von KI-Systemen wird häufig als **„Black-Box"-Problem bzw. Opazität** bezeichnet. Gemeint ist hiermit, dass es Nutzer*innen nicht möglich ist, zu verstehen, wie das System aus den gegeben Eingabedaten die Ausgabe berechnet. Neben der Erfüllung der gesetzlichen Pflichtinformationen über Art, Zweck und Umfang der Datenverarbeitung erschwert dies auch die allgemeine Einhaltung des Transparenzgrundsatzes der DSGVO. Dieser besagt, dass personenbezogene Daten *„auf rechtmäßige Weise, nach Treu und Glauben und in einer für die betroffene Person nachvollziehbaren Weise verarbeitet werden"* müssen (§ 5 Abs. 1 Satz 1a DSGVO).

Darüber hinaus stehen betroffenen Personen nach Einwilligung zur Verwendung der eigenen Daten sog. Betroffenenrechte zu. Diese umfassen z. B. die Rechte auf Berichtigung, auf Löschung und auf Einschränkung der Datenverarbeitung sowie das Recht auf Widerruf der Einwilligung. Besonders die Umsetzung des Rechts auf Widerruf einer Einwilligung zur Verarbeitung der personenbezogenen Gesundheitsdaten kann sich schwierig gestalten. Das ergibt sich daraus, dass das von einem KI-Model aus den Trainingsdaten gelernte „Wissen" nicht ohne Weiteres revidiert werden kann, selbst wenn Teile des Trainingsdatensatzes nach dem Training entfernt werden.

Um Betroffene zu schützen und diese Schwierigkeiten zu umgehen, werden Gesundheitsdaten in der medizinischen Forschung deshalb meist pseudonymisiert oder sogar anonymisiert.

Pseudonymisierung

Unter Pseudonymisierung versteht man ein Verfahren, bei dem personenbezogene Informationen so ersetzt oder verschlüsselt werden, dass die Identität einer Einzelperson nicht mehr ohne zusätzliche Informationen rekonstruiert werden kann. So wird z. B. im Rahmen klinischer Studien jedem Teilnehmenden i. d. R. ein Pseudonym wie etwa ein Zahlencode zugewiesen. Der **Personenbezug bleibt dabei erhalten**, da die Codes anhand einer Liste oder eines anderen Zuordnungsschlüssels eindeutig der Person zugeordnet werden können. Die Daten werden allerdings nur unter Verwendung des Pseudonyms gespeichert bzw. verarbeitet, sodass ohne den Zuordnungsschlüssel keine Zuordnung zu einer Person möglich ist. Somit kann die Pseudonymisierung auch den potenziellen Schaden reduzieren, der aus einer unbeabsichtigten Offenlegung oder etwa einem Hackerangriff auf diese Daten resultieren könnte.

Ob die pseudonymisierten Daten in den Anwendungsbereich der DSGVO fallen, wird dadurch festgelegt, wie wahrscheinlich es ist, dass jemand Unbefugtes an die pseudonymisierten Daten und den Zuordnungsschlüssel gelangt. Gemäß einem Urteil des Gerichts der Europäischen Union (EuG) aus dem Jahr 2023 findet die DSGVO dann keine Anwendung auf diese Daten, wenn lediglich ein geringes (theoretisches) Restrisiko der Re-Identifizierung der betroffenen Person verbleibt.

Anonymisierung

Anonyme Daten liegen vor, wenn **jeglicher Personenbezug entfernt** wurde, also alle Informationen, die die Identifizierung einer Person möglich machen würden, entfernt bzw. gelöscht wurden. Der Name einer Person kann weiterhin durch einen Zahlencode ersetzt werden. Allerdings existiert kein Zuordnungsschlüssel, der rückwirkend eine Zuordnung einer Person zu diesem Zahlencode ermöglichen würde. Streng genommen müssen jedoch auch all jene Variablen entfernt werden, die einzeln oder in Zusammenschau einen eindeutigen Rückschluss auf eine Person ermöglichen würden. Erstellt man etwa ein 3-D-Modell anhand einer Schädel-MRT-Aufnahme, so könnte man das Gesicht der Person erkennen und so die Person identifizieren. Das Gesicht müsste also aus den Bildaufnahmen herausgeschnitten werden, um anonyme Daten zu erhalten.

MERKE

Bei der **Pseudonymisierung** werden personenbezogene Informationen so ersetzt oder verschlüsselt, dass die Identität einer Einzelperson nicht mehr ohne zusätzliche Informationen rekonstruiert werden kann. Bei der **Anonymisierung** werden alle Informationen, die die Identifizierung einer Person möglich machen würden, entfernt.

Grundsätzlich empfiehlt es sich, wenn möglich, mit anonymen Daten zu arbeiten, da die DSGVO und BDSG hierbei keine Anwendung finden. Somit können die Daten ohne Einschränkung und ohne die Gewährleistung etwaiger Betroffenenrechte verarbeitet werden. Die Verwendung anonymer Daten kann im Gesundheitsbereich allerdings schwierig umzusetzen sein, da Daten wie etwa aus der Krankenhistorie sehr individuell und patientenspezifisch sind und deshalb z. T. auch nach Löschung von Klarnamen oder Geburtsdatum auf eine Person geschlossen werden kann.

Sofern verfügbar können auch synthetische, also künstlich generierte Daten für die Entwicklung von Algorithmen genutzt werden, da sich diese ebenfalls der DSGVO entziehen. Dies gelingt z. B. mit Modellen aus dem Bereich der generativen KI (➤ Kap. 15).

Zusammenfassung

- Eine klare Regelung des Datenschutzes ist bei der Erfassung und Verarbeitung von Gesundheitsdaten aufgrund ihrer sensiblen Natur dringend erforderlich. Gemäß der **DSGVO** werden sie daher als **personenbezogene Daten besonderer Kategorie** eingestuft und ihre Verarbeitung an vergleichsweise hohe Anforderungen geknüpft.
- Für die Nutzung personenbezogener Daten für das Training und den Einsatz von KI-Systemen ergeben sich aufgrund der technischen Komplexität und Intransparenz dieser Systeme einige Herausforderungen in Hinblick auf die Garantie der in der DSGVO vorgesehenen **Transparenzgrundsätze** und **Betroffenenrechte.**
- **Pseudonymisierung** und **Anonymisierung** sind Mechanismen, um diese Daten bzw. Betroffene zu schützen und den Vorgaben der DSGVO gerecht zu werden.

4.3 Sicherheit

Neben Fragen zum Datenschutz prägen Bedenken zur Sicherheit und Zuverlässigkeit die Diskussionen um den Einsatz von KI in der Medizin.

4.3.1 Medizinprodukteverordnung

Um die Sicherheit und Leistungsfähigkeit von medizinischen Geräten und Produkten in der EU zu gewährleisten, gilt seit Mai 2021 die europäische **Medical Device Regulation (MDR, Medizinprodukteverordnung).** Sie betrifft alle Medizinprodukte, nicht nur KI-Anwendungen. Ähnlich der DSGVO ist die MDR eine EU-Verordnung, die bei Inkrafttreten automatisch und in einheitlicher Weise in allen EU-Ländern rechtlich bindend ist und nicht erst in einzelstaatliches Recht umgesetzt werden muss. Im Gegensatz dazu ist es bei EU-Richtlinien Aufgabe der EU-Staaten, eigene Gesetze zur Verwirklichung der Zielsetzungen der Richtlinie zu erlassen, sodass der rechtliche Rahmen in jedem Staat etwas unterschiedlich gestaltet ist.

Da es sich bei der MDR um eine Verordnung handelt, müssen seit deren Einführung alle KI-Anwendungen in der EU, die gemäß MDR als Medizinprodukte gelten, den darin gestellten Anforderungen gerecht werden, um für die Nutzung im europäischen Raum zugelassen zu werden. In Deutschland wurde darüber hinaus das **Medizinprodukte-Durchführungsgesetz (MPDG)** verabschiedet, in dem Ergänzungen für die nationale Umsetzung der MDR geregelt werden.

Die Prüfung der Einhaltung dieser rechtlichen Vorschriften im Rahmen der Zulassung von Medizinprodukten erfolgt gemäß MDR durch sog. **benannte Stellen.** Es handelt sich dabei um Institutionen, die jeder europäische Staat auf nationaler Ebene für die Prüfung und Kontrolle von Medizinprodukten benennt. In Deutschland werden diese Stellen von der Zentralstelle der Länder für Gesundheitsschutz bei Arzneimitteln und Medizinprodukten (ZLG) ernannt. Zu den benannten Stellen gehören in Deutschland insbesondere der **TÜV** (Technischer Überwachungsverein) und die **DEKRA** sowie einige kleinere Institutionen. Um die Zulassung für eine als Medizinprodukt geltende Software zu erhalten und nachweisen zu können, dass ein Produkt den in der MDR vorgegebenen Anforderungen gerecht wird, muss ein umfangreicher Prozess durchlaufen werden (➤ Abb. 4.13).

Entwicklung, Produktion und Bewertung

Die MDR verfolgt einen risikobasierten Ansatz und sieht die Einteilung von Produkten in die Risikoklassen I, IIa, IIb und III vor. Je höher die Risikoklasse, desto höher sind auch die zu erfüllenden gesetzlichen Auflagen.

Zweckbestimmung und Zuordnung einer Risikoklasse

Bevor die Zuordnung eines Produkts wie einer Software zu einer Risikoklasse nach MDR möglich ist, muss zunächst ihr Zweck definiert werden, um zu entscheiden, ob es sich überhaupt um ein Medizinprodukt handelt. Laut der MDR sind Medizinprodukte all jene Instrumente, Apparate, Software usw., die zu einem der folgenden **Zwecke** vorgesehen sind:

- Diagnose, Verhütung, Überwachung, Vorhersage, Behandlung oder Linderung von Krankheiten
- Diagnose, Überwachung, Behandlung, Linderung oder Kompensation einer Verletzung oder Behinderung
- Untersuchung, Ersetzung oder Änderung des anatomischen Aufbaus oder eines physiologischen oder pathologischen Prozesses oder Zustands
- Bereitstellung von Informationen mittels In-vitro-Untersuchungen von Proben vom menschlichen Körper einschließlich Organ-, Blut- und Gewebespenden […]

Anschließend kann die **Risikoklasse** anhand der 22 in der MDR enthaltenen Klassifizierungsregeln bestimmt werden, die u. a. Kriterien wie technische, konstruktive, stoffliche und biologische Merkmale, Invasivität, Kontaktdauer, Wirkort und Art der Anwendung berücksichtigen. Für die Klassifizierung von Software ist besonders die Regel 11 der MDR entscheidend (➤ Abb. 4.14). Sie unterscheidet im Kern Software, die entweder

- Informationen für Therapie- und Diagnostikentscheidungen liefert oder
- physiologische Prozesse überwacht oder
- in keine der beiden Kategorien fällt.

Die Risikoklasse hat zwar keinen Einfluss auf die grundlegenden Sicherheits- und Leistungsanforderungen (s. u.), bestimmt aber, nach welchem Verfahren die Einhaltung dieser Anforderungen (Konformitätsprüfung, ➤ Abb. 4.13) geprüft wird – dem zentralen Schritt in der Produktzulassung. Naheliegenderweise gilt dabei, je höher die Risikoklasse des Produkts, desto komplexer das Zulassungsverfahren.

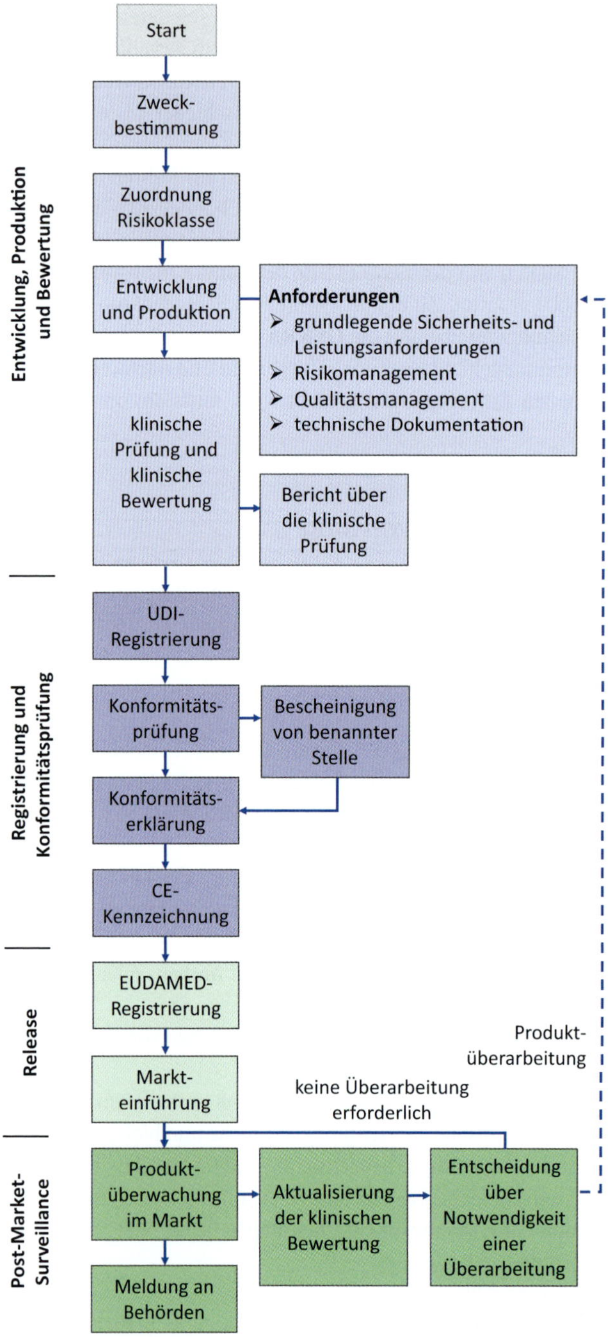

Abb. 4.13 Überblick über den Zulassungs- und Überwachungsprozess von Medizinprodukten gemäß Medizinprodukteverordnung (MDR). Ziel der MDR ist es, die Sicherheit, Eignung und Leistung von Medizinprodukten im europäischen Markt zu gewährleisten und den Schutz von Patient*innen, Anwender*innen und Dritten zu garantieren. Sie regelt zwar streng genommen die *Zulassung* der Produkte für den europäischen Markt, die dafür gestellten Anforderungen betreffen allerdings den gesamten Lebenszyklus eines Produkts und sollten deshalb bei deren Entwicklung schon früh Beachtung finden; UDI = Unique Device Identification, CE = „Conformité Européenne, EUDAMED = European Database on Medical Devices. [P1522/P1523]

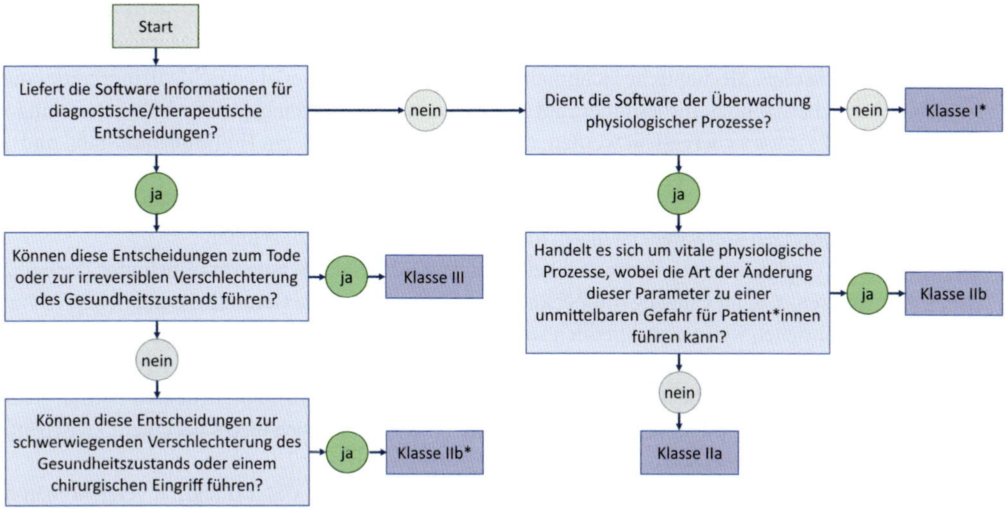

Abb. 4.14 Darstellung Regel 11 (MDR, Anhang VIII, Absatz 6.3). Anhand der dargestellten Entscheidungsregeln kann die Risikoklasse eines Medizinprodukts ermittelt werden. Die Risikoklassen reichen von Klasse I (geringes Risiko) über IIa und IIb bis Klasse III (hohes Risiko). Für die Klasse I* bestehen zudem die Zusatzbezeichnungen Is für Produkte, die in sterilem Zustand in den Verkehr gebracht werden, Ir für wieder verwendbare chirurgische Instrumente sowie Im für Produkte mit Messfunktion. [P1522/P1523]

Anforderungen

Während der Entwicklung eines Medizinprodukts müssen verschiedene Anforderungen erfüllt werden, die dafür sorgen, dass Risiko und Qualität des Produkts im gewünschten Rahmen bleiben. Obwohl sich diese Anforderungen z. T. auf mehrere oder spätere Phasen im Lebenszyklus des Produkts beziehen, wie z. B. auf dessen Überwachung nach der Zulassung, sind sie bereits bei der Produktenwicklung zu berücksichtigen.

Grundlegende Sicherheits- und Leistungsanforderungen

Zu den Anforderungen, die ein Medizinprodukt erfüllen muss, gehören u. a. die sog. grundlegenden Sicherheits- und Leistungsanforderungen. Für alle Produkte, deren Risiko die Klasse I übersteigt, müssen die Sicherheits- und Leistungsanforderungen durch eine benannte Stelle geprüft werden, in Deutschland also insbesondere TÜV und DEKRA (s. o.).

Zu den grundlegenden Sicherheits- und Leistungsanforderungen gehören:

- **Leistungsfähigkeit eines Produkts in den wesentlichen Leistungsmerkmalen:** Die wesentlichen Leistungsmerkmale beschreiben die klinische Funktion eines Produkts. Dementsprechend zählen zu den wesentlichen Leistungsmerkmalen alle Komponenten, für die ein unvertretbares Risiko entsteht, sobald deren Funktion beeinträchtigt ist. Beispiele für ein wesentliches Leistungsmerkmal sind die Fähigkeit eines Bestrahlungsgeräts, genau im geplanten Winkel auf einen Tumor zu strahlen oder die eines Labor-Kühlschranks, Blutkonserven bei einer festgelegten Temperatur zu kühlen.
- **Funktionale, elektrische und mechanische Sicherheit:**
  - *Funktionale Sicherheit:* Die funktionale Sicherheit beschreibt die Abwesenheit von unvertretbaren Risiken, die sich z. B. durch Fehler oder Ausfälle des Steuerungssystems des Medizinprodukts ergeben. So muss sichergestellt werden, dass die Software für die Motorsteuerung einer Herz-Lungen-Maschine keinen Programmierfehler enthält, der zu einem Ausfall der Maschine führt. Auch müssen andere sicherheitsbezogene Funktionen zur Risikominimierung gegeben sein. Ein Detektor in einer Infusionspumpe muss z. B. sicherstellen, dass bei einer Infusion keine Luftblasen in die Blutgefäße von Patient*innen gepumpt werden.

- *Elektrische Sicherheit:* Zur elektrischen Sicherheit gehört die Abwesenheit von unvertretbaren Risiken für physikalische Schäden, wie z. B. einen Stromschlag.
- *Mechanische Sicherheit:* Mechanische Sicherheit bedeutet, dass das Material eines Medizinprodukts auf seine mechanische Stabilität, insbesondere auf Ermüdungserscheinungen bei wiederholter Belastung geprüft wurde. Es muss sichergestellt werden, dass ein Produkt wie z. B. ein Hüftimplantat stabil und haltbar ist, wenn es über lange Zeit im menschlichen Körper verbleibt.

- **IT-Sicherheit:** Unter IT-Sicherheit oder Informationssicherheit versteht man die Fähigkeit von IT-Systemen und den zugehörigen Softwareherstellern, folgende Anforderungen zu erfüllen:
  - *Vertraulichkeit (Confidentiality):* Vertraulichkeit wird definiert als der Schutz vor unbefugter Preisgabe von Informationen, z. B. im Umgang mit personenbezogenen Daten wie Gesundheitsdaten. Die Vertraulichkeit ist gewährleitet, wenn ausschließlich autorisierte Personen auf sensible Daten zugreifen können.
  - *Verfügbarkeit (Availability)* von Systemen und Daten: In Bezug auf die Daten, die ein KI-System verarbeitet, drückt die Verfügbarkeit aus, wie einfach es ist, auf Daten in einem brauchbaren Format zuzugreifen. In Bezug auf das System selbst beschreibt sie z. B., wie schnell sich dieses bei einem Zwischenfall oder einem Systemabsturz erholen kann.
  - *Integrität (Integrity)* bzw. Unverfälschbarkeit von Systemen und Daten: Unter Integrität versteht man die Sicherstellung der Unversehrtheit von Daten und der korrekten Funktionsweise von Systemen. Integrität ist gewährleitet, wenn schützenswerte Daten unversehrt und vollständig bleiben.
  - *Revisionsfähigkeit (Accountability):* Es muss gewährleistet sein, dass Veränderungen von Daten einer Person zugeordnet und Anpassungen in Systemen nachvollzogen werden können.
  - *Authentizität (Authenticity):* Authentizität in der IT-Sicherheit bezieht sich auf die unverfälschte Zuordnung von Daten zu ihrem Ursprung. Dazu muss sowohl die Identität von Nutzer*innen und Systemen sichergestellt werden als auch, dass die übertragenen oder gespeicherten Daten unverändert und unversehrt bleiben. Authentizität stellt sicher, dass die an einem Prozess beteiligten Parteien tatsächlich diejenigen sind, für die sie sich ausgeben, und dass die übertragenen Daten in ihrem ursprünglichen Zustand bleiben. Das Ziel der Authentizität steht somit in enger Verknüpfung zu den o. g. Anforderungen der Integrität bzw. Unverfälschbarkeit sowie der Vertraulichkeit. Zum Nachweis der Identität einer Person oder eines Systems werden sog. digitale Zertifikate genutzt, die von Zertifizierungsstellen wie TÜV oder DEKRA ausgegeben werden. Außerdem kann durch Verschlüsselungstechniken wie der Ende-zu-Ende-Verschlüsselung eine Authentizität der Daten gewährleistet werden.
  - Auch die Auflagen der DSGVO müssen eingehalten werden, damit eine Zulassung des Produkts erfolgen kann.
  - Darüber hinaus fordert die MDR explizit eine „State-of-the-art"-Softwareentwicklung, sodass sichergestellt werden muss, dass das Produkt nach dem aktuellen technischen Wissensstand und Standard entwickelt wurde.
- **Software-Lebenszyklus-Prozesse:** Der Begriff Software-Lebenszyklus beschreibt grundsätzlich die Gesamtheit aller Phasen, die ein medizinisches Software-Produkt von der ersten Idee bis zur Außerbetriebnahme durchläuft. Um die Sicherheit und Leistungsfähigkeit der Software-Produkte gewährleisten zu können, fordert die MDR, dass die Hersteller sog. Software-Lebenszyklus-Prozesse einführen. Dies sind Prozesse, die der Hersteller in den verschiedenen Phasen des Lebenszyklus seines Software-Produkts durchführen muss. Welche Prozesse dazu gehören und wie deren Durchführung dokumentiert werden muss, wird in der europäischen Norm IEC62304 (gewissermaßen ein europäischer Regelkatalog) präzisiert, auf die die MDR verweist. Die Vorgaben bzw. Prozesse, die die Norm vorschreibt, gehen zwar über die reine Entwicklungsphase des Produkts hinaus, der Vollständigkeit halber haben wir aber alle Vorgaben bzw. erforderlichen Prozesse an dieser Stelle aufgeführt. Es ist wichtig, dass die Hersteller bereits in der Software-Entwicklungsphase an die Einführung und Umsetzung der Software-Lebenszyklus-Prozesse denken, da die Durchführung der vorgegebenen Prozesse vollständig in der sog. technischen Dokumentation (zentrale Sammlung aller Dokumentationen, s. u.) festgehalten werden muss. Allmählich dürfte das Aus-

maß an Komplexität der MDR-Regelungen und die damit einhergehenden Herausforderungen besonders für kleine und junge Unternehmen deutlich werden.

- *Phase 1 – Software-Entwicklung:* Die Norm schreibt nicht konkret vor, wie eine Software zu entwickeln ist, sondern vielmehr, wie die Entwicklung zu dokumentieren ist. In der Dokumentation, die später der technischen Dokumentation beigefügt wird, müssen folgende Inhalte beschrieben werden:
  - Software-Anforderungsspezifikation: Es handelt sich dabei um ein Dokument, das detailliert beschreibt, welche Funktionen eine Software aufweist und welche Anforderungen sie stellt. Die Software-Anforderungsspezifikation enthält insbesondere Informationen darüber, welche Daten die Software verarbeitet, wie diese Daten verarbeitet werden, welche Ausgaben die Software erzeugt, auf welche technische Umgebung bzw. Hardware die Software angewiesen ist, wie Schnittstellen aussehen und wie sie sich bei der Interaktion mit Anwender*innen oder anderen Software-Systemen verhält.
  - Software-Architektur: Die Software-Architektur ist eine Art Bauplan, der vorgibt, wie die Software aufgebaut ist. In ihm wird z. B. definiert, welche Komponenten eine Software aufweist und wie diese interagieren.
  - Code-Reviews: Unter dem Code-Review versteht man die Prüfung des Quellcodes durch externe oder interne Gutachter*innen. Dazu werden etablierte Codier-Richtlinien und Programmiersprachen-spezifische Kriterien herangezogen, die die Lesbarkeit, Verständlichkeit und Änderbarkeit des Codes erhöhen und die Effizienz und Effektivität von Code-Reviews verbessern sollen. Sie definieren z. B., wie Code formatiert und strukturiert sein sollte (Einrückungen, Verwendung von Leerzeichen und Leerzeilen), aber auch wie Funktionen, Klassen und Variablen benannt und definiert werden. Die Einhaltung dieser Richtlinien erleichtert es, im Rahmen des Code-Reviews Fehler im Code zu entdecken und auszubessern. Code-Reviews müssen in regelmäßigen Abständen durchgeführt werden. Die Prüfkriterien sowie das Ergebnis der Prüfungen müssen dokumentiert werden.
  - Integrationstests: Hierbei handelt es sich um Tests mit dem Ziel, Fehler im Zusammenspiel verschiedener, voneinander unabhängiger Software-Komponenten eines Softwaresystems zu entdecken. Das Ergebnis der Tests muss ebenfalls dokumentiert werden.
- *Phase 2 – Software-Wartung:* Diese Phase setzt eigentlich erst nach der Zulassung und Inbetriebnahme des Software-Produkts ein. Während das Software-Produkt genutzt wird, können immer wieder Fehler auftreten, die korrigiert werden müssen. Während der Wartung sollten dabei ähnliche Prozesse durchlaufen werden, wie bei der initialen Software-Entwicklung, also z. B. Code-Reviews und Integrationstests.
- *Phase 3 – Außerbetriebnahme:* Die letzte Phase des Lebenszyklus ist die Außerbetriebnahme, bei der das Produkt meist durch ein anderes Produkt ersetzt wird.

• **Biokompatibilität:** Hersteller von Medizinprodukten müssen sicherstellen, dass alle Bestandteile des Produkts, die mit Patient*innen oder Anwender*innen direkt oder indirekt in Kontakt kommen, biokompatibel sind. Das bedeutet z. B., dass Risiken einer Implantatabstoßung oder einer allergischen Reaktion minimiert werden müssen und sichergestellt werden muss, dass Produktmaterialen nicht unbeabsichtigt im Körper von Patient*innen biochemisch oder physikalisch abgebaut oder umgewandelt werden.

• **Gebrauchstauglichkeit (Usability):** Medizinprodukthersteller sind dazu verpflichtet, Risiken zu minimieren, die durch mangelnde Gebrauchstauglichkeit ihrer Produkte entstehen. Die Gebrauchstauglichkeit beschreibt das Ausmaß, in dem ein Produkt durch bestimmte Anwender*innen in einem Nutzungskontext genutzt werden kann, um festgelegte Ziele effektiv, effizient und zufriedenstellend zu erreichen. Ein Beispiel für ein gebrauchstaugliches Medizinprodukt wäre z. B. ein einfach zu bedienendes, tragbares Blutzuckermessgerät, das Nutzer*innen klare, leicht verständliche Gebrauchsanweisungen gibt, über eine gut lesbare Anzeige verfügt, eindeutige Symbole nutzt und zuverlässig über den Blutzuckerspiegel informiert. Dass ein Produkt gebrauchstauglich ist, muss ein Hersteller in Tests verifizieren und dokumentieren.

Nicht nur für Software-Lebenszyklus-Prozesse, sondern für jede der aufgelisteten Anforderungen wird in der MDR auf eine Reihe von Normen verwiesen, die auch als **harmonisierte Normen** bezeichnet werden. Es handelt sich hierbei um Dokumente, die von nationalen oder internationalen Standardisierungskommissionen verfasst wurden, um den aktuellen Stand der Technik zu dokumentieren und als Leitfaden für neu entwickelte Produkte oder Verfahren zu dienen. In ihnen wird z. B. beschrieben, wie personenbezogene Daten nach dem aktuellen Stand der Technik verschlüsselt werden müssen oder welche Prüfgrößen kontrolliert werden sollten, um sicherzustellen, dass ein elektronisches Gerät sicher ist. Nicht alle in der MDR aufgeführten harmonisierten Normen treffen auf jedes Produkt zu, sondern die MDR definiert, unter welchen Umständen welche Norm für welches Produkt relevant ist. Grundsätzlich ist die Einhaltung dieser harmonisierten Normen nicht gesetzlich verpflichtend. Der Nachweis, dass ein Medizinprodukt den in der MDR definierten gesetzlichen Anforderungen entspricht, ist allerdings sehr schwer zu erbringen, wenn ein Produkt diese harmonisierten Normen nicht erfüllt. Es ist somit hilfreich und ratsam, diese Normen von Beginn an zu berücksichtigen.

Zusammenfassung

- Die **Medizinprodukteverordnung (MDR)** verfolgt das Ziel, die Sicherheit, Eignung und Leistungsfähigkeit von Medizinprodukten im europäischen Markt zu gewährleisten und regelt die Zulassung der Produkte für den europäischen Markt. Um eine Zulassung zu erhalten, muss allerdings eine Vielzahl an Vorgaben erfüllt werden, die den gesamten Lebenszyklus eines Produkts betreffen.
- Die grundlegenden **Sicherheits- und Leistungsanforderungen** der MDR muss jedes Medizinprodukt unabhängig von seiner Risikoklasse erfüllen.
- Um nachzuweisen, dass ein Produkt diesen Anforderungen gerecht wird, richten sich viele Hersteller nach den in der MDR angeführten **harmonisierten Normen.** Das sind Dokumente, die von Standardisierungsgremien erstellt wurden und darlegen, wie die Anforderungen basierend auf dem aktuellen Stand der Technik praktisch umgesetzt werden sollten.

Neben den grundlegenden Sicherheits- und Leistungsanforderungen stellt die MDR zusätzlich die folgenden Anforderungen.

Risikomanagement-System

Im Zuge des Risikomanagements werden die unerwünschten Effekte bzw. Nebenwirkungen des Produkts sowie ihr jeweiliger Schweregrad und die Wahrscheinlichkeit des Auftretens umfassend bewertet. Das zu entwickelnde Risikomanagement-System hat dabei die Aufgabe, während des gesamten Produktlebenszyklus sicherzustellen, dass der mit dem Produkt erzielte Nutzen angesichts der bestehenden Risiken als akzeptabel betrachtet werden kann. Dementsprechend ist das Risikomanagement nicht nur im Rahmen der Produktentwicklung durchzuführen, sondern während des gesamten Lebenszyklus des Produkts.

Qualitätsmanagement-System

In Bezug auf die Qualitätssicherung ist der Hersteller dazu verpflichtet, ein effektives produktübergreifendes Qualitätsmanagementsystem (QM-System) einzuführen. Das QM-System verfolgt das Ziel, definierte Qualitätsziele, wie z. B. die Sicherheit und Wirksamkeit von Produkten eines Herstellers anhaltend zu erfüllen, also wie das Risikomanagement-System während des gesamten Lebenszyklus.

Das QM-System wird nicht nur für ein einzelnes Produkt, sondern für sämtliche Produkte eines Herstellers eingeführt. Es soll die organisatorischen Prozesse des Herstellers verbessern, die der Gewährleistung der Qualität von Arbeitsschritten, Verfahren und Produkten dienen. Das QM-System ist dabei nicht starr. Vielmehr sollen durch Anpassungen des QM-Systems kontinuierliche Qualitätsverbesserungen erreicht werden. Daher muss das Unternehmen die Prozesse ständig überwachen und Maßnahmen zur Verbesserung ergreifen.

Das QM-System betrachtet 3 Prozesse:

- **Managementprozesse:** Sie umfassen Aktivitäten und Verfahren, die für die Leitung des Unternehmens wichtig sind (z. B. die Strategieplanung des Unternehmens, das Personalmanagement oder die Weiterentwicklung der Organisationsstrukturen).
- **Kernprozesse:** Hierbei handelt es sich um die Hauptgeschäftsprozesse, in denen Produkte oder Dienstleistungen geplant, entwickelt, produziert und vermarktet werden.
- **Unterstützungsprozesse:** Diese Prozesse umfassen Aspekte wie die Materialbeschaffung oder Korrektur- und Verbesserungsmaßnahmen.

Die MDR nennt auch in Bezug auf das QM-System einige harmonisierte Normen, die festlegen, welche Ziele durch ein solches System erreicht, welche Prozesse im QM-System berücksichtigt und wie diese evaluiert werden sollten.

Um nachzuweisen, dass ein QM-System eingeführt wurde, müssen die Hersteller eine Reihe von Dokumenten erstellen, die sich in 3 hierarchische Kategorien untergliedern lassen. Je tiefer die Kategorie, desto spezifischer ihr Inhalt:

1. Das **QM-Handbuch** gibt einen Überblick über die Organisationstruktur des Unternehmens, über den Aufbau des internen QM-Systems sowie darüber, welche Arbeitsplätze/Positionen im Unternehmen existieren, um die Sicherung der Qualität zu gewährleisten (z. B. Qualitätsmanager*in für die Einführung und Umsetzung des QM-Systems).
2. **Verfahrensanweisungen oder Standard Operating Procedures (SOPs)** legen interne Prozesse fest, die z. B. die Entwicklung neuer Produkte betreffen. Eine SOP für die Produktentwicklung kann z. B. vorgeben, dass für jedes neue Produkt eine detaillierte Anforderungsspezifikation erstellt werden muss, bevor mit der Konstruktion eines Prototypen begonnen wird, oder, dass bei Softwareprodukten regelmäßig Code-Reviews stattfinden müssen.
3. **Restliche Dokumente:** In diese Kategorie fallen Dokumente mit spezifischen Inhalten, wie z. B. Dokumentationen einzelner Arbeitsschritte, Dokumentenvordrucke einzelner Prüfschritte (z. B. für die Code-Reviews), Zeichnungen und Entwürfe des Produkts.

Technische Dokumentation

Alle Informationen zu einem Produkt sowie die Bescheinigungen, dass die vielen Anforderungen der MDR erfüllt werden, werden in einem zentralen Dokument zusammengeführt. Dieses Dokument bezeichnet man als **technische Dokumentation.** Sie enthält viele Dokumente, die verschiedene Lebensphasen des Produkts betreffen und wird immer wieder erweitert und aktualisiert. Eine wichtige Rolle spielt die technische Dokumentation während der sog. Konformitätsprüfung. Hier wird sie genau unter die Lupe genommen und geprüft, ob das Medizinprodukt alle Anforderungen der MDR erfüllt (s. u.).

Ein Teil der technischen Dokumentation, die „interne Dokumentation", verbleibt beim Hersteller, wird ständig aktualisiert und muss bei Aufforderung den Marktaufsichtsbehörden, wie z. B. dem Bundesinstitut für Arzneimittel und Medizinprodukte (BfArM) vorgelegt werden können. Sie enthält u. a. die folgenden Informationen:

- Eine allgemeine Beschreibung des Produkts, einschließlich seiner Zweckbestimmung und Begründung seiner Klassifizierung
- Verweise auf Vorgängerprodukte und ähnliche Produkte
- Konstruktionsunterlagen, die eine Beschreibung des Entwicklungs- und Herstellungsprozesses umfassen sowie Nachweise, aus denen hervorgeht, dass die grundlegenden Sicherheits- und Leistungsanforderungen eingehalten wurden
- Ergebnisse der klinischen Bewertung und der Risiko-Nutzen-Bewertung, die aus dem Risikomanagement hervorgegangen ist
- Nachweise, dass für das Produkt die im QM-System festgelegten internen Prozesse zur Qualitätssicherung des Produkts erfüllt wurden

Neben der „internen" enthält die technische Dokumentation auch eine „externe Dokumentation". Sie umfasst alle Informationen, die an Nutzer*innen und Betreiber*innen des Produkts weitergegeben werden (z. B. Betriebsanleitungen).

Verantwortliche Person: Zusätzlich muss der Hersteller eine Person benennen, die für die Einhaltung der regulatorischen Vorschriften verantwortlich ist. Diese Person gewährleistet u. a., dass die technische Dokumentation den Vorgaben des eigenen QM-Systems entspricht und den rechtlichen Anforderungen der MDR gerecht wird (die Person haftet allerdings i. d. R. nicht persönlich).

Zusammenfassung

- Jeder Medizinproduktehersteller muss ein **QM-System** einführen. Dieses muss sicherstellen, dass alle Prozesse und Verfahren in der Entwicklung und Produktion seiner Produkte in hoher Qualität erfolgen und die Sicherheit und Wirksamkeit der Produkte gewährleistet ist.
- Die **technische Dokumentation** umfasst alle Informationen zu einem Produkt sowie die Bescheinigungen, dass die Anforderungen der MDR erfüllt werden.
- Die Genauigkeit und Vollständigkeit der technischen Dokumentation und der Dokumentationen des QM-Systems sind für die Konformitätsprüfung und spätere Zulassung der Produkte eines Herstellers von zentraler Bedeutung (s. u.).

Klinische Bewertung und klinische Prüfung

Wurde ein Medizinprodukt entwickelt und ein Prototyp produziert, muss der Hersteller dessen Sicherheit, Eignung und Leistung (s. o.) in der klinischen Anwendung testen bzw. beweisen können. Dies erfolgt meist durch eine sog. **klinische Prüfung,** bei der das entwickelte Medizinprodukt von oder an Testpersonen ausprobiert wird, um zu beurteilen, ob es im Praxistest wie vorgesehen funktioniert. Hierzu müssen die Hersteller vorab klinisch relevante Endpunkte festlegen, anhand denen sie die Sicherheit und Leistungsfähigkeit ihres Produkts prüfen. Verspricht der Hersteller z. B., dass seine App dabei hilft, Kopfschmerzen zu lindern, dann kann die Schmerzreduktion mithilfe der visuellen Analogskala quantifiziert werden. Außerdem muss der Hersteller eine klinische Relevanz in Bezug auf die Zweckbestimmung des Produkts nachweisen, um dessen klinische Leistungsfähigkeit zu belegen.

Neben Tests in der klinischen Praxis müssen ggf. auch technische Prüfungen, sog. **Bench-Tests** durchgeführt werden, um u. a. die elektrische und mechanische Sicherheit eines Produkts zu ermitteln. So kann z. B. eine künstliche Herzklappe in ein Herzmodell eingesetzt werden, um deren Widerstandfähigkeit in verschiedenen möglichen Belastungssituationen zu testen. Auch hier geben harmonisierte Normen Hilfestellung, welche Prüfgrößen bzw. Endpunkte in Bench-Tests oder klinischen Prüfungen erhoben werden sollten. Besondere Bench-Tests, die bei Software-Produkten zum Einsatz kommen, sind z. B.:

- **Unit-Tests:** Dabei werden einzelne Komponenten der Software getestet, z. B. wird bei einem Software-System zur Patient*innenüberwachung auf der Intensivstation geprüft, ob das System den korrekten durchschnittlichen Blutdruck aus Beispieldaten berechnet.
- **Integrationstest:** Sie prüfen die Interaktion von Komponenten, z. B. wird bei einem neu entwickelten KIS getestet, ob ein neu angelegtes Patient*innenprofil korrekt in der dafür vorgesehenen Datenbank gespeichert wurde.

Zudem existieren sog. **Systemtests,** bei denen das gesamte Medizinprodukt bzw. Software-System in seiner End-zu-End-Funktionalität (unter Einbeziehung aller Komponenten) getestet wird.

Ein dritter Weg, um Daten zu sammeln, die die Sicherheit und Leistungsfähigkeit eines Medizinprodukts untermauern, ist das Heranziehen von Daten aus klinischen Studien oder klinischen Prüfungen, die von ähnlichen Produkten oder von Vorgängerprodukten stammen.

Basierend auf all den Daten aus klinischer Prüfung, Bench-Tests und Studien kann der Hersteller eine **klinische Bewertung** erstellen, gewissermaßen eine Stellungnahme zur Sicherheit und Leistungsfähigkeit des Produkts, die der technischen Dokumentation beigefügt wird. Die klinische Bewertung enthält auch eine Einschätzung des Nutzen-zu-Risiko-Verhältnisses des Produkts, das eine entscheidende Rolle bei der späteren Konformitätsprüfung spielt. An dieser Stelle sei darauf hingewiesen, dass nicht immer alle dargestellten Datenquellen herangezogen werden müssen, um eine klinische Bewertung auszustellen. Sind aus Literatur und verschiedenen Tests ausreichend Daten vorhanden, die die Sicherheit und Leistungsfähigkeit des Produkts nachweisen, kann ggf. auf eine klinische Prüfung verzichtet werden. Die klinische Bewertung ist nach der Zulassung allerdings nicht abgeschlossen, sondern muss auch nach der Markteinführung des Produkts aktuell gehalten werden.

UDI-Registrierung, Konformitätsprüfung und CE-Kennzeichnung

Registrierung in der UDI-Datenbank

Vor einer Konformitätsprüfung des Medizinprodukts muss es einer Identifizierung und Registrierung zugeführt werden, die als **Unique Device Identification** (UDI, eindeutige Gerätekennung) bezeichnet wird und in der EU verpflichtend ist. Hierbei wird für das Medizinprodukt ein sog. UDI-Device Identifier (UDI-DI) von einer in der MDR festgelegten Zuteilungsstelle wie der Informationsstelle für Arzneispezialitäten (IFA GmbH) vergeben. Jede einzelne Instanz des Produkts erhält wiederum einen separaten UDI-Production Identifier (UDI-PI). Möchte eine Firma z. B. ein Mammografiegerät verkaufen, dann haben alle Mammografiegeräte desselben Typs dieselbe UDI-DI, jedes produzierte Gerät allerdings eine andere UDI-PI. Ziel des UDI-Systems ist es, Produkte einfacher zu identifizieren und Medizinprodukte ohne Zulassung schneller ausfindig zu machen.

Konformitätsprüfung und Konformitätserklärung

Nachdem ein Produkt entwickelt, produziert und vom Hersteller im Rahmen der klinischen Bewertung evaluiert wurde, wird abschließend geprüft, ob es den Anforderungen der MDR gerecht wird. Bei Produkten der Risikoklasse I übernimmt der Hersteller diese Prüfung, bei Produkten höher als Risikoklasse I erfolgt die sog. **Konformitätsprüfung** durch die benannten Stellen, in Deutschland also u. a. durch TÜV und DEKRA. Konnte die Konformität durch den Hersteller bzw. die benannte Stelle bestätigt werden, muss der Hersteller eine sog. **Konformitätserklärung** ausstellen und diese der technischen Dokumentation des Produkts beifügen.

Nachweis der Konformität anhand harmonisierender Normen

Um anhand des QM-Systems und der technischen Dokumentation nachzuweisen, dass ein Medizinprodukt den grundlegenden Sicherheits- und Leistungsanforderungen entspricht, nutzen viele Hersteller die in der MDR aufgeführten harmonisierten Normen, also die Leitfäden der EU, die den Stand der Technik dokumentieren und die Mindestanforderungen an technische Produkte definieren. Am Beispiel der Anforderungen an den Software-Lebenszyklus-Prozess lässt sich die Konformität eines Produkts damit so nachweisen:

1. Die MDR legt fest, dass für Software-Produkte ein Software-Lebenszyklus-Prozess eingeführt und umgesetzt werden muss (1 in ➤ Abb. 4.15).
2. Die harmonisierte Norm der EU (IEC 62304) legt für die verschiedenen Phasen des Software-Lebenszyklus Auflagen fest, die nach neustem Stand der Technik erfüllt und in der technischen Dokumentation beschrieben werden sollten (2 in ➤ Abb. 4.15).

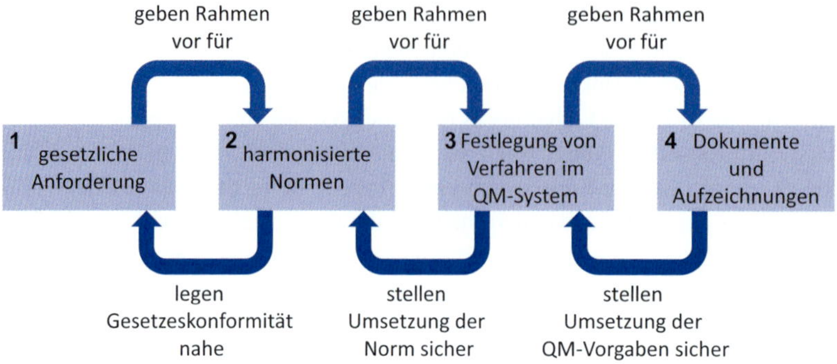

Abb. 4.15 Nachweis der Konformität eines Produkts anhand harmonisierender Normen. Harmonisierte Normen (2) helfen dabei, die gesetzlichen Anforderungen (1) der MDR an das Qualitätsmanagementsystem (QM-System) (3) und die notwendigen Dokumentationen (4) umzusetzen. Andersherum weisen adäquate Dokumentationen (4) ein funktionierendes QM-System (3) nach, das den Empfehlungen der harmonisierten Normen (2) und damit den Vorgaben der MDR (1) entspricht. [P1522/P1523]

3. Im QM-System wird definiert, wie das Unternehmen diese Auflagen für das Produkt erfüllt. So werden z. B. Verfahrensanweisungen für die Software-Entwicklungen gegeben bzw. ein intern standardisierter Software-Entwicklungsplan festgelegt, der u. a. vorsieht, dass regelmäßige Code-Reviews stattfinden (3 in ➤ Abb. 4.15).
4. Die Realisierung des QM-Systems wird in der technischen Dokumentation beschrieben. So wird z. B. festgehalten, wenn an einem bestimmten Tag ein Code-Review durch eine bestimmte Person durchgeführt wurde und welches Ergebnis erzielt wurde (4 in ➤ Abb. 4.15).

In die entgegengesetzte Richtung gedacht (untere Pfeile in ➤ Abb. 4.15), weist die Dokumentation der im QM-System vorgesehenen und stattgehabten Code-Reviews nach, dass die vom Hersteller im QM-System festgelegten Maßnahmen umgesetzt werden. Die Beschreibung des QM-Systems weist wiederum nach, dass die harmonisierte Norm IEC 62304 zu Software-Lebenszyklus-Prozessen herangezogen und die darin beschriebenen Leitlinien berücksichtigt wurden.

Ausgehend von dem Nachweis, dass die Empfehlungen der harmonisierten Norm zu Software-Lebenszyklus-Prozessen befolgt werden, kann eine benannte Stelle annehmen, dass der Hersteller die in der MDR festgelegte Verpflichtung zur Etablierung von Software-Lebenszyklus-Prozessen für die Entwicklung von Software-Medizinprodukten eingehalten hat. Somit kann die Konformität des zu prüfenden Software-Produkts bzw. des Herstellers mit den Anforderungen der MDR in diesem Punkt angenommen und bescheinigt werden.

Konformitätsprüfungsverfahren

Zur Prüfung der Konformität eines Medizinprodukts existieren verschiedene Konformitätsprüfungsverfahren, auch Konformitätsbewertungsverfahren genannt. Für jede Risikoklasse bestehen grundsätzlich 2 verschiedene Verfahren zur Konformitätsprüfung, zwischen denen der Hersteller wählen kann (➤ Abb. 4.16). Wie umfangreich diese beiden Verfahren sind, hängt dabei allerdings von der Risikoklasse des zu prüfenden Produkts ab: Je höher die Risikoklasse, desto aufwendiger die Verfahren.

Bei Produkten der Risikoklasse I können die Hersteller die Konformität ihrer Produkte selbst prüfen und erklären. Dafür muss sichergestellt sein, dass das Produkt die grundlegenden Sicherheits- und Leistungsanforderungen erfüllt und eine technische Dokumentation mit allen erforderlichen Dokumenten sowie ein Konzept zur Post-Market Surveillance (s. u.) vorliegen.

Bei allen anderen Risikoklassen (inkl. Klasse Is, Im, Ir) bedarf es einer Konformitätsprüfung durch eine benannte Stelle. Hierbei können Hersteller grundsätzlich zwischen 2 Optionen wählen:

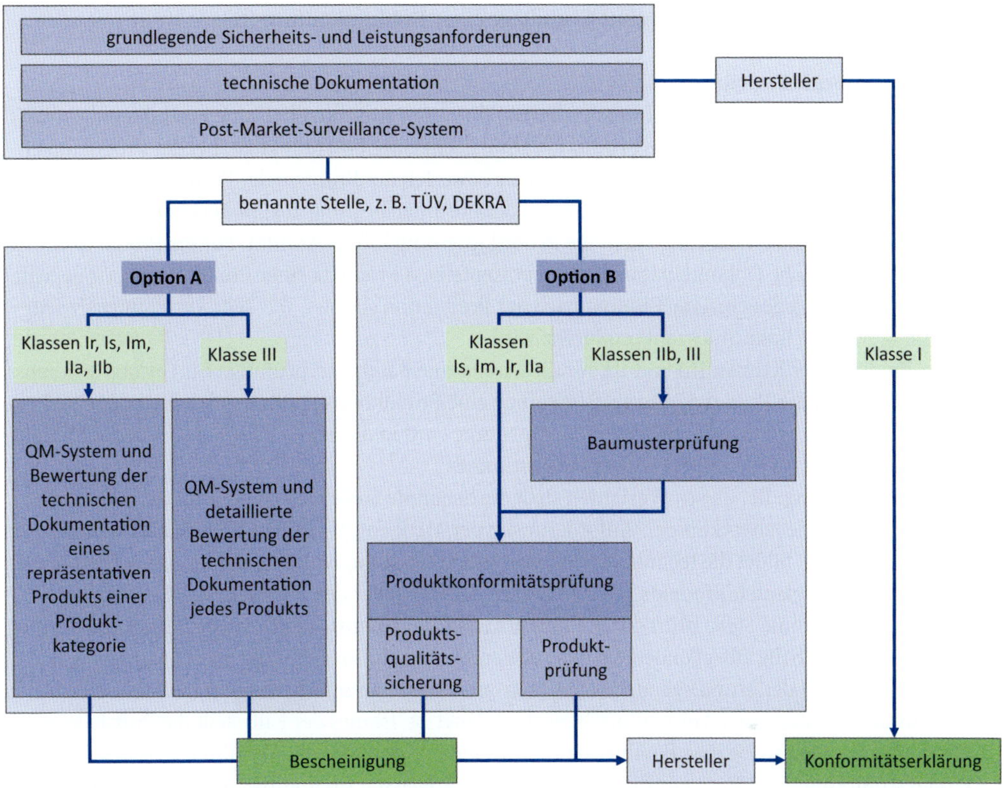

Abb. 4.16 Auswahl der Konformitätsbewertungsverfahren basierend auf der Risikoklasse eines Produkts. In der Konformitätsprüfung wird bewertet, ob ein Produkt den in der MDR gestellten Anforderungen entspricht. Bei Risikoklasse I führt der Hersteller selbst eine Konformitätsprüfung durch, bevor er eine Konformitätserklärung ausstellt. Bei allen höheren Risikoklassen muss eine benannte Stelle das Produkt prüfen. Hierbei kann der Hersteller zwischen den Optionen A oder B entscheiden. Innerhalb jeder Option sind je nach Risikoklasse unterschiedliche Prüfungen bzw. Anforderungen vorgesehen. Konnte die Konformität bei Produkten der Risikoklassen größer als I nachgewiesen und zertifiziert werden, kann der Hersteller ebenfalls eine Konformitätserklärung ausstellen, die in die technische Dokumentation des Produkts aufgenommen werden muss; QM = Qualitätsmanagement, TÜV = Technischer Überwachungsverein. [P1522/P1523]

- **Option A – Konformitätsbewertung auf Grundlage des QM-Systems:** Dieses Verfahren basiert auf der Zertifizierung des QM-Systems durch die benannte Stelle. Das QM-System muss dafür den Anforderungen entsprechen, die in der MDR bzw. den hier aufgeführten harmonisierten Normen definiert werden. Dazu wird sowohl eine Bewertung des gesamten QM-Systems (inkl. QM-Handbuch und Dokumentationen zu Entwicklung und Produktion von Produkten) durchgeführt, als auch eine Begutachtung (Audit) der Einhaltung des QM-Systems beim Hersteller vor Ort. Fällt die Auditierung positiv aus, wird von der benannten Stelle ein QM-Zertifikat ausgestellt. Da das QM-System vom Hersteller produktübergreifend eingeführt wird, findet bei diesem Prüfungsverfahren für Produkte der Klassen Ir, Is, Im, IIa, IIb keine explizite Prüfung des zu zertifizierenden Produkts statt. Stattdessen wird bei dieser Prüfungsoption zusätzlich zur Bewertung des QM-Systems die technische Dokumentation eines repräsentativen Produkts der Produktkategorie bewertet. Stellt ein Hersteller z. B. mehrere Produkte zur Überwachung von Vitalparametern her, dann wird nur die technische Dokumentation eines Produkts dieser Kategorie bewertet. Für Produkte der Klasse III wird bei dieser Prüfungsoption hingegen immer die technische Dokumentation jedes einzelnen zu zertifizierenden Produkts detailliert bewertet.

- **Option B – Konformitätsbewertung auf Grundlage einer Produktkonformitätsprüfung mit oder ohne Baumusterprüfung:**
  - **Produktkonformitätsprüfung:**
    - Für Produkte der Klasse Is, Im, Ir ist bei diesem Verfahren ausschließlich eine Produktkonformitätsprüfung erforderlich, die auf die **Produktqualitätssicherung** beschränkt ist. Bei der Produktqualitätssicherung wird nur der Teil des QM-Systems bewertet, der Prozesse der Produktion abdeckt.
    - Für die Klasse IIa reicht ebenfalls eine Produktkonformitätsprüfung aus, wobei entweder eine Produktionsqualitätssicherung oder eine **Produktprüfung** infrage kommt. Für die Produktprüfung wird die technische Dokumentation eines repräsentativen Produkts einer Produktkategorie geprüft. Zusätzlich wird jedes einzelne Produkt nach der Produktion getestet, was sehr kostenintensiv sein kann, wenn eine hohe Stückzahl produziert wird.
    - Für Produkte der Klassen IIb und III, für die bereits eine Baumusterprüfung (s. u.) erfolgt sein muss, ist im Rahmen der Produktkonformitätsprüfung eine Produktionsqualitätssicherung oder eine Produktprüfung zu beantragen. Bei der Produktprüfung wird in diesem Fall für jedes einzelne Produkt überprüft, ob es mit dem Baumuster übereinstimmt.
  - **Baumusterprüfung:** Bei diesem Verfahren stellt die benannte Stelle fest, ob ein Produkt während des gesamten Produktlebenszyklus den Anforderungen der MDR entspricht. Die Grundlage für dieses Prüfungsverfahren bildet die technische Dokumentation sowie ein Baumuster, also ein repräsentatives Exemplar eines geplanten Produkts, anhand dessen der Hersteller den Nachweis der Konformität erbringt. Die benannte Stelle prüft durch Einsichtnahme der technischen Dokumentation und Testung des Baumusters, ob die zutreffenden harmonisierten Normen für das Produkt erfüllt wurden (z. B. die Normen bezüglich der grundlegenden Sicherheits- und Leistungsanforderungen) und ob das Produkt für den vorgesehenen Anwendungsbereich geeignet ist. Ist dies der Fall, stellt die Prüfstelle ein Abschlussgutachten sowie eine Baumusterprüfbescheinigung aus. Dieses Verfahren muss zusätzlich zur Produktkonformitätsprüfung nur für Produkte der Risikoklassen IIb und III durchgeführt werden.

Ist das Konformitätsprüfungsverfahren positiv ausgefallen, stellt die benannte Stelle eine entsprechende Bescheinigung aus. Der Hersteller muss im Anschluss auch bei den Produkten der Risikoklassen höher als I eine Konformitätserklärung ausfüllen und gemeinsam mit der UDI-DI des Produkts in die technische Dokumentation des Produkts einfügen. Dies gilt als Bestätigung, dass das Produkt die grundlegenden Sicherheits- und Leistungsanforderungen der MDR erfüllt.

Zusammenfassung

- Um ein Medizinprodukt in den Verkehr zu bringen, muss ein **Konformitätsbewertungsverfahren** durchlaufen werden, das der Hersteller je nach Risikoklasse des Produkts auswählen kann.
- Die Verfahren können aus mehreren Prüfschritten bestehen, bei denen Aspekte wie die technische Dokumentation des Produkts, das QM-System des Herstellers, individuelle Muster, die Sicherung der Produktionsqualität und die Übereinstimmung der Produkte mit einem Muster überprüft werden.
- Die Konformitätsbewertung stellt somit sicher, dass der Hersteller angemessene Prozesse zur dauerhaften Sicherstellung der Sicherheit und Leistungsfähigkeit seiner Produkte etabliert hat und dass jedes einzelne Produkt sicher und leistungsfähig ist.

Release

Wurde vom Hersteller eine Konformitätserklärung für das Medizinprodukt ausgestellt, muss dieser noch eine CE-Kennzeichnung an das Produkt anbringen und es in der EUDAMED registrieren, bevor es auf dem europäischen Markt vertrieben werden darf.

CE-Kennzeichnung

Anders als häufig angenommen, wird die CE-Kennzeichnung (CE = „Conformité Européenne“) nicht von einer Prüfstelle vergeben, sondern muss vom Hersteller selbst angebracht werden, sobald eine Konformitätserklärung vorliegt. Sie gibt an, dass das Produkt den in der EU geltenden Vorschriften wie der MDR, der DSGVO und je nach Anwendung weiteren Vorschriften entspricht. Eine CE-Kennzeichnung ist nicht nur bei Medizinprodukten erforderlich, sondern eine branchenübergreifende Bestätigung, dass ein Produkt den europäischen Rechtsvorschriften bezüglich Sicherheit, Gesundheit und auch Umweltschutz entspricht. Sie ist eine Voraussetzung für den Zugang vieler Produkte, wie z. B. auch von Bauprodukten, Maschinen oder Spielzeugen, zum europäischen Markt.

EUDAMED-Registrierung

Die **European Database on Medical Devices (EUDAMED)** ist eine europäische Datenbank für Medizinprodukte, die dazu dient, die Überwachung des Produkts nach dem Marktzugang zu verbessern. Sie ermöglicht den Marktaufsichtsbehörden wie dem BfArM und den Länderbehörden einen effizienteren Zugriff auf Informationen über genehmigte Medizinprodukte, deren Hersteller und Zertifizierungen. Außerdem fördert sie den Austausch von klinischen Prüfungsdaten und die einheitliche Anwendung von Richtlinien, insbesondere im Hinblick auf Meldevorschriften, z. B. im Fall schwerwiegender Komplikationen (s. u.). Dies beschleunigt die Entfernung unsicherer Medizinprodukte aus dem Markt und gewährleistet eine höhere Transparenz hinsichtlich der Sicherheit und der Leistungsfähigkeit von Medizinprodukten. Hersteller sind verpflichtet, alle ihre Produkte inklusive UDI-DI und sämtliche Bescheinigungen, Informationen zur klinischen Prüfung und meldepflichtige Vorkommnisse in der EUDAMED-Datenbank zu registrieren. Die Informationen sind dabei teilweise öffentlich einsehbar.

Nachdem eine Konformitätserklärung vorliegt, eine CE-Kennzeichnung angebracht ist sowie eine EUDAMED-Registrierung stattgefunden hat, kann das Produkt auf dem europäischen Markt vertrieben und in Betrieb genommen werden.

Post-Market Surveillance

Obwohl der oben geschilderte Prozess sicherstellen soll, dass nur Produkte mit einem vertretbaren Nutzen-Risiko-Verhältnis und unter Einhaltung der geltenden Sicherheits- und Leistungsanforderungen zugelassen werden, offenbaren sich manche Risiken erst nach einiger Zeit, wenn sich das Produkt bereits im Markt befindet und genutzt wird. Daher sind Hersteller von Medizinprodukten dazu verpflichtet, ein sog. **Post-Market-Surveillance-System** (System zur Überwachung nach der Einführung) zu entwickeln.

Zur Überwachung eines Produkts im Markt sieht die MDR vor, dass der Hersteller kontinuierlich Daten zur Leistung seines Produkts sammelt und analysiert. Sofern es zu Abweichungen kommt, ist auf Basis dieser Daten die klinische Bewertung und die Beschreibung des Nutzen-Risiko-Profils in der technischen Dokumentation des Produkts anzupassen. Gegebenenfalls müssen auch Maßnahmen getroffen werden, um mit aufgetretenen Abweichungen oder Fehlern umzugehen (Korrektur) und/oder sie in Zukunft zu vermeiden (Vorbeugung); man spricht dann auch von einer Corrective and Preventive Action (CAPA). In schwerwiegenden Fällen muss ein Produkt zurückgerufen und aus dem Markt entfernt werden.

Die Überwachung müssen Hersteller produktspezifisch dokumentieren. Bei Medizinprodukten der Klasse I heißt das anzufertigende Dokument **„Bericht über die Überwachung nach dem Inverkehrbringen“ (Post-Market Surveillance-Report, PMSR)**, bei Produkten der Klasse IIa und höher **„Regelmäßig aktualisierter Bericht über die Sicherheit“ (Periodic Safety Update Report, PSUR).** Darin müssen die in ➤ Tab. 4.2 genannten Informationen enthalten sein.

Tab. 4.2 Inhalt von Post-Market Surveillance-Report (PMSR) und Periodic Safety Update Report (PSUR)

Inhalt	PMSR	PSUR
Zusammenfassung der Ergebnisse aus der Datenerfassung nach Markteinführung des Produkts	x	x
Fazit der Analyse dieser Ergebnisse	x	x
Fazit der Nutzen-Risiko-Abwägung		x
Ergriffene Corrective and Preventive Action (CAPA) mit Begründung	x	x
Anzahl der Verkäufe des Produkts, Häufigkeit der Anwendungen und Charakterisierung der Patient*innen, die das Produkt verwenden bzw. an denen es angewendet wird		x

Das Ziel beider Berichte besteht darin, Behörden bzw. Prüfstellen einen schnellen Überblick über die Post-Market-Aktivitäten zu verschaffen, insbesondere darüber, ob eine Post-Market-Surveillance durchgeführt wird und welche Schlussfolgerungen und ggf. CAPA-Maßnahmen daraus jeweils folgten.

Für Produkte der Klasse I muss ein PMSR nur auf Anfrage einer Behörde wie z. B. des BfArM erstellt werden. Die Daten, die in diesen Bericht einfließen, sind allerdings dennoch kontinuierlich bzw. in festgelegten Zeiträumen zu erheben, Daten zur IT-Security z. B. wöchentlich.

Ein PSUR muss für Produkte der Klassen IIa, IIb mindestens alle 2 Jahre sowie bei Bedarf verfasst und an die benannte Stelle übermittelt werden. Fällt das Produkt in die Klasse III, ist dies jährlich erforderlich. Außerdem muss der PSUR für diese Produkte in der EUDAMED-Datenbank hinterlegt werden.

Kommt es durch ein Medizinprodukt direkt oder indirekt zu einer schwerwiegenden Verschlechterung des Gesundheitszustandes einer Person bis hin zum Tod, muss dies durch die herstellenden Firmen, die Anwender*innen bzw. die Betreiber*innen an das BfArM gemeldet werden.

In Abhängig vom Schweregrad des meldepflichtigen Vorkommnisses kann ein Rückruf der bereits auf den Markt gebrachten Produkte erforderlich sein. Das Produkt muss dann ggf. neu oder weiterentwickelt werden und alle Zulassungsschritte (inkl. klinischer Bewertung, UDI-Registrierung, Konformitätsprüfung) müssen erneut durchlaufen werden.

Zusammenfassung

Hersteller von Medizinprodukten haben nach der seit Mai 2021 geltenden Medizinprodukteverordnung (MDR) einige Hürden zu überwinden, wenn sie ihr Produkt auf dem europäischen Markt vertreiben wollen:

- **Bestimmung des Produktzwecks und der Risikoklasse:** Anhand des Zwecks eines Produkts kann es in eine der Risikoklassen I (Is, Im, Ir), IIa, IIb, III eingeteilt werden.
- **Erfüllung der grundlegenden Sicherheits- und Leistungsanforderungen:** Diese Anforderungen gewährleisten, dass das Risiko und die Qualität eines Produkts innerhalb vertretbarer Grenzen bleiben. Die in der MDR angegebenen harmonisierten Normen bieten dabei eine Orientierung, wie sich diese Anforderungen praktisch umsetzten lassen und können herangezogen werden, um die Konformität eines Produkts mit den Anforderungen nachzuweisen.
- **Implementierung eines Qualitätsmanagementsystems (QM-System):** Das QM-System ist ein vom Hersteller etabliertes System, das es erlaubt, die Qualität seiner Produkte während des gesamten Produktlebenszyklus sicherzustellen, indem es Standards, Verfahren und Prozesse zur Qualitätskontrolle und -verbesserung festlegt.
- **Klinische Bewertung und ggf. klinische Prüfung:** Die klinische Bewertung ist eine Beurteilung der Sicherheit und Leistungsfähigkeit eines Produkts sowie seiner Eignung für den vorgesehenen medizinischen Gebrauch. Sie wird basierend auf Daten aus einer klinischen Prüfung des Produkts, technischen Tests und Informationen aus der wissenschaftlichen Literatur ausgestellt und ist Teil der technischen Dokumentation.

- **UDI-Registrierung:** Für alle Medizinprodukte muss eine Identifizierung und Registrierung durch die Vergabe eines Unique Device Identifiers (UDI, eindeutige Gerätekennung) erfolgen, der eine bessere Rückverfolgbarkeit und Überwachung dieser Produkte ermöglicht.
- **Konformitätsbewertung,** ggf. durch eine Prüfstelle: Bei der Konformitätsbewertung wird überprüft, ob ein Medizinprodukt den geltenden Anforderungen der MDR entspricht. Die Konformität mit diesen Anforderungen kann vom Hersteller nachgewiesen werden, indem z. B. die Umsetzung der in der MDR angegebenen harmonisierten Normen durch das QM-System und die technische Dokumentation des Produkts bewiesen werden kann.
- **CE-Zertifizierung:** Die CE-Kennzeichnung ist ein Symbol, das angibt, dass das Produkt den europäischen Sicherheits- und Qualitätsstandards entspricht und somit in der EU frei verkauft und verwendet werden kann. Es muss vom Hersteller nach erfolgreicher Konformitätsprüfung an das Produkt angebracht werden.
- **Post-Market Surveillance:** Die Post-Market Surveillance ist ein kontinuierlicher Prozess, der dazu dient, die Sicherheit und Leistung von Medizinprodukten nach deren Markteinführung zu überwachen, unerwünschte Ereignisse zu erfassen, zu bewerten und Maßnahmen zur Risikominderung zu ergreifen.

An dieser Stelle sei betont, dass die MDR zwar Vorschriften für medizinische Software im Allgemeinen, allerdings nicht für KI-basierte Produkte im Spezifischen enthält. Mittlerweile hat die EU allerdings auch eine Verordnung verabschiedet, die die Entwicklung und Zulassung von KI-basierten Anwendungen regelt. Dieser sog. **AI Act** ist in Deutschland auch als **KI-Verordnung (KI-VO)** bekannt. Nachdem das Europäische Parlament den Entwurf bereits im März 2024 gebilligt hat, ist er im Mai 2024 auch vom Rat der Europäischen Union verabschiedet worden und wird mit einigen Ausnahmen 2 Jahre später gelten. Da die KI-VO nicht spezifisch für KI-Anwendungen im Gesundheitswesen entwickelt wird, werden KI-Systeme, die als Medizinprodukte gelten, in Zukunft sowohl die Anforderungen der MDR als auch die KI-VO erfüllen müssen.

4.3.2 KI-Verordnung (AI Act)

Der aktuelle Entwurf der KI-VO definiert ein „KI-System“, als ein *„maschinengestütztes System, das so konzipiert ist, dass es mit unterschiedlichem Grad an Autonomie operieren kann und das für explizite oder implizite Ziele Ergebnisse wie Vorhersagen, Empfehlungen oder Entscheidungen hervorbringen kann, die das physische oder virtuelle Umfeld beeinflussen“* (Art. 3 Nr. 1 KI-VO).

Ziel dieser Verordnung ist es, die Grundrechte und -freiheiten von Bürger*innen in Bezug auf die Entwicklung und Anwendung von KI-Systemen zu schützen. Sie soll sicherstellen, dass KI-Systeme die Würde, Privatsphäre und andere fundamentale Rechte der Einzelpersonen respektieren und nicht schädlich, diskriminierend oder manipulativ agieren. Dazu sollen für Transparenz-, Rechenschaftspflicht und Verständlichkeit der Systeme klare Richtlinien gelten, die auch das Vertrauen der Bürger*innen in KI-Systeme stärken. Gleichzeitig verfolgt die KI-VO aber auch das Ziel, Innovationen und die Wettbewerbsfähigkeit der europäischen Wirtschaft in Bezug auf die Entwicklung und Vermarktung von KI-basierter Produkte zu fördern.

Risikogruppen

Die Verordnung gilt produktübergreifend für alle Produkte, die als KI-Systeme eingestuft werden, einschließlich KI-basierter medizinischer Software, und regelt deren Markteinführung, Inbetriebnahme und Nutzung. In ihr ist wie in der MDR ein risikobasierter Ansatz vorgesehen, der zwischen folgenden 4 Risikogruppen unterscheidet:

- Inakzeptables Risiko
- Hohes Risiko
- Geringes Risiko
- Minimales Risiko

Zu den KI-Systemen mit **inakzeptablem Risiko** zählen alle, die ein inakzeptables Risiko für Rechte und Freiheiten von Personen darstellen, da sie gegen die Werte der EU verstoßen und nicht mit der Grundrechtecharta der EU vereinbar sind. Darunter fallen KI-Systeme, die

- unterschwellige, manipulative oder ausbeuterische Techniken nutzen, die physischen oder psychischen Schaden verursachen können,
- sog. biometrische Echtzeit-Fernidentifikationssysteme wie z. B. Gesichtserkennung im öffentlichen Raum zu Strafverfolgungszwecken nutzen können, oder
- von Behörden zum Zwecke der sozialen Bewertung („Social Scoring") genutzt werden können.

Zu den KI-Systemen mit **hohem Risiko** gehören alle Systeme, die einer Konformitätsprüfung bedürfen, was bei den meisten Medizinprodukten der Fall ist, aber z. B. auch bei Kraftfahrzeugen. Des Weiteren fallen Systeme in diese Kategorie, die ein bedeutendes Risiko für Gesundheit, Sicherheit und Grundrechte natürlicher Personen darstellen oder die Umwelt beeinträchtigen. Dazu zählen z. B. Systeme, die die Wasser-, Gas- und Stromversorgung regeln. Auch Systeme, die der Kategorisierung von Personen dienen oder den Zugang zu grundlegenden Leistungen wie Bildung, Beschäftigung, Krediten oder Versicherungen beeinflussen, werden zu den Hochrisiko-Systemen gezählt.

In die Gruppe der KI-Systeme mit **geringem Risiko** fallen all jene Systeme, die mit natürlichen Personen interagieren oder der Emotionserkennung dienen. Hierzu zählen z. B. auch medizinische Chatbots. Hinzu kommen KI-Systeme, die Bild-, Ton- oder Videoinhalte erzeugen können, die realen Personen, Gegenständen, Orten oder Ereignissen merklich ähneln bzw. fälschlicherweise für echt gehalten werden können.

KI-Systeme mit **minimalem oder keinem Risiko** sind z. B. Videospiele oder Spamfilter.

Zusammengefasst ergeben sich die in ➤ Abb. 4.17 gezeigten grundlegenden Regeln zur Klassifizierung von KI-Systemen für den medizinischen Gebrauch.

Alle KI-Systeme, die nach MDR als Medizinprodukt gelten und für die eine Konformitätsprüfung durch eine benannte Stelle erfolgen muss (ab MDR Klasse IIa), werden automatisch der Klasse der Hochrisiko-KI-Systeme zugeordnet (➤ Abb. 4.17). Wie in ➤ Abb. 4.14 deutlich geworden ist, fallen wiederum fast alle KI-Systeme, die ein Medizinprodukt sind, in die Klassen IIa und höher. Entsprechend sind nahezu alle KI-Systeme für den Gesundheitsbereich KI-Systeme mit hohem Risiko und müssen den höchsten in der KI-VO festgelegten Anforderungen gerecht werden. KI-Systeme mit geringem Risiko, wie z. B. Chatbots, unterliegen insbesondere Transparenzverpflichtungen (s. u.). KI-Systeme mit minimalem oder keinem Risiko werden im aktuellen Entwurf nicht berücksichtigt.

Anforderungen an KI-Systeme

Die Anforderungen der KI-VO an Software-Systeme decken sich an vielen Stellen allerdings mit denen, die ohnehin gemäß MDR berücksichtigt werden müssen. Dazu gehören:

- Risikomanagement-System
- QM-System
- Technische Dokumentation
- Verantwortliche Person
- Post-Market Surveillance

Einige Anforderungen sind teilweise in der MDR geregelt, werden aber in der KI-VO erweitert:

- **Genauigkeit, Robustheit:** Bei der Gestaltung und Entwicklung von KI-Systemen muss darauf geachtet werden, dass diese während ihrer gesamten Lebensdauer ein angemessenes Niveau an Präzision, Wider-

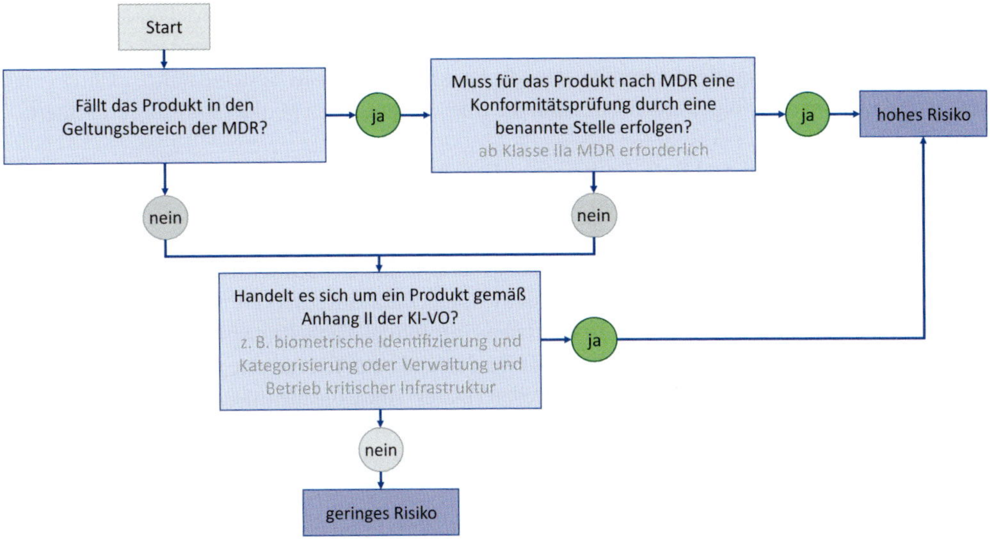

Abb. 4.17 Regeln für die Einteilung von KI-Systemen in die Risikoklassen der KI-Verordnung (KI-VO). Für die Einteilung von KI-Systemen für den Gesundheitsbereich wird in der KI-VO die Medical Device Regulation (MDR, Medizinprodukteverordnung) herangezogen. Alle Medizinprodukte, die nach MDR als Medizinprodukte gelten und für deren Zulassung eine Konformitätsprüfung durch eine benannte Stelle erforderlich ist, fallen nach KI-VO in die Kategorie der Systeme mit hohem Risiko. Dies gilt auch für Medizinprodukte, die der Definition in Anhang II der KI-VO entsprechen. Medizinprodukte, die weder durch eine benannte Stelle geprüft werden müssen noch dem Anhang II der KI-VO entsprechen, werden der Kategorie geringes Risiko zugeordnet. Alle anderen Risikoklassen finden in der KI-VO keine weitere Berücksichtigung. [P1522/P1523]

standsfähigkeit und Cybersicherheit aufweisen. Dies soll sicherstellen, dass die KI-Systeme widerstandsfähig gegenüber Risiken sind, die sich aus inhärenten Systemgrenzen ergeben oder durch schädliche äußere Einflüsse bedingt sind. Solche äußeren Einflüsse könnten gezielt KI-spezifische Ressourcen wie Trainingsdatensätze angreifen, die Trainingsmodelle manipulieren oder Schwachstellen in den digitalen Komponenten des KI-Systems oder der zugrunde liegenden IT-Infrastruktur ausnutzen. Um ein angemessenes Maß an Cybersicherheit zu gewährleisten, sind die Anbieter von KI-Systemen deshalb verpflichtet, geeignete technische und organisatorische Maßnahmen zu ergreifen, wie z. B. die Implementierung von Sicherheitsprotokollen oder Verschlüsselungssystemen. In ähnlicher Weise sieht auch die MDR vor, dass Hersteller die Reproduzierbarkeit, Verlässlichkeit und Leistungsfähigkeit der Medizinprodukte gewährleisten müssen.
- **Transparenz und Bereitstellung von Informationen:** Damit Anwender*innen von KI-Systemen die erzeugten Ergebnisse interpretieren und nutzen können, muss deren Funktionsweise nach KI-VO möglichst transparent sein. Dies soll insbesondere gewährleisten, dass Anwender*innen den Betrieb des KI-Systems überwachen können. Dazu müssen die KI-Systeme auch mit digitalen Anleitungen ausgestattet werden, die klare, umfassende, korrekte und eindeutige Informationen für die Nutzer*innen bereitstellen.

Durch die MDR aktuell nicht abgedeckt werden folgende in der KI-VO festgelegte Anforderungen:
- **Aufzeichnungspflichten:** Ergänzend zu den Transparenzanforderungen verpflichtet die KI-VO Hersteller dazu, KI-Systeme so zu konzipieren und zu entwickeln, dass sie automatisch alle Abläufe und Ereignisse während des Betriebs protokollieren. Dies wird als „Logging“ bezeichnet und bedeutet, dass das System automatisch alle System- und Prozessmeldungen, die beim Betrieb des Systems generiert werden, aufzeichnet. Wurde z. B. ein neuer Patient in einem KI-System angelegt, wird protokolliert, dass das Patientenprofil erfolgreich erstellt wurde. Das Ergebnis des Loggings sind Logdateien, die häufig in Textform vorliegen. Die in diesen Dateien protokollierten Informationen und Ereignisse sind mit einem Zeitstempel

versehen und innerhalb der Logdatei i. d. R. chronologisch angeordnet. Mithilfe eines Log-Managements können die vom Logging protokollierten Daten auf einem Server kontinuierlich gesammelt und analysiert werden. Dadurch soll gewährleistet werden, dass die Funktionalität der KI-Systeme während ihres gesamten Lebenszyklus nachverfolgt werden kann und die Überwachung nach Markteinführung erleichtert wird.
- **Anforderungen an Daten und Data-Governance:** Um eine hohe Datenqualität zu garantieren, eine korrekte Funktionsweise von Algorithmen zu gewährleisten und Diskriminierung zu vermeiden, formuliert die KI-VO explizite Anforderung an die Daten, die bei der Entwicklung von KI-Systemen zum Einsatz kommen. So müssen Trainings-, Validierungs- und Testdaten nachweislich relevant, repräsentativ und frei von Fehlern sein. Es ist außerdem erforderlich, sog. Data-Governance-Prinzipien und Datenverwaltungsverfahren für den Umgang mit diesen Daten einzuführen. Diese Prinzipien sollen bereits bei der Konzeption der Datenverarbeitung berücksichtigt werden und betreffen Aspekte wie die Datenerfassung, die Untersuchung von Verzerrungen und Vorurteilen (Biases) sowie die Identifizierung und Behebung von Datenlücken und Mängeln. Des Weiteren müssen die Gründe und Auswahlkriterien für Datenquellen vom Hersteller transparent dargelegt werden. Die Anwender*innen eines KI-Systems tragen wiederum Sorge dafür, dass Eingabedaten des von ihnen verwendeten Systems dessen Zweckbestimmung entsprechen. Dies ist besonders wichtig, um datenbasierte Fehler zu vermeiden, die auftreten können, wenn das KI-System mit unzureichenden oder ungeeigneten Daten betrieben wird.

Die Einhaltung der dargestellten Anforderungen soll von Prüfbehörden kontrolliert werden. Wie die Prüfverfahren genau gestaltet werden und welche Behörden mit der Prüfung beauftragt werden, ist noch nicht abschließend festgelegt. Im Februar 2024 hat die Europäische Kommission dazu das Europäische AI-Büro eingerichtet, das mit der Durchsetzung und Umsetzung der KI-VO mit und in den Mitgliedstaaten betraut wurde.

Zusammenfassung

- Das Ziel der **KI-Verordnung (KI-VO, AI Act)** besteht darin, die Grundrechte und Freiheiten der Bürger*innen in Bezug auf KI zu schützen, wie z. B. die Achtung der Würde und Privatsphäre, sowie die Vermeidung von Diskriminierung und schädlichem Verhalten von KI-Systemen.
- Dazu formuliert die KI-VO Anforderungen an die Entwicklung, Produktion, Vermarktung und Überwachung dieser Systeme, die sich an der Risikoklasse des jeweiligen Systems orientieren, wobei aber die meisten als Medizinprodukt geltenden Systeme als Hochrisiko-KI-Systeme einzustufen sind.
- Die Anforderungen der KI-VO decken sich oft mit den bereits in der MDR festgelegten Bestimmungen für Medizinprodukte, einschließlich Risikomanagement, technischer Dokumentation sowie Transparenz- und Informationspflichten. Das ist insofern hilfreich, als für KI-Systeme, die in den Geltungsbereich beider Verordnungen fallen, die Anforderungen beider Verordnungen eingehalten werden müssen.
- Die KI-VO legt auch Wert auf die Gewährleistung der Datenqualität und Data Governance bei der Entwicklung und Nutzung von KI-Systemen, um damit das Vertrauen von Bürger*innen in KI-Systeme zu stärken.

4.4 Haftung

Wurde eine medizinische KI-Anwendung nach den Anforderungen der MDR und KI-VO entwickelt, produziert und vertrieben, können trotz umfangreicher Dokumentation und Prüfung Fehler auftreten, die zu einer direkten oder indirekten Schädigung einer Person oder medizinischen Einrichtung führen. Um diesem Risiko zu begegnen, ist der Hersteller sowohl gemäß MDR als auch KI-VO dazu verpflichtet, eine Post-Market

Surveillance durchzuführen und meldepflichtige Vorkommnisse dem BfArM mitzuteilen. Darüber hinaus stellen sich häufig Fragen zur Haftung und zum Schadenersatz. Während es auch zu diesen Themen zahlreiche Regelungen gibt, bleiben einige Haftungsfragen bislang ungeklärt. Eine abschließende Klärung erfordert in jedem Fall eine sorgfältige Einzelfallprüfung. Ohnehin ist immer eine Einzelfallprüfung notwendig, um eine Haftungsfrage abschließend beantworten zu können. Im Folgenden fassen wir daher in erster Linie die wichtigsten Grundsätze der Haftung zusammen, um einen Überblick zu diesem Thema zu geben.

4.4.1 Allgemeine Produkthaftung

Weder MDR noch KI-VO enthalten spezifische Regelungen zur Produkthaftung. Wichtige Regularien bei der Produkthaftung von Herstellerseite sind das **Deliktsrecht** (§ 823 BGB: Schadenersatzpflicht), das **Produkthaftungsgesetz (ProdHaftG)** und **vertragliche Regelungen.** BGB und ProdHaftG sind dabei nicht spezifisch für Medizinprodukte, sondern regeln die Produkthaftung im Allgemeinen. Laut ProdHaftG haften Hersteller u. a. dann, wenn Schäden auf technische bzw. konstruktive Fehler (z. B. Fehler im Code oder Fabrikationsfehler) zurückzuführen sind. Auch für instruktive Fehler wie unzureichende Gebrauchsanweisungen, fehlende Warnungen oder irreführende Werbeversprechen müssen Hersteller gemäß ProdHaftG haften.

Die **Medizinprodukte-Betreiberverordnung (MPBetreibV)** regelt wiederum Pflichten im Rahmen der Betreibung bzw. Anwendung von Medizinprodukten. Gemäß ihr sind Anwender*innen von Medizinprodukten wie Ärzt*innen, aber auch Patient*innen, dazu verpflichtet, Anweisungen und Gebrauchsanweisungen des eingesetzten Medizinprodukts zu befolgen und die Einsatzbereiche und Bedingungen zu berücksichtigen, für die das Produkt zugelassen ist. Ergibt sich ein Schaden daraus, dass ein Medizinprodukt nicht ordnungsgemäß verwendet wurde, können Nutzer*innen eine Teilschuld tragen oder ihre Haftungsfreiheit verlieren.

Nicht immer ist jedoch zweifelsfrei abgrenzbar, ob ein Schaden durch ein fehlerhaft produziertes oder ein fehlerhaft angewendetes Medizinprodukt entstanden ist.

4.4.2 Haftung bei KI-Systemen

Die Haftung bei Schäden, die durch ein KI-System zustande gekommen sind, ist eine besondere Herausforderung der modernen Gesetzgebung. Diese Herausforderung veranschaulicht ein einfaches Beispiel: 2016 besiegte die KI AlphaGo Lee Sedol, den damaligen Weltmeister im chinesischen Brettspiel Go, das als eines der komplexesten Strategiespiele gilt. Doch wer ist der eigentliche Gewinner dieser historischen Partie? Der Algorithmus AlphaGo, seine Programmierer von Google DeepMind oder die Person, die die Spielsteine gemäß den Anweisungen des Algorithmus auf das Spielbrett legte? Die Entwickler bei DeepMind haben dem Algorithmus zwar beigebracht, wie das Spiel Go gewonnen werden kann und ihm Daten zur Verfügung gestellt, anhand derer er seine Spielstrategien verbessern konnte, die Entwicklung und Optimierung dieser Strategien erfolgte allerdings durch den Algorithmus selbst. Auch während der Partie gegen Lee Sedol war der Algorithmus auf sich gestellt – abgesehen von der Person, die die Spielsteine nach seiner Anweisung auf das Brett legte. Letztlich wurde dieser Erfolg DeepMind zugesprochen, den das Unternehmen sicherlich gerne für sich deklarierte. Wäre durch die Anweisungen bzw. „Handlung" der KI allerdings jemand zu Schaden gekommen, hätte das vermutlich anders ausgesehen.

Um die Haftung im Zusammenhang mit KI-Anwendungen in der EU zu vereinheitlichen, arbeitet die EU aktuell an einer Haftungsrichtlinie für KI, der **AI Liability Directive (AILD)** bzw. **KI-Haftungsrichtlinie (KI-Haftungs-RL).** Weil es sich um eine Richtlinie handelt, wird es Aufgabe der spezifischen EU-Staaten sein, eigene Gesetze zur Verwirklichung der Zielsetzungen dieser Richtlinie zu erlassen.

Das Ziel der KI-Haftungs-RL besteht zum einen darin, Unternehmen Rechtssicherheit zu geben, sodass sie in neue und innovative Produkte investieren können. Zum anderen soll sie sicherstellen, dass Opfer im

Schadensfall angemessen entschädigt werden. Aufgrund der „Black-Box"-Problematik (➤ Kap. 4.2) bzw. der Intransparenz und Komplexität vieler KI-Systeme ist es jedoch häufig schwierig, den Schaden zweifelsfrei bzw. kausal auf das KI-System zurückzuführen. Um diese Schwierigkeit zu umgehen, wird mit der KI-Haftungs-RL voraussichtlich die sog. widerlegbare Kausalitätsvermutung eingeführt. Wenn eine geschädigte Person nachweisen kann, dass jemand für die Nichteinhaltung einer für den Schaden relevanten Verpflichtung verantwortlich war und dass ein wahrscheinlicher Zusammenhang mit der Leistung des KI-Systems besteht, könnte ein Gericht davon ausgehen, dass diese Nichteinhaltung den Schaden verursacht hat. Anders formuliert, wenn eine geschädigte Person zeigen kann, dass z. B. ein Software-Hersteller eine Anforderung nicht eingehalten hat und dies wahrscheinlich zu der Schädigung durch die KI geführt hat, könnte das Gericht annehmen, dass diese Regelverletzung den Schaden verursacht hat. Der Hersteller hätte jedoch die Möglichkeit, diese Vermutung zu widerlegen, indem er z. B. anhand der technischen Dokumentation oder der Logging-Daten, die das System protokolliert hat, beweist, dass die Anforderungen eingehalten wurden.

Darüber hinaus wird die neue KI-Haftungs-RL Geschädigte dabei unterstützen, Zugang zu relevanten Beweismitteln zu erhalten. Im Fall der Schädigung durch eine Hochrisiko-KI können Geschädigte die Offenlegung von Informationen über das System beantragen, um die haftbare Person zu identifizieren und die Ursache des Schadens ausfindig zu machen.

4.4.3 Haftung bei Anwendung medizinischer KI-Systeme

Grundsätzlich existieren einige allgemeine Regelungen im Medizinrecht, die weiterhin gelten, wenn KI zum Einsatz kommt. So ist es für jeden medizinischen Eingriff gemäß § 228 Strafgesetzbuch (StGB) erforderlich, dass dieser medizinisch indiziert ist, eine Aufklärung und Einwilligung erfolgt, die Durchführung den Regeln der ärztlichen Kunst (lege artis) entspricht, und er nicht gegen die guten Sitten verstößt. Entsteht ein Schaden, über den aufgeklärt wurde und der nicht auf Behandlungsfehler zurückzuführen ist, „haftet" i. d. R. die behandelte Person bzw. sie kann keine Schadenersatzansprüche geltend machen. Entsteht ein Schaden hingegen durch einen Behandlungsfehler, also ein Abweichen vom anerkannten fachlichen Standard, haftet i. d. R. das behandelnde medizinische Personal. Was anerkannter fachlicher Standard ist, wird u. a. in medizinischen Leitlinien definiert. Zwar wurden (unseres Wissens) bislang noch keine Leitlinien veröffentlicht, die auf den Einsatz von KI Bezug nehmen, dies könnte sich in Zukunft allerdings ändern. Bis dahin gilt an dieser Stelle die sog. ärztliche Sorgfaltsplicht, also die allgemeine Verpflichtung der Behandelnden, eine angemessene und qualitativ hochwertige Versorgung ihrer Patient*innen sicherzustellen.

In Hinblick auf den Einsatz von medizintechnischen Geräten gilt gemäß MPBetreibV u. a. die Verpflichtung, ausschließlich Geräte zu verwenden, die funktionieren und dem aktuellen Stand der medizinischen Wissenschaft entsprechen. Diese Geräte müssen regelmäßigen Wartungen sowie einer kontinuierlichen Überwachung durch Fachpersonal unterzogen werden. Es ist zudem erforderlich, Schulungen und Fortbildungen für die Anwender*innen sicherzustellen und die Bedienungsanweisungen der Geräte strikt zu befolgen.

Im Kontext von KI-Systemen ergeben sich Aspekte, die bei anderen medizintechnischen Geräten nicht relevant sind. KI-Systeme sind aufgrund ihrer technischen Komplexität schwer zu überwachen. Zudem entwickeln sie sich weiter, wenn neue Daten für das Modelltraining genutzt werden. Auch der Grad an Autonomie von KI-Systemen variiert (➤ Kap. 3.3.2). Derzeit übernehmen KI-Systeme keine diagnostischen oder therapeutischen Prozeduren vollständig autonom, sondern dienen lediglich als Unterstützung der Behandelnden. Ein Dermatologe, der sich ausschließlich auf die vom KI-System getroffene Bewertung eines Melanoms verlässt und nicht selbst auch einen Blick auf das entsprechende Hautareal wirft, könnte sich daher strafbar machen, da die endgültige Entscheidung und die Verantwortung bei ihm liegen. Die KI-Haftungs-RL und damit eine mögliche Schuld des Herstellers des KI-Systems für einen behandlungsbedingten Schaden soll in Zukunft erst greifen, wenn der Schaden maßgeblich durch das KI-System verursacht wurde.

Zusammenfassung

- Trotz einer sorgfältigen Entwicklung und Prüfung von Medizinprodukten bzw. KI-Systemen gemäß MDR und KI-VO können Fehler auftreten, die mitunter zu einer Schädigung von Anwender*innen bzw. Patient*innen führen können. Dabei enthalten weder MDR noch KI-VO spezifische Regelungen zur Produkthaftung.
- Für Schäden, die durch Konstruktions-, Fabrikations- oder Instruktionsfehler begründet sind, haftet nach ProdHaftG der Hersteller des Medizinprodukts.
- Anwender*innen sind wiederum verantwortlich für die sachgemäße Nutzung und Befolgung der vom Hersteller gelieferten Anweisungen.
- Da Haftungsfragen in Bezug auf KI-Systeme komplex sein können und im bisherigen EU-Recht noch nicht abschließend geregelt sind, arbeitet die EU aktuell an der **KI-Haftungs-RL.** Die darin vorgesehene Einführung der widerlegbaren Kausalitätsvermutung und die Möglichkeit, eine Offenlegung von Informationen zu fordern, soll Geschädigten den Nachweis der Schädigung durch ein KI-System erleichtern.

4.5 Ethische Implikationen des Einsatzes von KI

4.5.1 Grundprinzipien der Medizinethik

In Einklang mit der juristischen Auffassung der ärztlichen Sorgfaltsplicht lässt sich auch nach dem medizinethischen Prinzip der Verpflichtung zum Erhalt bzw. der Steigerung des Patient*innenwohls für einen Einsatz von KI-Systemen im Gesundheitswesen argumentieren. Dabei handelt es sich um eines der 4 **Grundprinzipien** der Medizinethik:

- Steigerung des Patient*innenwohls („beneficence")
- Selbstbestimmungsrecht des/der Patient*in („respect for autonomy")
- Schadensvermeidung („non-maleficence")
- Soziale Gerechtigkeit („justice")

So betont auch der Deutsche Ethikrat in einer Stellungnahme aus dem Jahr 2023 [18], dass der Einsatz von KI im Gesundheitswesen zu einer Verbesserung der Patient*innenversorgung und der Arbeitsbedingungen des medizinischen Personals beitragen kann und sollte. In anderen Worten hält der Deutsche Ethikrat die Nichtnutzung von KI in der Medizin im Allgemeinen für ethisch nicht vertretbar. Dies gilt insbesondere angesichts des zunehmenden Personalmangels, der fortschreitenden Überalterung der Bevölkerung und den steigenden Behandlungskosten auf der einen und des technologischen Fortschritts auf der anderen Seite.

Gleichzeitig betont der Ethikrat aber auch, dass es in der Verantwortung der behandelnden Ärzt*innen liege, die Ergebnisse der von ihnen eingesetzten KI-Technologie kritisch zu überprüfen, um damit auch dem o. g. Prinzip der Schadensvermeidung Sorge zu tragen. Entscheidend sei dabei, die von einem KI-System ausgegebenen Angaben, z. B. zu Diagnose- oder Therapieplanung in den Kontext der Lebenssituation der Patient*innen zu setzen, sowie ihre jeweiligen Vorerkrankungen, individuellen Interessen und Wertepräferenzen zu berücksichtigen (vgl. Selbstbestimmungsrecht). Dazu seien auch fortschrittliche KI-Systeme aktuell noch nicht selbstständig in der Lage. Besonderes Augenmerk ist bei der Prüfung der Ausgaben bzw. Empfehlungen von KI-Algorithmen auch darauf zu legen, dass Patient*innen vom KI-System nicht benachteiligt oder diskriminiert werden (vgl. Prinzip der Gerechtigkeit).

Die **Darstellung der Ausgaben bzw. Empfehlungen** von KI-Algorithmen spielt eine entscheidende Rolle bei der Bewertung durch Ärzt*innen und sollte vom Hersteller so gestaltet sein, dass sie die Bewertung erleichtert. So können Auffälligkeiten in radiologischen Bildern z. B. markiert und Wahrscheinlichkeitsangaben für das Vorliegen einer pathologischen Veränderung ergänzt werden. Hierbei handelt es sich um Methoden der sog. „explainable AI" (erklärbaren KI, ➤ Kap. 6.7). Aufgrund der enormen Komplexität vieler KI-Systeme bzw. der „Black-Box"-Problematik ist ohne solche Methoden oft nur schwer nachvollziehbar, wie bestimmte Resultate zustande gekommen und wie sie zu interpretieren sind.

Die Notwendigkeit von **Transparenz** in Bezug auf KI-Systeme variiert jedoch nach Ansicht des Ethikrats je nach Anwendungsbereich, sodass die Nutzung von KI-Systemen auch dann ethisch vertretbar sein kann, wenn ihre komplexen Wirkmechanismen für Anwender*innen nur teilweise durchschaubar sind. In solchen Fällen ist laut Ethikrat allerdings von besonderer Bedeutung, dass geeignete Prüf-, Zertifizierungs- und Auditierungsmaßnahmen ergriffen werden, um sicherzustellen, dass die KI-Systeme technisch einwandfrei funktionieren und verantwortungsvoll eingesetzt werden können. Die Zertifizierung vertrauenswürdiger KI-Systeme durch geeignete Stellen sollte dabei besonders darauf abzielen, Mindestanforderungen hinsichtlich Autonomie, Kontrolle, Fairness, Transparenz, Verlässlichkeit, Sicherheit und Datenschutz zu gewährleisten.

Grundsätzlich sei es wichtig, dass medizinische Fachleute und ihre Patient*innen nur geprüfte und international anerkannte KI-Produkte nutzen, die von den Gesundheitseinrichtungen ordnungsgemäß gewartet und vor Manipulation geschützt werden. Eine flächendeckende und einheitliche oder zumindest qualitativ vergleichbare technische Ausrüstung sowie entsprechend geschultes Personal und eine kontinuierliche Qualitätssicherung seien zudem von zentraler Bedeutung. Damit greift der Ethikrat ebenfalls auf Forderungen zurück, die auch die gesetzliche Sorgfaltsplicht vorsieht.

4.5.2 Beziehungen zwischen Ärzt*innen, KI und Patient*innen

Die Berücksichtigung dieser Empfehlungen ist nicht nur für die verantwortungsvolle Nutzung von KI-basierten Systemen relevant, sondern fördert auch das Vertrauen von Patient*innen in den Einsatz solcher Technologien. Dieses Vertrauen wirkt sich wiederum auf das Verhältnis der Patient*innen zum medizinischen Personal aus, da die fortschreitende Technisierung des Gesundheitswesens auch die Beziehung zwischen Ärzt*innen und Patient*innen prägt. Bedenken von Patient*innen hinsichtlich des Datenschutzes oder der Genauigkeit der Ausgaben von KI-Systemen sollten ernst genommen werden. Gleichzeitig ist es wichtig, den Nutzen von KI im Rahmen der Behandlung klar und verständlich zu vermitteln. Um empathisch sowie wissenschaftlich fundiert auf etwaige Vorbehalte von Patient*innen eingehen und eine umfassende Beratung gewährleisten zu können, ist jedoch ein Verständnis der Fähigkeiten, Limitationen und Anwendungsrichtlinien von KI-Systemen erforderlich. Dies sollte laut Ethikrat auch in der Ausbildung des medizinischen Personals entsprechende Berücksichtigung finden.

Wie bereits mehrfach erwähnt, fungieren KI-basierte Technologien heute größtenteils als Werkzeug, um die Patient*innenbehandlung zu optimieren und das Behandlungspersonal zu unterstützen bzw. zu entlasten. Sie ersetzen jedoch nicht die Beziehung zwischen Ärzt*innen und Patient*innen. Ein Sonderfall sind Apps, über die Patient*innen ein Behandlungsverhältnis zu virtuellen Ärzt*innen bzw. einer KI aufbauen können. So sind bereits Apps erhältlich, die z. B. eine Behandlung durch virtuelle Psychotherapeut*innen anbieten und aufgrund ihrer einfachen Zugänglichkeit und ständigen Verfügbarkeit den Erstkontakt zu therapeutischen Angeboten erleichtern. Prinzipiell ist darüber eine Therapie gänzlich ohne echte Interaktion zwischen Ärzt*innen und Patient*innen möglich. Solche Anwendungen könnten dazu beitragen, dass Menschen, die z. B. aufgrund von fehlender Verfügbarkeit, Scham oder der Sorge vor sozialer Stigmatisierung normalerweise keine therapeutische Hilfe in Anspruch nehmen würden, eher eine Therapie in Erwägung ziehen. Zu berücksichtigen ist jedoch, dass nicht alle Gesellschaftsschichten über denselben Zugang zu digitalen Geräten verfügen. Deshalb empfiehlt der Ethikrat in seiner Stellungnahme, dass bei einer nachgewiesenen Überlegenheit von KI-Anwendungen gegenüber herkömmlichen Behandlungsmethoden sicherzustellen ist, dass diese allen Patient*innen zur Verfügung stehen (vgl. Prinzip der sozialen Gerechtigkeit).

Zusammenfassung

- Gemäß der ärztlichen Sorgfaltspflicht sind Ärzt*innen dazu verpflichtet, ihren Patient*innen eine Therapie anzubieten, die auf dem aktuellen Stand der Wissenschaft und Technik basiert und zu einer **Steigerung des Patient*innenwohls** beiträgt.
- Gleichzeitig muss eine Schädigung von Patient*innen durch den Einsatz von KI-Systemen vermieden werden. Es ist Aufgabe der Behandelnden, die Ergebnisse und Empfehlungen, die KI-Systeme liefern, kritisch zu prüfen und einzuordnen. Dabei ist auch das **Selbstbestimmungsrecht** der Patient*innen zu berücksichtigen.
- Ein verantwortungsvoller Umgang mit KI-Systemen ist zudem dadurch sicherzustellen, dass lediglich zertifizierte Produkte genutzt und diese regelmäßig gewartet werden. Darüber hinaus muss das Behandlungspersonal in der Nutzung der KI-Systeme geschult werden, auch um etwaigen Bedenken von Patient*innen empathisch und fundiert begegnen zu können.
- KI-basierte-Systeme wie z. B. Apps können den Zugang zur medizinischen Versorgung erleichtern. Es ist darauf zu achten, dass diese Angebote allen Patient*innen zur Verfügung stehen, wie auch durch das medizinethische Prinzip der **sozialen Gerechtigkeit** gefordert.

4.6 Zusammenfassung politischer, juristischer und ethischer Aspekte von KI in der Medizin

Die eingehende Betrachtung der Digitalisierung im Gesundheitswesen und der regulatorischen und ethischen Implikationen des Einsatzes von KI in der Medizin dürfte verdeutlicht haben, dass neben der reinen wissenschaftlichen Innovation viele weitere Aspekte entscheidend sind, um den aktuellen technologischen Wandel der Medizin voranzutreiben. Während bahnbrechende Fortschritte in greifbare Nähe rücken, sind Fragen zu Datenschutz, Patient*innenautonomie und Haftung noch nicht abschließend geklärt. Angesichts dieser Dynamik werden die Wirksamkeit und Anpassungsfähigkeit der sich entwickelnden EU-Verordnungen und -Richtlinien entscheidend sein, um eine Balance zwischen Innovation und Sicherheit zu gewährleisten und somit auch Vertrauen in KI-Systeme zu stärken. Die in diesem Zusammenhang wichtigen Begriffe sind in ➤ Tab. 4.3 und ➤ Tab. 4.4 zusammengefasst.

Tab. 4.3 Zusammenfassung Digitalisierung und Standardisierung

Begriff	Erklärung
Telematikinfrastruktur (TI)	Infrastruktur zur Vernetzung von Akteuren im Gesundheitswesen und den sicheren Austausch von Gesundheitsdaten
Nationale Agentur für Digitale Medizin (gematik)	Verantwortliche Stelle für die Einführung und Weiterentwicklung der TI in Deutschland
Joint Initiative Council for Global Health Informatics Standardization (JIC)	Verbund der Organisationen zur Entwicklung von Standards in der Gesundheitsinformatik, wie SNOMED CT, LOINC oder HL7
Systematized Nomenclature of Medicine – Clinical Terms (SNOMED CT)	Ontologie zur international eindeutigen, sprachunabhängigen Codierung medizinischer Begriffe
Logical Observation Identifiers Names and Codes (LOINC)	Ontologie zur Codierung klinischer Laboruntersuchungen, histopathologischer Analysen und Vitalparametern
Health Level 7 (HL7)	Organisation, die Kommunikations- bzw. Interoperabilitätsstandards für das Gesundheitswesen entwickelt

Tab. 4.3 Zusammenfassung Digitalisierung und Standardisierung *(Forts.)*

Begriff	Erklärung
Fast Healthcare Interoperability Resources (FHIR)	Von HL7 entwickelter Interoperabilitätsstandard für den Datenaustausch zwischen Softwaresystemen im Gesundheitswesen
Informationstechnische Systeme in Krankenhäusern (ISiK)	Auf FHIR basierende standardisierte Schnittstelle für informationstechnische Systeme in Krankenhäusern
Deutschen Medizininformatik-Initiative (MII)	Initiative, die die Nutzung von Daten für die medizinische Forschung und Versorgung verbessern soll. Teilnehmende Universitätskliniken betreiben hierzu Datenintegrationszentren (DIZ)
Europäisches eHealth Network	Verbund nationaler Behörden in der EU, die u.a. mit der Verbesserung der Nutzung von Gesundheitsdaten für die medizinische Forschung und Versorgung beauftragt sind
Europäischer Gesundheitsdatenraum (European Health Data Space, EHDS)	Europaweite Dateninfrastruktur für Gesundheitsdaten, die die Inanspruchnahme von Gesundheitsleistungen in der gesamten EU erleichtern und den Datenaustausch zwischen Akteuren der nationalen Gesundheitssysteme vereinfachen soll

Tab. 4.4 Zusammenfassung Verordnungen, Richtlinien und Gesetze

Begriff	Erklärung
Datenschutz-Grundverordnung (DSGVO)	Seit 2018 geltende Verordnung und Grundpfeiler des Datenschutzes in der EU. Sie wertet Gesundheitsdaten zu den personenbezogenen Daten besonderer Kategorie und stellt entsprechend hohe Anforderungen an deren Nutzung
Medizinprodukteverordnung (Medical Device Regulation, MDR)	EU-Verordnung, in der die Zulassungskriterien von Medizinprodukten für den europäischen Markt geregelt sind und die hierzu Medizinprodukte verschiedener Risikoklassen unterscheidet
Medizinprodukte-Durchführungsgesetz (MPDG)	Deutsches Gesetz, das der Durchführung und Ergänzung der MDR auf nationaler Ebene dient
Unique-Device-Identifier-Datenbank (UDI-Datnbank)	Datenbank zur eindeutigen Identifizierung von Medizinprodukten in der EU
Europäische Datenbank für Medizinprodukte (EUDAMED)	Von der EU-Kommission und den EU-Mitgliedstaaten betriebene Datenbank zur zentralen Verwaltung von Medizinprodukten
Konformitätserklärung	Erklärung, dass ein Medizinprodukt den Anforderungen der MDR entspricht. Bei Medizinprodukten höher Risikoklasse I muss die Konformitätsprüfung durch eine benannte Prüfstelle positiv ausgefallen sein, um eine solche Erklärung ausstellen zu können
CE-Kennzeichnung	Vom Hersteller an das Produkt anzubringende Kennzeichnung, die die Erfüllung der europäischen Rechtsvorschriften bezüglich Sicherheit, Gesundheit und Umweltschutz eines Produkts bestätigt
KI-Verordnung (KI-VO, AI Act)	Europäische Verordnung zur Regulierung von KI. Um zu gewährleisten, dass KI-Systeme den Werten der Grundrechte-Charta der EU gerecht werden, stellt die KI-VO ähnlich der MDR risikobasierte Anforderungen an diese Systeme
Produkthaftungsgesetz (ProdHaftG)	Deutsches Gesetz, in dem die Haftung eines Herstellers bei fehlerhaften Produkten geregelt ist
Medizinprodukte-Betreiberverordnung (MPBetreibV)	Deutsche Verordnung über das Errichten, Betreiben und Anwenden von Medizinprodukten. Sie gilt als Ergänzung des MPDG, die Anforderungen insbesondere an die Nutzer*innen von KI-Systemen stellt
KI-Haftungsrichtlinie (KI-Haftungs-RL)	Richtlinie der EU, die klare Regeln für die Haftung bei Schäden durch KI-Systeme schaffen soll, um den Schutz der Verbraucher zu gewährleisten und Rechtssicherheit für Unternehmen zu bieten

II Die wichtigsten Algorithmen der künstlichen Intelligenz

KAPITEL

5 Einführung in die Programmierung mit Python

In Teil II werden einige KI-Algorithmen im Detail erläutert. Neben Erklärungen zu den Anwendungsbereichen und der mathematischen Funktionsweise der Algorithmen ist hier auch beispielhafter Code in der Programmiersprache Python enthalten, die sich besonders für KI-Anwendungen eignet. Nachdem die Programmierung eine Kunst und Herausforderung für sich ist, beinhaltet das aktuelle Kapitel eine allgemeine Einführung in die Programmierung.

Bei einem Algorithmus handelt es sich im Allgemeinen um ein Verfahren zur schrittweisen (mathematischen) Lösung eines Problems (➤ Kap. 1.1). Programmiersprachen wie Python, Java, oder C wurden entwickelt, um dem Computer den Algorithmus so zu erklären, dass dieser die Berechnungen automatisiert durchführen kann.

5.1 Wie kommuniziert man eigentlich mit einer Maschine?

Computer kommunizieren in binärer Sprache, d. h. mit einer Abfolge aus 1en und 0en. Warum ist das so und was haben Programmiersprachen damit zu tun? Ein Computer besteht vereinfacht aus einer Recheneinheit (dem Prozessor), Speichereinheiten sowie Ein- und Ausgabegeräten zur Ein- und Ausgabe von Informationen.

Die meiste Magie geschieht im Prozessor, der das „Gehirn" des Computers darstellt. Er wird daher auch als zentrale Verarbeitungseinheit bzw. **Central Processing Unit (CPU)** bezeichnet. Dort werden eingegebene Befehle interpretiert und ausgeführt. Der Prozessor setzt sich heute i. d. R. aus mehreren **Kernen** zusammen, die die eigentlichen Recheneinheiten sind, also Orte, an denen die Datenverarbeitung stattfindet. Je mehr Kerne ein Prozessor aufweist, desto leistungsstärker ist er – vereinfacht gesagt. Darüber hinaus gibt es neben der CPU auch noch weitere spezialisierte Prozessoren, wie die **Graphics Processing Unit (GPU),** die insbesondere für die Verarbeitung grafischer Prozesse wichtig ist. Damit sind nicht nur Bild- und Video-Verarbeitungsprogramme gemeint, sondern auch die visuelle Aufbereitung von Software wie etwa bei Computer-Spielen. GPUs eignen sich auch für KI-Anwendungen, da sie große Datenmengen verarbeiten und für die KI wichtige Matrixoperationen effizient durchführen können.

Die kleinste funktionelle Einheit eines Prozessors ist der **Transistor.** Ein Transistor ist ein winzig kleiner Schalter, der entweder Strom durchlässt oder nicht. Hier liegt der Ursprung der binären Sprache von Computern in Form von 1en und 0en. Die 1en stehen vereinfacht gesagt für Stromfluss und die 0en für das Ausbleiben von Stromfluss. Man kann sich einen Transistor somit vorstellen wie einen Schalter, der den Stromkreis zu einer Lampe öffnen und schließen kann (➤ Abb. 5.1). Ist der Schalter geöffnet, fließt kein Strom und die Lampe leuchtet nicht. Dieser Zustand kann als 0 interpretiert werden. Ist der Schalter geschlossen und die Lampe leuchtet, spiegelt das den Zustand 1 wider. Mit einer Lampe sind selbstverständlich nur 2 Zustände möglich: an und aus. Mit 2 Lampen lassen sich jedoch bereits 4 Zustände darstellen: an-an, an-aus, aus-an, aus-aus; mit 3 Lampen dann 8 und so weiter. Es lassen sich also 2^n Zustände darstellen, wobei n der Anzahl an Lampen bzw. Transistoren entspricht.

Die Abfolge aus 1en und 0en bezeichnet man auch als **Maschinensprache.** Es wäre allerdings wenig praktikabel, wenn Programmierung nur durch Eingabe von 1en und 0en funktionieren würde. Besser wäre eine nutzer*innenfreundlichere, wenn auch klar definierte, eindeutige Programmiersprache. Daher wurden sog. **höhere Programmiersprachen** (z. B. Python, Java, C) entwickelt, die für den Menschen besser verständlich und einfacher zu handhaben sind. Im Computer sitzt ein Dolmetscher, der sog. **Compiler,** der die höhere Programmiersprache in Maschinensprache übersetzt, damit die Recheneinheit die menschlichen Befehle versteht. Es gibt mittlerweile unzählige höhere Programmiersprachen, die unterschiedlich populär und für manche Anwendungen jeweils besonders geeignet sind (➤ Tab. 5.1).

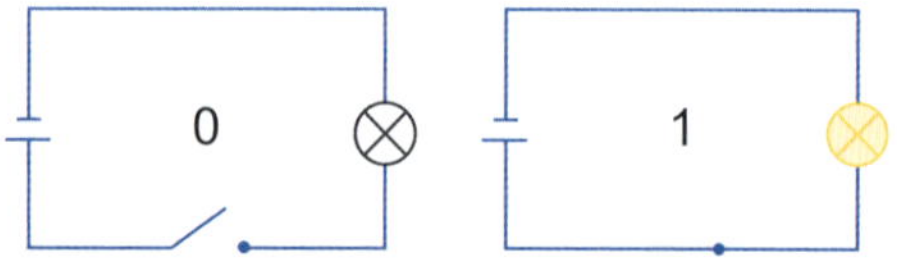

Abb. 5.1 Lichtschalter zur Verbildlichung der Funktionsweise eines Transistors. Transistoren sind die kleinsten funktionellen Einheiten eines Computer-Prozessors. Sie entsprechen winzig kleinen Schaltern und stellen die Grundlage der binären Computersprache dar. Zur Beschreibung der Funktionsweise eignet sich ein Lichtschalter. Ist dieser Schalter geöffnet, fließt kein Strom und die Lampe leuchtet nicht; dies entspricht der Zahl 0. Ist der Schalter geschlossen, fließt Strom und die Lampe leuchtet; dies entspricht der Zahl 1. [P1522/P1523]

Obwohl es viele verschiedene Programmiersprachen gibt, hat sich Python im Feld der KI durchgesetzt. Dies hat mehrere Gründe:

- Python weist eine einfache Syntax und eine gute Lesbarkeit auf, die es einfacher machen, komplexe KI-Algorithmen zu programmieren und zu verstehen.
- Python verfügt über eine große Community und eine Fülle sog. **Bibliotheken** für KI-Anwendungen (z. B. TensorFlow, PyTorch, scikit-learn und NumPy). Diese Bibliotheken erleichtern die Entwicklung von KI-Anwendungen, da sie viele vereinfachte Programmierbefehle zu Verfügung stellen, mit denen man selbst mathematisch komplexe Algorithmen in oft nur wenigen Zeilen programmieren kann.
- Python ist plattformübergreifend kompatibel und kann auf verschiedenen Betriebssystemen wie Windows, Mac und Linux ausgeführt werden.

Tab. 5.1 Überblick über einige heute populäre Programmiersprachen

Programmiersprache	Vorteile	Wichtige Anwendungen
Python	Einfache Syntax, große Community und viele Bibliotheken, Kompatibilität, Flexibilität, Skalierbarkeit	Jegliche KI-Anwendungen, Statistik, Web Development
R	Große Community und viele Bibliotheken, einfache Handhabung großer Datenmengen, Visualisierungsfunktionen	KI, Statistik
C/C++	Hohe Geschwindigkeit und Effizienz, Kontrolle über Hardware, Ausführung von Systemebenen-Operationen	Maschinen inkl. Robotik, Systemprogrammierung, Computerspiele
C# („C sharp")	Hohe Geschwindigkeit und Effizienz, viele Bibliotheken	Windows-Apps, Windows-Desktop-Anwendungen, Web-Development
Java	Gute Kompatibilität, Sicherheitsfunktionen, einfache Handhabung von Threads	Android-Apps, Desktop-Anwendungen, Web-Entwicklung
JavaScript	Einfache Syntax, einfache Integration in Webseiten, viele Nutzer*innen-Umgebungen und Bibliotheken	Front-End-Webentwicklung, Apps
PHP	Einfache Handhabung von Datenbanken und deren Integration in Webanwendungen	Content-Management-Systeme, eCommerce-Plattformen, Webentwicklung
SQL	Weitverbreitet, effiziente und konsistente Datenmanipulation und -abfrage	Erstellung und Bearbeitung von Datenbanken

- Python ist eine flexible Sprache, die es ermöglicht, schnell Prototypen von KI-Anwendungen zu erstellen und zu testen, bevor man sich auf eine endgültige Implementierung festlegt.
- Python kann problemlos auf große Datenmengen und komplexe Anwendungen skaliert werden.

In diesem und den folgenden Kapiteln beschränken wir uns daher auf Python, um zu erklären, wie die mathematischen Konstrukte der KI in Programmiersprache aussehen.

5.2 Datentypen

Jede*r von uns weiß, „3 + 3“ ergibt „6“ und „3 + Auto“ ergibt keinen Sinn. Das liegt daran, dass wir wissen, dass man Zahlen addieren kann, nicht aber Buchstaben bzw. Worte. Jedoch können Buchstaben bzw. Worte auch stellvertretend für Zahlen stehen, sodass „3 + x“ als mathematische Formulierung wiederum Sinn ergibt.

In der Informatik spricht man in diesem Kontext von sog. **Datentypen.** Der Datentyp gibt an, von welcher Art die Daten sind (z. B. Zahl oder Wort) und welche Verarbeitungsschritte bzw. Operationen auf diesen ausgeführt werden können. Zu den wichtigsten Datentypen gehören:

- `int` (Integer): Integer sind ganze Zahlen, also z. B. 1 oder –15.
- `float` (Floating point value): Floats sind Zahlen mit Dezimalstelle, also z. B. 2,15.
- `bool` (Boolean): Booleans können lediglich 2 Zustände einnehmen, nämlich „wahr“ oder „falsch“.
- `char` (Character): Characters entsprechen numerischen Codierungen von Text, also z. B. 97 stellvertretend für den Buchstaben „a“.
- `string` (String of Characters): Strings sind Wörter, also z. B. „Hallo“.

Es ist wichtig, diese Datentypen zu kennen, da vom Datentyp abhängt, welche Operationen möglich sind, wie bestimmte Daten also weiterverarbeitet werden können. So lassen sich in Anlehnung an unser initiales Beispiel etwa 2 Integer ohne Probleme addieren, nicht jedoch ein Integer und ein String. Auch ein Integer und ein Float lassen sich addieren, aber man sollte sich überlegen, welchen Datentyp das Ergebnis dieser Berechnung aufweisen soll. Soll das Ergebnis der Summe des Integers 1 und des Floats 1,7 ein Float sein, lautet die Ausgabe 2,7. Soll das Ergebnis hingegen ein Integer sein, lautet die Ausgabe 2, da alle Dezimalstellen entfernt werden.

Um mit dem Computer über die Programmiersprache richtig kommunizieren zu können, sollte man also immer im Auge behalten, um welchen Datentyp es gerade geht. In der Praxis reichen oft die automatisierten Annahmen von Python zum Datentyp. Texteingaben werden von Python meist automatisch als String erkannt oder Ganzzahlen als Integer. Manchmal muss man Python jedoch konkret mitteilen, um welchen Datentyp es sich handelt.

Zusammenfassung

- Die zentralen Funktionseinheiten des Computers sind die **Central Processing Unit (CPU)** und die **Graphics Processing Unit (GPU).**
- Sie bestehen aus einer riesigen Anzahl an **Transistoren,** mikroskopisch kleinen Schaltwerken, durch die Strom fließen kann – oder nicht.
- Transistoren sind die physikalische Grundlage der **binären Maschinensprache,** die aus 0en und 1en besteht.
- **Höhere Programmiersprachen** wie Python, Java, oder C sind für den Menschen besser verständlich. Der **Compiler** übersetzt diese Programmiersprachen in Maschinensprache.
- **Python** hat sich als Programmiersprache für die KI durchgesetzt, u. a., da sie über eine einfache Syntax verfügt, plattformübergreifend nutzbar ist und eine Vielzahl **Bibliotheken** existieren, die vorgefertigte Code-Befehle enthalten, mit denen sich KI-Algorithmen einfacher programmieren lassen.

5.3 Python

5.3.1 Installation

Nutzer*innen-Umgebungen

Auch wenn die Programmiersprache immer dieselbe ist, gibt es verschiedene Nutzer*innen-Umgebungen für Python. Nahezu alle Nutzer*innen-Umgebungen kann man kostenlos im Internet herunterladen, um mit der Programmierung auf dem eigenen Computer zu starten.

Die Standard-Version von Python erhält man über folgenden Link: python.org/downloads (Stand: 02.12.2024)

In diesem Buch verwenden wir jedoch die Umgebung **Jupyter,** um zu programmieren, da sie eine übersichtlichere Anordnung der Code-Abschnitte in eigenen Bereichen ermöglicht: jupyter.org/install (Stand: 02.12.2024)

Alternativ ist auch **GoogleColab** sehr empfehlenswert, da sich der Code hier wie bei Jupyter einfach strukturieren lässt, viele nützliche Bibliotheken bereits hinterlegt sind, und die Programme im GoogleDrive gespeichert werden, sodass man diese einfach teilen bzw. rechnerunabhängig bearbeiten kann: colab.research.google.com (Stand: 02.12.2024)

Bibliotheken

Ist eine benötigte Bibliothek nicht bereits vorinstalliert, kann diese z. B. mit dem Befehl `pip install` installiert werden. Anschließend muss jede Bibliothek, egal ob vorinstalliert oder manuell installiert, noch **importiert** werden. Es reicht, dies einmal für ein Programmier-Notebook zu tun.
Mit dem folgenden Befehl kann die Bibliothek TensorFlow, die z. B. für die Programmierung neuronaler Netze genutzt wird, installiert werden:

```
pip install tensorflow
```

Hiermit wird TensorFlow importiert:

```
import tensorflow as tf
```

5.3.2 Befehle

Codes/Daten auf GitHub: https://else4.de/41208_KI

Variablen und Eingaben

In der Jupyter-Umgebung wird Code in grau hinterlegten Zellen eingegeben, und die Ausgabe direkt darunter angezeigt:

```
3 + 4
```

```
7
```

Python kann auch viele andere Berechnungen ausführen:

```
2 * 2
```

```
4
```

```
11.4 - 7.9
```

```
3.5
```

```
888/271
```

```
3.2767527675276753
```

Neben Zahlen können auch Worte, oder Zahlen und Worte ausgegeben werden. Hierzu verwendet man den Befehl `print()`. Aber Achtung – sollen ganz bestimmte Aussagen ausgegeben werden, müssen diese in Anführungszeichen stehen:

```
print("Ich lerne Python!")
```

```
Ich lerne Python!
```

```
print("Pi ist definiert als 3,14159...")
```

```
Pi ist definiert als 3,14159...
```


Ein wichtiges Konzept in der Programmierung – und in der Mathematik – sind **Variablen.** In Python lassen sich Variablen definieren und dann beliebig weiterverwenden. So können wir z. B. eine Variable x definieren und weitere Berechnungen mit ihr durchführen:

```
x = 5
x + 15 - 3
```

```
17
```

Python merkt sich Variablen, sodass man mit x auch in einer darauffolgenden Zelle rechnen kann. Möchte man den Zahlenwert der Variablen `z` anstatt den Buchstaben „z“ ausgeben, verwendet man keine Anführungszeichen:

```
y = 7.2
z = x + y

print(z)
```

```
12.2
```

Nach einem # oder zwischen jeweils **3 Anführungszeichen** lassen sich im Code **Kommentare** vermerken, die vom Computer nicht ausgeführt werden. Das ist gerade bei langem und komplexem Code sehr sinnvoll, um diesen näher zu erläutern und selbst den Überblick zu behalten:

```
# Das ist ein Kommentar
# Er wird nicht mit ausgeführt

"""
Das
hier
auch
"""

y = 7.2
z = x + y

print(z)
```

```
12.2
```

Mit dem `input()`-Befehl lassen sich Eingaben in Variablen speichern, so z. B. die Eingabe eines Namens in der Variable `name`. Auch hier möchten wir die Variable `name` ausgeben und nicht das Wort „name", sodass wir im print-Befehl auf Anführungszeichen verzichten:


```
name = input("Wie heißt du? ")

print(name)
```

```
Wie heißt du? Tim
Tim
```

Durch Verwendung eines Kommas lassen sich innerhalb eines `print`-Befehls mehrere Ausgaben kombinieren:

```
name = input("Wie heißt du? ")
age = input("Wie alt bist du? ")

print("Du heißt", name, "und bist", age, "Jahre alt")
```

```
Wie heißt du? Tim
Wie alt bist du? 25
Du heißt Tim und bist 25 Jahre alt
```

Aufgabe 1: Frage nach dem Vornamen und dem Nachnamen einer Person und gib anschließend aus „Hallo, [Vorname] [Nachname]". **(Die Lösungen der Aufgaben befinden sich am Ende des Kapitels)**

Mit dem Befehl `len()` lässt sich die Länge einer Variable bestimmen:

```
name = input("Wie heißt du? ")

len(name)
```

```
Wie heißt du? Tim

3
```

Die Art des Datentyps bestimmt, welche weiteren Operationen mit einer Variable durchgeführt werden können. Je nach Befehl nutzt Python vorgefertigte Annahmen zu den Datentypen, die oft, jedoch nicht immer zutreffen. Betrachten wir dazu den folgenden Code, der zur Variable `age` die Zahl 1 addieren soll:

```
age = input("Wie alt bist du? ")
age = age + 1

print ("Nächsten Geburtstag wirst du", age)
```

```
Wie alt bist du? 25

TypeError: can only concatenate str (not "int") to str
```

Sobald wir die Zahl eingegeben haben, erhalten wir eine Fehlermeldung. Das liegt daran, dass `age` hier als String definiert wurde und mit Strings keine Berechnungen durchgeführt werden können. Daher müssen wir Python mitteilen, dass `age` in diesem Fall ein Integer (`int`) ist:

```
age = int(input("Wie alt bist du? "))
age = age + 1

print ("Nächsten Geburtstag wirst du", age)
```

```
Wie alt bist du? 26
Nächsten Geburtstag wirst du 27
```


Alternativ können wir auch definieren, dass es sich bei einer Variablen um eine Fließkommazahl (`float`) handelt:

```
centigrate = float(input("Nenne eine Temperatur in Grad Celsius "))
kelvin = centigrate - 273.15

print (centigrate, "Grad Celsius entspricht", kelvin, "Kelvin")
```

```
Nenne eine Temperatur in Grad Celsius 23.4
23.4 Grad Celsius entspricht -249.74999999999997 Kelvin
```

Aufgabe 2: Frage nach dem Preis des Abendessens. Dann frage, wie viele mitgegessen haben. Teile den Gesamtpreis durch die Zahl der Gäste und gib aus, wie viel jede Person zahlen muss. Tipp: Überlege hierzu, bei welcher Angabe Dezimalstellen Sinn ergeben (Datentyp: `float`) und bei welcher nur eine ganze Zahl (Datentyp: `int`).

Mathematik

Erste einfache Rechnungen haben wir bereits durchgeführt. Jetzt fügen wir unserem Repertoire noch einige Rechenoperatoren hinzu.
Zur Berechnung von **Potenzen** werden ** verwendet:

```
a = 10**2
b = 7**3
c = 10**-4

print(a, b, c)
```

```
100 343 0.0001
```

Aufgabe 3: Definiere eine beliebige quadratische Funktion. Frage nach einem x-Wert und gib den zugehörigen y-Wert aus.

Zur Berechnung von **Wurzeln** eignen sich selbstverständlich ebenfalls Potenzen. Alternativ können Wurzeln mit dem Befehl `math.sqrt()`. berechnet werden. Die Bibliothek math enthält zusätzliche Rechenbefehle und muss vorab mit dem Befehl `import` importiert werden:

```
100**0.5
```

```
10.0
```

```
import math

math.sqrt(100)
```

```
10.0
```

Mit der math-Bibliothek lassen sich auch vordefinierte Variablen wie π (pi) oder die Euler-Zahl e verwenden:

```
print("Pi:", math.pi)

print("e:", math.e)
```

```
Pi: 3.141592653589793
e: 2.718281828459045
```


Aufgabe 4: Frage nach dem Radius und der Höhe eines Zylinders. Berechne das Volumen des Zylinders mit der Formel *Volumen* = (*π* · *Radius*^{2}) · *Höhe*. Gib das Volumen als ganzzahliges Ergebnis aus.

Mit dem `round()`-Befehl lassen sich Zahlen gemäß Angabe der Dezimalstellen runden:

```
print(round(math.pi, 2))

print(round(math.e, 5))

print(round(12.345, 0))
```

```
3.14
2.71828
12.0
```

Mit `//` lassen sich ganzzahlige Divisionen durchführen und mit `%` der Rest einer Division bestimmen:

```
num1 = int(input("Nenne eine erste Zahl: "))
num2 = int(input("Nenne eine zweite Zahl: "))

result = num1//num2
remainder = num1%num2

print(num1, "geteilt durch", num2, "ist", result, "Rest", remainder)
```

```
Nenne eine erste Zahl: 17
Nenne eine zweite Zahl: 4
17 geteilt durch 4 ist 4 Rest 1
```

If-Anweisungen

If-Anweisungen sind ein sehr wichtiges Konzept in der Programmierung. Mit ihnen lassen sich Bedingungen definieren. `if` definiert eine Bedingung, `elif` (kurz für „else if") entspricht einer alternativen Bedingung, `else` fasst alle übrigen Varianten zusammen. Der folgende Code bewertet z. B., ob eine Zahl eine positive Zahl, eine negative Zahl oder gleich 0 ist:

```
x = 5

if x < 0:
    print (x, "ist eine negative Zahl")
elif x == 0:
    print (x, "ist 0")
else:
    print (x, "ist eine positive Zahl")
```

```
5 ist eine positive Zahl
```

Der folgende Code fragt nach 2 Namen und definiert die Länge eines eingegebenen Namens je nachdem, ob der Name 1–5 oder mehr Buchstaben aufweist:

```
name1 = input("Wie heißt du? ")

length = len(name1)

if length < 5:
    print (name1, "ist ein eher kurzer Name")
else:
    print (name1, "ist ein eher langer Name")

name2 = input("Wie heißt du? ")

length = len(name2)

if length < 5:
    print (name2, "ist ein eher kurzer Name")
else:
    print (name2, "ist ein eher langer Name")
```

```
Wie heißt du? Tim
Tim ist ein eher kurzer Name
Wie heißt du? Laura
Laura ist ein eher langer Name
```

Aufgabe 5: Frage nach einer Zahl zwischen 5 und 10. Wenn die Eingabe kleiner oder gleich („<=") 5 ist, gib aus „Zu klein". Wenn die Eingabe größer oder gleich („>=") 10 ist, gib aus „Zu groß". Andernfalls gib aus „Vielen Dank".

Mit logischen Operatoren wie and, or, oder not lassen sich noch vielseitigere Kriterien definieren:

```
subject = input("Was ist deine präferierte medizinische Fachrichtung? ")

if subject == "Innere Medizin" or subject == "innere Medizin" or subject == "Innere":
    print ("Ich mag auch innere Medizin!")
else:
    print (subject, "ist nicht so meins - ich präferiere innere Medizin")
```

```
Was ist deine präferierte medizinische Fachrichtung? Neurologie
Neurologie ist nicht so meins - ich präferiere innere Medizin
```

Aufgabe 6: Frage nach dem Alter einer Person. Gibt je nach Alter der Person aus, ob diese an der Europawahl (Wahlberechtigung ab 16 Jahren) oder der Bundestagswahl (Wahlberechtigung ab 18 Jahren) teilnehmen darf.

For-Schleifen

For-Schleifen eignen sich, um Befehle mehrfach hintereinander auszuführen.

Die folgende For-Schleife verwendet eine Variable i, um die Anzahl der Wiederholungen der Schleife zu erfassen. Die Schleife beginnt bei i = 1 und fügt jede Runde 1 zu i hinzu, bis i = 5 erreicht ist. An dieser Stelle stoppt die Schleife, sodass sie nicht ein fünftes Mal wiederholt wird:

```
for i in range (1,5):
    print(i)
```

```
1
2
3
4
```

Man kann die Angaben zur range noch um eine Zahl erweitern. Diese bestimmt, wie viel nach jeder Schleife zu i hinzugefügt wird:

```
for i in range (1,10,2):
    print(i)
```

```
1
3
5
7
9
```

Es lassen sich nicht nur Zahlen mit einer For-Schleife ausgeben, sondern auch Worte:

```
for i in range (0,5):
    print("Python")
```

```
Python
Python
Python
Python
Python
```

Aufgabe 7: Frage nach dem Namen und anschließend nach einer Zahl. Gib den Namen anschließend mit einer For-Schleife (exakt) so oft aus, wie die eingegebene Zahl.

For-Schleifen lassen sich auch mit If-Else-Angaben kombinieren:

```
num = int(input("Nenne eine Zahl: "))

if num <=5:
    for i in range (1,num+1):
        print(i)
else:
    print("Nicht genug Platz")
```

```
Nenne eine Zahl: 4
1
2
3
4
```

Aufgabe 8: Frage, wie viele Patient*innen operiert werden sollen. Wenn die Zahl kleiner oder gleich 10 ist, frage nach dem Namen und gib danach aus „[Name] wurde zum OP-Plan hinzugefügt". Füge nach jeder Ausgabe einen Zeilenumbruch ein. Ist die Zahl > 10, gib aus „Zu viele Patient*innen".

While-Schleifen

Mit While-Schleifen kann Code eine unbekannte Anzahl von Malen wiederholt werden, solange eine Bedingung erfüllt ist.

Hier ist die Bedingung z. B., dass eine Zahl kleiner oder gleich 5 entspricht. Danach wird jedoch noch eine 1 hinzugefügt, sodass die Ausgabe bei 6 endet:

```
num = 0

while num <= 5:
    num = num + 1
    print(num)
```

```
1
2
3
4
5
6
```

Hier ein weiteres Beispiel einer While-Schleife:

```
again = "Ja"

while again == "Ja" or again == "ja":
    print("Weiter geht's!")
    again = input("Möchtest du noch einmal? ")

print("Das war's")
```

```
Weiter geht's!
Möchtest du noch einmal? Ja
Weiter geht's!
Möchtest du noch einmal? ja
Weiter geht's!
Möchtest du noch einmal? nein
Das war's
```

5

Alternativ kann man diese auch so schreiben:

```
again = "Ja"

while True:
    if again == "Ja" or again == "ja":
        print("Weiter geht's!")
        again = input("Möchtest du noch einmal? ")
    else:
        break

print("Das war's")
```

```
Weiter geht's!
Möchtest du noch einmal? Ja
Weiter geht's!
Möchtest du noch einmal? ja
Weiter geht's!
Möchtest du noch einmal? nein
Das war's
```


Aufgabe 9: Frage nach 2 Zahlen und addiere diese. Frage anschließend, ob eine Zahl hinzuaddiert werden soll. Frage so lange nach einer weiteren Zahl und addiere diese zur bisherigen Summe hinzu, bis die Antwort nicht mehr „Ja" oder „ja" lautet. Gib die finale Summe aus.

Tuple, Listen und Dictionaries

Es gibt mehrere Möglichkeiten, Daten gesammelt in tabellenähnlichen Formaten zu speichern.

Tuple

Ein `tuple` kann im Code definiert, anschließend jedoch nicht mehr verändert werden. Es gibt also keine Befehle, um Elemente zu einem `tuple` hinzuzufügen oder zu entfernen. `tuple` eignen sich z. B. für Menü-Inhalte, die nicht verändert werden sollen.

Im folgenden Code definieren wir ein `tuple` mit verschiedenen Organen. Hierfür werden runde Klammern verwendet. Der `tuple` kann im Ganzen ausgegeben werden, oder auch nur spezifische Elemente des `tuple`. Um ein einzelnes Element des `tuple` ausgeben zu lassen, muss der Index des Elements in eckigen Klammern angeben werden. **Cave:** Python fängt bei 0 an zu zählen, nicht bei 1. Auch kann die Länge des `tuple` bestimmt werden:

```
organ_tuple = ("Gehirn", "Lunge", "Herz", "Leber")

print(organ_tuple)
```

```
('Gehirn', 'Lunge', 'Herz', 'Leber')
```

```
print(organ_tuple[3])
```

```
Leber
```

```
len(organ_tuple)
```

```
4
```

Listen

Eine `list` kann im Code definiert, aber auch im Verlauf angepasst werden. Im folgenden Code definieren wir eine `list` mit verschiedenen Organen. Hierfür werden eckige Klammern verwendet. Wie ein `tuple` kann auch eine `list` im Ganzen ausgegeben werden, oder nur spezifische Elemente der `list`. Auch die Länge einer `list` lässt sich bestimmen:

```
organ_list = ["Gehirn", "Lunge", "Herz", "Leber"]

print(organ_list)
```

```
['Gehirn', 'Lunge', 'Herz', 'Leber']
```

```
print(organ_list[3])
```

```
Leber
```

```
len(organ_list)
```

```
4
```

Anders als ein `tuple` kann eine `list` zudem verändert werden. Es gibt demnach Befehle, mit denen Elemente zum Ende einer `list` (`append`) oder auch an spezifischen Positionen (`insert`) hinzugefügt werden können:


```
organ_list.append("Niere")

print(organ_list)
```

```
['Gehirn', 'Lunge', 'Herz', 'Leber', 'Niere']
```

```
organ_list.insert(0, "Darm")

print(organ_list)
```

```
['Darm', 'Gehirn', 'Lunge', 'Herz', 'Leber', 'Niere']
```

Auch können einzelne Elemente der `list` entfernt werden:

```
del organ_list[1]

print(organ_list)
```

```
['Darm', 'Lunge', 'Herz', 'Leber', 'Niere']
```

Zudem kann eine `list` nach dem Alphabet sortiert werden:

```
organ_list.sort()

print(organ_list)
```

```
['Darm', 'Herz', 'Leber', 'Lunge', 'Niere']
```

Aufgabe 10: Erstelle eine Liste mit 3 medizinischen Fachbereichen. Frage nach einem weiteren Fachbereich. Füge den Fachbereich zur Liste hinzu, sofern der Fachbereich nicht bereits in der Liste vorkommt. Nutze für den Vergleich den Code-Baustein „[Element] not in [Liste]". Gib die Liste anschließend aus.

Man kann auch leere Listen definieren, um diese anschließend durch Abfragen zu füllen. Folgendes Programm definiert eine leere Liste „numbers" und fragt anschließend dreimal nach einer Zahl, um diese zur Liste hinzuzufügen. Anschließend wird eine While-Schleife verwendet, um zu fragen, ob weitere Zahlen ergänzt werden sollen. Soll keine Zahl mehr hinzugefügt werden, wird die Liste sortiert und ausgegeben:

```
numbers = []

for i in range(3):
    num = int(input("Gib eine Zahl ein: "))
    numbers.append(num)

while True:
    again = input("Möchtest du eine weitere Zahl hinzufügen? ")
    if again == "Ja" or again == "ja":
        num = int(input("Gib eine weitere Zahl ein: "))
        numbers.append(num)
    else:
        break

numbers.sort()
print(numbers)
```

```
Gib eine Zahl ein: 4
Gib eine Zahl ein: 2
Gib eine Zahl ein: 1
Möchtest du eine weitere Zahl hinzufügen? ja
Gib eine weitere Zahl ein: 5
Möchtest du eine weitere Zahl hinzufügen? nein
[1, 2, 4, 5]
```

Aufgabe 11: Frage nach 3 Namen und füge diese in eine Liste „OP_Plan" ein. Frage anschließend, ob ein weiterer Name hinzugefügt werden soll. Frage so lange nach weiteren Namen und füge sie zur Liste OP_Plan hinzu, solange die Antwort „Ja" oder „ja" lautet. Sobald die Antwort „Nein" oder „nein" lautet, gib die sortierte Liste aus.

Auch ist es möglich, mehrdimensionale Listen zu definieren:

```
two_dim_list = [[1, 2, 3],
                [4, 5, 6]]

print(two_dim_list)
```

```
[[1, 2, 3], [4, 5, 6]]
```

```
three_dim_list = [[[1, 2, 3],
                   [4, 5, 6]],

                  [[7, 8, 9],
                   [10, 11, 12]]]

print(three_dim_list)
```

```
[[[1, 2, 3], [4, 5, 6]], [[7, 8, 9], [10, 11, 12]]]
```

Dictionaries

Ein `dictionary` wird mit geschweiften Klammern definiert. Ähnlich wie Listen können Dictionaries im Code angepasst werden. Im Unterschied zu Listen weist man jedem Element im `dictionary` eine spezifische numerische Position zu. Die Zahlen-Positionen werden auch als `keys` und die Elemente dahinter als `values` bezeichnet:

```
organ_dictionary = {1: "Gehirn", 2: "Lunge", 6: "Herz", 4: "Leber"}

print(organ_dictionary)
```

```
{1: 'Gehirn', 2: 'Lunge', 6: 'Herz', 4: 'Leber'}
```

```
print(organ_dictionary[6])
```

```
Herz
```

```
len(organ_dictionary)
```

```
4
```

Nach dieser zugewiesenen Position wird ein `dictionary` modifiziert oder sortiert, nicht etwa nach der Reihenfolge der Elemente im Code oder dem Alphabet:

```
organ_dictionary[3] = "Milz"

print(organ_dictionary)
```

```
{1: 'Gehirn', 2: 'Lunge', 6: 'Herz', 4: 'Leber', 3: 'Milz'}
```

```
organ_dictionary[2] = "Magen"

print(organ_dictionary)
```

```
{1: 'Gehirn', 2: 'Magen', 6: 'Herz', 4: 'Leber', 3: 'Milz'}
```

```
sorted_dictionary = dict(sorted(organ_dictionary.items()))

print(sorted_dictionary)
```

```
{1: 'Gehirn', 2: 'Magen', 3: 'Milz', 4: 'Leber', 6: 'Herz'}
```

Aufgabe 12: Passe Aufgabe 8 so an, dass statt einer `list` ein `dictionary` verwendet wird. Tipp: Du wirst spezifizieren müssen, ob es sich bei dem hinzugefügten medizinischen Feld um ein `key`, also die Positionsnummer, oder ein `value`, also das Element handelt.

Auch ist es möglich, mehrdimensionale Dictionaries zu definieren:

```
two_dim_dict = {1: {"A": 1, "B": 2, "C": 3},
                2: {"A": 4, "B": 5, "C": 6}}

print(two_dim_dict)
```

```
{1: {'A': 1, 'B': 2, 'C': 3}, 2: {'A': 4, 'B': 5, 'C': 6}}
```

```
three_dim_dict = {1: {1: {"A": 1, "B": 2, "C": 3},
                      2: {"A": 4, "B": 5, "C": 6}},

                  2: {3: {"A": 1, "B": 2, "C": 3},
                      4: {"A": 4, "B": 5, "C": 6}}}

print(three_dim_dict)
```

```
{1: {1: {'A': 1, 'B': 2, 'C': 3}, 2: {'A': 4, 'B': 5, 'C': 6}}, 2: {3: {'A
': 1, 'B': 2, 'C': 3}, 4: {'A': 4, 'B': 5, 'C': 6}}}
```

Arrays

Außer `tuple`, `list` und `dictionary` kann auch ein `array` Daten strukturiert speichern. Arrays sind besonders dazu geeignet, Zahlen strukturiert zu speichern, sodass man mit ihnen Berechnungen durchführen kann. Ein eindimensionaler `array` entspricht dabei einem Vektor, ein zweidimensionaler `array` einer Matrix und ein dreidimensionaler `array` einem Tensor (➤ Abb. 5.2):

Damit lassen sich auf Arrays die Rechenregeln der linearen Algebra anwenden. Beispielsweise können 2 gleich große Matrizen addiert oder auch mit einem Skalar multipliziert werden. Durch die Verwendung von Arrays können die gesammelten Daten also zeitgleich weiterverarbeitet werden:

$$A=\begin{bmatrix}2 & 3\\ 7 & 4\end{bmatrix}, B=\begin{bmatrix}1 & 4\\ 0 & -4\end{bmatrix}$$

$$C=A+B=\begin{bmatrix}2 & 3\\ 7 & 4\end{bmatrix}+\begin{bmatrix}1 & 4\\ 0 & -4\end{bmatrix}=\begin{bmatrix}3 & 7\\ 7 & 0\end{bmatrix}$$

$$D=2\cdot A=2\cdot\begin{bmatrix}2 & 3\\ 7 & 4\end{bmatrix}=\begin{bmatrix}4 & 6\\ 14 & 8\end{bmatrix}$$

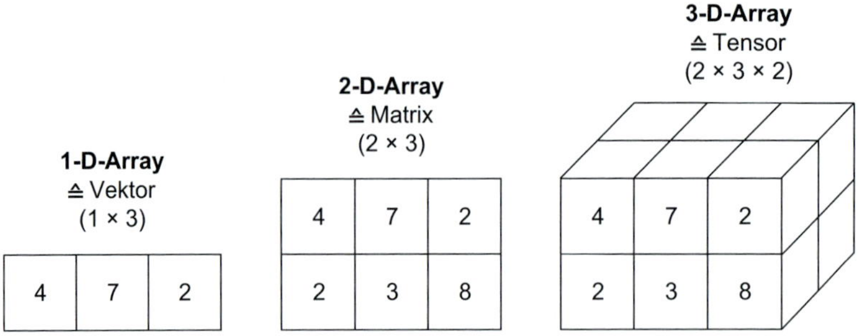

Abb. 5.2 Arrays verschiedener Dimensionen. Ein eindimensionaler `array` entspricht einem Vektor, ein zweidimensionaler `array` einer Matrix, ein dreidimensionaler `array` einem Tensor. [P1522/P1523]

Gerade für die KI sind Arrays besonders wichtig, da es für viele KI-Algorithmen erforderlich ist, die Eingabedaten in Arrays zu überführen, damit verschiedene Rechenoperationen aus dem Feld der linearen Algebra durchgeführt werden können.

Für die Verwendung von Arrays muss man in Python eine entsprechende Bibliothek importieren. Wir verwenden im Folgenden die häufig genutzte Bibliothek NumPy, die mit folgendem Befehl importiert werden kann:

```
import numpy as np
```

Mit NumPy ist es möglich, Arrays verschiedener Dimensionen zu erstellen und mit den Befehlen `ndim` und `shape` die Dimensionalität und Form der Arrays zu bestimmen:

```
one_dim_array = np.array([1, 2, 3])

print(one_dim_array)

print("Dimension:", one_dim_array.ndim)

print("Shape:", one_dim_array.shape)
```

```
[1 2 3]
Dimension: 1
Shape: (3,)
```

```
two_dim_array = np.array([[1, 2, 3],
                          [4, 5, 6],
                          [7, 8 , 9]])

print(two_dim_array)

print("Dimension:", two_dim_array.ndim)

print("Shape:", two_dim_array.shape)
```

```
[[1 2 3]
 [4 5 6]
 [7 8 9]]
Dimension: 2
Shape: (3, 3)
```

```
three_dim_array = np.array([[[1, 2, 3],
                             [4, 5, 6],
                             [7, 8 , 9]],

                            [[1, 2, 3],
                             [4, 5, 6],
                             [7, 8 , 9]]])

print(three_dim_array)

print("Dimension:", three_dim_array.ndim)

print("Shape:", three_dim_array.shape)
```

```
[[[1 2 3]
  [4 5 6]
  [7 8 9]]

 [[1 2 3]
  [4 5 6]
  [7 8 9]]]
Dimension: 3
Shape: (2, 3, 3)
```

Es ist wichtig, die Form von Arrays im Blick zu behalten, da es viele Rechenoperationen gibt, die nur mit bestimmten Formen funktionieren. Beispielsweise können 2 Matrizen nur miteinander multipliziert werden, wenn die Anzahl der Spalten der Matrix A der Anzahl der Zeilen der Matrix B entspricht.

Die `shape`-Funktion gibt die Form von Arrays wie folgt an:

- Eindimensional: Spalten
- Zweidimensional: Zeilen, Spalten
- Dreidimensional: Ebenen, Zeilen, Spalten

Folgender Code extrahiert z. B. die zweite Spalte der Matrix. Weil Python beim Zählen mit 0 beginnt (s. o.), ist die zweite Spalte durch die Zahl 1 definiert. Der Doppelpunkt heißt so viel wie „alle Zeilen". Der Ausdruck „1:3" würde hingegen bedeuten „von 2 bis exklusive 4" bzw. „Zeilen bzw. Spalten 2 und 3":

```
two_dim_array = np.array([[1, 2, 3],
                          [4, 5, 6]])

print("Shape:", two_dim_array.shape)

print("Zweite Spalte:", two_dim_array[:, 1])
```

```
Shape: (2, 3)
Zweite Spalte: [2 5]
```

Aufgabe 13: Definiere einen `array` der Form 4 × 3. Nutze die `shape()`-Funktion, um zu überprüfen, ob die Form korrekt ist. Lass dir die ersten beiden Zeilen des `array` ausgeben.

Mit Arrays können wie erwähnt spezielle Berechnungen durchgeführt werden. So können alle Zahlen im `array` auf einmal mit einer Zahl multipliziert werden oder ihnen kann eine Zahl hinzuaddiert werden:

```
two_dim_array = np.array([[1, 2, 3],
                          [4, 5, 6],
                          [7, 8 , 9]])

print(two_dim_array * 2)
print()
print(two_dim_array + 5)
```

```
[[ 2  4  6]
 [ 8 10 12]
 [14 16 18]]

[[ 6  7  8]
 [ 9 10 11]
 [12 13 14]]
```

Aufgabe 14: Definiere einen `array` A der Form 2 × 3. Definiere eine lineare Funktion $y = 2 \cdot A - 4$ und gib das Ergebnis aus.

Aufgabe 15: Folgende Gleichung beschreibt eine sog. Sigma-Funktion. Sie wird bei verschiedenen KI-Algorithmen wie logistischen Regressionen und neuronalen Netzen angewendet.

$$\sigma(x) = \frac{1}{1 + e^{-x}}$$

Wiederhole Aufgabe 14 mit der Sigma-Funktion.

Um selbst komplexe KI-Algorithmen in wenigen Zeilen und ohne viel Mathematik programmieren zu können, gibt es eine Vielzahl an Bibliotheken mit Code-Bausteinen (die wichtigsten werden im ➤ Kap. 5.5 vorgestellt). Dennoch ist es wichtig, sich mit den Grundlagen der Programmierung mit Python sowie auch den mathematischen Grundlagen der einzelnen Algorithmen vertraut zu machen, um ein tiefgreifendes Verständnis zu entwickeln.

5.4 Trouble Shooting

Am meisten Zeit bei der Programmierung benötigt man häufig nicht für das Formulieren des Codes, sondern für die Suche nach Fehlern. Daher geben wir hier noch einige Empfehlungen für den Fall, dass es mal nicht mehr weiter geht.

ChatGPT und andere LLMs ChatGPT und andere Large Language Models (LLMs) können mittlerweile nicht mehr nur kleine Fehler ausfindig machen und korrigieren, sondern ganze Code-Blöcke ausgeben. Jedoch ist hier Vorsicht geboten, da sich schnell Fehler einschleichen, wenn man nicht ganz genau versteht, was die KI-generierten Code-Vorschläge genau bedeuten. Es ist zentral, immer Herr*in des Codes zu bleiben.

Foren Hilft ChatGPT nicht weiter, gibt es eine Vielzahl an Foren, auf denen man die Community um Hilfe bitten kann. Das wohl bekannteste Forum (auf dem auch ChatGPT trainiert wurde) ist **StackOverflow.** Die meisten Probleme wurden dort bereits beschrieben, sodass man über eine Suche meist schnell Lösungsvorschläge erhält. Andernfalls kann man auch einen neuen Blogpost schreiben.

YouTube, GitHub, Kaggle Hat man bei einem geplanten KI-Programm bereits konkrete Vorstellungen, weiß aber nicht so recht, wie man am besten beginnen soll, eignen sich Plattformen wie YouTube, GitHub oder auch Kaggle zur Inspiration. Auf YouTube gibt es unzählige Erklärvideos und Programmier-Tutorials. Meist verlinken die Kanäle auf ihre GitHub- oder Kaggle-Seiten, wo der im Video erklärte Code verfügbar ist. GitHub und Kaggle sind Plattformen, auf denen Code geteilt werden kann. Auf Kaggle werden zudem öffentlich Programmierwettbewerbe ausgeschrieben, an denen man teilnehmen kann.

5.5 Wichtige Bibliotheken

Es gibt mittlerweile eine große Anzahl an Bibliotheken, die besonders auf KI-Anwendungen in Python ausgelegt sind. Diese Bibliotheken fassen oft komplexe mathematische Formeln in kurzen Code-Befehlen zusammen, was die Programmierung erheblich erleichtert. Einige der Bibliotheken werden wir noch kennenlernen. Hier vorab bereits eine kurze Übersicht über die wichtigsten Bibliotheken:

- NumPy: eine Bibliothek für numerische Berechnungen, die für Datenmanipulation und lineare Algebra verwendet wird (➤ Kap. 5.3.2)
- pandas: eine Bibliothek für Datenanalyse und -manipulation, die für das Laden und Verarbeiten von Daten verwendet wird
- matplotlib: eine Bibliothek für die Erstellung von Diagrammen und Visualisierungen von Daten
- scikit-learn: eine Bibliothek mit einer Vielzahl an KI-Modellen
- TensorFlow und Keras: Bibliotheken, die von Google entwickelt wurden und sich insbesondere für die Programmierung von neuronalen Netzen eignen
- PyTorch: das Äquivalent zu TensorFlow, allerdings von Facebook bzw. Meta

5

5.6 Lösungen zu den Aufgaben

Aufgabe 1:

```
name = input("Vorname: ")
surname = input("Nachname: ")

print("Hallo,", name, surname)
```

```
Vorname: Laura
Nachname: Velezmoro
Hallo, Laura Velezmoro
```

Aufgabe 2:

```
bill = float(input("Wie viel Euro hat das Abendessen gekostet? "))
guests = int(input("Wie viele haben zu Abend gegessen? "))

priceperperson = bill/guests

print ("Jede Person muss", priceperperson, "Euro zahlen")
```

```
Wie viel Euro hat das Abendessen gekostet? 35.30
Wie viele haben zu Abend gegessen? 2
Jede Person muss 17.65 Euro zahlen
```

Aufgabe 3:

```
x = int(input("Nenne einen x-Wert:"))
y = 3 * (x**2) + 3

print("y =", y)
```

```
Nenne einen x-Wert:5
y = 78
```

Aufgabe 4:

```
import math

radius = int(input("Definiere einen Radius: "))
height = int(input("Definiere eine Höhe: "))

zylinder = (math.pi * (radius**2)) * height

print(int(zylinder))
```

```
Definiere einen Radius: 2
Definiere eine Höhe: 4
50
```

Aufgabe 5:

```
number = int(input("Bitte nenne eine Zahl zwischen 5 und 10: "))

if number <= 5:
    print("Zu klein")
elif number >= 10:
    print("Zu groß")
else:
    print("Vielen Dank")
```

```
Bitte nenne eine Zahl zwischen 5 und 10: 11
Zu groß
```

Aufgabe 6:

```
age = int(input("Wie alt bist du? "))

if age < 16:
    print("Du bist leider noch nicht wahlberechtigt.")
elif age >= 16 and age < 18:
    print("Du darfst bereits an der Europawahl teilnehmen.")
else:
    print("Du darfst an der Europawahl und der Bundestagswahl teilnehmen.")
```

```
Wie alt bist du? 24
Du darfst an der Europawahl und der Bundestagswahl teilnehmen.
```

Aufgabe 7:

```
name = input("Wie heißt du: ")

num = int(input("Nenne eine Zahl: "))

for i in range (1, num+1):
    print(name)
```

```
Wie heißt du: Tim
Nenne eine Zahl: 3
Tim
Tim
Tim
```

Aufgabe 8:

```
num = int(input("Wie viele Patient*innen sollen operiert werden? "))

if num <= 10:
    for i in range (1,num+1):
        name = input("Wie lautet der nächste Name? ")
        print(name, "wurde zum OP-Plan hinzugefügt")
        print()
else:
    print("Zu viele Patient*innen")
```

```
Wie viele Patient*innen sollen operiert werden? 4
Wie lautet der nächste Name? Frau Fischer
Frau Fischer wurde zum OP-Plan hinzugefügt

Wie lautet der nächste Name? Herr Meier
Herr Meier wurde zum OP-Plan hinzugefügt

Wie lautet der nächste Name? Frau Yilmaz
Frau Yilmaz wurde zum OP-Plan hinzugefügt

Wie lautet der nächste Name? Herr Li
Herr Li wurde zum OP-Plan hinzugefügt
```

5

Aufgabe 9:

```
num = int(input("Nenne eine Zahl: "))

again = "Ja"

while again == "Ja" or again == "ja":
    num2 = int(input("Nenne eine weitere Zahl: "))
    num = num + num2
    again = input("Möchtest du eine Zahl hinzuaddieren? ")

print("Die Summe beträgt", num)
```

```
Nenne eine Zahl: 5
Nenne eine weitere Zahl: 3
Möchtest du eine Zahl hinzuaddieren? ja
Nenne eine weitere Zahl: 2
Möchtest du eine Zahl hinzuaddieren? nein
Die Summe beträgt 10
```

Aufgabe 10:

```
medical_field = ["Radiologie", "Kardiologie", "Dermatologie"]

new = input("Nenne eine medizinische Fachrichtung: ")

if new not in medical_field:
    medical_field.append(new)

print(medical_field)
```

```
Nenne eine medizinische Fachrichtung: Radiologie
['Radiologie', 'Kardiologie', 'Dermatologie']
```

Aufgabe 11:

```
OP_Plan = []

for i in range(3):
    name = input("Gib einen Namen ein: ")
    OP_Plan.append(name)

while True:
    again = input("Möchtest du einen weiteren Namen hinzufügen? ")
    if again == "Ja" or again == "ja":
        name = input("Gib eine weiteren Namen ein: ")
        OP_Plan.append(name)
    else:
        break

OP_Plan.sort()

print(OP_Plan)
```

```
Gib einen Namen ein: Meier
Gib einen Namen ein: Fischer
Gib einen Namen ein: Müller
Möchtest du einen weiteren Namen hinzufügen? ja
Gib eine weiteren Namen ein: Weber
Möchtest du einen weiteren Namen hinzufügen? nein
['Fischer', 'Meier', 'Müller', 'Weber']
```

5

Aufgabe 12:

```
medical_field = {1: "Radiologie", 2: "Kardiologie", 3: "Dermatologie"}

new = input("Nenne eine medizinische Fachrichtung: ")

if new not in medical_field.values():
    medical_field[4] = new

print(medical_field)
```

```
Nenne eine medizinische Fachrichtung: Onkologie
{1: 'Radiologie', 2: 'Kardiologie', 3: 'Dermatologie', 4: 'Onkologie'}
```

Aufgabe 13:

```
two_dim_array = np.array([[1, 2, 3],
                          [4, 5, 6],
                          [7, 8, 9],
                          [10, 11, 12]])

print(two_dim_array)

print("Shape:", two_dim_array.shape)

print("Erste zwei Zeilen", two_dim_array[0:2])
```

```
[[ 1  2  3]
 [ 4  5  6]
 [ 7  8  9]
 [10 11 12]]
Shape: (4, 3)
Erste zwei Zeilen [[1 2 3]
 [4 5 6]]
```

Aufgabe 14:

```
import numpy as np

A = np.array([[1, 2, 3],
              [4, 5, 6]])

y = 2 * A - 4

print(y)
```

```
[[-2  0  2]
 [ 4  6  8]]
```

Aufgabe 15:

```
import math

A = np.array([[1, 2, 3],
              [4, 5, 6]])

y = 1/(1 + (math.e**(-A)))

print(y)
```

```
[[0.73105858 0.88079708 0.95257413]
 [0.98201379 0.99330715 0.99752738]]
```

KAPITEL

6 Daten und Modelloptimierung – Teil 1

In diesem Kapitel sollen fundamentale Konzepte zum Thema Daten und Modelloptimierung besprochen werden. Diese werden uns dabei helfen, die in den nachfolgenden Kapiteln erklärten Algorithmen besser zu verstehen. Am Ende des Buchs folgt zum Thema Daten und Modelloptimierung ein zweiter Teil mit einigen fortgeschrittenen Inhalten (➤ Kap. 16).

6.1 Dateiformate

Nach den *Datentypen* wie Strings oder Integers (➤ Kap. 5) geht es im Folgenden um sog. *Dateiformate.* Diese beschreiben, wie Datentypen in einer Datei organisiert und gespeichert werden. Ein Dateiformat kann einen oder mehrere Datentypen enthalten. Beispiele für Dateiformate sind Text- (z. B. „txt" oder „docx"), Bild- (z. B. „jpg" oder „png"), Audio- oder Videodateien (z. B. „mp3" oder „mp4"). Jedes Dateiformat hat seine eigenen Regeln und Einschränkungen, die bestimmen, wie die Daten gespeichert und gelesen werden können.

Im ➤ Kap. 5 haben wir bereits Arrays als tabellenförmige Strukturen zur Speicherung und Verarbeitung von Zahlenwerten kennengelernt. Auch eine Bilddatei entspricht im Wesentlichen einem Array. Ein Schwarz-weiß-Bild kann z. B. als Matrix verstanden werden, bei der jeder Zahlenwert in der Matrix dem Grauton eines Pixels im Bild entspricht (➤ Abb. 6.1). Die Matrix kann optional auch in einen Vektor umgewandelt werden, um diesen z. B. in ein neuronales Netz einzuspeisen. Farbbilder sind üblicherweise als Tensoren mit 3 Ebenen gespeichert. Im RGB-Farbraum (also dem Rot-Grün-Blau-Farbraum) enthält die erste Ebene die verschiedenen Rottöne, die zweite die Grüntöne und die dritte die Blautöne. Zusammengefügt ergeben diese ein buntes Bild. Andere häufig genutzte Farbräume sind der CMYK-Farbraum (CMYK = Cyan, Magenta, Yellow, Key [= Schwarz]) oder der HSV-Farbraum (HSV = Hue [= Farbwert], Saturation [= Sättigung], Value [= Helligkeit]).

Ein Farbvideo entspricht einem vierdimensionalen Array, bei dem die vierte Dimension die Zeit darstellt. Es handelt sich demnach um die zeitliche Abfolge farbiger Bilder bzw. Tensoren.

Ein besonderes Dateiformat in der Medizin ist **DICOM** (Digital Imaging and Communications in Medicine), das am häufigsten genutzte Dateiformat in der Radiologie. DICOMs können Bildinformationen von digitalen Röntgen-, CT-, MRT- oder Sonografie-Aufnahmen speichern. Zudem speichern sie Zusatzinformationen wie Patient*innennamen oder ID, aber auch weitere bildbezogene Informationen wie Segmentierungen, Oberflächendefinitionen oder Bildregistrierungen. DICOMs standardisieren sowohl das Format zur Speicherung der Daten als auch das Kommunikationsprotokoll zu deren Austausch zwischen verschiedenen medizinischen Geräten und Informationssystemen. DICOM ist auch die Grundlage für die digitale Bildarchivierung in **PACS.**

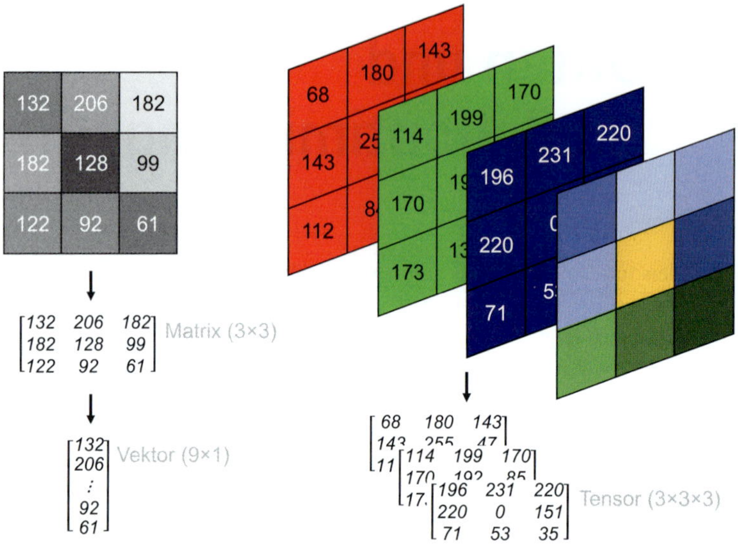

Abb. 6.1 Repräsentationen eines Schwarz-weiß-Bildes und eines Farbbildes als Arrays. Bei Schwarz-weiß-Bildern verfügt jeder Pixel des Bildes über einen bestimmten Grauton. Diese Grautöne können in einem zweidimensionalen Array, d. h. einer Matrix angeordnet werden, die optional in einen eindimensionalen Array, d. h. einen Vektor, umgewandelt werden kann. Für Farbbilder existieren verschiedene Farbräume. Beim RGB-Farbraum enthält die erste Ebene die Rot-, die zweite die Grün- und die dritte die Blautöne. Durch die 3 Ebenen entsteht ein Farbbild, das einen dreidimensionalen Array darstellt, also einen Tensor. [P1522/P1523]

6

6.2 Trainings-, Test-, Validierungsdaten

Zur Erinnerung: KI-Algorithmen erzeugen ein Modell der Realität, um basierend darauf Ausgaben wie etwa Vorhersagen zu berechnen. Die Grundzüge des Modells werden im Code definiert, die detaillierte Ausgestaltung des Modells hängt schließlich von den Daten ab, die das Modell abbilden soll. Um ein Modell zu optimieren und dessen Leistung zu bewerten, wird der verfügbare Datensatz aufgeteilt.

6.2.1 Trainingsdaten

Der Trainingsdatensatz ist der Teil der Daten, der genutzt wird, um das KI-Modell zu trainieren. In anderen Worten werden die Trainingsdaten genutzt, um die allgemeine mathematische Formel des jeweiligen KI-Algorithmus so anzupassen, dass sie zu den Daten bzw. der konkreten Anwendung passt. In diesem Zusammenhang spricht man auch von **Parametern.** Beispiele wären etwa die Gewichte der Verknüpfungen in einem neuronalen Netz, oder auch die genaue Steigung und der y-Achsen-Abschnitt einer Regression. So lautet die allgemeine Formel einer linearen Regression (➤ Kap. 7) „$f(x) = m \cdot x + t$". Die Variablen m (Steigung) und t (y-Achsen-Abschnitt) der Regressionsgeraden sind die Parameter, die durch die Daten spezifiziert werden müssen, damit das Modell nutzbar ist. Nach dem Training könnte das Modell z. B. „$f(x) = 0{,}72 \cdot x + 1{,}29$" lauten.

6.2.2 Validierungsdaten

Der Validierungsdatensatz wird verwendet, um die Performanz verschiedener bereits trainierter Modelle zu vergleichen. Das bezieht sich nicht nur auf den Vergleich gänzlich unterschiedlicher Algorithmen (z. B. Support

Vector Machine vs. neuronales Netz), sondern auch auf den Vergleich gleicher Algorithmen mit unterschiedlichen **Hyperparametern.** Hyperparameter sind Variablen, die das Modell beeinflussen und im Code definiert werden müssen, während des Trainings jedoch nicht verändert werden. Beispiele sind die Anzahl an Schichten eines neuronalen Netzes oder dessen Learning Rate. Es ist kaum vorherzusagen, welche Anzahl an Schichten oder welche Learning Rate zum besten Ergebnis führen wird. Mit dem Validierungsdatensatz kann daher die Leistung verschiedener Modelle verglichen werden. Der Validierungsdatensatz wird dabei weder für das Training des Modells verwendet noch für dessen finale Bewertung.

6.2.3 Testdaten

Der Testdatensatz soll einen finalen und möglichst unverfälschten Eindruck über die Leistung des KI-Modells vermitteln. Er besteht aus Daten, die das KI-Modell noch nie gesehen hat – weder für das Training noch für die Validierung. Damit soll quantifiziert werden, wie sich der Algorithmus mit dem optimierten Modell wohl bei Anwendung auf Daten in der Realität schlagen würde. Dass die Modell-Leistung bei Anwendung in der Realität nicht immer genau so gut ist wie bei Anwendung auf die Testdaten, werden wir gleich noch diskutieren.

6.2.4 Aufteilung der Daten

Es gibt keine in Stein gemeißelten Richtlinien dazu, welcher Anteil der Daten jeweils für Training, Validierung und Testphase verwendet werden sollte. Eine mögliche und häufig gewählte Aufteilung ist in ➤ Abb. 6.2 gezeigt.

Diese 70-20-10-Aufteilung ist häufig ein sinnvoller Startpunkt, auch wenn viele Überlegungen in die Aufteilung einfließen können. Bei kleineren Datensätzen kann es zweckmäßig sein, einen größeren Teil der Daten für das Training zu verwenden, da dieses für die Modell-Leistung essenziell ist. Modelle mit wenigen Hyperparametern lassen sich leichter validieren, sodass für diese vermutlich ein geringerer Anteil Validierungsdaten ausreicht. Die Größe des Testdatensatzes hängt wiederum davon ab, wie wichtig es ist, dass die Performanz des KI-Algorithmus stichhaltig quantifiziert ist. Bei Anwendung in einem Krankenhaus ist es z. B. besonders wichtig, dass die Leistung des Modells basierend auf einem ausreichend großen Testdatensatz beurteilt wurde.

Im weiteren Verlauf des Buchs werden wir die wichtigsten KI-Algorithmen nacheinander erklären und dabei auf die medizinischen Anwendungen, die mathematischen Grundlagen und die Programmierung eingehen. Bei der Programmierung ist unser Ziel, die grundlegenden Code-Bausteine zu vermitteln, um so die praktische Anwendung zu erleichtern. Unser Ziel ist jedoch nicht, das perfekte Modell zu programmieren oder die Leistung verschiedener Modelle zu vergleichen. Daher teilen wir unsere Übungsdatensätze bei den Kapiteln zur Programmierung lediglich in Trainings- und Testdaten auf und verzichten auf einen Validierungsdatensatz.

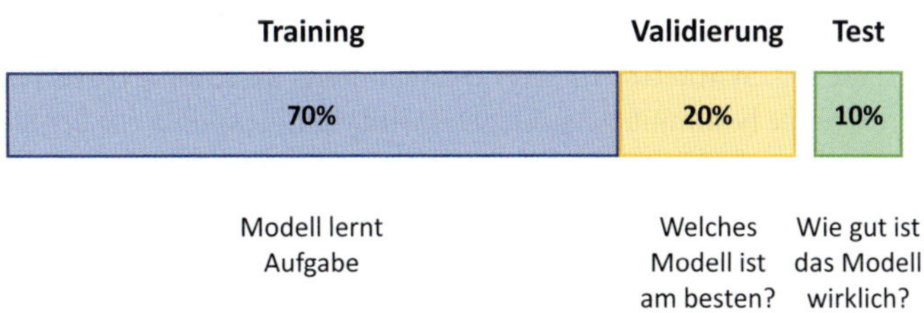

Abb. 6.2 Aufteilung des Datensatzes in Trainings-, Validierungs- und Testdaten. Der Trainingsdatensatz wird genutzt, um ein oder mehrere Modelle zu trainieren und deren Leistung zu verbessern. Mit dem Validierungsdatensatz kann die Leistung verschiedener trainierter Modelle verglichen werden. Der Testdatensatz beurteilt abschließend die Leistung des finalen Modells. [P1522/P1523]

6.3 Class Imbalance und Strategien dagegen

6.3.1 Class Imbalance

Class Imbalance (Klassenungleichgewicht) beschreibt den Fall, dass die verschiedenen Klassen in einem Datensatz ungleich verteilt sind, also einzelne Klassen unter- und andere überrepräsentiert sind. Das ist z. B. der Fall, wenn ein Datensatz eine deutlich geringere Anzahl an Patient*innen mit einer (seltenen) Erkrankung enthält als gesunde Kontrollproband*innen.

Liegen für einen Algorithmus zur Klassifizierung einer seltenen Erkrankung insgesamt Daten von 5.000 Personen vor, ist dies normalerweise genug für die meisten Machine-Learning-Anwendungen. Wenn dabei allerdings nur 500 Patient*innen diese seltene Erkrankung haben (also 10 % des Datensatzes), würde ein Modell, das jede einzelne Person als „gesund" klassifiziert, in 90 % der Fälle richtigliegen. Das wäre keine schlechte Leistung für eine medizinische KI-Anwendung, kann aber nicht das Ziel unseres Algorithmus sein.

Es gibt keine klaren Grenzen, ab wann Class Imbalance zum Problem wird bzw. die Leistung des Modells beeinträchtigt. Manche Autor*innen schreiben, dass eine Class Imbalance größer als 2:1 von einer Korrektur profitieren könnte. Darunter würde man meist keine Anpassungen vornehmen.

6.3.2 Strategien gegen Class Imbalance

6

Es gibt mehrere Strategien gegen Class Imbalance. Welche davon geeignet ist, hängt von der Art der Daten, der Anwendung und den verfügbaren Ressourcen ab:

- **Datenanreicherung:** Es liegt auf der Hand, dass das Sammeln zusätzlicher Daten für unterrepräsentierte Klassen eine sinnvolle Strategie gegen Class Imbalance ist. Sie ist jedoch mit großem Aufwand verbunden. Daten können durch Techniken aus dem Bereich der generativen KI auch künstlich generiert werden (➤ Kap. 15).
- **Anpassung der Fehlerfunktion:** Viele Algorithmen verwenden sog. Fehlerfunktionen bzw. Loss Functions, um die Modelle zu optimieren. Der Fehler des Modells wird hierbei in einer Funktion dargestellt, die minimiert werden kann, um die Leistung des Modells im Umkehrschluss zu verbessern. Die Klassenverteilung kann in der Fehlerfunktion berücksichtigt bzw. eine Variable eingefügt werden, die seltene Klassen stärker gewichtet.
- **Resampling-Techniken:** Resampling umfasst Techniken wie das Hinzufügen, Entfernen oder Duplizieren von Beispielen in den Trainingsdaten. Beim **Oversampling** werden die Datenpunkte der unterrepräsentierten Klasse meist so oft dupliziert bzw. vervielfältigt, bis die Klasse so groß ist wie die überrepräsentierte Klasse. Das kann jedoch zu Overfitting (➤ Kap. 6.4) oder zur Überschätzung der Modell-Leistung führen. Beim **Undersampling** werden die Datenpunkte der überrepräsentierten Klasse entfernt, bis die Klasse so groß (bzw. klein) ist wie die unterrepräsentierte Klasse. Hierbei gehen jedoch wertvolle Daten verloren. Eine dritte Option ist die sog. **Synthetic Minority Oversampling Technique (SMOTE).** Hierbei wird zunächst die kleinere Gruppe bestimmt. Anschließend wird ein Datenpunkt aus der kleineren Gruppe zufällig ausgewählt und die benachbarten Datenpunkte (meist die 5 nächstgelegenen Datenpunkte) identifiziert. Nun werden künstliche Datenpunkte generiert, die jeweils zwischen dem initialen Datenpunkt und dessen nächsten Nachbarn liegen. SMOTE kann das Risiko für Overfitting ggf. sogar verringern, indem neue leicht variierende Datenpunkte generiert werden.
- **Transfer Learning:** Hierbei werden Modelle verwendet, die auf großen Datensätzen vortrainiert wurden und anschließend auf den spezifischen medizinischen Datensatz feinabgestimmt werden.

6.4 Overfitting und Strategien dagegen

6.4.1 Overfitting

Weshalb benötigt man überhaupt einen Testdatensatz, der unabhängig ist vom Trainingsdatensatz? Wäre es nicht sinnvoller, den gesamten Datensatz für das Training des Modells zu nutzen und die Performanz des Modells anschließend ggf. anhand eines kleineren Teils der Daten zu bewerten? Die Antwort ist einfach: Weil es einen Unterschied gibt zwischen „Auswendiglernen" und „Verstehen". Möchte ein*e Medizinstudent*in z. B. lernen, wie man maligne Raumforderungen in Röntgen-Thorax-Bildern erkennt, kann sie sich Beispielbilder suchen und dann alle Bilder merken, die eine maligne Raumforderung enthalten – oder sie kann sich allgemeine bildmorphologische Kriterien maligner Raumforderungen in Röntgenbildern erarbeiten. Es liegt auf der Hand, dass die zweite Variante sinnvoller ist. Allein anhand ihrer Leistung bei der Klassifikation ihrer Trainingsbilder kann man jedoch nicht herausfinden, welche Methode beim Lernen angewendet wurde. Hierfür benötigt man einen Satz an Röntgenbildern, den die Person noch nicht kennt. Identisch verhält es sich, wenn wir ein KI-Modell für diese Aufgabe trainieren. Allein anhand des Trainingsdatensatzes kann nicht bestimmt werden, ob unser Modell während des Trainings „verstanden" hat, was eine maligne Raumforderung ist bzw. wie man sie allgemein erkennt. Hierfür benötigen wir den Testdatensatz.

Ein wichtiges Konzept in diesem Zusammenhang ist das sog. Overfitting (Überanpassung). Von Overfitting spricht man, wenn das Modell eines KI-Algorithmus gut auf den Trainingsdatensatz angepasst wurde, jedoch schlecht generalisiert, also nur eine schlechte Leistung bei den neuen unbekannten Daten des Testdatensatzes (oder der Realität) aufweist. Dies geschieht, wenn ein Modell übermäßig komplex wird und detaillierte Muster erfasst, die zwar im Trainingsdatensatz vorkommen, allerdings nicht in den Testdaten bzw. der realen Welt (orange Linie in ➤ Abb. 6.3). Infolgedessen weist das überangepasste Modell bei neuen Daten eine schlechte Leistung auf, was zu einer verringerten Genauigkeit und Zuverlässigkeit bei realen Vorhersagen oder Entscheidungen führt.

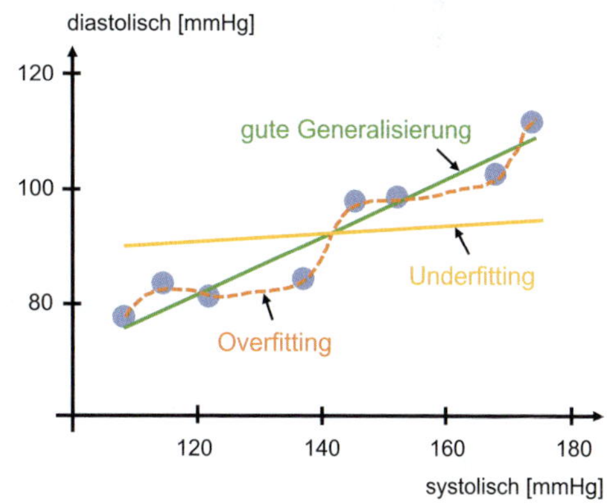

Abb. 6.3 Overfitting, Underfitting und gute Generalisierung eines Modells. Ein KI-Modell soll den Zusammenhang zwischen dem systolischen und dem diastolischen Blutdruck erlernen. Zu Beginn des Trainings passt das Modell noch nicht gut zu den Daten. Man spricht von auch von Underfitting (gelbe Linie). Wird das Modell jedoch zu stark trainiert, kommt es zum Overfitting (orange Linie). Das Modell passt perfekt zum Trainingsdatensatz, jedoch repräsentiert es nicht den Zusammenhang zwischen systolischem und diastolischem Blutdruck in der realen Welt. Ein geeigneteres Modell wäre die grüne Linie, dessen Leistung auch bei Daten der realen Welt noch gut sein wird. Man spricht auch von einer guten „Generalisierung" des Modells. [P1522/P1523]

6.4.2 Strategien gegen Overfitting

Es gibt mehrere Strategien gegen Overfitting. Zunächst einmal ist es wichtig, Overfitting zu erkennen, indem man die Leistung des Modells während des Trainings mit der Leistung des Modells bei Anwendung auf den Testdatensatz vergleicht. Hierbei kann sich eine grafische Darstellung anbieten. Wie wir noch erarbeiten werden, wenden viele KI-Modelle iterative Optimierungsverfahren an, d. h. sie werden schrittweise (iterativ) trainiert und verbessert. Man kann also z. B. auf der x-Achse die Anzahl der Iterationen auftragen und auf der y-Achse den Modellfehler (Error). Wird der Fehler bei Anwendung auf den Trainingsdatensatz immer geringer, der Fehler bei Anwendung auf den Testdatensatz ab einem gewissen Niveau jedoch nicht mehr besser oder sogar schlechter, handelt es sich vermutlich um Overfitting (➤ Abb. 6.4).

K-fold Cross Validation

Ein besonderes Verfahren, um die Modell-Leistung zu ermitteln und Overfitting zu vermeiden, ist die sog. Cross Validation (Kreuzvalidierung). Hierbei wird der gesamte Datensatz in Blöcke unterteilt. Im Beispiel in ➤ Abb. 6.5 sind dies 5 Blöcke mit jeweils 20 % der Daten. Einer dieser Blöcke wird als Testdatensatz definiert, die restlichen Blöcke bilden den Trainingsdatensatz. Mit diesen Trainings- und Testdaten wird das KI-Modell trainiert und anschließend evaluiert. In einer zweiten Iteration wird ein anderer Block als Testdatensatz festgelegt und die restlichen 4 Blöcke als Trainingsdatensatz. Erneut wird das Modell trainiert und evaluiert. Dies wird entsprechend der Anzahl an Blöcken wiederholt, sodass jeder Block einmal Testdatensatz war. Für jede Iteration wird der Modellfehler berechnet und daraus anschließend der durchschnittliche Fehler ermittelt. Dadurch lässt sich ein verlässlicherer Eindruck über die Modell-Leistung gewinnen und Overfitting mit hoher Wahrscheinlichkeit vermeiden.

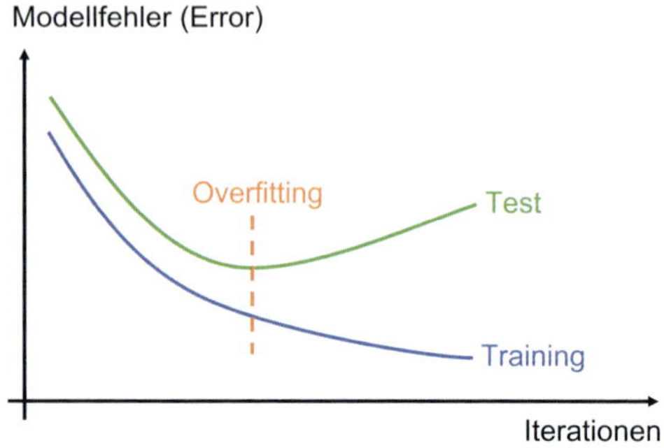

Abb. 6.4 Erkennen von Overfitting durch Darstellung des Modellfehlers (Error). Die Abbildung zeigt die Anzahl an Trainingsiterationen auf der x-Achse und den Modellfehler auf der y-Achse. Während des Trainings wird der Modellfehler mit jeder Iteration geringer, die Leistung des Modells nimmt also zu. Ab einem gewissen Punkt kommt es jedoch zu Overfitting: Das trainierte Modell wird zu spezifisch für den Trainingsdatensatz und generalisiert nicht mehr gut auf den Testdatensatz. Somit nimmt die Leistung des Modells bei Anwendung auf den Testdatensatz ab. [P1522/P1523]

Die Anzahl der Blöcke wird fachsprachlich oft mit dem Buchstaben „k" abgekürzt und von „k-fold Cross Validation" (k-facher Kreuzvalidierung) gesprochen. In der Praxis wird häufig eine Aufteilung der Daten in 10 Blöcke gewählt. Man spricht hierbei demnach von „Ten-fold Cross Validation".

Eine Sonderform der Cross Validation ist die sog. Leave-one-out Cross Validation. Hierbei entspricht jedes Element im Datensatz, also z. B. jede*r Patient*in, einem Block, sodass jedes Element einmal separat getestet wird.

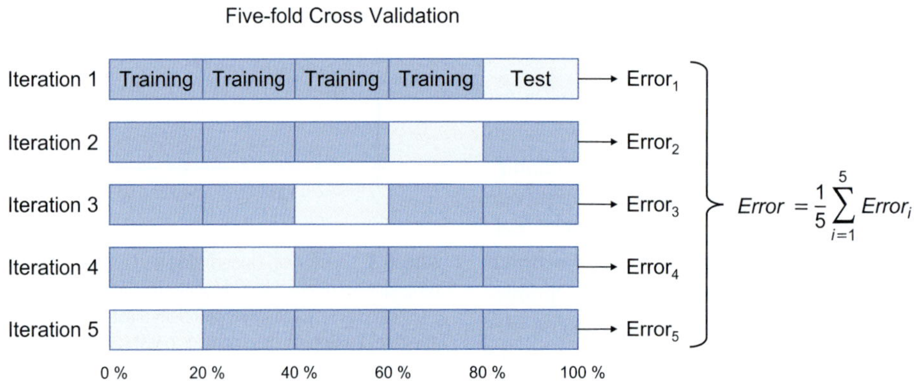

Abb. 6.5 Five-fold Cross Validation. In diesem Beispiel wird der Datensatz in 5 Blöcke eingeteilt, von denen 4 Blöcke dem Training dienen und 1 Block dem Testdatensatz entspricht, für den ein Modellfehler (Error) berechnet wird. Anschließend wird ein anderer Block als Testdatensatz definiert und erneut der Error berechnet. Dieses Verfahren wird wiederholt, bis jeder Block einmal Testdatensatz war. Abschließend wird der durchschnittliche Fehler berechnet. Da sich die Zusammensetzung von Trainings- und Testdaten mit jeder Iteration verändert, wird das Risiko für Overfitting verringert. [P1522/P1523]

Bootstrap Aggregating (Bagging)

Eine weitere Strategie gegen Overfitting ist das sog. Bootstrap Aggregating (Bagging). Wie der Name suggeriert, besteht diese Methode aus 2 Schritten – dem Bootstrapping und dem Aggregating. Bootstrapping ist eine Methode des Resampling, bei dem basierend auf einem initialen Datensatz mehrere kleinere Datensätze (sog. Bootstrap-Stichproben) mittels Ziehen mit Zurücklegen gebildet werden. Im Beispiel in ➤ Abb. 6.6 werden aus dem Trainingsdatensatz mit 10 Datenpunkten durch Ziehen mit Zurücklegen mehrere Trainingsdatensätze generiert. Im nächsten Schritt, dem Aggregating, dienen diese Datensätze dem Training mehrerer KI-Modelle. Die finale Ausgabe kann auf verschiedene Weisen gebildet werden, abhängig von der Art des Problems. Bei Klassifizierungsaufgaben werden häufig Mehrheitsabstimmungen der Modelle durchgeführt, um die am häufigsten vorhergesagte Klasse zu ermitteln. Bei Regressionsaufgaben kann der Durchschnitt der Modellvorhersagen verwendet werden.

MERKE

Der wesentliche Unterschied zwischen Cross Validation und Bagging besteht darin, dass Cross Validation alle Datenpunkte verwendet, aber in verschiedenen Teilmengen aufteilt, während Bagging zufällige Untergruppen von Daten verwendet.

Beide Methoden eignen sich, um Overfitting zu vermeiden. Vereinfacht gesagt kann:

- Cross Validation sinnvoller sein, wenn der Datensatz groß genug ist, um ihn sinnvoll in k gleich große Teilmengen aufzuteilen. Cross Validation ist zudem besonders nützlich, wenn das Ziel darin besteht, die Leistung eines Modells für ein bestimmtes Problem zu beurteilen, also z. B. den besten Satz von Hyperparametern zu finden.
- Bagging kann hingegen nützlich sein, wenn der Datensatz relativ klein ist. Außerdem kann es verwendet werden, wenn das Ziel darin besteht, ein robustes Modell zu erstellen, das gegenüber Ausreißern oder anderen Störfaktoren im Datensatz stabil ist.

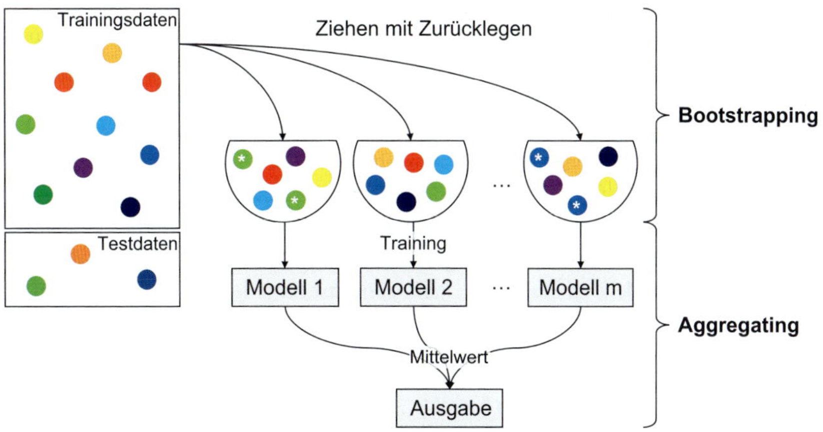

Abb. 6.6 Bootstrap Aggregating (Bagging). Während des Bootstrapping wird aus dem vorhandenen Trainingsdatensatz zufällig durch Ziehen mit Zurücklegen eine Vielzahl von kleineren Bootstrap-Stichproben erstellt (in diesem Fall mit jeweils 60 % der Daten). Durch das Ziehen mit Zurücklegen können diese Datensätze auch mehrmals denselben Datenpunkt enthalten (weiße Sterne). Für jeden dieser Stichproben wird während des Aggregating ein eigenes Modell trainiert. Anschließend werden die Ausgaben der Modelle zusammengeführt, indem z. B. die häufigste Ausgabe der Modelle identifiziert oder der Durchschnitt aller Modellausgaben berechnet wird. Auch hier entstehen wie bei der Cross Validation verschiedene Datensätze, sodass die Gefahr von Overfitting abnimmt. [P1522/P1523]

Regulierung

Es gibt einige mehr oder weniger algorithmusspezifische Methoden, um Overfitting zu vermeiden. Meist werden die Algorithmen dabei so eingestellt, dass sie sich nicht zu stark an die Trainingsdaten anpassen. Dadurch ist ihre Leistung bei Anwendung auf den Trainingsdatensatz zwar ggf. etwas geringer, bei Anwendung auf den Testdatensatz jedoch besser, da das Modell besser generalisiert. Man spricht bei diesen Methoden auch von Regulierung. Eine Methode bei neuronalen Netzen ist z. B. der sog. Dropout, bei dem während des Trainings bei jeder Iteration eine gewisse Anzahl an Neuronen (z. B. 20 %) ausgeschaltet wird und nicht an den Berechnungen mitwirkt (➤ Kap. 12.2.2). Decision-Tree-Algorithmen, bei denen ein baumartiges Diagramm zur Entscheidungsfindung erstellt wird, können reguliert werden, indem z. B. die maximale Anzahl an Verzweigungsebenen limitiert wird (➤ Kap. 10). Dies führt dazu, dass sich ein Decision Tree während des Trainings nicht durch immer mehr feine Aufzweigungen zu stark an die Trainingsdaten anpasst. Alle diese Prinzipien sind recht einfach und spätestens nach Lesen der entsprechenden Kapitel gut zu verstehen. Es gibt jedoch auch einige etwas komplexere Regulierungsmethoden (➤ Kap. 16).

6.5 Modellevaluation

6

Ein KI-Modell, z. B. für die Lösung eines Klassifizierungsproblems, soll diese Klassifikation „möglichst gut" vornehmen. Doch was bedeutet „möglichst gut" genau?

6.5.1 Vier-Felder-Tafel, Sensitivität und Spezifität

Bei mehreren Patienten aus der urologischen Ambulanz haben wir einerseits die Konzentration des prostataspezifischen Antigens (PSA) gemessen und andererseits mittels Biopsien definitiv bestimmt, ob ein Prostatakarzinom vorliegt (**Cave:** Die Aussagekraft des PSA-Werts insbesondere zur Tumorfrüherkennung ist umstritten, dennoch wird er häufig verwendet). Da es aufwendig und nicht ungefährlich ist, Prostata-Biopsien zu gewinnen, entwickeln wir ein KI-Modell, mit dem wir allein basierend auf dem PSA-Wert vorhersagen können, ob bei einem Patienten ein Prostatakarzinom vorliegt oder nicht. Es gibt eine Vielzahl von KI-Modellen, die solche Klassifizierungsprobleme lösen können. Da es sich um einen kleinen Datensatz mit lediglich binärem Outcome („Prostatakarzinom" vs. „gesund") handelt, verwenden wir beispielhaft eine sog. logistische Regression. Hierbei wird eine S-förmige Regressionslinie an die Daten angepasst. Anschließend wird ein Schwellenwert definiert, typischerweise bei 0,5. Datenpunkte oberhalb dieses Werts werden als Prostatakarzinom klassifiziert, alle Datenpunkte darunter als gesund (➤ Tab. 6.1; ➤ Abb. 6.7; mehr dazu im ➤ Kap. 8).

Um die Leistung des KI-Modells zu evaluieren, kann zunächst für jeden Datenpunkt bestimmt werden, ob dieser korrekt klassifiziert wurde oder nicht. Hiermit kann die sog. Accuracy (Genauigkeit) berechnet werden.

Die **Genauigkeit (Accuracy)** beschreibt den Anteil korrekter Ausgaben unter allen Klassifikationen:

$$\frac{n\,korrekte\ Ausgaben}{n\,alle\ Ausgaben}$$

In unserem Beispiel kann man noch genauer unterscheiden,

- ob der Datenpunkt eines Patienten bzw. der PSA-Wert jeweils richtig oder falsch als Prostatakarzinom klassifiziert wurde, und
- ob ein Patient bzw. PSA-Wert jeweils richtig oder falsch als gesund klassifiziert wurde.

Tab. 6.1 Nachweis eines Prostatakarzinoms durch Biopsie und zugehörigen PSA-Wert

Prostatakarzinom	PSA [ng/ml]
1	4,6
1	7,8
1	9,1
1	7,3
1	5,6
1	5,9
1	8,4
0	2,2
0	1,7
0	3,1
0	3,5
0	2,9
0	4,8
0	6,2

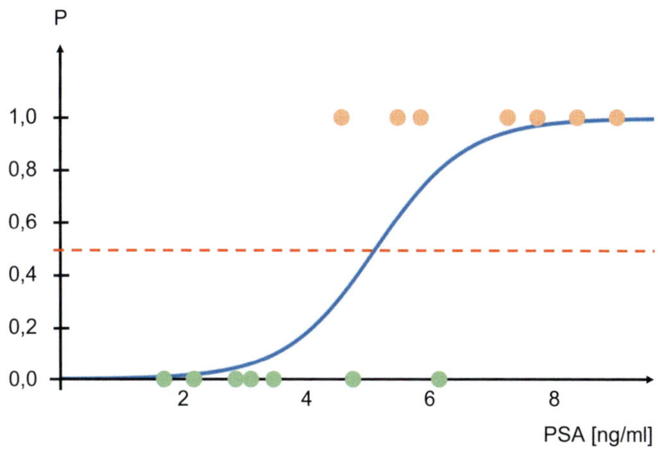

Abb. 6.7 Logistische Regression zur Klassifizierung von Patienten mit Prostatakarzinomen anhand des PSA-Werts (PSA = prostataspezifisches Antigen) basierend auf ➤ Tab. 6.1. Der Zusammenhang von PSA-Wert und Diagnose eines Prostatakarzinoms wird mit einer logistischen Regression modelliert. Ein Schwellenwert wird anschließend genutzt, um neue Datenpunkte zu klassifizieren. Datenpunkte oberhalb dieses Werts werden als Prostatakarzinom klassifiziert, alle Datenpunkte darunter als gesund. [P1522/P1523]

In der Medizin gibt es viele Beispiele solcher binären Ausgaben. In solchen Fällen ist es sinnvoll, die Modell-Leistung in einer sog. **Vier-Felder-Tafel** darzustellen (➤ Abb. 6.8). Im Englischen wird diese auch als Confusion Matrix bezeichnet.

Mit den Informationen der Vier-Felder-Tafel lassen sich einige weitere Maßzahlen der Modellevaluation berechnen.

	Test positiv	Test negativ
tatsächlich krank	richtig positiv (RP)	falsch negativ (FN)
tatsächlich gesund	falsch positiv (FP)	richtig negativ (RN)

Abb. 6.8 Vier-Felder-Tafel des Klassifizierungsmodells. Die Vier-Felder-Tafel stellt alle möglichen Szenarien aus positivem oder negativem Test bei tatsächlicher Erkrankung oder tatsächlicher Gesundheit dar. [P1522/P1523]

Die **Sensitivität** (Richtig-Positive-Rate, Sensitivity) gibt die Wahrscheinlichkeit eines positiven Ergebnisses an, wenn der Patient krank ist:

$$\frac{\textit{richtig positive Ergebnisse}}{\textit{alle Kranken}} = \frac{\textit{richtig positive Ergebnisse}}{\textit{richtig positive} + \textit{falsch negative Ergebnisse}}$$

Die **Spezifität** (Richtig-Negative-Rate, Specificity) gibt die Wahrscheinlichkeit eines negativen Ergebnisses an, wenn der Patient gesund ist:

$$\frac{\textit{richtig negative Ergebnisse}}{\textit{alle Gesunden}} = \frac{\textit{richtig negative Ergebnisse}}{\textit{richtig negative} + \textit{falsch positive Ergebnisse}}$$

Der **positive prädiktive Wert** (PPW, „positive predictive value", Precision) gibt die Wahrscheinlichkeit an, dass ein Patient mit positivem Testergebnis tatsächlich krank ist:

$$\frac{\textit{richtig positive Ergebnisse}}{\textit{alle positiven Ergebnisse}} = \frac{\textit{richtig positive Ergebnisse}}{\textit{richtig positive} + \textit{falsch positive Ergebnisse}}$$

Der **negative prädiktive Wert** (NPW, „negative predictive value", Recall) gibt die Wahrscheinlichkeit an, dass ein Patient mit negativem Testergebnis tatsächlich gesund ist:

$$\frac{\textit{richtig negative Ergebnisse}}{\textit{alle negativen Ergebnisse}} = \frac{\textit{richtig negative Ergebnisse}}{\textit{richtig negative} + \textit{falsch negative Ergebnisse}}$$

Weshalb gibt es so viele verschiedene Scores bzw. wann ist welcher Score am wichtigsten? Für diese Scores gilt, dass höhere Werte für eine bessere Modell-Leistung sprechen. Jedoch ist es oft nicht möglich, alle Scores zu maximieren. Oft muss man sich entscheiden, welcher Score für die konkrete Anwendung am wichtigsten ist:

- Soll ein diagnostischer Test oder ein KI-Modell eine Infektionserkrankung wie Ebola aufdecken, die sich rasch ausbreitet und unbehandelt oft zum Tod führt, ist es wichtig, dass der Test bzw. das Modell eine besonders **hohe Sensitivität** aufweist. Keiner der positiven Fälle darf durch die Lappen gehen. Wenn eine Person fälschlicherweise als krank identifiziert wird und sich in Quarantäne begibt, ist das weit weniger problematisch, sodass die Spezifität nicht so wichtig ist wie die Sensitivität.
- Beim Versuch der Diagnostik des Prostatakarzinoms über den PSA-Wert ist das anders. Das Prostatakarzinom wächst meist langsam. Gerade bei älteren Patienten wird daher oft eine „Watch-and-wait"-Strategie verfolgt. Auch könnte der Test bei einem unklaren Befund mit etwas zeitlichem Abstand wiederholt werden. Die Sensitivität des diagnostischen Tests oder KI-Modells ist daher vermutlich weniger wichtig als bei der Ebola-Diagnostik. Auf der anderen Seite – wenn der PSA-Wert auffällig ist, würde das weitere Diagnostik wie z. B. Stanzbiopsien nach sich ziehen. Der **positive prädiktive Wert** und die **Spezifität** sollten daher möglichst hoch sein, um den Patienten nicht mit der Verdachtsdiagnose Krebs zu erschrecken und um eine weitere aufwendige, aber ggf. unnötige Diagnostik zu vermeiden.
- Bei einigen Infektionskrankheiten wird ein **Zwei-Schritt-Verfahren** gewählt: Ein erster Suchtest mit hoher Sensitivität und niedrigerer Spezifität entdeckt alle Personen, die krank sein könnten. Ein zweiter Bestätigungstest mit hoher Spezifität und niedrigerer Sensitivität identifiziert dann diejenigen, die wirklich krank sind (bzw. streng genommen diejenigen, die wirklich gesund sind).

Wie sensitiv oder spezifisch ein KI-Modell ist, kann man oft selbst beeinflussen – durch die Wahl des Schwellenwerts (➤ Abb. 6.9). Sollten wir uns in unserem Beispiel der Diagnostik des Prostatakarzinoms dafür

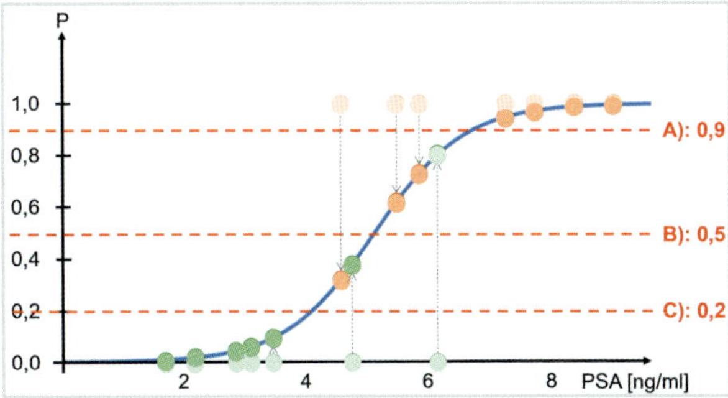

A)	Test positiv	Test negativ
tatsächlich krank	RP: 4	FN: 3
tatsächlich gesund	FP: 0	RN: 7

→ Sensitivität = RP/(RP+FN) = 4/7 ≈ 0,6

→ Spezifität = RN/(RN+FP) = 7/7 = 1,0

B)	Test positiv	Test negativ
tatsächlich krank	RP: 6	FN: 1
tatsächlich gesund	FP: 1	RN: 6

→ Sensitivität = 6/7 ≈ 0,9

→ Spezifität = 6/7 ≈ 0,9

C)	Test positiv	Test negativ
tatsächlich krank	RP: 7	FN: 0
tatsächlich gesund	FP: 2	RN: 5

→ Sensitivität = 7/7 = 1,0

→ Spezifität = 5/7 ≈ 0,7

Abb. 6.9 Vier-Felder-Tafeln je nach Schwellenwert der logistischen Regression. Die Zahlen in der Vier-Felder-Tafel – und damit auch die Werte der Sensitivität und der Spezifität – ändern sich je nach gewähltem Schwellenwert. Die beiden Metriken verhalten sich dabei meist entgegengesetzt zueinander: Eine höhere Sensitivität geht meist zulasten einer niedrigeren Spezifität und andersherum. Je nach konkreter Anwendung des KI-Algorithmus können unterschiedliche Schwellenwerte sinnvoll sein; RP = richtig positiv, FP = falsch positiv, RN = richtig negativ, FN = falsch negativ. [P1522/P1523]

entscheiden, einen Algorithmus mit einem Modell zu entwickeln, das eine möglichst hohe Spezifität aufweist, wäre der Schwellenwert A) geeignet. Nachteil ist jedoch, dass uns aufgrund der niedrigen Sensitivität einige Patienten mit Prostatakarzinom durch die Lappen gehen werden. Daher wäre der Schwellenwert B) womöglich ein guter Kompromiss.

Sensitivität und Spezifität eignen sich insbesondere, um die Leistung eines Modells zur Klassifizierung von Daten zu bewerten. Für die Interpretation einer Vorhersage bei einem einzelnen Patienten reichen Sensitivität und Spezifität jedoch nicht aus. Wie wahrscheinlich ein richtig positives Ergebnis ist, hängt nämlich auch von der Wahrscheinlichkeit ab, dass der Patient an der getesteten Krankheit leidet (sog. **Prätestwahrscheinlichkeit**). Ist diese sehr niedrig, kann selbst bei hoher Spezifität ein falsch positives Ergebnis wahrscheinlicher als ein richtig positives sein. PPW und NPW sind also nützlich, um die Wahrscheinlichkeit zu bewerten, dass eine spezifische Vorhersage des Modells korrekt ist. Ein Versuch, den PPW und NPW in einem Score zusammenzuführen, ist der sog. **F1-Score.** Bei diesem handelt es sich um den sog. harmonischen Mittelwert des PPW und NPW.

F1:

$$2 \cdot \frac{PPW \cdot NPW}{PPW + NPW}$$

CAVE

Es gibt viele Wege, die Modell-Leistung zu evaluieren. Oft muss man abwägen, welche der Metriken am wichtigsten ist bzw. sind. Das hängt insbesondere von der Anwendung ab.

6.5.2 ROC und AUROC

ROC-Kurve

Wie finden wir jedoch heraus, welcher Klassifizierungsschwellenwert wirklich am besten ist? Soll der Schwellenwert immer einen Datenpunkt weiter verschoben werden, sodass alle möglichen Schwellenwerte und resultierenden Sensitivitäten und Spezifitäten verglichen werden können? Nein und ja. Nein, weil es wenig sinnvoll wäre, unzählige Sensitivitäten und Spezifitäten zu vergleichen. Ja, weil es eine Methode gibt, dies in einem einzigen Diagramm zu visualisieren – die sog. ROC-Kurve (ROC = Receiver Operating Characteristics).

Hierbei handelt es sich um ein Diagramm, das an der y-Achse die Sensitivität (auch Richtig-Positive-Rate genannt) zeigt und an der x-Achse 1 – Spezifität (auch Falsch-Positiv-Rate genannt). Die Sensitivität, also der Anteil der Patienten mit Prostatakarzinom, der korrekt als krank klassifiziert wurde, sollte möglichst hoch sein. 1 – Spezifität gibt an, welche gesunden Patienten inkorrekt als erkrankt klassifiziert wurden und damit falsch positive Ergebnisse sind. Der Wert sollte demnach möglichst gering sein.

Die ROC-Kurve kann in vielen Statistik-Programmen und mit vielen Programmiersprachen automatisch ermittelt werden. Für das bessere Verständnis soll die ROC-Kurve hier jedoch manuell bestimmt werden. Ein Blick auf das logistische Regressionsmodell in ➤ Abb. 6.10 zeigt, welche verschiedenen Schwellenwerte unterschieden werden müssen. Für jeden Schwellenwert kann die Sensitivität sowie 1 – Spezifität berechnet werden. Die Ergebnisse werden anschließend in ein Diagramm eingetragen und die Punkte miteinander verbunden – fertig ist die ROC-Kurve.

Schwellenwert 1):

$$Sensitivität = \frac{RP}{RP + FN} = \frac{0}{7} \approx \mathbf{0{,}0}$$

$$1 - Spezifität = 1 - \frac{RN}{RN + FP} = 1 - \frac{7}{7} = \mathbf{0{,}0}$$

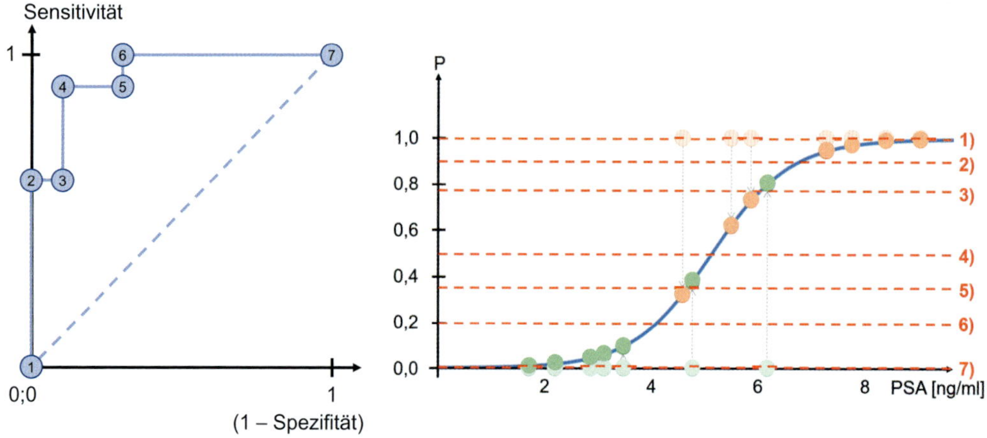

Abb. 6.10 Ermittlung der ROC-Kurve (ROC = Receiver Operating Characteristics) basierend auf den möglichen Schwellenwerten. In diesem Beispiel können 7 Schwellenwerte definiert werden, die die Sensitivität und 1 – Spezifität beeinflussen. Für jeden der Schwellenwerte können die beiden Metriken berechnet und die Ergebnisse in einem Diagramm dargestellt werden. Dadurch entsteht die ROC-Kurve; PSA = prostataspezifisches Antigen. [P1522/P1523]

Schwellenwert 2):

$$Sensitivität = \frac{4}{7} \approx \mathbf{0{,}6;}\ \ 1 - Spezifität = 1 - \frac{7}{7} = \mathbf{0{,}0}$$

Schwellenwert 3):

$$Sensitivität = \frac{4}{7} \approx \mathbf{0{,}6;}\ \ 1 - Spezifität = 1 - \frac{6}{7} \approx \mathbf{0{,}1}$$

Schwellenwert 4):

$$Sensitivität = \frac{6}{7} \approx \mathbf{0{,}9;}\ \ 1 - Spezifität = 1 - \frac{6}{7} \approx \mathbf{0{,}1}$$

Schwellenwert 5):

$$Sensitivität = \frac{6}{7} \approx \mathbf{0{,}9;}\ \ 1 - Spezifität = 1 - \frac{5}{7} \approx \mathbf{0{,}3}$$

Schwellenwert 6):

$$Sensitivität = \frac{7}{7} = \mathbf{1{,}0;}\ \ 1 - Spezifität = 1 - \frac{5}{7} \approx \mathbf{0{,}3}$$

Schwellenwert 7):

$$Sensitivität = \frac{7}{7} = \mathbf{1{,}0;}\ \ 1 - Spezifität = 1 - \frac{0}{7} = \mathbf{1{,}0}$$

Da die Sensitivität grundsätzlich möglichst hoch und 1 – Spezifität möglichst niedrig sein sollte, sollte sich die ROC-Kurve möglichst nah an die linke obere Ecke des Diagramms anschmiegen. Aus der Grafik wird ersichtlich, dass der Schwellenwert 4 insgesamt der beste ist bzw. den besten Kompromiss darstellt. Ist eine hohe Sensitivität wichtig, ist Schwellenwert 6 am besten. Ist eine hohe Spezifität wichtig, ist Schwellenwert 2 am besten. Die gestrichelte diagonale Linie entspricht einem Modell, das die Klassifikationen rein zufällig bestimmt bzw. rät. Allein durch Raten wird ein untrainiertes Modell bereits 50 % der Datenpunkte korrekt klassifizieren. Die Diagonale wird in ROC-Diagrammen oft abgebildet, um zu zeigen, wie viel besser das KI-Modell als der Zufall ist.

AUROC

Die Performanz des gesamten Modells mit allen Schwellenwert-Varianten kann man ermitteln, indem man die Fläche unterhalb der ROC-Kurve bestimmt, die sog. Area Under the Curve (AUC) bzw. Area Under the ROC Curve (AUROC) (➤ Abb. 6.11). Je höher die AUROC, desto besser das Modell.

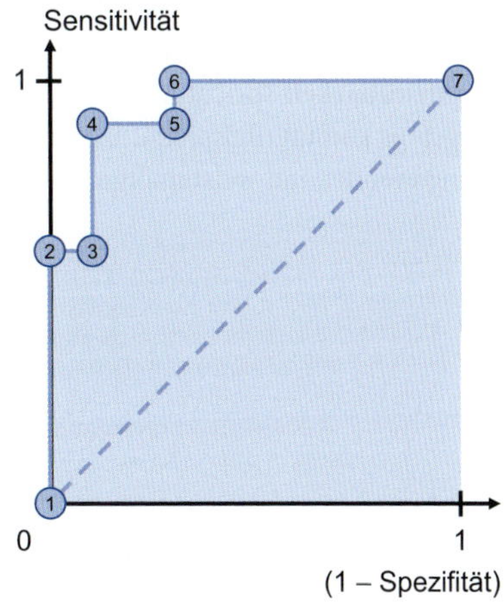

Abb. 6.11 Darstellung der AUROC. Die Fläche unter der ROC-Kurve wird als AUROC (Area Under Receiver Operating Characteristics) bezeichnet. Sie soll möglichst groß sein, was dann der Fall ist, wenn die Sensitivität für alle verschiedenen Schwellenwerte möglichst hoch und 1 – Spezifität möglichst gering sind. [P1522/P1523]

6.6 Transparenz und Replizierbarkeit

6.6.1 Terminologie

Im Oktober 2020 veröffentlichte das Magazin Nature die Antwort von 31 Wissenschaftler*innen [19] auf eine Studie von Google Health [20], die Anfang des Jahres in der Zeitschrift erschienen war. Das Google-Forschungsteam hatte darin erfolgreiche Versuche beschrieben, mit einem KI-Algorithmus Mammografien auf Brustkrebs zu untersuchen, und die Leistungen der KI dabei als besser bezeichnet als die von Radiolog*innen. Den Kritiker*innen zufolge lieferte das Google-Team jedoch so wenig Informationen über seinen Code und die Art und Weise, wie er getestet wurde, dass die Studie nichts weiter als eine Werbung für das Unternehmen bzw. eine proprietäre Technologie sei.

Gerade bei der Anwendung von KI in der Medizin gilt eine ausreichende **Transparenz** der Produkte bzw. Algorithmen als besonders wichtig. Sie ist erforderlich, damit KI-Anwendungen auf ihre Leistungsfähigkeit und Sicherheit geprüft werden können und damit die Ausgaben vollumfänglich interpretiert werden können. Zudem ermöglicht Transparenz, dass Technologien weiterentwickelt und verbessert werden können. Andererseits kann die vorschnelle Überführung von KI-Algorithmen aus der Entwicklungsphase in das Krankenhaus gefährliche Folgen haben.

Auffällig ist, dass einer mittlerweile riesigen Menge wissenschaftlicher Publikationen zur Leistungsfähigkeit von KI bei medizinischen Anwendungen im Vergleich lediglich wenige KI-Anwendungen gegenüberstehen, die im klinischen Alltag etabliert sind. Die Überführung aus der Entwicklungsphase ins Krankenhaus kostet u. a. aufgrund der regulatorischen Hürden viel Zeit und Ressourcen. Häufig ist es nicht wirtschaftlich, die KI-Anwendungen aus der Forschung heraus auf den Markt zu bringen. Eine Vielzahl an Anwendungen schafft den Weg in die klinische Routine auch deshalb nicht, weil die Ergebnisse nicht replizierbar sind. In diesem Kontext wird auch von einer **„Replizierbarkeits-" bzw. „Replikationskrise"** gesprochen.

Hierzu eine kurze Einführung in die Terminologie (➤ Abb. 6.12):

- Von **Reproduzierbarkeit** spricht man, wenn derselbe Algorithmus basierend auf denselben Daten zum gleichen Ergebnis kommt. Beispiel: Wir trainieren ein neuronales Netz darauf, maligne Raumforderungen auf Röntgen-Thorax-Bildern zu entdecken. Jedes Mal, wenn der Algorithmus auf dasselbe Bild angewendet wird, gibt er auch dasselbe Ergebnis aus. Sonst hat sich vermutlich ein Programmierfehler eingeschlichen.
- Von **Replizierbarkeit** spricht man, wenn derselbe Algorithmus, angewendet auf andere Daten, zum gleichen Ergebnis kommt. Beispiel: Unser fertig trainiertes neuronales Netz wird auf neue Röntgen-Thorax-Bilder angewendet und weist maligne Raumforderungen mit einer ähnlichen Genauigkeit nach.

		DATEN	
		gleich	unterschiedlich
ALGORITHMUS	gleich	**Reproduzier-barkeit**	**Replizierbar-keit**
	unterschiedlich	**Robustheit**	**Generalisier-barkeit**

Abb. 6.12 Überblick über die Begriffe Reproduzierbarkeit, Replizierbarkeit, Robustheit und Generalisierbarkeit in Abhängigkeit von Algorithmus und Daten. [P1522/P1523]

- Von **Robustheit** spricht man, wenn ein unterschiedlicher Algorithmus, basierend auf denselben Daten, zum gleichen Ergebnis kommt. Beispiel: Statt eines neuronalen Netzes verwenden wir eine Support Vector Machine, um denselben Stapel Röntgen-Thorax-Bilder auf maligne Raumforderungen zu untersuchen. Auch die SVM erkennt die Bilder mit Raumforderungen mit einer ähnlichen Genauigkeit wie das neuronale Netz. Das kann ein Indiz dafür sein, dass unser Datensatz eine hohe Qualität aufweist.
- Von **Generalisierbarkeit** spricht man, wenn ein unterschiedlicher Algorithmus, basierend auf unterschiedlichen Daten, zum gleichen Ergebnis kommt. Beispiel: Nachdem wir gesehen haben, dass auch eine SVM bei unserem Datensatz eine gute Leistung erzielt, wenden wir diese auf andere, neue Röntgen-Thorax-Bilder an. Auch hier erkennt die SVM Bilder mit Raumforderungen mit einer ähnlichen Genauigkeit. Dies spräche dafür, dass Machine-Learning-Algorithmen im Allgemeinen dazu geeignet sind, maligne Raumforderungen in Röntgen-Thorax-Bildern nachzuweisen.

6.6.2 Mangelnde Replizierbarkeit

Overfitting Einen wichtigen Grund für mangelnde Replizierbarkeit haben wir bereits angesprochen – unzureichende Transparenz. Hinzu kommen jedoch noch einige weitere Faktoren. Die Leistung von KI-Algorithmen kann nur repliziert werden, wenn der Algorithmus nicht durch Overfitting beeinträchtigt ist (➤ Kap. 6.4.1). Es ist daher wichtig, die Strategien gegen Overfitting (z. B. ausreichend großer Testdatensatz, Cross Validation, Bagging, Regulierung u. a.; ➤ Kap. 6.4.2) zu beherzigen.

Qualität der Trainingsdaten Zudem hängt die Replizierbarkeit auch wesentlich von der Qualität der Trainingsdaten ab. Die Trainingsdaten müssen so repräsentativ wie möglich für die konkrete klinische Anwendung sein. Ein neuronales Netz kann nur

- alle möglichen Formen von Malignomen sicher in Röntgen-Thorax-Bildern erkennen, wenn es auf alle möglichen Formen von Malignomen trainiert wurde,
- Malignome bei Patient*innen aller Altersstufen, Geschlechter und Ethnien erkennen, wenn es mit Bildern aller Altersstufen, Geschlechter und Ethnien trainiert wurde,
- eine gute Leistung bei Bildern erzielen, die z. B. aufgrund des hektischen Klinikalltags etwas schräg, versetzt oder bei Patient*innen im Liegen aufgenommen wurden, wenn es nicht nur mit perfekt aufgenommenen Röntgenbildern trainiert wurde, und
- Bilder von Röntgengeräten aller Hersteller auswerten, wenn es mit Bildern aller Gerätehersteller trainiert wurde.

Oder wie es zusammenfassend oft formuliert wird: **„Trash in, trash out"**. Das bedeutet, dass bei unzureichender Qualität der Eingabedaten auch die Modellausgaben eine geringe Qualität aufweisen. So trivial das klingt, ist es jedoch oft eine große Herausforderung, einen repräsentativen und ausreichend großen Datensatz zu gewinnen.

Publication Bias, Selective Reporting Zudem ist zu berücksichtigen, dass es bei wissenschaftlichen Veröffentlichungen zu KI-Anwendungen wie bei den meisten Forschungsthemen einen sog. Publication Bias gibt. Hiermit ist gemeint, dass Studien mit positiven Ergebnissen eine höhere Wahrscheinlichkeit aufweisen, veröffentlicht zu werden, als Studien mit negativen Ergebnissen. Somit existieren erheblich mehr Berichte zu den Erfolgen von KI als zu deren Misserfolgen. Auch führt dies zum Phänomen des Selective Reporting. Dieser Begriff bezieht sich darauf, dass häufig nur die Ergebnisse in Publikationen aufgeführt werden, die auch tatsächlich positiv bzw. erfolgreich waren. Negative Ergebnisse werden u. U. vorenthalten. Publication Bias und Selective Reporting tragen daher zu einer reduzierten Replizierbarkeit wie auch Generalisierbarkeit bei.

6.6.3 Initiativen zur Verbesserung

Es gibt mehrere Initiativen, um den beschriebenen Herausforderungen entgegenzuwirken. Die **Open-Science**-Initiative setzt sich insbesondere für eine größere Transparenz ein und fordert, zusätzlich zu den wissenschaftlichen Artikeln die zugehörigen Daten und den Code zu veröffentlichen. Andere Initiativen setzen sich dafür ein, dass nach Datenerhebung und vor der Datenanalyse die Hypothesen und Analysepläne in ein öffentliches Register eingetragen werden, sodass abgeglichen werden kann, welche dieser Hypothesen und Analysepläne letztlich zu Publikationen wurden und welche nicht. Man spricht hierbei auch von **Präregistrierung.** Manche Verlage bzw. Zeitschriften schaffen Anreize auch für die Veröffentlichung negativer Ergebnisse. Zudem bemühen sich viele universitäre Forschungseinrichtungen um eine Sensibilisierung gegenüber den beschriebenen Herausforderungen.

6.7 Erklärbarkeit (explainable AI)

Zwar bergen KI-Anwendungen großes Potenzial in der Medizin, jedoch sind die Ausgaben vieler KI-Algorithmen oft nur schwer zu interpretieren. Ein Beispiel hierfür sind neuronale Netze, die zu den bedeutendsten Algorithmen gehören und nahezu jede Form von Eingabedaten verarbeiten können (➤ Kap. 12). Sie nutzen komplexe mathematische Funktionen, die die Eingabedaten so verarbeiten, dass häufig zutreffende Vorhersagen oder Klassifikationen entstehen. Auch kann die Genauigkeit der Ausgaben berechnet werden (➤ Kap. 6.5.2). Jedoch lassen sich die komplexen mathematischen Funktionen mit ihren Millionen von Parametern kaum sinnvoll interpretieren bzw. die Entscheidungsfindung nachvollziehen. Man spricht in diesem Zusammenhang auch von einer „**Black-Box**"-Problematik (➤ Kap. 4.2). Gerade in der Medizin spielt die Erklärbarkeit von Schlussfolgerungen wie z. B. einer Diagnose oder einer therapeutischen Konsequenz jedoch eine entscheidende Rolle. Gemeinsam müssen sich Patient*in und Therapeut*in zwischen einer Vielzahl an Optionen entscheiden und hierbei sorgfältige Abwägungen treffen.

Das Konzept der „explainable AI" (XAI) soll eine bessere Interpretation der Ausgaben bzw. zugrunde liegenden Berechnungen ermöglichen. Unter der Vielzahl an Ansätzen versuchen einige, die „Black Box" KI zu öffnen, also komplexe Algorithmen rückwirkend interpretierbar zu machen. Hierzu gehören z. B. Verfahren, die die Entscheidungsfindung von neuronalen Netzen mittels sog. **Saliency Maps** oder auch Heatmaps grafisch visualisieren. Diese zeigen, welche Teile eines Bildes von der KI als relevant erachtet bzw. bei der Entscheidungsfindung besonders berücksichtigt wurden. Vereinfacht beschrieben wird hierzu berechnet, welchen Einfluss eine Veränderung der Pixel auf die Genauigkeit der Ausgabe hätte. Die Bildabschnitte, in denen kleine Veränderungen der Pixel zu größeren Veränderungen der Modell-Leistung führen, werden farblich markiert und so die Entscheidung begründet. Soll ein neuronales Netz eine Pneumonie in einem Röntgen-Thorax-Bild erkennen, sollte die Saliency Map insbesondere die pneumonischen Infiltrate, aber ggf. auch Begleiterscheinungen wie einen Pleuraerguss oder Atelektasen einfärben (➤ Abb. 6.13).

Andere Ansätze zielen darauf ab, Algorithmen zu entwickeln, die unmittelbar interpretierbar sind. Hierzu zählen z. B. Decision Trees. Diese basieren auf mathematischen Verfahren, die Entscheidungsregeln definieren, um Vorhersagen bzw. Klassifizierungen vornehmen zu können. Diese Entscheidungsregeln lassen sich ausgeben und auch als Entscheidungsbaum darstellen, sodass eine Ausgabe nachvollziehbar wird. Bei Regressionsmodellen können die resultierenden Regressionslinien, bei SVMs die Trennlinien und bei Clustering-Algorithmen die Cluster grafisch dargestellt werden. Dies kann ebenfalls dabei helfen, die Ausgabe der Algorithmen besser erklärbar zu machen.

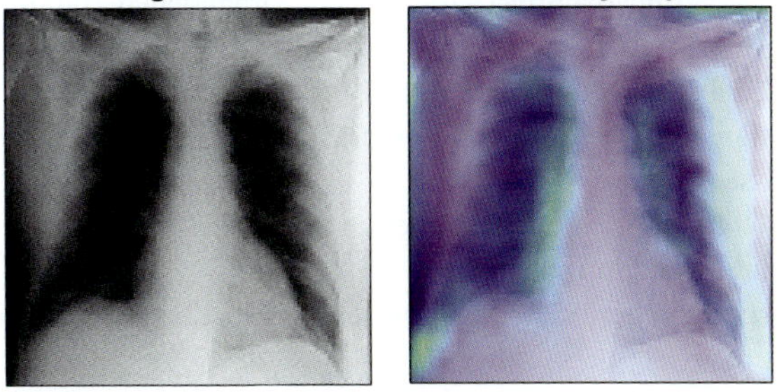

Abb. 6.13 Saliency Map zur Erklärung der Klassifikation eines Röntgen-Bildes mit einer Pneumonie. Die Saliency Map stellt dar, welche Anteile des Bildes bei der Klassifikation eines Röntgen-Thorax-Bildes mit einer Pneumonie besonders relevant waren. Relevantere Areale sind hierbei tiefer grünlich-bläulich eingefärbt. Dadurch kann geprüft werden, ob die Saliency Map wirklich die relevanten Stellen eingefärbt hat. [P1522/P1523]

Zusammenfassung

- **Dateiformate** wie txt, jpg oder mp3 definieren, wie Daten bzw. Datentypen in einer Datei organisiert und gespeichert werden.
- **Bilder** lassen sich als Arrays darstellen. Ein Schwarz-weiß-Bild entspricht einer Matrix, bei der jeder Zahlenwert in der Matrix dem Grauton eines Pixels im Bild entspricht. Farbbilder im RGB-Farbraum entsprechen Tensoren mit 3 Ebenen, die die Rot-, Grün- und Blautöne der Pixel beinhalten.
- **Parameter** sind Stellschrauben bzw. Variablen, die während des Trainings angepasst werden, um das Modell an die Trainingsdaten anzupassen (z. B. die Gewichtungen in einem neuronalen Netz).
- **Hyperparameter** sind Variablen, die vorab im Code definiert werden und die Struktur oder das Verhalten des Modells beeinflussen (z. B. die Lernrate oder die Anzahl der Schichten in einem neuronalen Netz).
- **Trainingsdaten** werden genutzt, um das KI-Modell zu trainieren.
- **Validierungsdaten** werden genutzt, um die Leistung mehrerer bereits trainierter Modelle zu vergleichen.
- **Testdaten** werden genutzt, um die Leistung eines Modells abschließend zu bewerten.
- **Class Imbalance** beschreibt den Fall, dass einzelne Klassen deutlich häufiger bzw. seltener im Datensatz vertreten sind. Das kann die Modell-Leistung beeinträchtigen. Strategien dagegen sind:
  - **Datenanreicherung:** Sammeln oder künstliche Generierung weiterer Daten
  - **Anpassung der Fehlerfunktion:** Berücksichtigung der Klassenverteilung in der Fehlerfunktion, z. B. durch stärkere Gewichtung der selteneren Klasse
  - **Resampling-Techniken:** Oversampling als Vervielfältigung von Datenpunkten der selteneren Klasse, Undersampling als Entfernung von Datenpunkten der häufigeren Klasse, SMOTE als Verfahren zur Generierung neuer Datenpunkte der selteneren Klasse
  - **Transfer Learning:** Verwenden von Modellen, die auf großen Datensätzen vortrainiert und danach auf den kleineren Datensatz feinabgestimmt werden
- **Overfitting** tritt auf, wenn ein Modell genau auf den Trainingsdatensatz angepasst wurde, jedoch schlecht generalisiert, also nur eine schlechte Leistung bei neuen Daten aufweist. Strategien gegen Overfitting sind Cross Validation, Bagging und Regulierung.
  - Bei der **Cross Validation** wird der verfügbare Datensatz in mehrere Blöcke unterteilt und während jeder Iteration ein anderer Block als Testdatensatz (sowie die übrigen Blöcke als Trainingsdatensatz) verwendet. Für jede Iteration kann der Modellfehler berechnet und abschließend der Durchschnittsfehler ermittelt werden.

6

  - Beim **Bootstrap Aggregating (Bagging)** wird aus dem vorhandenen Trainingsdatensatz eine Vielzahl kleinerer Stichproben erstellt. Für jede Stichprobe wird ein eigenes Modell trainiert und die Ausgaben der Modelle abschließend zusammengeführt.
  - **Regulierung** umfasst mehrere Methoden, die verhindern, dass sich Algorithmen zu stark an die Trainingsdaten anpassen.
- Es gibt verschiedene Methoden zur **Evaluation** der Leistung eines Modells. Die Wahl der geeigneten Methoden hängt von der Anwendung ab:
  - Die **Genauigkeit (Accuracy)** bezeichnet den Anteil korrekter Klassifikationen unter allen Klassifikationen.
  - Die **Sensitivität (Sensitivity)** ist die Wahrscheinlichkeit eines positiven Ergebnisses, wenn eine Person krank ist.
  - Die **Spezifität (Specificity)** ist die Wahrscheinlichkeit eines negativen Ergebnisses, wenn eine Person gesund ist.
  - Der **positive prädiktive Wert (Precision)** gibt die Wahrscheinlichkeit an, mit der eine Person mit positivem Testergebnis tatsächlich krank ist.
  - Der **negative prädiktive Wert (Recall)** gibt die Wahrscheinlichkeit an, mit der eine Person mit negativem Testergebnis tatsächlich gesund ist.
  - Die **ROC-Kurve** ist eine grafische Darstellung der Leistung eines binären Klassifikators, indem die Kurve die Abwägung zwischen Sensitivität und Spezifität bei verschiedenen Schwellenwerten zeigt.
- **Transparenz** ist die Offenlegung von Informationen und Methoden, um die Überprüfung und Nachvollziehbarkeit der Ergebnisse zu ermöglichen.
- **Reproduzierbarkeit** bedeutet, dass derselbe Algorithmus, basierend auf denselben Daten, zum gleichen Ergebnis kommt.
- **Replizierbarkeit** bedeutet, dass derselbe Algorithmus, angewendet auf andere Daten, zum gleichen Ergebnis kommt.
- **Robustheit** bedeutet, dass ein unterschiedlicher Algorithmus, basierend auf denselben Daten, zum gleichen Ergebnis kommt.
- **Generalisierbarkeit** bedeutet, dass ein unterschiedlicher Algorithmus, basierend auf unterschiedlichen Daten, zum gleichen Ergebnis kommt.
- **Publication Bias** ist die Neigung, Studien mit positiven Ergebnissen eher zu veröffentlichen, während negative oder nicht signifikante Ergebnisse vernachlässigt werden.
- **Selective Reporting** ist die Neigung, in Veröffentlichungen häufig nur die Ergebnisse zu zeigen, die positiv oder erfolgreich waren, während negative Ergebnisse zurückgehalten werden.
- **Explainable AI (XAI)** ist die Fähigkeit von KI-Systemen, ihre Entscheidungen und Funktionsweise auf eine verständliche und nachvollziehbare Weise darzulegen.

6

6.8 Programmierung

Codes/Daten auf GitHub: https://else4.de/41208_KI

Python verfügt über eine Vielzahl an Code-Bibliotheken, mit denen sich selbst komplexe mathematische Berechnungen in wenigen Zeilen Code programmieren lassen (➤ Kap. 5.5). Nachfolgend werden einige weitere Bibliotheken vorgestellt, die sich insbesondere für KI-Anwendungen eignen. Zudem nutzen wir im folgenden Beispiel den frei verfügbaren Breast-Cancer-Wisconsin-(Diagnostic)-Datensatz [21][22]. Dieser enthält einige Variablen aus digitalisierten Bildern der Feinnadelaspirationen (FNA) von Brusttumoren. Sie beschreiben Merkmale der im Bild vorhandenen Zellkerne. Zudem enthält der Datensatz die Information, ob bei der jeweiligen Person ein maligner oder ein benigner Brusttumor vorlag. Der Fokus dieses Kapitels liegt auf der Modellevaluation. Damit wir ein Modell evaluieren können, müssen wir jedoch vorab eines programmieren. Wir werden hierzu eine einfache SVM nutzen, um anhand der FNA-Variablen die Diagnose maligner oder benigner Brusttumor ausgeben zu lassen. Eine SVM berechnet hierzu eine Entscheidungsgrenze, die die Punktewolken zweier Klassen voneinander trennt und somit eine binäre Klassifizierung (also z. B. maligne vs. benigne) ermöglicht. Die Details der Funktionsweise von SVMs sind an dieser Stelle nicht entscheidend, werden jedoch in einem eigenen Kapitel beleuchtet werden (➤ Kap. 9).

Installation der Bibliotheken

In diesem Schritt installieren wir alle Code-Bibliotheken, die wir im Folgenden verwenden werden. Sie ermöglichen eine wesentlich kompaktere und einfachere Programmierung, die ohne Verwendung komplexer mathematischer Formeln auskommt. Sind manche der Bibliotheken noch nicht installiert, kann dies mit dem Befehl `pip install` geschehen:

```
1  import pandas as pd
2
3  import matplotlib.pyplot as plt
4
5  from imblearn.over_sampling import SMOTE
6
7  from sklearn.model_selection import train_test_split
8
9  from sklearn import svm
10
11 from sklearn.model_selection import cross_validate
12
13 from sklearn.ensemble import BaggingClassifier
14
15 from sklearn.metrics import confusion_matrix
16
17 from sklearn.metrics import plot_confusion_matrix
18
19 from sklearn.metrics import plot_roc_curve, auc
```

Zeile 1: Die pandas-Bibliothek importieren wir, weil wir ein pandas-Modul nutzen, um den Breast-Cancer-Wisconsin-(Diagnostic)-Datensatz aus einem Excel-Dokument zu laden [21].
Zeile 3: matplotlib ist eine Bibliothek, mit der Diagramme erstellt werden können.
Zeile 5: Wir nutzen das `SMOTE`-Modul aus imblearn, um eine möglicherweise bestehende Class Imbalance ausgleichen zu können.
Zeile 7: Aus der scikit-learn-Bibliothek (sklearn-Bibliothek) nutzen wir mehrere Module. Dieses Modul nutzen wir zur Aufteilung der Daten in Trainings- und Testdaten. Da wir nur ein einziges Modell verwenden, nämlich eine SVM, verzichten wir auf einen Validierungsdatensatz.
Zeile 9: Aus sklearn nutzen wir zudem dieses Modul, um eine SVM zu programmieren.
Zeile 11: Wir importieren dieses sklearn-Modul zur vereinfachten Durchführung von Cross Validation (➤ Kap. 6.4.2).
Zeile 13: Wir importieren dieses sklearn-Modul zur vereinfachten Durchführung von Bagging (➤ Kap. 6.4.2).
Zeilen 15: Wir nutzen dieses sklearn-Modul, um eine Vier-Felder-Tafel (Confusion Matrix, ➤ Kap. 6.5.1) zu berechnen.
Zeile 17: Wir nutzen dieses Modul, um die Vier-Felder-Tafel grafisch darzustellen.
Zeile 19: Zudem nutzen wir dieses sklearn-Modul, um die ROC-Kurve darzustellen und die AUROC zu berechnen (➤ Kap. 6.5.2).

Einlesen der Daten

Wir laden den Datensatz in unser Programm bzw. importieren das zugehörige Excel-Dokument. Anschließend kontrollieren wir, ob das Dokument richtig importiert wurde, und werfen einen Blick auf die Variablen:

```
1 data = pd.read_excel("C:\\Users\\...\\Brustkrebs.xlsx", sheet_name = "Tabelle1")
2
3 data = data.dropna()
4
5 data.head()
```

	diagnosis	radius_mean	texture_mean	perimeter_mean	area_mean	smoothness_mean	compactness_mean	concavity_r
0	malignant	17.99	10.38	122.80	1001.0	0.11840	0.27760	0.
1	malignant	20.57	17.77	132.90	1326.0	0.08474	0.07864	0.
2	malignant	19.69	21.25	130.00	1203.0	0.10960	0.15990	0.
3	malignant	11.42	20.38	77.58	386.1	0.14250	0.28390	0.
4	malignant	20.29	14.34	135.10	1297.0	0.10030	0.13280	0.

Zeile 1: Mit dem pandas-Befehl `read_excel` laden wir die Daten aus unserer Excel-Datei, die sich z. B. auf unserem Computer befindet. Der hier beispielhafte Pfad muss entsprechend angepasst werden. Die Excel-Tabelle haben wir in der Variable `data` gespeichert. Sie enthält fortan die Daten, sodass wir die Variable `data` noch häufiger verwenden werden. Wir hätten die Variable auch beliebig anders nennen können, wichtig ist jedoch, dass wir immer dieselbe Schreibweise im Code verwenden, wenn wir die Variable verwenden.
Zeile 3: Mit dem Befehl `dropna()` werden Zeilen mit fehlenden Daten entfernt und die Variable `data` anschließend überschrieben.
Zeile 5: Mit dem Befehl `head()` geben wir die ersten 5 Zeilen der Datentabelle aus, um sicherzugehen, dass die Daten korrekt geladen wurden und einen ersten Blick auf die uns zu Verfügung stehenden Variablen zu werfen.

In der Spalte „diagnosis" der Datentabelle finden wir die Diagnosen der Patient*innen, also ob sie einen malignen oder benignen Tumor aufwiesen. Die Diagnosen sind aktuell als Wörter, also im Datentyp `string` hinterlegt. Mit Strings kann man nicht besonders gut rechnen, sodass es sinnvoll ist, sie in den Datentyp `integer` umzuwandeln. Dies gelingt, indem wir „malignant" als 1 und „benign" als 0 codieren:

```
1 diagnosis_new = {"benign": 0, "malignant": 1}
2
3 data["diagnosis"] = data["diagnosis"].replace(diagnosis_new)
4
5 data.head()
```

	diagnosis	radius_mean	texture_mean	perimeter_mean	area_mean	smoothness_mean	compactness_mean	concavity_r
0	1	17.99	10.38	122.80	1001.0	0.11840	0.27760	0.
1	1	20.57	17.77	132.90	1326.0	0.08474	0.07864	0.
2	1	19.69	21.25	130.00	1203.0	0.10960	0.15990	0.
3	1	11.42	20.38	77.58	386.1	0.14250	0.28390	0.
4	1	20.29	14.34	135.10	1297.0	0.10030	0.13280	0.

Zeile 1: Wir erstellen eine neue Variable „diagnosis_new", die die neuen `integer`-Codierungen enthält.
Zeile 3: Wir ersetzen die Spalte „diagnosis" mit den `string`-Codierungen durch die `integer`-Codierungen.

Zeile 5: Erneut lassen wir uns die ersten 5 Zeilen der Datentabelle ausgeben, um sicherzugehen, dass die Neucodierung funktioniert hat.

Nun sollten wir prüfen, ob eine Class Imbalance (➤ Kap. 6.3.1) vorliegt bzw. Resampling sinnvoll sein könnte. Mit dem folgenden Befehl können wir darstellen, wie viele Datenpunkte in die beiden Klassen fallen:

```
1 count_diabetes = data["diagnosis"].value_counts()
2
3 count_diabetes.plot(kind = "bar", rot = 0)
```

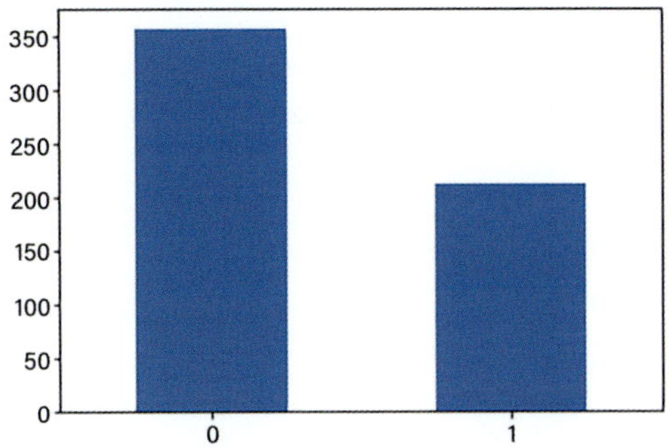

Zeile 1: Wir zählen zunächst, wie oft die Zahlen „1" und „0" in der Variable bzw. Tabellenspalte „diagnosis" vorkommen.
Zeile 3: Hiermit visualisieren wir die Zahlen als Säulendiagramm.

Die Class Imbalance ist nicht gravierend. Zwar gibt es keine in Stein gemeißelte Regeln, ab wann Resampling sinnvoll ist, aber häufig wird diese ab einem Verhältnis von > 2:1 durchgeführt. Das ist hier noch nicht der Fall – anders als bei dem Datensatz, den wir in den folgenden Kapiteln nutzen werden. Der Vollständigkeit halber werden wir Code betrachten, der für Resampling genutzt werden könnte. Anschließend werden wir aber mit den ursprünglichen Daten weiterarbeiten. Zunächst erfolgt jedoch die Aufteilung der Daten, da sonst je nach verwendeter Resampling-Methodik die Gefahr besteht, dass identische Datenpunkte sowohl im Trainings- als auch im Testdatensatz landen. Dies würde die Leistung des Algorithmus verfälschen, da dieser manche der Datenpunkte des Testdatensatzes bereits aus dem Training kennen würde.

Aufteilung der Daten und Resampling

Um ein KI-Modell zu diagnostischen Zwecken zu erstellen, müssen wir die Daten in diejenigen Variablen aufteilen, die in das Modell eingespeist werden sollen (die x-Variablen) und die Variable, die die Ausgabe des Modells darstellen soll (die y-Variable). Die y-Variable ist die Spalte bzw. Variable „diagnosis". Alle anderen Spalten bzw. Variablen nutzen wir als x-Variablen. Dies lässt sich mit dem `iloc`-Befehl bewerkstelligen:

```
1 x = data.iloc[:, 1:]
2
3 y = data.iloc[:, 0]
```

Zeile 1: Alle Spalten der Datentabelle mit Ausnahme der ersten Spalte werden als x- bzw. Input-Variablen definiert.
Zeile 3: Die erste Spalte der Datentabelle wird als y- bzw. Output-Variable definiert. (**Cave:** Python fängt bei 0 an zu zählen).

Es ist erneut sinnvoll, diesen Schritt durch Ausgabe der ersten 5 Zeilen der neu definierten x- und y-Variablen zu überprüfen:

```
x.head()
```

	radius_mean	texture_mean	perimeter_mean	area_mean	smoothness_mean	compactness_mean	concavity_mean	point
0	17.99	10.38	122.80	1001.0	0.11840	0.27760	0.3001	
1	20.57	17.77	132.90	1326.0	0.08474	0.07864	0.0869	
2	19.69	21.25	130.00	1203.0	0.10960	0.15990	0.1974	
3	11.42	20.38	77.58	386.1	0.14250	0.28390	0.2414	
4	20.29	14.34	135.10	1297.0	0.10030	0.13280	0.1980	

```
y.head()
```

```
0    1
1    1
2    1
3    1
4    1
```

Wir teilen den Datensatz in Trainings- und Testdaten auf. Hierzu eignet sich der Befehl `train_test_split`. Mit ihm kreieren wir 4 neue Variablen, `x_train`, `x_test`, `y_train`, `y_test`, in die wir die jeweiligen Anteile der Trainings- bzw. Testdaten der x- bzw. y-Variablen speichern. Die Größe des Testdatensatzes muss manuell im Code definiert werden. Wir haben uns für eine Aufteilung in 15 % Testdaten und 85 % Trainingsdaten entschieden:

```
x_train, x_test, y_train, y_test = train_test_split(x, y, test_size = 0.15)
```

Nun könnten wir das Resampling durchführen. Dies wäre z. B. Code für SMOTE-Resampling. Da die Class Imbalance nicht ausgeprägt ist, führen wir diesen Code-Block jedoch nicht aus, um bei den ursprünglichen Daten zu bleiben:

```
1 # Nicht verwendet, da die Daten ausreichend balanciert sind
2
3 sm = SMOTE()
4
5 x_train_res, y_train_res = sm.fit_resample(x_train, y_train)
6
7 print(y_train_res.value_counts())
```

Zeile 3: Hiermit würden wir das SMOTE-Verfahren initialisieren.
Zeile 5: Hiermit würden wir das Resampling durchführen. `x_train_res` und `y_train_res` enthalten dann die `x_train`- und `y_train`-Datenpunkte nach dem Resampling.
Zeile 7: Hiermit könnten wir uns die Gruppengröße von `y_train_res` ausgeben lassen.

Nun sind die Vorbereitungen abgeschlossen und das KI-Modell kann spezifiziert werden.

Erstellen und Trainieren des KI-Modells

Das importierte sklearn-Modul ermöglicht es uns, eine SVM mit nur 2 Zeilen Code zu programmieren und zu trainieren:

```
1 model = svm.SVC(kernel = "linear")
2
3 model.fit(x_train, y_train)
```

Zeile 1: Hier erstellen wir ein einfaches SVM-Modell. Dieses wird in der Variable `model` gespeichert. sklearn erlaubt eine Vielzahl weiterer Spezifikationen des Modells. Da der Fokus in diesem Kapitel jedoch ein anderer ist, verwenden wir das vorgefertigte Modell ohne weitere Modifikationen.
Zeile 3: Mit dem `fit`-Befehl trainieren wir das Modell, d. h. wir passen es an die Trainingsdaten an. Hierzu nutzen wir die weiter oben definierten Variablen `x_train` und `y_train` (nicht jedoch die Variablen `x_test` und `y_test`).

Cross Validation

Mit Cross Validation soll jetzt die Gefahr von Overfitting verringert werden. Hierzu nutzen wir das sklearn-Modul `cross_validate()`:

```
1 scores = cross_validate(model, x, y, scoring = "accuracy", cv = 10)
2
3 print(scores["test_score"])
4
5 print("Gesamt-Accuracy:", sum(scores["test_score"])/float(len(scores["test_score"])))
```

```
[0.98245614 0.92982456 0.92982456 0.94736842 0.96491228 0.98245614
 0.92982456 0.94736842 0.96491228 0.96428571]
Gesamt-Accuracy: 0.9543233082706767
```

Zeile 1: Wir definieren eine Variable `scores`, in die wir die Ergebnisse der Cross Validation speichern. Zudem spezifizieren wir die Cross-Validation-Prozedur, indem wir als zugehöriges Modell unser SVM-Modell (`model`) definieren, die x- und y-Variablen einspeisen, während jeder Iteration die Accuracy berechnen lassen und den Datensatz in 10 Blöcke einteilen bzw. 10 Iterationen durchführen. Es handelt sich also um eine Ten-fold Cross Validation.
Zeile 3: Für jede Iteration lassen wir uns das Ergebnis, d. h. die Accuracy, ausgeben. Hierfür hat sklearn die Variable `test_score` definiert, die wir nun aufrufen.
Zeile 5: Hier berechnen wir die durchschnittliche Accuracy der 10 Iterationen.

Mit einer Accuracy von 95 % ist unser Modell bereits ziemlich gut.

Bagging

Um auch das Bagging als weitere Strategie gegen Overfitting kennenzulernen, nutzen wir das sklearn-Modul `BaggingClassifier()`:

```
bagging = BaggingClassifier(model, n_estimators = 10, max_samples = 8, bootstrap = True)

bagging.fit(x_train, y_train)

print("Accuracy:", bagging.score(x_test, y_test))
```

```
Accuracy: 0.8953488372093024
```

Zeile 1: Hier definieren wir den BaggingClassifier. Wir spezifizieren, dass wir weiterhin gerne unser SVM-Modell `model` verwenden möchten, dass wir gerne 10 unterschiedliche Stichproben ziehen bzw. Modelle verwenden möchten (n_estimators = 10), dass pro Stichprobe maximal 8 Datenpunkte gezogen werden sollen (max_samples = 8) und dass wir Ziehen mit Zurücklegen erlauben (Bootstrap = True).
Zeile 3: Wir trainieren die Modelle erneut mit dem `fit`-Befehl und den Trainingsdaten.
Zeile 5: Zur Bewertung des Bagging-Klassifikators anhand der Testdaten verwenden wir die Accuracy.

Bagging führt in unserem Beispiel zu einer etwas geringeren Accuracy von 90 %.

Modellevaluation

Nun betrachten wir weitere Methoden zur Modellevaluation. Mit `bagging.score` haben wir oben bereits die Accuracy für den Bagging-Klassifikator berechnet. Wir können die Accuracy jedoch auch für unser „ganz normales" SVM-Modell `model` berechnen:

```
1 print("Accuracy:", model.score(x_test, y_test))
```

```
Accuracy: 0.9418604651162791
```

Zeile 1: Zur Berechnung nutzen wir den Testdatensatz.

Mit dem folgenden Befehl berechnen wir eine Vier-Felder-Tafel:

```
1 y_pred = model.predict(x_test)
2
3 confusion_matrix(y_test, y_pred)
```

```
array([[50,  1],
       [ 4, 31]], dtype=int64)
```

Zeile 1: Wir erstellen zunächst eine neue Variable `y_pred`, in die wir die Modellausgaben speichern.
Zeile 3: Die Berechnung der Vier-Felder-Tafel basiert auf den korrekten Klassifikationen bzw. Labels `y_test` und den Modellausgaben `y_pred`.

Mit dem folgenden Befehl können wir die Vier-Felder-Tafel grafisch darstellen:

```
confusion_matrix = plot_confusion_matrix(model, x_test, y_test)

confusion_matrix.ax_.set_title('Confusion Matrix')
plt.xlabel('Predicted Label')
plt.ylabel('True Label')

plt.show()
```

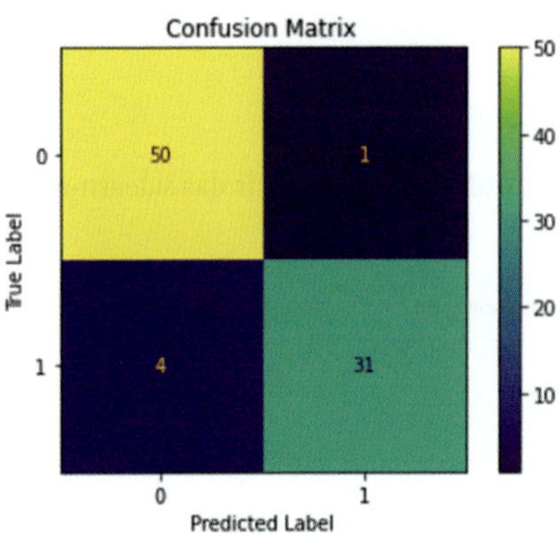

Die Zahlenwerte in der Vier-Felder-Tafel können wir grundsätzlich auch verwenden, um weitere Evaluationsmetriken manuell zu berechnen:

```
#Sensitivität = RP/(RP+FN)
print("Sensitivity:", 50/(50+4))

#Spezifität = RN/(RN+FP)
print("Specificity:", 31/(31+1))

#Positiver Prädiktiver Wert = RP/(RP+FP)
print("Precision/PPW:", 50/(50+1))

#Negativer Prädiktiver Wert = RN/(RN+FN)
print("Recall/NPW:", 31/(31+4))

#F1-Score = 2 * ((PPW * NPW) / (PPW + NPW))
print("F1:", 2*((50/(50+1))*(31/(31+4)))/((50/(50+1))+(31/(31+4))))
```

```
Sensitivity: 0.9259259259259259
Specificity: 0.96875
Precision/PPW: 0.9803921568627451
Recall/NPW: 0.8857142857142857
F1: 0.9306514560192133
```

Abschließend können wir uns auch die ROC-Kurve sowie die AUROC darstellen lassen:

```
plot_roc_curve(model, x_test, y_test)
```

```
<sklearn.metrics._plot.roc_curve.RocCurveDisplay at 0x1e942fcfe50>
```

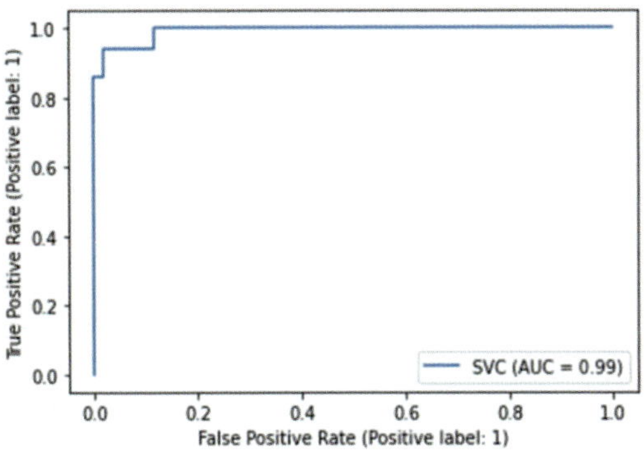

KAPITEL

7 Lineare Regressionen

Regressionsalgorithmen sind dadurch charakterisiert, dass sie **kontinuierliche Variablen** ausgeben (➢ Kap. 2.4.3). Hierbei handelt es sich um Variablen mit einer unendlichen Anzahl an Ausprägungen, z. B. der benötigten Dosis eines Medikaments. Um diese zu berechnen, können Regressionen eine oder mehrere Eingabevariablen verwenden, wie etwa das Körpergewicht oder das Alter. Die Modellausgabe, also die Medikamentendosis, wird im Kontext der Regressionen auch als **abhängige Variable** bezeichnet. Die Modelleingaben, also Körpergewicht oder Alter, werden auch als **unabhängige Variablen** bezeichnet. In anderen Worten – die abhängige Variable wird basierend auf den unabhängigen berechnet.

In diesem Kapitel geht es um eine besondere Form der Regressionsalgorithmen – die lineare Regression. An diesem vergleichsweise einfachen Algorithmus lassen sich einige grundlegende Prinzipien erklären, die uns später auch beim Verständnis neuronaler Netze helfen werden.

7.1 Grundlagen und medizinische Anwendungen

Die lineare Regression nimmt an, dass zwischen der abhängigen und der unabhängigen Variable ein **linearer Zusammenhang** besteht. Ein solcher Zusammenhang wäre z. B. dann gegeben, wenn einer Person A, die doppelt so schwer ist wie eine Person B, auch etwa die doppelte Dosis eines Medikaments verabreicht werden müsste, um denselben Medikamentenspiegel zu erreichen. In diesem Beispiel wird mit dem Körpergewicht nur eine unabhängige Variable betrachtet, sodass man in diesem Fall von einer **einfachen linearen Regression** spricht. Würden weitere Faktoren berücksichtigt werden, wie z. B. auch das Alter, dann würde es sich um eine **multiple lineare Regression** handeln.

Lineare Regressionen lassen sich also nutzen, um Zusammenhänge zwischen einer abhängigen und einer oder mehreren unabhängigen Variablen zu beschreiben. Wichtig ist an dieser Stelle, dass die abhängige Variable bei Regressionen kontinuierlich sein muss, wohingegen die unabhängigen Variablen kontinuierlich oder kategorial sein können.

Aufgrund ihrer geringen Komplexität und leichten Verständlichkeit erlaubt die lineare Regression einen einfachen Einstieg in die Welt der Algorithmen. Allerdings besteht bei realen Problemen selten ein streng linearer Zusammenhang, insbesondere bei Berücksichtigung multipler unabhängiger Variablen. Die lineare Regression eignet sich daher nicht für komplexe Vorhersagen.

MERKE

- **Abhängige Variable:** Sie wird durch die Regression vorhergesagt und hängt von den unabhängigen Variablen ab. Im obigen Beispiel war die Medikamentendosis die abhängige Variable. Sie muss eine kontinuierliche Ausprägung aufweisen.
- **Unabhängige Variable:** Sie wird zur Vorhersage der abhängigen Variable genutzt. Im obigen Beispiel war das Körpergewicht die unabhängige Variable, mit der die Medikamentendosis berechnet werden sollte. Sie kann eine kontinuierliche oder kategoriale Ausprägung aufweisen.

7.1.1 Einfache lineare Regression

Wie bereits erwähnt, lässt sich mithilfe der linearen Regression eine kontinuierliche Variable vorhersagen. Dabei nimmt der Algorithmus einen linearen Zusammenhang zwischen der abhängigen und der unabhängigen Variable an. Es ist also nur dann sinnvoll, eine lineare Regression anzuwenden, wenn zwischen der unabhängigen und der abhängigen Variable ein linearer Zusammenhang besteht, der durch die folgende Funktion beschrieben werden kann:

$$y = m \cdot x + t$$

Es handelt sich um eine lineare Funktion, wobei y die abhängige Variable bzw. die Modellausgabe und x die unabhängige Variable bzw. Modelleingabe beschreibt. Die Steigung m, die bei Regressionsmodellen auch als Regressionskoeffizient bezeichnet wird, ist bei einem linearen Zusammenhang zwischen x und y konstant, sodass sich die Funktion als eine Gerade gleichbleibender Steigung m darstellen lässt. Sie gibt an, um welchen Wert y steigt, wenn x eine Einheit größer wird (➤ Abb. 7.1). Die Variable t ist der sog. y-Achsen-Abschnitt, d. h. die Schnittstelle der Regressionsgerade mit der y-Achse.

Damit ein Regressionsalgorithmus lernen kann, die optimale Medikamentendosis für eine*n unbekannte*n Patientin vorherzusagen, erhält er zum Training einen Datensatz, in dem für alle Patient*innen sowohl das Körpergewicht (unabhängige Variable) als auch die verabreichte Medikamentendosis (abhängige Variable) gegeben sind (1 in ➤ Abb. 7.2). Bei der linearen Regression handelt es sich also um einen Algorithmus aus dem Bereich des **Supervised Learning** (➤ Kap. 2.2.1). Während des Trainings verfolgt der Algorithmus das Ziel, eine Gerade, die sog. **Regressionsgerade,** zu finden, die den Zusammenhang der abhängigen von der unabhängigen Variablen optimal modelliert. Anders ausgedrückt versucht der Algorithmus eine Gerade zu ermitteln, die möglichst gut an die Datenpunkte des Trainingsdatensatzes

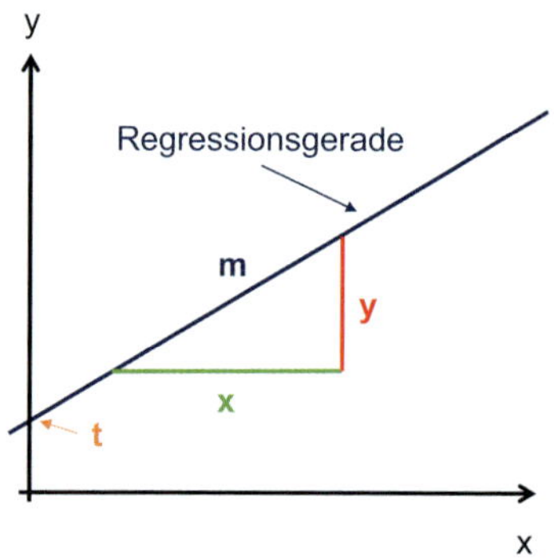

Abb. 7.1 Grafische Darstellung einer linearen Funktion. Eine lineare Funktion beschreibt einen linearen Zusammenhang zwischen einer abhängigen Variable y und einer unabhängigen Variable x. Entsprechend hat die Funktion eine gleichbleibende Steigung m. Im y-Achsen-Abschnitt t schneidet die Funktion die y-Achse. [P1522/P1523]

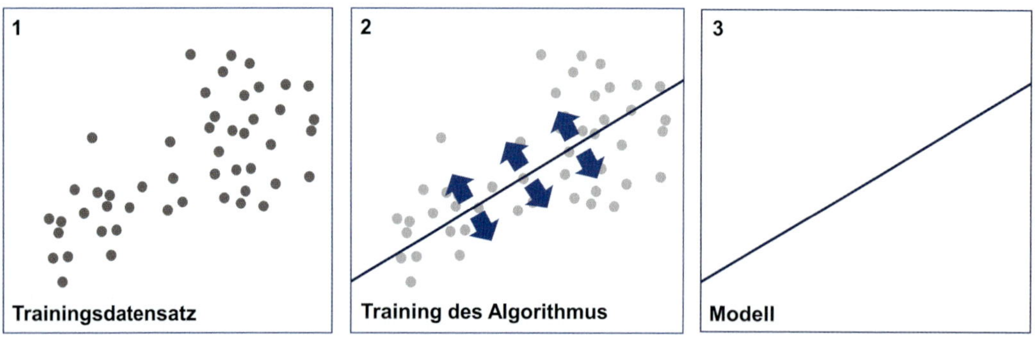

Abb. 7.2 Entwicklung eines linearen Regressionsalgorithmus. Aus gegebenen Trainingsdaten (1) versucht der Regressionsalgorithmus während des Trainings die Parameter m und t der linearen Funktion so anzupassen, dass sich eine Regressionsgerade ergibt, die die Verteilung der Datenpunkte im Trainingsdatensatz möglichst gut abbildet (2). Anhand dieser Geraden, dem fertigen Regressionsmodell, kann dann die abhängige Variable für unbekannte Datenpunkte vorhergesagt werden, für die nur die unabhängige Variable gegeben ist (3). [P1522/P1523]

angepasst ist (2 in ➤ Abb. 7.2). Dazu optimiert der Algorithmus während des Trainings den Wert für die Steigung der Regressionsgerade m sowie den Wert für den y-Achsen-Abschnitt t. Anhand der dadurch ermittelten Regressionsgerade bzw. dem fertigen Regressionsmodell lassen sich dann Vorhersagen für Datenpunkte treffen, für die nur die abhängige Variable unbekannt ist (3 in ➤ Abb. 7.2). Mit der zu unserem Beispiel ermittelten Regressionsgerade könnte anhand des Körpergewichts somit die bislang noch unbekannte optimale Medikamentendosis neuer Patient*innen berechnet werden, deren Daten nicht im Trainingsdatensatz enthalten waren.

7.1.2 Multiple lineare Regression

Wenn mehrere unabhängige Variablen zur Vorhersage einer abhängigen Variable berücksichtigt werden, spricht man von der sog. multiplen linearen Regression. Die Funktion, die diese Regression beschreibt, sieht wie folgt aus:

$$y = m_1 \cdot x_1 + m_2 \cdot x_2 + \ldots + m_n \cdot x_n + t$$

Jedes x steht dabei für eine unabhängige Variable. Jeder dieser Variablen wird ein eigener Regressionskoeffizient m zugewiesen. Dieser beschreibt die Beziehung bzw. den Effekt der jeweiligen unabhängigen Variable auf die vorherzusagende abhängige Variable. Man kann auch sagen, dass sich am Regressionskoeffizienten der Beitrag der Einflussvariablen x für die Erklärung der Zielgröße y ablesen lässt.

In multiplen linearen Regressionen werden üblicherweise die adjustierten Koeffizienten verwendet. Dies bedeutet, dass jeder Regressionskoeffizient den spezifischen Einfluss einer unabhängigen Variable auf die abhängige Variable widerspiegelt, nachdem die Effekte aller anderen unabhängigen Variablen entfernt wurden. Zum Beispiel gibt der adjustierte Regressionskoeffizient für das Gewicht an, welchen Einfluss das Körpergewicht auf die vorhergesagte Medikamentendosis hat, wobei der Einfluss der Körpergröße herausgefiltert wurde.

Im medizinischen Kontext werden häufig zahlreiche Variablen erfasst, die potenziell in eine solche Regression einbezogen werden könnten. Für ein robustes Regressionsmodell ist es jedoch entscheidend, diejenigen Variablen zu identifizieren, die die abhängige Variable maßgeblich beeinflussen. Andernfalls neigt ein Prädiktionsmodell mit zu vielen irrelevanten Variablen zu Overfitting (➤ Kap. 6.4.1).

Um relevante Variablen für ein multiples Regressionsmodell zu identifizieren, stehen verschiedene Optionen zur Verfügung:

- **Vorwärtsselektion:** Variablen werden schrittweise hinzugefügt, bis die Aufnahme einer weiteren Variable keine weitere Verbesserung in der Vorhersage der abhängigen Variable bewirkt.
- **Rückwärtsselektion:** Alle verfügbaren unabhängigen Variablen werden zu Beginn einbezogen. Dann werden schrittweise diejenigen Variablen aus dem Modell entfernt, deren Entfernung die Vorhersage der abhängigen Variable am wenigsten verschlechtert.
- **Blockweiser Einschluss:** Konnten in früheren Studien unabhängige Variablen identifiziert werden, die unbedingt in dem zu entwickelnden linearen Regressionsmodell enthalten sein sollten, können diese auf einmal in das Modell eingefügt werden. Ähnlich der Vorwärtsselektion startet man mit einem „leeren" Modell, fügt dann aber nicht jede unabhängige Variable einzeln hinzu, sondern diese bereits als relevant bekannten Variablen auf einmal. Zusätzliche Variablen können mittels Vorwärtsselektion aufgenommen werden.

Die Beurteilung des Regressionsmodells erfordert meist sowohl eine Vorwärts- als auch eine Rückwärtsselektion. Falls beide Verfahren zur gleichen Kombination von Variablen führen, kann das Modell als robust angesehen werden.

7

7.2 Mathematische Grundlagen

Um zu verstehen, wie der lineare Regressionsalgorithmus, basierend auf einer unabhängigen Variable x, die Regressionsgerade für das Regressionsmodell ermittelt, ein weiteres Beispiel: Auf einer internistischen Allgemeinstation wurde die Dauer des Krankenhausaufenthalts von 6 Patient*innen gesammelt. Für jede Person sind das Alter in Jahren und die Anzahl an Tagen bekannt, die die Person im Krankenhaus aufgenommen war (➤ Tab. 7.1). Basierend auf den bisher gesammelten Daten soll für eine neue 70-jährige Patientin ermittelt werden, wie viele Tage sie vermutlich auf Station bleiben wird. Es handelt sich also um eine Anwendung aus dem Bereich des Predictive Modelling (➤ Kap. 2.4.1).

Lässt man sich die Daten für eine erste Annäherung in einem Tabellenprogramm grafisch darstellen, erkennt man, dass der Zusammenhang in diesem Fall annähernd linear ist. Legt man eine Gerade durch die Datenpunkte, ergibt sich für das Alter von 70 Jahren der neuen Patientin auf der x-Achse eine voraussichtliche Aufenthaltsdauer von ca. 7 Tagen auf Station (➤ Abb. 7.3).

Tab. 7.1 Zusammenhang von Alter und Hospitalisationsdauer

Alter [Jahre]	Länge der Hospitalisation [Tage]
35	5
22	4
87	8
91	9
45	6
65	6
70	?

7.2.1 Error, Mean Squared Error und Fehlerfunktion

Wie hat das Tabellenprogramm die in ➤ Abb. 7.3 dargestellte Regressionsgerade ermittelt bzw. an die Datenpunkte angepasst? Bei der Nutzung eines Regressionsmodells für eine Vorhersage kommt es häufig zu einem gewissen Unterschied zwischen der Ausgabe des Modells und der Realität – beispielsweise, wenn die Patientin statt der vorhergesagten 7 Tage das Krankenhaus schon nach 5 Tagen verlässt oder – aufgrund von Komplikationen – 14 Tage bleiben muss. Den Unterschied zwischen Realität und Vorhersage bezeichnet man als

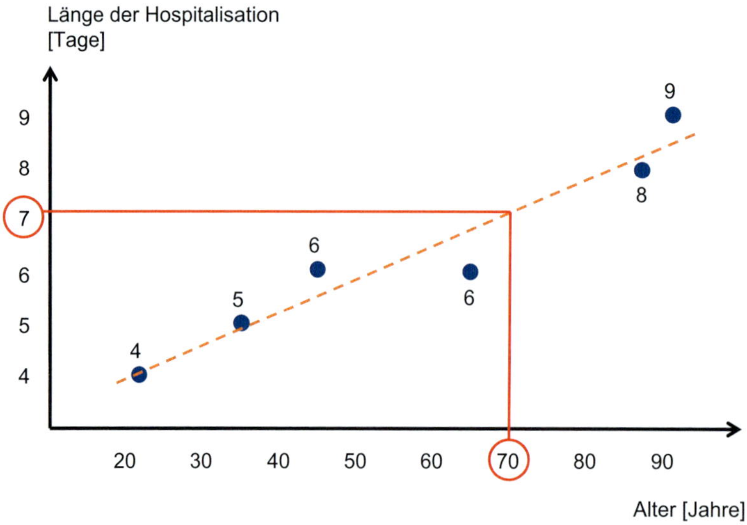

Abb. 7.3 Grafische Darstellung der Daten aus ➤ Tab. 7.1. Basierend auf diesem linearen Regressionsmodell wird die neue Patientin mit einem Alter von 70 Jahren vermutlich ca. 7 Tage im Krankenhaus verbringen. [P1522/P1523]

Error (E, Fehler, auch als Residuum bezeichnet) (s. a. ➤ Kap. 1). Er berechnet sich aus der Differenz aus dem wahren Wert bzw. Label y_i minus dem vom Modell vorhergesagten Wert $\hat{y}_i$. Als kurze Formel dargestellt:

$$E = y_i - \hat{y}_i$$

Den Error kann man auch grafisch darstellen (➤ Abb. 7.4).

Wir könnten den Error E für jeden Datenpunkt berechnen und einen „Gesamt-Error" für das Modell ermitteln, indem wir die einzelnen Fehler addieren. Jedoch ist der Error für alle Datenpunkte negativ, die unterhalb der Regressionslinie des Modells liegen, und positiv für alle Datenpunkte, die oberhalb der Regressionslinie des Modells liegen. Die Addition der einzelnen Error-Werte würde also dazu führen, dass sie sich aufgrund der unterschiedlichen Vorzeichen in ihrer Größe ausgleichen. Es wird daher häufig der sog. **Mean Squared Error (MSE),** also der mittlere quadratische Fehler verwendet. Quadriert man jeden einzelnen Error, wird jeder Error positiv, sodass sich das Vorzeichenproblem auflöst und eine Addition gut funktioniert (➤ Abb. 7.5).

Für die Berechnung des MSE gibt es eine Formel, die komplizierter aussieht als sie ist. Es handelt sich dabei um den Mittelwert der quadrierten Error-Werte:

$$MSE = \frac{1}{n} \sum_{i=n}^{n} (y_i - \hat{y}_i)^2$$

Neben dem MSE existieren viele weitere Möglichkeiten, einen Gesamt-Error zu berechnen (➤ Kap. 12), der MSE reicht für das Verständnis an dieser Stelle jedoch aus. Ein Modell ist dann besonders gut, wenn der Error bzw. der MSE möglichst klein sind, d. h. die Abweichungen aus Modellvorhersage und Realität möglichst gering sind. Man spricht auch davon, dass der Error bzw. MSE minimiert werden sollen.

Funktionen f(x) kann man minimieren. So lässt sich z. B. mithilfe der Ableitungen f'(x) der Tiefpunkt (das Minimum) der quadratischen Funktion $f(x) = x^2$ berechnen. Wenn auch der Error möglichst gering sein soll, wäre es sinnvoll, diesen Error als eine Funktion darzustellen, die minimiert werden kann. Man spricht auch von der sog. **Fehlerfunktion** bzw. **Loss Function** (auch andere Synonyme wie Verlustfunktion oder Zielfunktion finden sich in der Literatur). Die Loss Function ist eine Repräsentation des Errors als Funktion, die mathematisch minimiert werden kann, damit auch der Unterschied zwischen Vorhersage des Modells und Realität möglichst gering ausfällt.

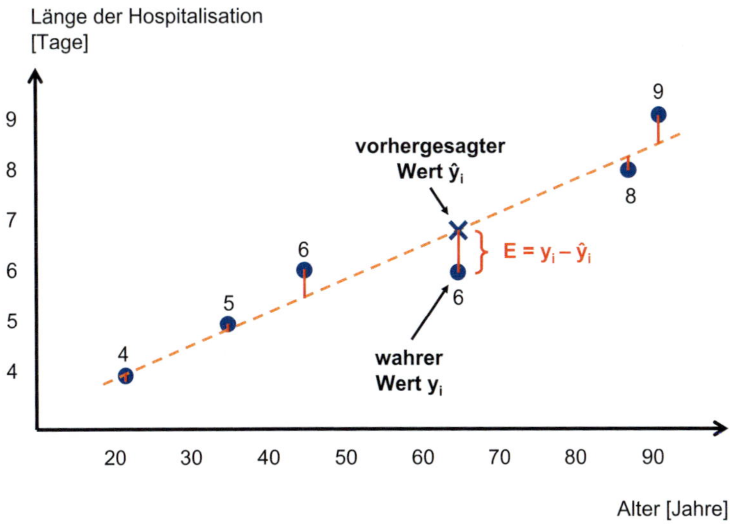

Abb. 7.4 Darstellung des Errors (E). Er entspricht der Differenz aus dem wahrem Wert y_i und vom Modell vorhergesagten Wert $\hat{y}_i$, also dem Abstand der Datenpunkte zur Regressionsgerade. [P1522/P1523]

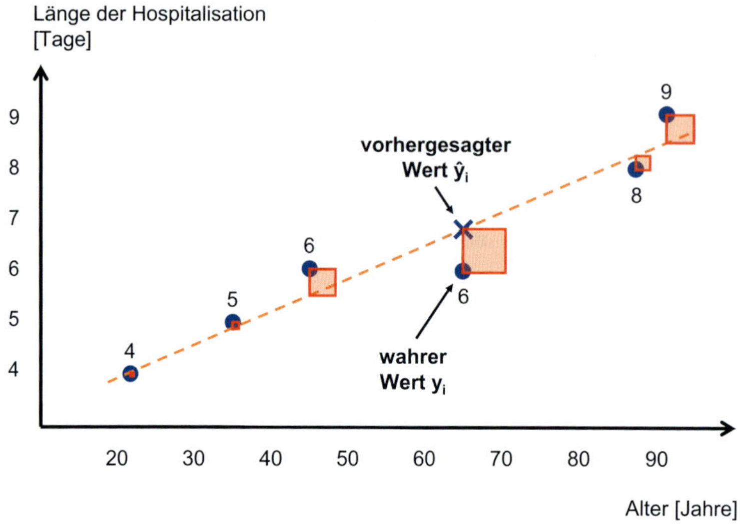

Abb. 7.5 Darstellung des Mean Squared Error (MSE). Die Quadrierung der einzelnen Error-Werte führt dazu, dass jeder „Squared Error" einen positiven Betrag aufweist. Der Mittelwert dieser „Squared Errors" wird als Mean Squared Error (MSE) bezeichnet. [P1522/P1523]

Verwendet man die Formel einer linearen Funktion:

$$y = m \cdot x + t$$

und die Formel für den MSE:

$$MSE = \frac{1}{n}\sum_{i=n}^{n}(y_i - \hat{y}_i)^2$$

und setzt die Formel der linearen Funktion in die MSE-Formel ein, erhält man:

$$MSE = \frac{1}{n}\left[\left(y_1 - (mx_1 + t)\right)^2 + \left(y_2 - (mx_2 + t)\right)^2 + \cdots + \left(y_n - (mx_n + t)\right)^2\right]$$

Diese Formel lässt sich umformen und vereinfachen, bis sich schließlich folgende Formeln für die Steigung der Regressionsgeraden m und den y-Achsen-Abschnitt t ergeben. Der Querstrich über den Variablen x und y steht jeweils für den Durchschnitt:

$$m = \frac{\overline{xy} - \overline{x}\,\overline{y}}{\overline{x^2} - (\overline{x})^2}$$

$$t = \overline{y} - m\overline{x}$$

Die Werte des Datensatzes aus ➤ Tab. 7.1 können in die Funktion eingesetzt werden und man erhält für die Steigung das Ergebnis m = 0,064 und für den y-Achsen-Abschnitt das Ergebnis t = 2,670. Setzt man das Alter von 70 Jahren der neu aufgenommenen Patientin als x-Wert in die Funktion ein, kann man die voraussichtliche Aufenthaltsdauer der Patientin im Krankenhaus berechnen:

$$m = 0{,}064;\ t = 2{,}670$$

$$y = 0{,}064 \cdot x + 2{,}670$$

$$y = 0{,}064 \cdot 70 + 2{,}670$$

$$7 \approx 0{,}064 \cdot 70 + 2{,}670$$

Das Regressionsmodell würde für die Aufenthaltsdauer der 70-jährigen Patientin im Krankenhaus 7 Tage ausgeben.

7.2.2 Bestimmtheitsmaß

Um zu beschreiben, wie gut ein Regressionsmodell die verwendeten Daten beschreibt bzw. wie gut sich damit die Dauer des Krankenhausaufenthaltes vorhersagen lässt, kann man das sog. **Bestimmtheitsmaß (R^2, Coefficient of Determination)** verwenden. Dieses Gütemaß quantifiziert den Anteil der Varianz in den Daten, der durch das Regressionsmodell erklärt wird. Nehmen wir z. B. an, das Bestimmtheitsmaß für unser Regressionsmodell würde 0,75 betragen; dann ließen sich 75 % der Varianz in der Vorhersage der Krankenhausaufenthaltsdauer durch das Alter erklären. Das Alter hat also einen starken Einfluss auf die Krankenhausaufenthaltsdauer, während die verbleibenden 25 % auf andere Faktoren zurückzuführen sind. Je größer das Bestimmtheitsmaß, d. h., je näher der Wert an 1 liegt, desto sinnvoller kann das Regressionsmodell genutzt werden, um die gewünschte Vorhersage zu treffen, während ein Bestimmtheitsmaß nahe 0 dafür spricht, dass das Modell nicht hilfreich ist.

Die Grundannahme bei einer linearen Regression ist, dass ein Zusammenhang zwischen den Variablen x und y besteht, sodass für einen neuen Datenpunkt der y-Wert aus dem x-Wert geschätzt werden kann. Bestünde keinerlei Zusammenhang zwischen x und y, dann könnten wir x nicht mehr für die Vorhersage von y nutzen. Stattdessen würden wir versuchen, den y-Wert eines neuen Datenpunkts aus dem Durchschnitt der bisherigen y-Werte ($\bar{y}$) zu schätzen. Diesen Wert können wir in unser Diagramm eintragen (grüne Linie in ➤ Abb. 7.6). Der Unterschied zwischen dem konkreten y-Wert y_i eines Datenpunktes und dem Durchschnitt $\bar{y}$ entspricht der sog. **Gesamtvarianz.** Den Unterschied zwischen der Modellausgabe $\hat{y}_i$ und dem Durchschnitt $\bar{y}$ bezeichnet man als **erklärte Varianz.** Hierbei handelt es sich um den Teil der Gesamtvarianz, der durch das Regressionsmodell erklärt wird. Schließlich entspricht unsere Regressionsgerade nicht dem Durchschnitt von y, sondern passt besser zu den Datenpunkten. Jedoch gibt es auch einen Anteil der Gesamtstreuung, der

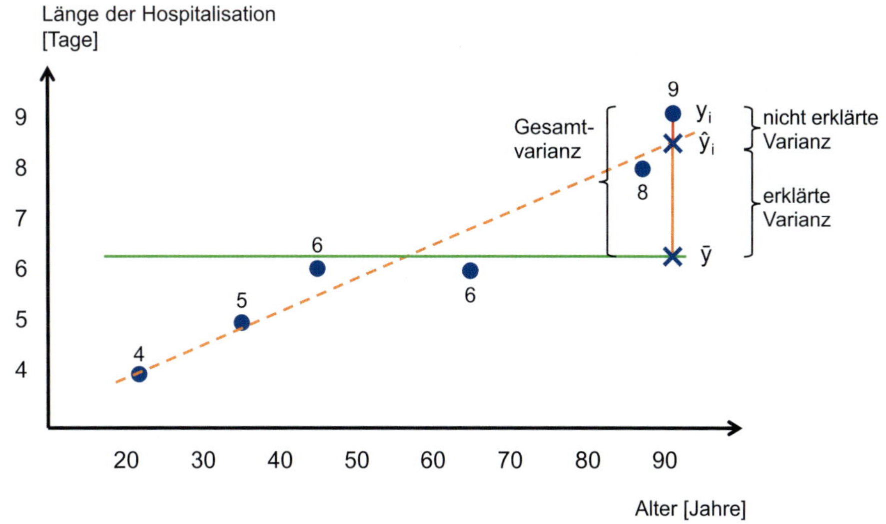

Abb. 7.6 Gesamtvarianz, erklärte und nicht erklärte Varianz. Die Gesamtvarianz entspricht dem Unterschied des Durchschnitts $\bar{y}$ und der spezifischen Datenpunkte y_i. Sie besteht einerseits aus der erklärten Varianz (orange Linie), die den Unterschied des Durchschnitts $\bar{y}$ und der Modellvorhersagen $\hat{y}_i$ beschreibt. Zudem besteht sie aus der nicht erklärten Varianz (rote Linie), die dem Error bzw. dem Unterschied der Modellvorhersagen $\hat{y}_i$ und der Datenpunkte y_i entspricht. [P1522/P1523]

durch das Regressionsmodell nicht erklärt werden kann. Dieser entspricht dem Error, wird aber auch als **nicht erklärte Varianz** bezeichnet.

Die Gesamtvarianz (σ^2) aller Datenpunkte lässt sich im Allgemeinen so berechnen:

$$\sigma^2 = \frac{1}{n}\sum_{i=n}^{n}(y_i - \overline{y})^2$$

Gemäß ➤ Abb. 7.6 besteht die Gesamtvarianz σ^2 aus der erklärten Varianz und der nicht erklärten Varianz. Die erklärte Varianz (zwischen = und +-Zeichen) bezieht sich auf den Unterschied von $\hat{y}_i$ zu $\bar{y}$. Die nicht erklärte Varianz (nach dem +-Zeichen) bezieht sich auf den Unterschied von y_i zu $\hat{y}_i$:

$$\sigma^2 = \frac{1}{n}\sum_{i=n}^{n}(\hat{y}_i - \overline{y}_i)^2 + \frac{1}{n}\sum_{i=n}^{n}(y_i - \hat{y}_i)^2$$

Das Bestimmtheitsmaß R^2 entspricht dem Anteil der durch das Modell erklärten Varianz an der Gesamtvarianz:

$$R^2 = \frac{\frac{1}{n}\sum_{i=n}^{n}(\hat{y}_i - \overline{y}_i)^2}{\frac{1}{n}\sum_{i=n}^{n}(y_i - \overline{y}_i)^2}$$

Je größer der Anteil der durch das Modell erklärbaren Varianz, desto näher an 1 liegt das Bestimmtheitsmaß und desto besser ist auch die gewünschte Vorhersage durch das Modell.

7.3 Vor- und Nachteile

7

7.3.1 Vorteile

Lineare Regressionen haben die folgenden Vorteile:

- **Einfaches Modell:** Ein wesentlicher Vorteil der linearen Regression ist, dass sie einfach zu verstehen und zu programmieren ist.
- **Geringer Rechenaufwand:** Die einfache Gleichung zur Beschreibung der Beziehung zwischen den Variablen erfordert wenig Rechenleistung. Daher können Prädiktionen schnell berechnet werden, selbst bei großen Datensätzen.
- **Gute Interpretierbarkeit:** Die lineare Regression ermöglicht die klare Interpretation des Einflusses einer unabhängigen Variable auf die abhängige Variable. Dies wird durch den Regressionskoeffizienten der unabhängigen Variablen ausgedrückt. Daher werden lineare Regressionen auch in der Statistik häufig verwendet.

7.3.2 Nachteile

Aus den Vorteilen der linearen Regression ergeben sich auch deren Nachteile:

- **Beschränkung auf lineare Zusammenhänge:** Mit der vom Algorithmus verwendeten linearen Gleichung lassen sich komplexe Probleme meist schlechter modellieren, da nichtlineare Zusammenhänge nicht dargestellt werden können.
- **Annahme der Homoskedastizität:** Die lineare Regression setzt voraus, dass die Werte der abhängigen Variable mit konstanter Varianz um die Regressionsgerade verteilt sind (Homoskedastizität; ➤ Abb. 7.7). Diese Annah-

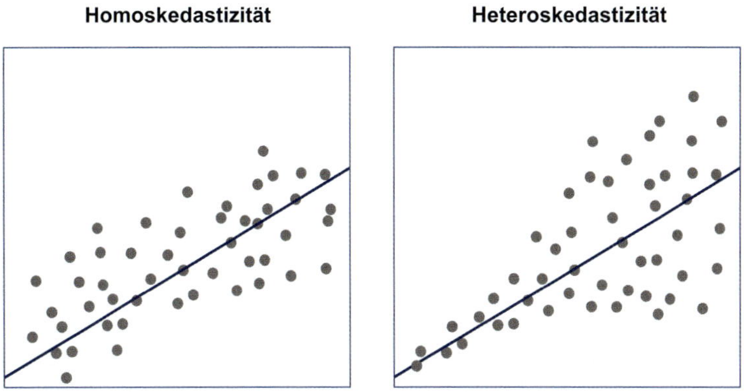

Abb. 7.7 Homo- und Heteroskedastizität. Um eine lineare Regression sinnvoll anwenden zu können, müssen die Datenpunkte gleichmäßig um die Regressionsgerade verteilt sein bzw. der Abstand der Punkte zur Regressionsgerade überall gleich stark variieren (Homoskedastizität). Ist dies nicht der Fall (Heteroskedastizität), ist eine lineare Regressionsgerade weniger gut geeignet, um die abhängige Variable für unbekannte Datenpunkte vorherzusagen. [P1522/P1523]

me ist bei den meisten realen Problemen nicht erfüllt, wodurch die Anwendung einer linearen Regression in solchen Fällen zumindest limitiert ist.

- **Empfindlichkeit gegenüber Ausreißern:** Die lineare Regression ist anfällig für Verzerrungen durch Ausreißer (Outlier). y-Werte, die weit vom Mittelwert des Datensatzes abweichen, können den Verlauf der Regressionsgeraden unverhältnismäßig stark beeinflussen (➤ Abb. 7.8).

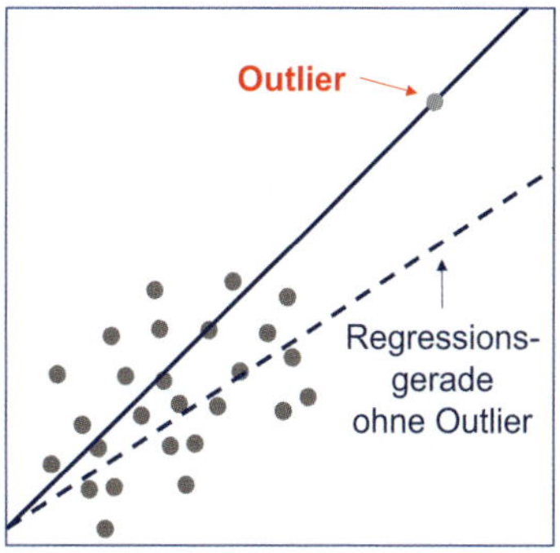

Abb. 7.8 Einfluss eines Outliers auf den Verlauf der Regressionsgerade. Ein Outlier im Trainingsdatensatz kann zu einer deutlich anderen Regressionsgerade führen. [P1522/P1523]

- **Unabhängigkeit der abhängigen Variable für verschiedene Datenpunkte:** Die Ausprägungen der abhängigen Variable für verschiedene Datenpunkte werden als unabhängig voneinander angenommen, d. h., bei einer Person A ist die Ausprägung der abhängigen Variable unabhängig von der Ausprägung der abhängigen Variable bei Person B. Diese Annahme kann jedoch verletzt sein, wenn im Datensatz Cluster bezüglich des Ortes oder der Zeit vorhanden sind:
  - Würde unser Trainingsdatensatz Daten aus 2 Krankenhäusern enthalten, wobei Krankenhaus A eine deutlich bessere medizinische Versorgung bietet als Krankenhaus B, könnte die Aufenthaltsdauer der Patient*innen in Krankenhaus A im Allgemeinen kürzer sein als in Krankenhaus B. Diese Daten wären dann nicht unabhängig voneinander, sondern nach dem Ort (Krankenhaus) geclustert. Ein Regressionsmodell, das auf diesem Trainingsdatensatz basiert, wäre für keines der beiden Krankenhäuser optimal.
  - Wären Daten von denselben Patient*innen zu 2 Zeitpunkten im Datensatz enthalten und sollte dann z. B. das Gewicht eines Patienten anhand seiner täglichen Kalorienzufuhr vorhergesagt werden, würde das Gewicht zum Zeitpunkt 1 sicherlich das Gewicht zum Zeitpunkt 2 beeinflussen. In diesem Fall können die Daten nach den Zeitpunkten 1 und 2 gruppiert werden und hängen voneinander ab.
- **Unabhängigkeit der unabhängigen Variablen:** Bei einer multiplen linearen Regression sollten die eingeschlossenen unabhängigen Variablen nicht stark miteinander korreliert sein. Eine starke Korrelation zwischen den unabhängigen Variablen kann zu einer Verzerrung des Modells führen. Die korrelierenden Variablen beeinflussen zudem gegenseitig ihre Regressionskoeffizienten, sodass der tatsächliche Einfluss einer dieser Variablen auf die abhängige Variable nicht mehr präzise bestimmt werden kann. Dies beeinträchtigt die

Interpretierbarkeit des Modells. Das Hinzufügen von 2 stark korrelierten Variablen (z. B. Körpergröße und Körpergewicht) in ein Modell zur Vorhersage der optimalen Medikamentendosis ist daher wenig sinnvoll.

Trotz dieser Einschränkungen können lineare Regressionsmodelle sinnvoll eingesetzt werden, wenn z. B. der Einfluss von Outliern mithilfe einer passenden Datenaufarbeitung minimiert wurde und durch Verringerung der Dimensionalität die Korrelation der unabhängigen Variablen reduziert wurde (➤ Kap. 16).

Zusammenfassung

- Mithilfe der **linearen Regression** lässt sich eine kontinuierliche abhängige Variable anhand einer oder mehrerer unabhängiger Variablen vorhersagen.
- Hierzu wird anhand der Daten im Trainingsdatensatz eine **lineare Regressionsgerade** ermittelt. Es handelt sich hierbei um einen Algorithmus aus dem Bereich des **Supervised Learning.**
- Die Regressionsgerade wird basierend auf dem Modellfehler (Error) optimiert, der den Unterschied der realen Datenpunkte und der Modellausgaben bzw. den Abstand der Datenpunkte zur Regressionsgeraden quantifiziert. Der Error kann in die **Loss Function** eingebettet werden, die schließlich minimiert werden kann.
- Da die lineare Regression eine lineare Gerade nutzt, können mit ihr nur **lineare Zusammenhänge** sinnvoll modelliert werden. Ist diese Voraussetzung gegeben, lassen sich allerdings recheneffizient einfach zu interpretierende Vorhersagen treffen.

7.4 Programmierung

Codes/Daten auf GitHub: https://else4.de/41208_KI

Im Folgenden soll ein frei verfügbarer Datensatz [23] der Framingham Heart Study [24] mit linearer Regression analysiert werden. Die Framingham Heart Study ist eine langfristige epidemiologische Studie, die 1948 in der Stadt Framingham in den USA begann und dazu dient, Risikofaktoren für Herz-Kreislauf-Erkrankungen zu identifizieren. Die Studie hat bedeutende Erkenntnisse zu den Einflüssen von Bluthochdruck, Cholesterinwerten und anderen Risikofaktoren auf die Entwicklung von Herzerkrankungen geliefert. Wir werden den Datensatz nutzen, um zu untersuchen, ob anhand verschiedener kardiovaskulärer Risikofaktoren wie dem BMI der systolische Blutdruck vorhergesagt werden kann. Auch in den nachfolgenden Kapiteln werden wir diesen Datensatz mit anderen KI-Algorithmen analysieren, um den allgemeinen Aufbau des Codes und die Leistung der Algorithmen vergleichbar zu machen.

Installation der Bibliotheken

Im ersten Schritt installieren wir wieder alle Code-Bibliotheken, die wir im Folgenden verwenden werden, um die Programmierung deutlich zu vereinfachen. Sind manche der Bibliotheken noch nicht installiert, ist dies mit dem Befehl `pip install` möglich:

```
import pandas as pd

import numpy as np

from numpy.ma.core import mean

import matplotlib.pyplot as plt

from sklearn.model_selection import train_test_split

from sklearn.linear_model import LinearRegression

from sklearn.metrics import r2_score
```

Zeile 1: Die pandas-Bibliothek importieren wir, weil wir ein pandas-Modul nutzen, um den Datensatz der Framingham Heart Study aus einem Excel-Dokument zu laden [23].
Zeile 3 und 5: Wir werden NumPy verwenden, um eine lineare Regression zunächst manuell zu berechnen.
Zeile 7: matplotlib ist eine Bibliothek, die für Diagramme genutzt werden kann.
Zeile 9: Wir verwenden ein sklearn-Modul zur Aufteilung der Daten in Trainings- und Testdaten.
Zeile 11: Wir werden zudem ein sklearn-Modul kennenlernen, das die Berechnung der linearen Regression deutlich vereinfacht.
Zeile 13: Abschließend werden wir dieses Modul verwenden, um das Bestimmtheitsmaß R^2 zu berechnen.

Einlesen der Daten

Wir lesen das Excel-Dokument mit den Daten ein. Anschließend kontrollieren wir, ob das Dokument richtig importiert wurde, und verschaffen uns einen Überblick über die verfügbaren Variablen:

```
1 data = pd.read_excel("C:\\Users\\...\\Framingham_KHK.xlsx", sheet_name = "Tabelle1")
2
3 data = data.dropna()
4
5 data.head()
```

	ZehnJahreKHK	Geschlecht	Alter	Raucher	ZigProTag	BDMedikamente	Schlaganfall	ArtHypertonie	Diabetes	GesChol
1	0	M	39	0	0.0	0.0	0	0	0	
2	0	W	46	0	0.0	0.0	0	0	0	
3	0	M	48	1	20.0	0.0	0	0	0	
4	1	W	61	1	30.0	0.0	0	1	0	
5	0	W	46	1	23.0	0.0	0	0	0	

Zeile 1: Mit dem pandas-Befehl `read_excel` laden wir die Daten aus unserer Excel-Datei, die sich z. B. auf unserem Computer befindet. Der hier beispielhafte Pfad muss entsprechend angepasst werden.
Zeile 3: Mit dem Befehl `dropna()` werden Zeilen mit fehlenden Daten entfernt.
Zeile 5: Mit dem Befehl `head()` geben wir die ersten 5 Zeilen der Datentabelle aus.

Die meisten Variablen der Tabelle enthalten Zahlenwerte. Eine Ausnahme ist die Variable „Geschlecht", die mit Buchstaben, also dem Datentyp `string` codiert wurde. Dies kann später zu Fehlermeldungen führen, wenn Rechenschritte Zahlenwerte erfordern. Wir sollten die Variablen-Codierung daher in Zahlenwerte umwandeln. Eine Möglichkeit hierzu ist die sog. Dummy-Codierung, die sich mit dem pandas-Befehl `get_dummies()` durchführen lässt:

```
data_new = pd.get_dummies(data, columns = ["Geschlecht"])

data_new.head()
```

tHypertonie	Diabetes	GesCholesterin	Systolisch	Diastolisch	BMI	Herzfrequenz	Blutzucker	Geschlecht_M	Geschlecht_W
0	0	195.0	106	70	27.0	80.0	77.0	1	0
0	0	250.0	121	81	29.0	95.0	76.0	0	1
0	0	245.0	128	80	25.0	75.0	70.0	1	0
1	0	225.0	150	95	29.0	65.0	103.0	0	1
0	0	285.0	130	84	23.0	85.0	85.0	0	1

Zeile 1: Hier führen wir die Dummy-Codierung für die Variable „Geschlecht" durch.
Zeile 3: Zur Kontrolle lassen wir uns erneut die ersten 5 Zeilen der Tabelle ausgeben. Die neu codierten Variablen wurden an das rechte Ende der Tabelle angefügt. Wie zu erkennen ist, hat `get_dummies` 2 neue Variablen erstellt – eine für jede Ausprägungsform von „Geschlecht". Es reicht aus, lediglich eine der beiden Variablen zu verwenden, da diese das Geschlecht jeweils andersherum mit den Zahlen 1 oder 0 codieren.

Zunächst soll eine einfache lineare Regression programmiert werden, also eine lineare Regression mit nur einer unabhängigen Variable. Als unabhängige Variable soll zunächst der BMI genutzt werden (Spalte 12), um den systolischen Blutdruck (Spalte 10) vorherzusagen:

```
1 x = data_new.iloc[:, 11]
2
3 y = data_new.iloc[:, 9]
```

Zeile 1: In die unabhängige Variable „x" speichern wir mit dem `iloc`-Befehl daher alle Zeilen der Spalte 12 (**Cave:** Python fängt bei 0 an zu zählen).
Zeile 3: In die abhängige Variable „y" speichern wir anschließend alle Zeilen der Spalte 10.

Mit dem `head()`-Befehl kontrollieren wir, ob dieser Prozess funktioniert hat:

```
x.head()
```

```
1    27.0
2    29.0
3    25.0
4    29.0
5    23.0
Name: BMI, dtype: float64
```

```
y.head()
```

```
1    106
2    121
3    128
4    150
5    130
Name: Systolisch, dtype: int64
```


Berechnung der Regressionsgerade

Da es sich bei linearen Regressionen um Algorithmen mit vergleichsweise einfachen mathematischen Grundlagen handelt, können wir die Regressionsgerade in Python auch manuell berechnen. Später werden wir jedoch sehen, wie sich mithilfe eines sklearn-Moduls eine lineare Regression auch ohne jegliche Mathematik programmieren lässt.

Um ein besseres Verständnis über den Zusammenhang der Variablen BMI (x) und systolischer Blutdruck (y) zu erhalten, stellen wir diese zunächst grafisch dar:

```
plt.xlabel("BMI")
plt.ylabel("Systolischer Blutdruck")
plt.scatter(x, y, c = "royalblue")
```

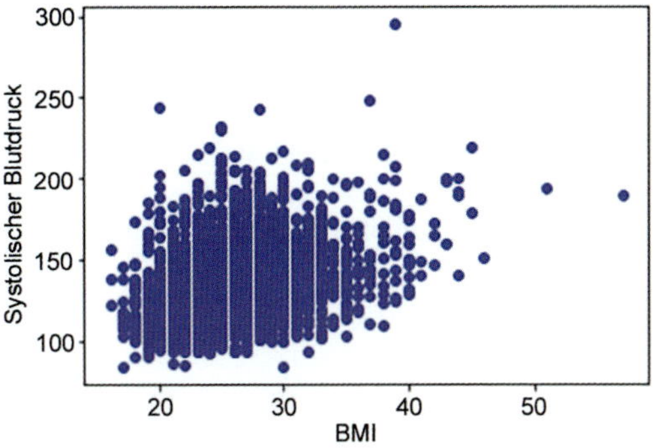

Es wird deutlich, dass vermutlich ein Zusammenhang zwischen den Variablen besteht, auch wenn die Streuung der Datenpunkte groß ist.

Um die Regressionsgerade zu berechnen und diese ebenfalls grafisch darzustellen, nutzen wir die Formeln für m und t (➤ Kap. 7.2.1):

$$m = \frac{\overline{xy} - \overline{x}\,\overline{y}}{\overline{x^2} - \left(\overline{x}\right)^2}$$

$$t = \overline{y} - m\overline{x}$$

```
1  plt.xlabel("BMI")
2  plt.ylabel("Systolischer Blutdruck")
3  plt.scatter(x, y, c = "lightgrey")
4
5  xy_mean = mean(x * y)
6
7  m = (xy_mean - mean(x) * mean(y)) / ((mean(x**2)) - ((mean(x)**2)))
8  t = mean(y) - m * mean(x)
9
10 plt.plot(x, m * x + t)
11
12 print("f(x) =", m, "* x +", t)
```

```
f(x) = 1.7808402593843886 * x + 86.48413789669348
```

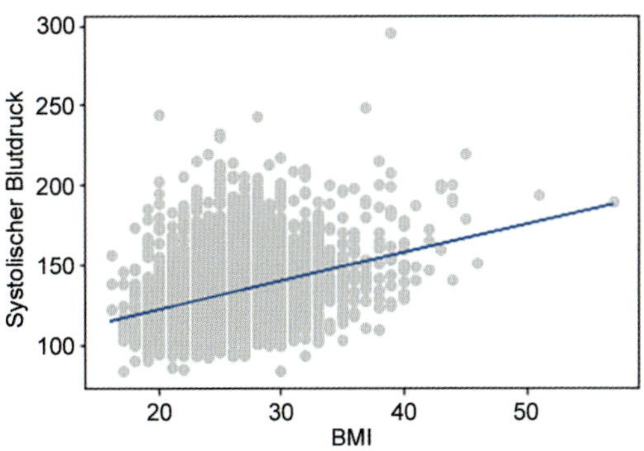

Zeile 1–3 dienen der grafischen Darstellung der Datenpunkte.
Zeile 5: Hier definieren wir zunächst die Variable $\overline{xy}$, damit wir diese bei weiteren Berechnungen wieder verwenden können.

Zeile 7: Hier berechnen wir zunächst die Steigung der Geraden m. Zur Erinnerung, mit „**2“ lassen sich Zweierpotenzen berechnen.
Zeile 8: Hier berechnen wir den y-Achsen-Abschnitt t.
Zeile 10: Mit diesem Befehl können wir die Regressionsgerade ebenfalls in das Diagramm einzeichnen.
Zeile 12: Hiermit geben wir uns die Funktion der Regressionsgerade aus.

Mit der Geradengleichung im Hinterkopf können wir einen kleinen Chatbot erstellen, der nach dem BMI fragt und damit den systolischen Blutdruck berechnet:

```
1 bmi = int(input("Wie lautet der BMI (in kg/m²)? "))
2
3 syst = 1.7808402593844028 * bmi + 86.48413789669307
4
5 print("Der vorhergesagte systolische Blutdruck lautet:", syst, "mmHg")
```

```
Wie lautet der BMI (in kg/m²)? 25
Der vorhergesagte systolische Blutdruck lautet: 131.00514438130313 mmHg
```

Zeile 1: Hier fragen wir den BMI ab.
Zeile 3: Das ist die Funktion der linearen Regression, die wir nutzen, um basierend auf dem eingegebenen BMI den systolischen Blutdruck zu berechnen.
Zeile 5: Diesen geben wir anschließend aus.

Multiple lineare Regression

Wir verwenden sklearn, um eine multiple lineare Regression zu programmieren und zu evaluieren. Hierzu müssen wir zunächst andere x- und y-Werte definieren bzw. die Definitionen des ersten Modells überschreiben. Anschließend teilen wir die Daten erneut in Trainings- und Testdaten auf:


```
1 x = data_new.iloc[:, [1, 11, 13]]
2
3 y = data_new.iloc[:, 9]
4
5 x_train, x_test, y_train, y_test = train_test_split(x, y, test_size = 0.15)
```

Zeile 1: Hier definieren wir mehrere x-Variablen (1 = Alter, 11 = BMI, 13 = Blutzucker), die wir als unabhängige Variablen in der multiplen linearen Regression verwenden.
Zeile 3: Abhängige Variable ist weiterhin der systolische Blutdruck.
Zeile 5: Mit diesem Befehl teilen wir die Daten in Trainings- und Testdaten auf. Dabei verwenden wir 15 % der Datenpunkte im Testdatensatz, um das Modell später zu evaluieren.

Nachfolgend definieren wir das Modell und trainieren es:

```
1 model = LinearRegression()
2
3 model.fit(x_train, y_train)
4
5 y_pred = model.predict(x_test)
```

Zeile 1: Hier definieren wir das Modell mittels sklearn.
Zeile 3: Mit dem `fit()`-Befehl trainieren wir das Modell basierend auf den Trainingsdaten. In diesem Schritt wird die Regressionsgerade berechnet.
Zeile 5: Mit dem `predict()`-Befehl berechnen wir die Modellausgaben für den Testdatensatz und speichern sie in der Variable `y_pred`. Diese verwenden wir gleich zur Modellevaluation.

Modellevaluation

Hierzu verwenden wir das Bestimmtheitsmaß R^2 (➤ Kap. 7.2.2), das mit dem sklearn-Modul `r2_score` ermittelt werden kann:

```
r2 = r2_score(y_test, y_pred)

print("R²:", r2)
```

```
R²: 0.2601125675600281
```

Mit einem R^2 von 26 % ist das Modell nicht zu gebrauchen. Womöglich hilft es, wenn wir noch mehr x-Variablen in das Modell einschließen:

```
1 x = data_new.iloc[:, [1, 2, 3, 4, 5, 6, 7, 8, 11, 12, 13, 14]]
2 
3 y = data_new.iloc[:, 9]
4 
5 x_train, x_test, y_train, y_test = train_test_split(x, y, test_size = 0.15)
```

Zeile 1: Hier definieren wir nahezu alle verfügbaren Variablen als Modelleingaben – mit Ausnahme der Vorhersage einer KHK in 10 Jahren (scheint intuitiv für den systolischen Blutdruck in der Gegenwart nicht besonders entscheidend zu sein), des systolischen Blutdrucks (der vorhergesagt werden soll), des diastolischen Blutdrucks (das wäre Schummeln), und der zweiten Variable zum Geschlecht (eine reicht aus).

Damit wiederholen wir die Arbeitsschritte von oben:

```
model = LinearRegression()

model.fit(x_train, y_train)

y_pred = model.predict(x_test)
```

```
r2 = r2_score(y_test, y_pred)

print("R²:", r2)
```

```
R²: 0.5335954151620875
```

Der R^2-Wert erhöht sich dadurch auf rund 53 %, liegt jedoch trotz der vielen Eingabevariablen bestenfalls im Mittelfeld. Damit wird eine der Limitationen klar, die wir weiter oben beschrieben haben – viele Zusammenhänge in der Natur sind durch lineare Modelle nicht besonders gut modellierbar (➤ Kap. 7.3.2). Hier werden sich andere Algorithmen besser schlagen.

KAPITEL

8 Logistische Regression

Im ➤ Kap. 7 wurde die lineare Regression als eine Variante der Regression dargestellt, also als Möglichkeit, eine kontinuierliche y-Variable in Abhängigkeit von einer oder mehreren x-Variablen vorherzusagen. Soll stattdessen eine kategoriale Variable berechnet werden, die nur eine begrenzte Anzahl an Kategorien als Ausprägungen hat, spricht man von einer **Klassifizierung.** Ein Beispiel dafür ist die Zuordnung von Röntgenbildern zu den Kategorien „Pneumonie" oder „keine Pneumonie", ein weiteres die Einordnung der Laborwerte einer Person als „akutes Nierenversagen (ANV)" oder „kein ANV". Bei diesen Beispielen weisen die vorherzusagenden Variablen immer nur 2 mögliche Ausprägungen auf – die Klassen „krank" und „nicht krank". Man spricht auch von einer binären Klassifizierung. Für diese Aufgabe können logistische Regressionen verwendet werden. Hierbei handelt es sich um einen Algorithmus aus dem Bereich des Supervised Learning (➤ Kap. 2.2.1), der zur Klassifizierung eine Regression nutzt. Das kann im ersten Moment verwirrend klingen, soll aber im Lauf dieses Kapitels verständlich werden.

8.1 Grundlagen und medizinische Anwendungen

Obwohl die logistische Regression zu den Klassifizierungsalgorithmen gehört, hat sie mit der linearen Regression (➤ Kap. 7) viel gemeinsam. Wie die lineare Regression kann auch die logistische Regression genutzt werden, um den Einfluss einer oder mehrerer unabhängiger Variablen bzw. x-Variablen auf eine abhängige Variable bzw. y-Variable zu modellieren. Hierzu wird ebenfalls eine Funktion genutzt, die den Zusammenhang der x- und y-Variablen modelliert. Wohingegen die lineare Regression auf eine kontinuierliche y-Variable angewiesen war, darf die y-Variable bei einer logistischen Regression nur 2 Ausprägungen aufweisen.

8.1.1 Klassifizierung

Soll mit einer logistischen Regression vorhergesagt werden, ob ein*e Patient*in ein ANV erleiden wird oder nicht, kann man als x-Variable den Serumkreatininspiegel nutzen, also einen Laborparameter aus dem Blut, der zur groben Abschätzung der Nierenfunktion dient. In ➤ Abb. 8.1 links ist unser Datensatz auszugsweise dargestellt. Die beiden Klassen „ANV" und „kein ANV" sind an der y-Achse aufgetragen, der jeweilige Serumkreatininspiegel an der x-Achse. Es fällt auf, dass ein ANV tendenziell mit etwas höheren Serumkreatininspiegeln assoziiert zu sein scheint, wobei es jedoch Überlappungen zwischen den Kreatininspiegeln der Gruppen gibt.

Mit einer linearen Regressionsgeraden kann der Zusammenhang zwischen x- und y-Variablen kaum sinnvoll modelliert werden. Anders verhält es sich jedoch mit der S-förmigen Funktion. Sie passt besser zu den Datenpunkten und deckt zudem nur einen Wertebereich der Ausgabe zwischen 0 (stellvertretend für „kein ANV") und 1 (stellvertretend für „ANV") ab. Hierbei handelt es sich um eine sog. Sigma-Funktion, die den Kern der logistischen Regression darstellt (➤ Abb. 8.1). Eine Sigma-Funktion sieht im Allgemeinen so aus, wie in ➤ Abb. 8.2 gezeigt.

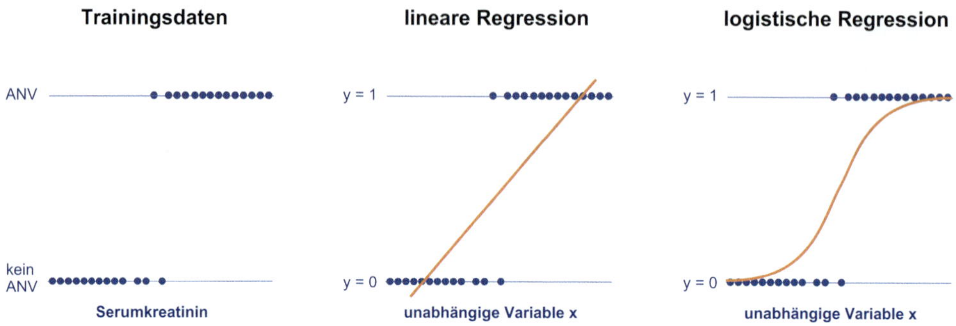

Abb. 8.1 Modellierung durch eine lineare und eine logistische Regression. Links: Grafische Darstellung der Trainingsdaten mit binärer y-Variable. Mitte: Die Trainingsdaten können nicht gut durch eine lineare Regression modelliert werden, da lineare Regressionen eine kontinuierliche y-Variable benötigen. Rechts: Eine logistische Regression bzw. Sigma-Funktion passt dagegen besser zu den Daten; ANV = akutes Nierenversagen. [P1522/P1523]

Die Ausgaben der Sigma-Funktion können nur Zahlenwerte zwischen 0 und 1 annehmen, weshalb sie sich für binäre Klassifizierungen eignet. Der Wertebereich der Eingaben erstreckt sich jedoch von $-\infty$ bis $+\infty$.

In unserem Beispiel wird der Serumkreatininspiegel in die Funktion eingesetzt und in einen Zahlenwert zwischen 0 und 1 umgewandelt. Um die Klassifizierung durchführen zu können, ist jedoch zudem ein Schwellenwert (Cut-off) notwendig. Hierzu wird meist der Wert 0,5 definiert (➤ Abb. 8.3). Wird als Ausgabe z. B. ein Wert von 0,731 berechnet, der größer ist als 0,5, wird der Datenpunkt der Klasse 1, also „ANV" zugeordnet. Wird hingegen z. B. ein Wert von 0,236 berechnet, wird der Datenpunkt der Klasse 0, also „kein ANV" zugeordnet. Auf diese Weise wird eine Regression für eine Klassifizierung genutzt.

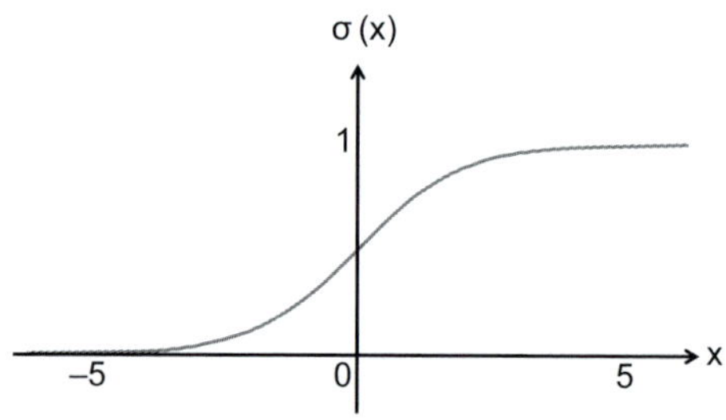

Abb. 8.2 Grafische Darstellung der Sigma-Funktion. Die Sigma-Funktion weist einen S-förmigen Verlauf auf und wandelt die Eingaben x in Zahlenwerte zwischen 0 und 1 um. [P1522/P1523]

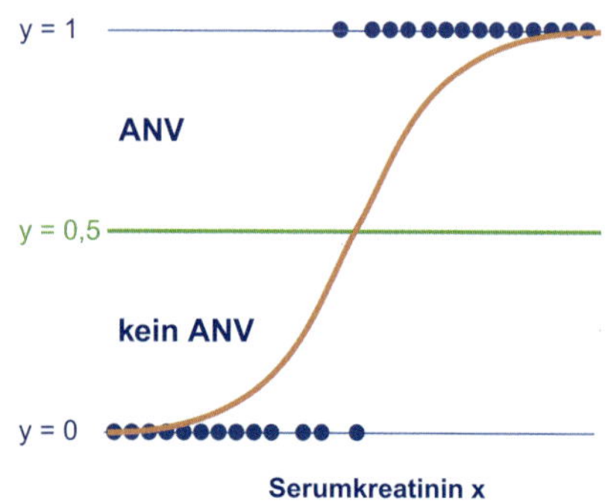

Abb. 8.3 Sigma-Funktion mit Schwellenwert (Cut-off). Um die Sigma-Funktion mit einer kontinuierlichen y-Variable für eine binäre Klassifizierung nutzen zu können, wird ein Schwellenwert (Cut-off) benötigt. Hier liegt dieser bei y = 0,5. Datenpunkte, deren x-Werte nach Einsetzen in die Sigma-Funktion einen y-Wert > 0,5 ergeben, werden als akutes Nierenversagen („ANV") klassifiziert, andernfalls als „kein ANV". Bei genauer Betrachtung wird deutlich, dass hier nicht alle Datenpunkte korrekt klassifiziert werden könnten, was der Fall ist, wenn die Daten nicht linear separierbar sind. [P1522/P1523]

8.1.2 Multiple logistische Regression

Wie bei der linearen Regression können auch bei der logistischen Regression mehrere x-Variablen berücksichtigt werden. Zur Klassifizierung eines ANV könnte neben dem Serumkreatinin z. B. das Alter berücksichtigt werden. Man spricht dann von einer multiplen oder multinomialen logistischen Regression. Im Allgemeinen können sowohl kontinuierliche als auch kategoriale x-Variablen eingeschlossen werden. Damit der Algorithmus kategoriale Variablen berücksichtigen kann, müssen diese allerdings, wie schon bei der Vorhersage des ANV oben, in Zahlenwerten codiert werden.

8.2 Mathematische Grundlagen

Wir werden die mathematischen Grundlagen zu logistischen Regressionen anhand eines weiteren Beispiels erläutern. Hierzu verwenden wir einen kleinen Datensatz, der als binäre y-Variable die Diagnose Prostatakarzinom (1) vs. kein Prostatakarzinom (0) aufweist (s. a. ➤ Kap. 6.5.1). Als x-Variable nutzen wir den Spiegel des prostataspezifischen Antigens (PSA). Wir versuchen also mittels einer logistischen Regression anhand des PSA-Werts vorherzusagen, ob ein Patient an einem Prostatakarzinom leidet oder nicht (➤ Tab. 8.1, ➤ Abb. 8.4).

8.2.1 Sigma-Funktion

Bereits ein kurzer Blick auf den Datensatz bzw. die grafische Darstellung macht deutlich, dass sich auch in diesem Beispiel eine lineare Regression kaum als Modell eignet. Die Gerade passt nur schlecht zu den Datenpunkten. Außerdem erstreckt sie sich auch in den Wertebereich $y < 0$ und $y > 1$. In unserem Datensatz ist dieser Wertebereich jedoch nicht enthalten bzw. definiert.

Ein möglicher Annäherungsversuch wäre, den Graphen für y-Werte kleiner als 0 als $y = 0$ zu definieren bzw. für y-Werte größer als 1 als $y = 1$ (➤ Abb. 8.5 links). Jedoch modelliert auch diese Funktion die Daten nicht besonders gut und es lassen sich mit einer solchen Funktion nur schwer weitere Berechnungen durchführen. Besser geeignet ist die Sigma-Funktion (➤ Abb. 8.5 rechts).

Die allgemeine Formel einer Sigma-Funktion lautet:

$$\sigma(x) = \frac{1}{1+e^{-x}}$$

Tab. 8.1 Datensatz zur Diagnose eines Prostatakarzinoms mithilfe des PSA-Spiegels

Prostatakarzinom	PSA [ng/ml]
1	4,6
1	7,8
1	9,1
1	7,3
1	5,6
1	5,9
1	8,4
0	2,2
0	1,7
0	3,1
0	3,5
0	2,9
0	4,8
0	6,2

PSA = prostataspezifisches Antigen

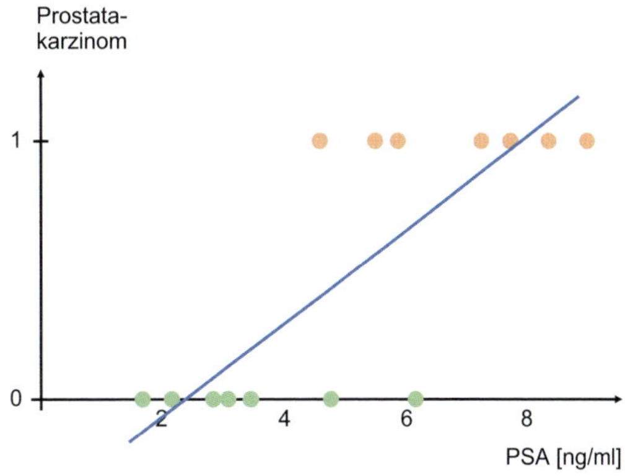

Abb. 8.4 Darstellung des Datensatzes und lineares Modell. Zur grafischen Darstellung haben wir an der y-Achse die binären Klassen Prostatakarzinom (1) und kein Prostatakarzinom (0) aufgetragen sowie an der x-Achse den PSA-Wert (PSA = prostataspezifisches Antigen). Es wird deutlich, dass eine lineare Modellierung der Daten nicht sinnvoll ist. [P1522/P1523]

8

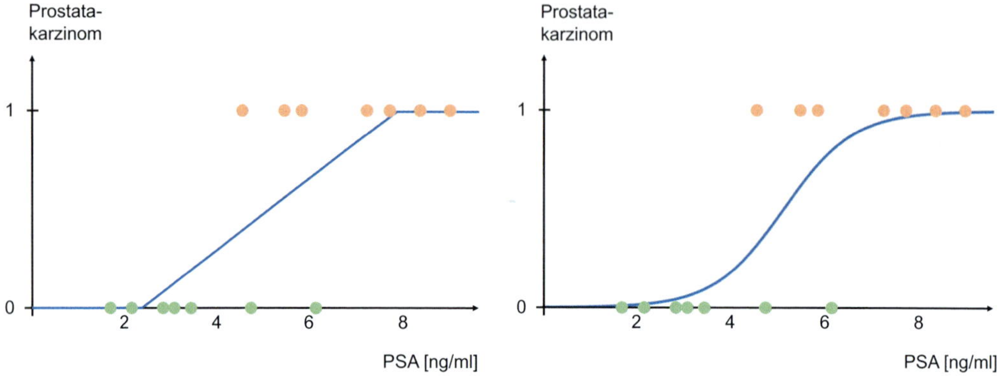

Abb. 8.5 Alternative Modelle. Im linken Modell wird die lineare Regressionsgerade im Wertebereich für y zwischen 0 und 1 beibehalten. Für y-Werte < 0 wird y = 0 definiert bzw. für y-Werte > 1 wird y = 1 definiert. Rechts ist eine Sigma-Funktion gezeigt, die noch besser zu den Daten passt und mit der es einfacher ist, weitere Berechnungen durchzuführen; PSA = prostataspezifisches Antigen. [P1522/P1523]

Sie akzeptiert beliebige x-Werte zwischen $-\infty$ und $+\infty$ und gibt y-Werte zwischen 0 und 1 aus. Diesen Werten nähert sich die Sigma-Funktion dabei nur an, erreicht sie jedoch nie. Der Wendepunkt der Sigma-Funktion liegt bei y = 0,5. Da die Sigma-Funktion alle Werte zwischen 0 und 1 annehmen kann, lassen sich die y-Werte auch als Prozentwerte bzw. Wahrscheinlichkeiten deuten. Genauer gesagt kann die Ausgabe der Sigma-Funktion in unserem Fall als Wahrscheinlichkeit P interpretiert werden, an einem Prostatakarzinom erkrankt zu sein.

Für eine Klassifikation kann dann z. B. ein Cut-off-Wert von P = 0,5 bzw. 50 % gewählt werden. Datenpunkte bzw. PSA-Werte, für die die Ausgabe der Sigma-Funktion oberhalb dieses Werts liegt, fallen in die Klasse „Prostatakarzinom", alle Werte unterhalb dieses Schwellenwerts werden als „gesund" bzw. „kein Prostatakarzinom" klassifiziert (➤ Abb. 8.6).

Die Sigma-Funktion wird bei der logistischen Regression als Grundgerüst verwendet, um eine beliebige Anzahl an Eingabe-Variablen so zu modellieren, dass ein Wert zwischen 0 und 1 ausgegeben wird. In unserem Beispiel können wir die Funktion also auch wie folgt definieren, oder sogar noch weitere Variablen hinzunehmen:

$$\sigma(x) = \frac{1}{1+e^{-(m \cdot x+t)}}$$

$$P(PSA) = \frac{1}{1+e^{-(m \cdot PSA+t)}}$$

Das „e" steht hierbei für die Euler-Zahl. Bei genauer Betrachtung der Formel fällt auf, dass in unserem Beispiel die lineare Regression „m · PSA + t" in das Grundgerüst der Sigma-Funktion eingebettet ist.

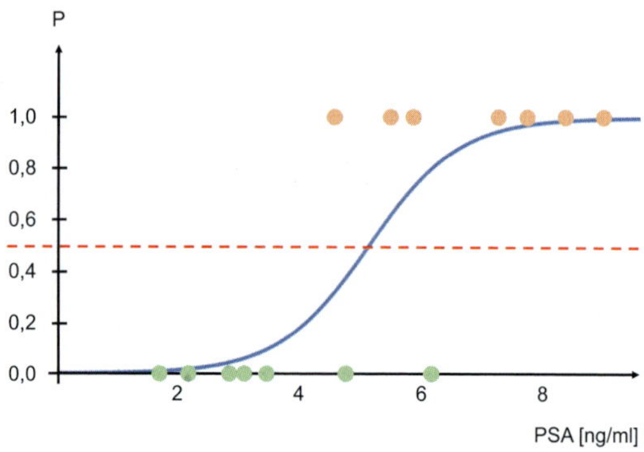

Abb. 8.6 Sigma-Funktion mit Schwellenwert (Cut-off). Die Sigma-Funktion gibt einen y-Wert zwischen 0 und 1 aus. Dieser wird durch einen Schwellenwert (Cut-off) in eine der beiden binären Klassen umgewandelt. Werte oberhalb des Cut-offs werden als 1 klassifiziert, Werte unterhalb des Cut-offs als 0. Aus einer Regression wird eine Klassifizierung; PSA = prostataspezifisches Antigen. [P1522/P1523]

8.2.2 Logit, Odds und Maximum Likelihood Estimation

Es ist grundsätzlich möglich, eine solche nichtlineare Funktion auf die Daten anzupassen bzw. ein entsprechendes Modell zu trainieren. Ein lineares Modell ist jedoch meist einfacher zu trainieren –

bzw. ist es mathematisch einfacher, die Fehlerfunktion eines linearen Modells zu minimieren. Daher wird die nichtlineare, S-förmige Sigma-Funktion in der Realität in eine lineare Funktion transformiert. Dazu sind noch mehrere Erklärschritte notwendig.

Die S-förmige Sigma-Funktion lässt sich in eine Gerade transformieren, indem man auf der y-Achse nicht mehr die Wahrscheinlichkeit P(x) bzw. in unserem Beispiel P(PSA) darstellt, sondern den sog. **Logit.** Der Logit ist definiert als der natürliche Logarithmus der **Odds** („Chance"), bei der es sich wiederum um eine Abwandlung der Wahrscheinlichkeit handelt.

Die Wahrscheinlichkeit P ist definiert als der Quotient eines bestimmten Ereignisses und allen möglichen Ereignissen:

$$P(x) = \frac{Anzahl\ der\ Ereignisse\ x}{Anzahl\ aller\ Ereignisse}$$

Gewinnt ein Fußballteam 6 von 10 Spielen, ist die Wahrscheinlichkeit P(Sieg) = 6/10 = 60 %. Die Wahrscheinlichkeit kann also Werte zwischen 0 bzw. 0 % und 1 bzw. 100 % annehmen – vgl. unsere Sigma-Funktion (➤ Kap. 8.2.1). Die Odds („Chance") bezeichnet hingegen den Quotienten aus Wahrscheinlichkeit und Gegenwahrscheinlichkeit:

$$Odds = \frac{P}{1-P}$$

Im Fall unseres Fußballteams beträgt die Odds(Sieg) = 0,6/(1–0,6) = 0,6/0,4 = 1,5. Die Odds kann Werte annehmen zwischen 0 und +∞:

- Gewinnt das Team genau so viel Spiele wie es verliert, beträgt die Odds = 0,5/0,5 = 1.
- Verliert das Team mehr Spiele als es gewinnt, weist die Odds einen Wert zwischen 0 und 1 auf.
- Gewinnt es mehr Spiele als es verliert, hat die Odds einen Wert zwischen 1 und +∞.

Hieraus wird klar, dass wir noch nicht bei einem linearen Zusammenhang angelangt sind. Diesen erzielt man durch Verwendung des sog. Logit, also dem natürlichen Logarithmus der Odds:

$$Logit = \ln(Odds) = \ln\left(\frac{P}{1-P}\right)$$

In unserem Beispiel beträgt der Logit(Sieg) = ln(Odds(Sieg)) = ln(1,5) ≈ 0,4. Der Logit weist einen Wertebereich von –∞ bis +∞ auf und ist symmetrisch. Die Logit-Funktion selbst ist keine Gerade. Aber: Verwendet man an der y-Achse statt der Wahrscheinlichkeit P den Logit, weist die Sigma-Funktion plötzlich keine S-Form mehr auf, sondern ist eine Gerade. Hier folgt der mathematische Beweis dafür.

Die lineare Funktion ist definiert als:

$$f(PSA) = m \cdot PSA + t$$

Wir transformieren die Ausgabe in den Logit:

$$\ln\left(\frac{P(PSA)}{1-P(PSA)}\right) = m \cdot PSA + t$$

Wir exponenzieren beide Seiten, wodurch der ln verschwindet:

$$e^{\ln\left(\frac{P(PSA)}{1-P(PSA)}\right)} = e^{m \cdot PSA + t}$$

$$\frac{P(PSA)}{1-P(PSA)} = e^{m \cdot PSA + t}$$

8

Wir definieren:

$$y = e^{m \cdot PSA + t}$$

Sodass gilt:

$$\frac{P(PSA)}{1 - P(PSA)} = y$$

$$P(PSA) = y(1 - P(PSA)) = y - y(P(PSA))$$

$$P(PSA) + y(P(PSA)) = y$$

$$P(PSA)(1 + y) = y$$

$$P(PSA) = \frac{y}{1+y} = \frac{1}{1 + \frac{1}{y}}$$

$$P(PSA) = \frac{1}{1 + \frac{1}{e^{m \cdot PSA + t}}} = \frac{1}{1 + e^{-(m \cdot PSA + t)}}$$

Daraus ergibt sich:

$$f(P(PSA)) = \frac{1}{1 + e^{-(m \cdot PSA + t)}}$$

MERKE

Trägt man die Wahrscheinlichkeit an der y-Achse auf, ergibt sich eine S-förmige Sigma-Funktion. Transformiert man die Wahrscheinlichkeit zum sog. Logit, wird aus der S-förmigen Sigma-Funktion eine Gerade (➤ Abb. 8.7).

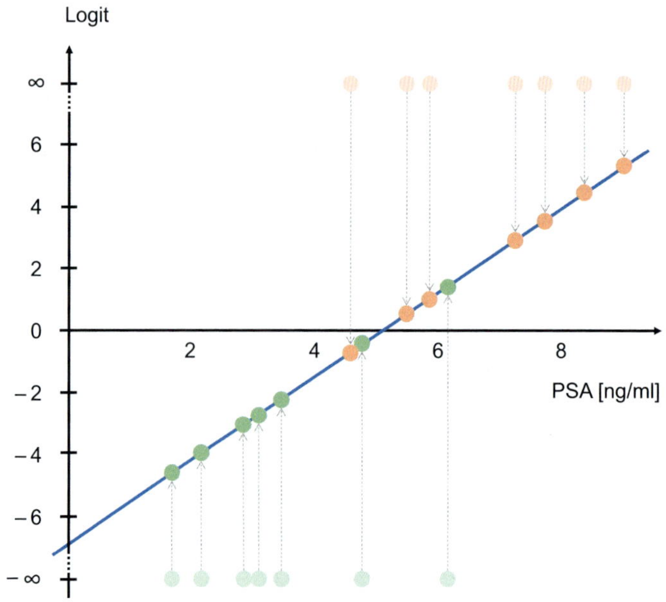

Abb. 8.7 Darstellung von Logit und PSA-Wert. Für die Datenpunkte mit dem Label 1 beträgt der Logit +∞, für Datenpunkte mit dem Label 0 beträgt der Logit −∞. Damit wäre auch der MSE unendlich groß und kann somit nicht als Optimierungsmethode dienen; PSA = prostataspezifisches Antigen. [P1522/P1523]

Wie trainiert man das Modell so, dass die Gerade möglichst gut zu den Daten passt? Bei der linearen Regression haben wir hierfür den Mean Squared Error (MSE) verwendet (➤ Kap. 7.2.1) und für jeden Datenpunkt zunächst den Error, d. h. den Abstand zur Regressionsgeraden ermittelt. Im Anschluss haben wir diesen quadriert, damit sich positive und negative Vorzeichen nicht gegenseitig aufheben, und die quadrierten Abstände summiert. Diesen Wert haben wir minimiert, wodurch sichergestellt wurde, dass die Regressionsgerade bestmöglich zu den Datenpunkten passt.

Die Datenpunkte unseres aktuellen Beispiels weisen kategoriale Label auf: 1, wenn der Patient ein Prostatakarzinom aufweist bzw. 0, wenn das nicht der Fall ist. Der Logit von 1 beträgt +∞, der Logit von 0 beträgt −∞. Damit beträgt auch der Abstand von jedem Datenpunkt zur Regressionsgeraden ∞ und die Methode der kleinsten Quadrate lässt sich nicht anwenden (➤ Abb. 8.7).

Wir benötigen also ein anderes mathematisches Verfahren. Dieses Verfahren heißt **Maximum Likelihood Estimation** (MLE, nicht mit MSE zu verwechseln). Wie immer erst die knappe Definition, die wir anschließend erklären möchten: Die **Likelihood L** ist definiert als das Produkt der Wahrscheinlichkeiten aller Datenpunkte, korrekt klassifiziert worden zu sein:

$$L(x) = \prod P(x_i) \cdot \prod (1 - P(x_i))$$

Initial wird eine zufällige Sigma-Funktion definiert. Die Datenpunkte werden in die Funktion eingesetzt und somit für jeden Datenpunkt eine Wahrscheinlichkeit ausgegeben. In unserem Beispiel wird für jeden PSA-Wert die Wahrscheinlichkeit berechnet, dass der Patient ein Prostatakarzinom aufweist. Für Patienten, die ein Prostatakarzinom haben, soll die Wahrscheinlichkeit $P(x_i)$ möglichst nahe 1 sein. Für Patienten ohne Prostatakarzinom soll die Wahrscheinlichkeit möglichst nahe 0 sein. Die Wahrscheinlichkeit, dass ein Patient ohne Prostatakarzinom korrekt klassifiziert wurde, lässt sich also berechnen, indem man die Gegenwahrscheinlichkeit der Diagnose Prostatakarzinom ermittelt $(1 - P(x_i))$.

Für jeden Patienten mit einem Prostatakarzinom wird also die Wahrscheinlichkeit, korrekt klassifiziert worden zu sein, mittels P(PSA) berechnet. Für alle Patienten ohne Prostatakarzinom wird die Wahrscheinlichkeit, korrekt klassifiziert worden zu sein, mittels (1 – P(PSA)) berechnet. Führt man diese Berechnungen für alle Datenpunkte durch und bildet das Produkt der Wahrscheinlichkeiten jedes Datenpunktes, erhält man die sog. Likelihood. Da diese definiert ist als Produkt der Wahrscheinlichkeiten aller Datenpunkte, dass diese jeweils korrekt klassifiziert worden sind, ist es sinnvoll, die Likelihood während des Trainingsprozesses zu maximieren – daher „Maximum" Likelihood Estimation.

Die genannten Schritte wenden wir auf unseren Beispieldatensatz an. Hierzu initialisieren wir eine beliebige Sigma-Funktion bzw. logistische Regressionskurve. Der Einfachheit halber verwenden wir direkt halbwegs passende Werte für m (1,35) und t (–6,94):

$$P(PSA) = \frac{1}{1 + e^{-(1{,}35 \cdot PSA - 6{,}94)}}$$

Setzen wir jeden der x- bzw. PSA-Werte in die Formel ein, erhalten wir für jeden Eingabewert als Ausgabe die zugehörige Wahrscheinlichkeit, dass die Person an einem Prostatakarzinom erkrankt ist. Wir gehen also nicht mehr von einer binären Verteilung der y-Werte in 0 und 1 aus, sondern von einer kontinuierlichen Verteilung mit y-Werten zwischen 0 und 1 bzw. 0 % und 100 % (➤ Abb. 8.8).

Die berechneten Wahrscheinlichkeiten P bzw. Gegenwahrscheinlichkeiten (1 – P) sind in ➤ Tab. 8.2 wiedergegeben.

Die Likelihood berechnet sich demnach so:

$$L = 0{,}32 \cdot 0{,}97 \cdot 1{,}00 \cdot 0{,}95 \cdot 0{,}64 \cdot 0{,}73 \cdot 0{,}99 \cdot (1 - 0{,}02) \cdot (1 - 0{,}01)$$
$$\cdot (1 - 0{,}06) \cdot (1 - 0{,}10) \cdot (1 - 0{,}05) \cdot (1 - 0{,}38) \cdot (1 - 0{,}80) = 0{,}013$$

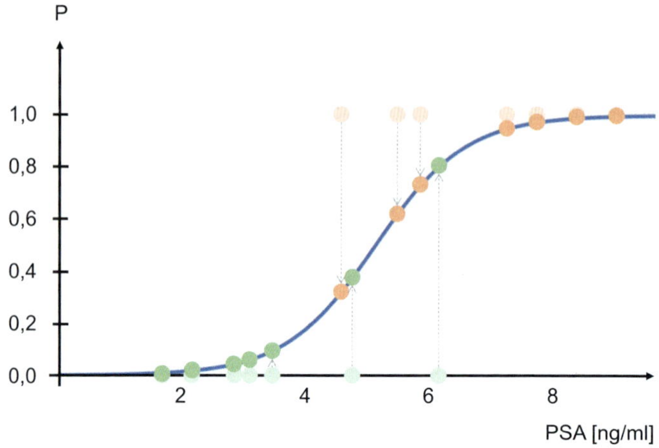

Abb. 8.8 Berechnung der Wahrscheinlichkeit anhand der Sigma-Funktion. Mit der Sigma-Funktion können wir für jeden Datenpunkt die Wahrscheinlichkeit berechnen, dass die Person an einem Prostatakarzinom erkrankt ist. Hierzu werden die PSA-Werte (PSA = prostataspezifisches Antigen) in die Sigma-Funktion eingesetzt. [P1522/P1523]

Tab. 8.2 Berechnung von Wahrscheinlichkeit P und Gegenwahrscheinlichkeit 1 – P

Prostatakarzinom	PSA [ng/ml]	P	1 – P
[0; 1]	[0; +∞]	[0; 1]	[0; 1]
1	4,6	0,32	0,68
1	7,8	0,97	0,03
1	9,1	1,00	0,00
1	7,3	0,95	0,05
1	5,6	0,64	0,36
1	5,9	0,73	0,27
1	8,4	0,99	0,01
0	2,2	0,02	0,98
0	1,7	0,01	0,99
0	3,1	0,06	0,94
0	3,5	0,10	0,90
0	2,9	0,05	0,95
0	4,8	0,38	0,62
0	6,2	0,80	0,20

PSA = prostataspezifisches Antigen

Da es sich um ein Produkt von Werten < 1 handelt, wird der Wert der Likelihood insbesondere bei vielen Datenpunkten sehr klein. Daher wird statt der Likelihood oft die sog. **log-Likelihood** verwendet. Diese entspricht dem Logarithmus der Likelihood und wird mit einem kleinen „l" statt einem großen „L" abgekürzt". Das Prinzip ist sonst identisch.

$$l = \log(L) = \log(0{,}013) = -1{,}886$$

Würden wir eine andere Sigma-Funktion verwenden, würden sich andere Wahrscheinlichkeiten für jeden Datenpunkt und somit auch eine andere Likelihood ergeben. Diejenige Sigma-Funktion gilt als beste, für die die Likelihood am größten bzw. maximal ist.

Die einzigen Variablen, die wir durch Training des Modells anpassen können, um die Likelihood zu maximieren, sind m und t. Wir müssen die o. g. allgemeine Formel der Likelihood also umformen, um eine Formel mit m und b zu entwickeln.

Das ist unsere Ausgangsformel:

$$L(m,t) = \prod P(PSA) \cdot \prod (1 - P(PSA))$$

Jetzt kombinieren wir die Produkte und verwenden die log-Likelihood, um die Formel zu vereinfachen:

$$L(m,t) = \prod P(PSA)^{y_i} \cdot (1 - P(PSA))^{1-y_i}$$
$$l(m,t) = \sum y_i \cdot \log(P(PSA)) + (1 - y_i) \cdot \log(1 - P(PSA))$$

Wir ersetzen P(PSA) mit der ausführlichen Sigma-Funktion von oben (➤ Kap. 8.2.1):

$$l(m,t) = \sum y_i \cdot \log\left(\frac{1}{1+e^{-(m \cdot PSA+t)}}\right) + (1 - y_i) \cdot \log\left(\frac{e^{-(m \cdot PSA+t)}}{1+e^{-(m \cdot PSA+t)}}\right)$$

Durch Vereinfachen der Formel erhalten wir schließlich:

$$l(m,t) = \sum y_i \cdot (m \cdot PSA + t) - \log\left(1 + e^{m \cdot PSA+t}\right)$$

Es gibt verschiedene mathematische Verfahren, um m und t so anzupassen, dass die log-Likelihood maximiert wird. Diese heißen u. a. Fixpunktiteration, Newton-Raphson-Verfahren, Müller-Verfahren bzw. Gradient-Descent-Verfahren (➤ Kap. 12.2.2). Im Wesentlichen handelt es sich bei diesen Verfahren um schrittweise Optimierungsalgorithmen, die sich insbesondere darin unterscheiden, wie sie die Parameter (m und t) verbessern und wie schnell sie konvergieren, also eine optimale Lösung finden. Die Mathematik hinter diesen Methoden im Detail zu erläutern, würde den Rahmen dieses Kapitels sprengen.

Stattdessen widmen wir uns noch einmal unserem Beispieldatensatz. Mit der fertig optimierten Sigma-Funktion können wir wie geschildert die Wahrscheinlichkeit eines jeden Datenpunkts bzw. PSA-Werts berechnen, dass der Patient ein Prostatakarzinom aufweist. Mit der Wahrscheinlichkeit können wir auch die Odds und dann den Logit für jeden Datenpunkt berechnen (➤ Tab. 8.3).

Ist die Wahrscheinlichkeit für einen Datenpunkt bzw. PSA-Wert > 0,5 bzw. 50 %, wird dieser Datenpunkt als Prostatakarzinom definiert. Bei der Odds beträgt der Schwellenwert 1,0. Beim Logit beträgt der Schwellenwert 0,0.

Tragen wir den Logit an der y-Achse und den PSA-Wert an der x-Achse auf, erhalten wir den linearen Zusammenhang (➤ Abb. 8.9).

Die Formel für diese lineare Darstellung ist wie folgt:

$$Logit(PSA) = 1{,}35 \cdot PSA - 6{,}94$$

Die Parameter lassen sich einfacher interpretieren. 1,35 ist die Steigung der Geraden und –6,94 ist der y-Achsen-Abschnitt. Diese Werte werden typischerweise auch ausgegeben, wenn man logistische Regressionen in Statistik-Programmen verwendet.

Tab. 8.3 Berechnung von Odds und Logit

Prostatakarzinom	PSA [ng/ml]	P	1 – P	Odds	Logit
[0; 1]	[0; +∞]	[0; 1]	[0; 1]	[0; +∞]	[–∞; +∞]
1	4,6	0,32	0,68	0,47	–0,76
1	7,8	0,97	0,03	34,71	3,55
1	9,1	1,00	0,00	199,44	5,30
1	7,3	0,95	0,05	17,72	2,87
1	5,6	0,64	0,36	1,80	0,59
1	5,9	0,73	0,27	2,70	0,99
1	8,4	0,99	0,01	77,79	4,35
0	2,2	0,02	0,98	0,02	–3,99
0	1,7	0,01	0,99	0,01	–4,66
0	3,1	0,06	0,94	0,06	–2,77
0	3,5	0,10	0,90	0,11	–2,24
0	2,9	0,05	0,95	0,05	–3,04
0	4,8	0,38	0,62	0,61	–0,49
0	6,2	0,80	0,20	4,03	1,40

PSA = prostataspezifisches Antigen, P =Wahrscheinlichkeit, 1 – P = Gegenwahrscheinlichkeit

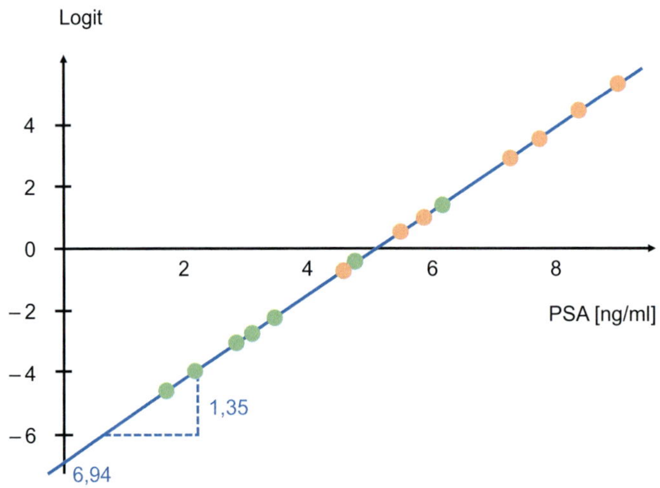

Abb. 8.9 Linearer Zusammenhang von Logit und PSA-Wert (PSA = prostataspezifisches Antigen). Tragen wir die Logit-Werte und die zugehörigen PSA-Werte gegeneinander auf, ergibt sich ein linearer Zusammenhang. [P1522/P1523]

Die betrachteten Formeln können durch beliebig viele zusätzliche Input- bzw. x-Variablen erweitert werden.

Die entsprechende Formel der Sigma-Funktion lautet dann wie folgt:

$$\sigma(x_i) = \frac{1}{1 + e^{-(m_1 \cdot x_1 + m_2 \cdot x_2 + \ldots + m_i \cdot x_i + t)}}$$

Beispiel:

$$P(PSA, Alter, Raucherstatus) = \frac{1}{1+e^{-(m_1 \cdot PSA + m_2 \cdot Alter + m_3 \cdot Raucherstatus + t)}}$$

Bei PSA und Alter handelt es sich um kontinuierliche Variablen. Der Raucherstatus könnte als kategoriale Variable (z. B. Raucher vs. Nichtraucher) oder auch als kontinuierliche Variable (z. B. „pack years") codiert werden. Als Cut-off könnte weiterhin der y-Wert bzw. die Wahrscheinlichkeit 0,5 bzw. 50 % dienen. Die Optimierung der Parameter m und t während des Trainings gelingt weiterhin durch die oben kurz erwähnten Optimierungsverfahren.

8.3 Vor- und Nachteile

8.3.1 Vorteile

Vorteile der logistischen Regression sind:

- **Einfache Interpretierbarkeit:** Wie auch lineare Regressionen sind logistische Regressionen einfach zu implementieren und zu verstehen. Die Ergebnisse können in Bezug auf die Wahrscheinlichkeit interpretiert werden, was in vielen Anwendungen hilfreich ist.
- **Einfache Handhabung:** Es können einfach weitere x-Variablen in das Modell mit aufgenommen werden. Hierbei kommen sowohl kontinuierliche als auch kategoriale Variablen infrage.
- **Effizienz:** Logistische Regressionen können effizient auf großen Datensätzen trainiert werden, da sie weniger rechenintensiv sind als viele andere Modelle.
- **Geringe Anfälligkeit für Overfitting:** Das liegt zum einen daran, dass es sich um relativ einfache Modelle handelt, deren Ausgabe durch eine lineare Kombination der eingeschlossenen Variablen berechnet wird. Dementsprechend gibt es weniger Parameter als bei komplexeren Modellen, die an den Trainingsdatensatz angepasst werden können. Zum anderen kann Overfitting bei der logistischen Regression durch Regulationstechniken eingedämmt werden (➤ Kap. 16).

8

8.3.2 Nachteile

Nachteile der logistischen Regression sind:

- **Schwierigkeiten bei überlappenden Gruppen:** Logistische Regressionen weisen eine geringere Leistungsfähigkeit auf, wenn die Datenpunkte nicht linear separierbar sind. In solchen Fällen sind komplexere Modelle wie Support Vector Machines (➤ Kap. 9) oder neuronale Netze (➤ Kap. 12) sinnvoller.
- **Empfindlichkeit gegenüber Ausreißern:** Ausreißer in den Daten können den Verlauf der Regressionskurve und damit die Qualität der Klassifikationen stark beeinflussen.
- **Empfindlichkeit gegenüber Multikolinearität:** Die Effektivität der logistischen Regression hängt davon ab, dass die unabhängigen Variablen tatsächlich unabhängig voneinander sind. Multikolinearität (hohe Korrelation zwischen unabhängigen Variablen) kann die Genauigkeit der Schätzungen beeinträchtigen.

Zusammenfassung

- Die logistische Regression eignet sich für die Durchführung **binärer Klassifizierungen.** Als Modelleingabe können sowohl einzelne als auch mehrere x-Variablen dienen, wobei diese sowohl kontinuierlich als auch kategorial sein können.
- Im Rahmen der logistischen Regression wird eine **Sigma-Funktion** an die Datenpunkte angepasst. Die Ausgabe dieser Sigma-Funktion ist ein Zahlenwert zwischen 0 und 1, der als Wahrscheinlichkeit, zur „Klasse 1" zu gehören, interpretiert werden kann.
- Zudem wird ein **Schwellenwert (Cut-off)** definiert, meist bei $y = 0{,}5$. Datenpunkte, für die die Ausgabe der Sigma-Funktion oberhalb des Cut-offs liegt, werden als „Klasse 1" klassifiziert, andernfalls als „Klasse 0". Aus einer Regression wird dadurch eine Klassifizierung.
- Zur Optimierung der Sigma-Funktion wird sie durch Verwendung des **Logit** in eine Gerade transformiert und diese schrittweise so an die Datenpunkte angepasst, dass die **Maximum Likelihood Estimation (MLE)** maximiert wird. Hierfür eignen sich wiederum verschiedene Optimierungsverfahren wie das **Gradient-Descent**-Verfahren.

8.4 Programmierung

Codes/Daten auf GitHub: https://else4.de/41208_KI

Im Folgenden soll eine logistische Regression programmiert und hierzu ein entsprechendes Modul der Bibliothek scikit-learn (sklearn) genutzt werden. Dank ihr werden wir das Modell der logistischen Regression in nur wenigen Zeilen Code definieren und trainieren können.

Als Datensatz nutzen wir den frei verfügbaren Datensatz [23] der Framingham Heart Study [24], einer groß angelegten US-amerikanischen Studie zu Herz-Kreislauf-Erkrankungen. Mit der logistischen Regression soll anhand verschiedener kardiovaskulärer Risikofaktoren bestimmt werden, ob eine Person an einem Diabetes mellitus erkrankt ist. Einige der Befehle sind auch bereits im ➤ Kap. 7 verwendet worden, werden aber erneut dargestellt.

Installation der Bibliotheken

Zunächst installieren wir alle Code-Bibliotheken, die wir im Folgenden verwenden werden. Sind manche der Bibliotheken noch nicht installiert, ist dies mit dem Befehl `pip install` möglich:

```
1  import pandas as pd
2
3  import matplotlib.pyplot as plt
4
5  from imblearn.over_sampling import SMOTE
6
7  from sklearn.model_selection import train_test_split
8
9  from sklearn.linear_model import LogisticRegression
10
11 import numpy as np
```

Zeile 1: Die pandas-Bibliothek wird benötigt, um die Excel-Datei mit den Daten einzulesen.
Zeile 3: Mit matplotlib visualisieren wir die Daten.
Zeile 5: Das `SMOTE`-Modul aus imblearn nutzen wir, um eine mögliche Class Imbalance (➤ Kap. 6.3.1) ausgleichen zu können.

Zeile 7: Dieses sklearn-Modul nutzen wir, um die Daten in Trainings- und Testdaten aufzuteilen.
Zeile 9: Das ist das Modul für die Programmierung einer logistischen Regression mittels sklearn.
Zeile 11: NumPy ist ein Modul für mathematische Berechnungen, insbesondere im Bereich der linearen Algebra. Wir benötigen es später im Code zur Visualisierung der Ergebnisse.

Einlesen der Daten

Wir lesen das Excel-Dokument mit den Daten ein und stellen zur Kontrolle die ersten 5 Zeilen der Tabelle dar:

```
1 data = pd.read_excel("C:\\Users\\FraminghamHeartStudy.xlsx", sheet_name = "Tabelle1")
2
3 data = data.dropna()
4
5 data.head()
```

	ZehnJahreKHK	Geschlecht	Alter	Raucher	ZigProTag	BDMedikamente	Schlaganfall	ArtHypertonie	Diabetes	GesChol
1	0	M	38	1	20.0	0.0	0	0	0	
2	0	M	47	1	20.0	0.0	0	0	0	
3	1	M	66	0	0.0	0.0	0	1	0	
6	1	M	51	1	7.0	0.0	0	1	0	
7	0	W	36	1	3.0	0.0	0	0	0	

Zeile 1: Mit dem pandas-Befehl `read_excel` laden wir die Daten aus der Excel-Datei, die sich z. B. auf unserem Computer befindet. Der hier beispielhafte Pfad muss entsprechend angepasst werden.
Zeile 3: Mit dem Befehl `dropna()` werden Zeilen mit fehlenden Daten entfernt. Nicht für alle Personen wurden alle Daten vollständig erhoben.
Zeile 5: Mit dem Befehl `head()` geben wir die ersten 5 Zeilen der Datentabelle aus, um sicherzugehen, dass die Daten korrekt geladen wurden.

Die meisten Variablen der Tabelle enthalten Zahlenwerte. Eine Ausnahme stellt die Variable „Geschlecht" dar, die mit Buchstaben, also dem Datentyp `string` codiert wurde. Dies kann später zu Fehlermeldungen führen, wenn Rechenschritte Zahlenwerte erfordern. Wir sollten die `string`-Codierung daher durch Zahlenwerte ersetzen. Dies bezeichnet man auch als Dummy-Codierung, die sich mit dem pandas-Befehl `get_dummies()` durchführen lässt:

```
1 data_new = pd.get_dummies(data, columns = ["Geschlecht"])
2
3 data_new.head()
```

tHypertonie	Diabetes	GesCholesterin	Systolisch	Diastolisch	BMI	Herzfrequenz	Blutzucker	Geschlecht_M	Geschlecht_W
0	0	195.0	106	70	27.0	80.0	77.0	1	0
0	0	250.0	121	81	29.0	95.0	76.0	0	1
0	0	245.0	128	80	25.0	75.0	70.0	1	0
1	0	225.0	150	95	29.0	65.0	103.0	0	1
0	0	285.0	130	84	23.0	85.0	85.0	0	1

Zeile 1: Hier führen wir die Dummy-Codierung für die Variable „Geschlecht" durch. Es handelt sich ebenfalls um einen Befehl aus der pandas-Bibliothek.
Zeile 3: Zur Kontrolle lassen wir uns erneut die ersten 5 Zeilen der Tabelle ausgeben. Die ursprüngliche Variable „Geschlecht" wurde nach der Dummy-Codierung entfernt und die neu codierten Variablen an das rechte Ende der Tabelle angefügt. Wie zu erkennen ist, hat `get_dummies` 2 neue Variablen erstellt – eine für jede

Ausprägungsform von „Geschlecht". Es reicht aus, lediglich eine der beiden Variablen zu verwenden, da diese das Geschlecht jeweils andersherum mit den Zahlen 1 oder 0 codieren.

Um ein besseres Verständnis der Daten zu erhalten und auch grobe Fehler bei der Datenerhebung auszuschließen, ist es hilfreich, die Daten zu visualisieren. So können wir z. B. die Verteilung der Klassen „Diabetes" bzw. 1 und „kein Diabetes" bzw. 0 mit einem Säulendiagramm darstellen:

```
1 count_diabetes = data_new["Diabetes"].value_counts()
2
3 count_diabetes.plot(kind = "bar", rot = 0)
```

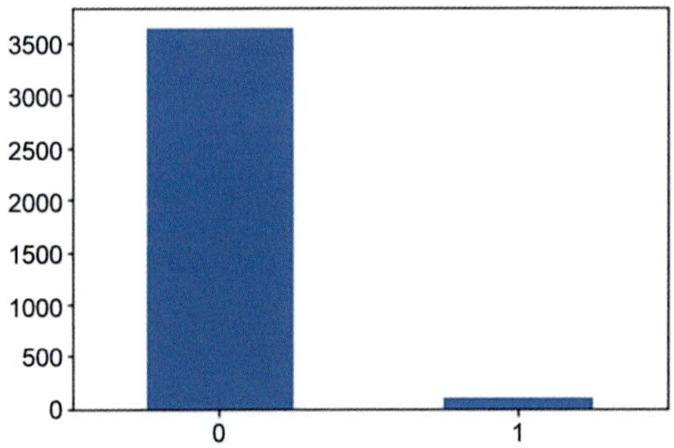

Zeile 1: Wir zählen zunächst, wie oft die Zahlen 1 und 0 in der Variable bzw. Tabellenspalte „Diabetes" vorkommen.
Zeile 3: Hiermit visualisieren wir die Zahlen.

Eine deutliche Class Imbalance (➤ Kap. 6.3.1) ist sofort zu erkennen – viel mehr Studienteilnehmer*innen hatten keinen Diabetes als einen Diabetes. Wenn wir die Klassen „Diabetes" und „kein Diabetes" vorhersagen möchten, könnte das KI-Modell alle Datenpunkte als „kein Diabetes" klassifizieren und würde damit fast immer einen Treffer landen. Das ist jedoch nicht das Ziel. Um keine wertvollen Daten zu verlieren, werden wir nach der Aufteilung der Daten in Trainings- und Testdaten ein SMOTE-Resampling (➤ Kap. 6.3.2) durchführen, also neue Datenpunkte der Klasse Diabetes generieren, um eine gleiche Anzahl an Datenpunkte beider Klassen zu bewirken.

Aufteilung der Daten und Resampling

Wir teilen den Datensatz in x- und y-Variablen auf. Zunächst soll die Klasse Diabetes nur anhand des Blutzuckerwerts vorhergesagt werden:

```
1 x = data_new.iloc[:, 13].values.reshape(-1, 1)
2
3 y = data_new.iloc[:, 7]
```

Zeile 1: Hier speichern wir den Blutzuckerwert in Spalte 14 der Excel-Tabelle in der Variable x (**Cave:** Python beginnt bei 0 zu zählen). Das sklearn-Modul, das wir später für die logistische Regression nutzen, erwartet als Eingabe zweidimensionale Daten, sodass wir den `reshape()`-Befehl anwenden müssen. „–1" bedeutet, dass die Anzahl der Zeilen automatisch bestimmt wird, basierend auf der Gesamtzahl der Elemente im Array. „1" gibt an, dass es eine Spalte geben soll.
Zeile 3: Als y-Variable definieren wir die 8. Spalte, also die Variable „Diabetes".

Um diesen Schritt erneut zu überprüfen, geben wir die x- und y-Variable aus. Da wir die Dimension der x-Variable verändert haben, können wir den `head()`-Befehl nicht mehr nutzen. Der `print()`-Befehl erfüllt aber denselben Zweck:

```
print(x)
```

```
[[ 85.]
 [ 78.]
 [ 96.]
 ...
 [ 90.]
 [110.]
 [ 72.]]
```

```
print(y)
```

```
1       0
2       0
3       0
6       0
7       0
       ..
4181    0
4182    0
4183    0
4184    0
4185    0
```

Wir teilen den Datensatz mit der x- und y-Variable in einen Trainings- und Testdatensatz auf. Dabei definieren wir, dass der Testdatensatz 15 % der Daten enthalten soll. Der Trainingsdatensatz enthält somit 85 % der Daten:

```
x_train, x_test, y_train, y_test = train_test_split(x, y, test_size = 0.15)
```

Nun führen wir das SMOTE-Resampling durch:

```
1 sm = SMOTE()
2
3 x_train_res, y_train_res = sm.fit_resample(x_train, y_train)
4
5 print(y_train_res.value_counts())
```

```
0    3097
1    3097
```

Zeile 1: Hier wird das SMOTE-Verfahren initialisiert.
Zeile 3: Hier führen wir das Resampling der Variablen `x_train` und `y_train` durch und speichern das Resultat in den Variablen `x_train_res` und `y_train_res`.
Zeile 5: Hiermit lassen wir uns die Größe der beiden Kategorien von `y_train_res` ausgeben. Die Gruppen sind gleich groß, das Resampling hat also funktioniert.

Definition, Training und Evaluation des Modells

Wir definieren das Modell, trainieren und evaluieren es:

```
model = LogisticRegression()

model.fit(x_train_res, y_train_res)

model.score(x_test, y_test)
```

```
0.9413854351687388
```

Zeile 1: Mit diesem Befehl aus der sklearn-Bibliothek können wir eine einfache logistische Regression definieren.
Zeile 3: Mit diesem Befehl trainieren wir das Modell anhand der x- und y-Variablen aus dem Trainingsdatensatz.
Zeile 5: Mit diesem Befehl berechnen wir die Accuracy des Modells anhand der x- und y-Variablen aus dem Testdatensatz.

Das Modell hat in 94 % der Fälle einen Diabetes korrekt klassifiziert.

Wir können die logistische Regression grafisch visualisieren, um das Ergebnis auf Plausibilität zu prüfen:

```
1 plt.scatter(x_test, y_test, color = "gray")
2
3 x_values = np.linspace(min(x_test), max(x_test), 100).reshape(-1, 1)
4 y_pred = model.predict_proba(x_values)[:, 1]
5
6 plt.plot(x_values, y_pred, color = "blue")
7
8 plt.xlabel("Blutzucker")
9 plt.ylabel("Diabetes")
```

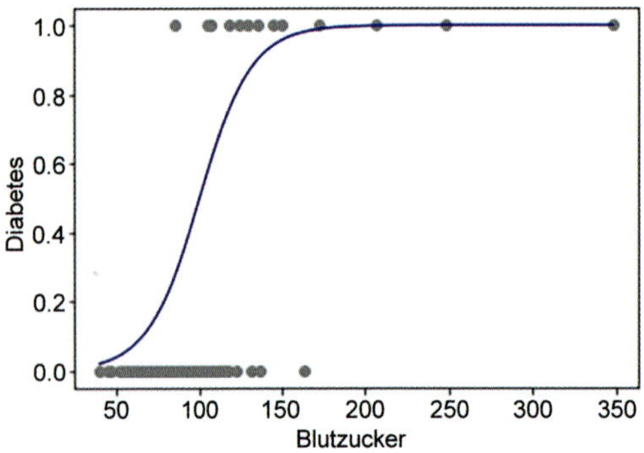

Zeile 1: Hier definieren wir ein Streudiagramm („scatter plot"), um die x- und y-Variablen des Trainingsdatensatzes in grauen Punkten darzustellen.
Zeile 3 und 4: Nun stellen wir die Kurve der Regression dar. Um eine kontinuierliche Kurve zu erhalten, generieren wir 100 gleichmäßig verteilte Werte zwischen dem minimalen und dem maximalen Wert von `x_test` und berechnen für jeden Punkt die Wahrscheinlichkeit, dass er zur Klasse 1 (also Diabetes) gehört.
Zeile 6: Die Kurve stellen wir mit diesem Befehl blau dar.
Zeile 8 und 9: Hiermit können wir optional Achsenbeschriftungen ergänzen.

Wir können auch alternative Modelle definieren, z. B. eine logistische Regression, die neben dem Blutzucker (Spalte 14 in unserem Datensatz) auch das Alter (Spalte 2) und den Cholesterinspiegel (Spalte 9) zur Klassifizierung nutzt.

Hierzu müssen wir die Daten zunächst erneut aufteilen:

```
x = data_new.iloc[:, [1, 8, 13]]

y = data_new.iloc[:, 7]

x_train, x_test, y_train, y_test = train_test_split(x, y, test_size = 0.15)
```

Auch SMOTE müssen wir erneut wiederholen:

```
sm = SMOTE()

x_train_res, y_train_res = sm.fit_resample(x_train, y_train)

print(y_train_res.value_counts())
```

```
0    3091
1    3091
```

Nun können wir ein weiteres Modell definieren, trainieren und evaluieren:

```
model_2 = LogisticRegression()

model_2.fit(x_train_res, y_train_res)

model_2.score(x_test, y_test)
```

```
0.9094138543516874
```

Interessanterweise ist die Modell-Leistung jedoch schlechter als mit der Verwendung nur des Blutzuckerwertes. Möglicherweise liegt dies an der oben beschriebenen Empfindlichkeit gegenüber Multikolinearität, also einer geringeren Modell-Leistung bei hoher Korrelation zwischen den x-Variablen.

KAPITEL

9 Support Vector Machines (SVMs)

In der Präzisionsmedizin hat KI einen großen Stellenwert (➤ Kap. 3.3.1). Gemeint ist damit eine Behandlung, die möglichst präzise an die Charakteristiken der Erkrankung eines Individuums sowie dessen Bedürfnisse angepasst ist. Meist erfordert dies jedoch vorab eine umfangreiche Diagnostik, da die beschriebenen „Charakteristiken" erst bestimmt werden müssen.

Bei Patient*innen mit Brustkrebs zählen hierzu beispielsweise neben demografischen Variablen auch Angaben zur Tumorgröße, -lokalisation, und -entwicklung, zur Familienanamnese und zu weiteren Risikofaktoren. Auch wird ermittelt, welche Rezeptoren auf den Tumorzellen exprimiert werden, um Patient*innen dann eine Therapie anbieten zu können, die gegen genau diese Rezeptoren gerichtet ist. Patient*innen, deren Tumoren eine Überexpression des Wachstumsfaktorrezeptors HER2 zeigen, können evtl. von einer Therapie mit einem Antikörper gegen HER2 profitieren. Patient*innen mit Tumoren, die Hormonrezeptoren verstärkt exprimieren, können hingegen mit verschiedenen Hormonanaloga bzw. -antagonisten behandelt werden.

Alle diese Faktoren können genutzt werden, um die Therapiestrategie zu planen. Nachdem jedoch weniger Therapieoptionen zu Verfügung stehen, als es individuelle Patient*innen mit spezifischen Charakteristiken gibt, ist es sinnvoll, Untergruppen zu definieren, für das jeweils gleiche Therapieregime infrage kommt. Hier können z. B. Support Vector Machines (SVMs) zum Einsatz kommen.

9.1 Grundlagen und medizinische Anwendungen

SVMs können insbesondere für 2 Anwendungen genutzt werden: Klassifizierungen und Regressionen. SVMs für Klassifizierungsaufgaben, wie auch im Beispiel oben, werden auch **Support Vector Classifiers (SVCs)** genannt. SVMs für Regressionen werden auch **Support Vector Regressions (SVRs)** genannt.

9.1.1 Klassifizierung

Die genaue mathematische Funktionsweise der SVCs wird in einem eigenen Abschnitt beschrieben (➤ Kap. 9.2). An dieser Stelle schon einmal so viel: SVCs berechnen Entscheidungsgrenzen, die Datenpunkte optimal voneinander trennen können. So kann ein SVC etwa Entscheidungsgrenzen berechnen, die die Datenpunkte von Mammakarzinom-Patient*innen mit unterschiedlichen Eigenschaften und Biomarkern voneinander trennen. Die Entscheidungsgrenze wird fachsprachlich auch als **Hyperebene** bezeichnet. Wo die Hyperebene am besten liegt bzw. wie sie aussieht, wird während des Trainings des Modells anhand der Daten im Trainingsdatensatz ermittelt. Dies ist in ➤ Abb. 9.1 im mittleren Bild gezeigt. Wurde eine Hyperebene berechnet, die die Gruppen voneinander trennt, können neue Datenpunkte einer der Gruppen zugewiesen werden. Der Person kann dann ggf. ein spezifisches Therapieregime empfohlen werden.

Eine Hyperebene kann maximal 2 Klassen voneinander trennen, also nur für eine binäre Klassifizierung genutzt werden. Soll eine Multi-Class-Klassifizierung durchgeführt werden, also eine Klassifizierung mit mehr

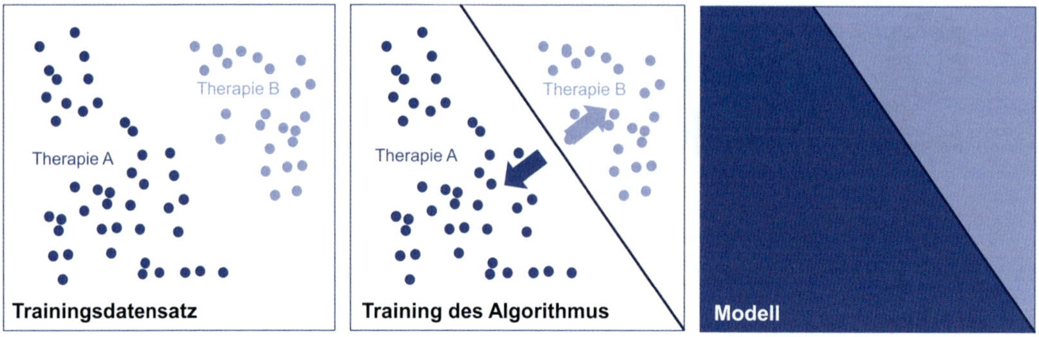

Abb. 9.1 Hyperebene zur Klassifizierung. Durch die Berechnung einer Hyperebene mittels einer Support Vector Machine (SVM), genauer gesagt eines Support Vector Regressions (SVCs), können die Datenpunkte des Trainingsdatensatzes voneinander separiert werden. Die Patient*innen, deren Datenpunkte unterhalb der Hyperebene liegen, können von Therapie A profitieren, Patient*innen mit Datenpunkten oberhalb der Hyperebene von Therapie B. [P1522/P1523]

als 2 Klassen, benötigt man mehrere Hyperebenen. Hierbei gibt es 2 Optionen: das Eins-vs.-eins-Prinzip und das Eins-vs.-Rest-Prinzip.

Eins-vs.-eins-Prinzip Nach dem Eins-vs.-eins-Prinzip würde der Algorithmus den Datensatz so einteilen, dass sich daraus Teile ergeben, in denen sich jeweils 2 der gegeben Klassen voneinander abgrenzen lassen (➤ Abb. 9.2). In unserem Beispiel wären das „Therapie A“ vs. „Therapie B“, „Therapie B“ vs. „Therapie C“ und „Therapie A“ vs. „Therapie C“. Für jeden Teil des Datensatzes errechnet der Algorithmus eine Hyperebene, die die Datenpunkte der Klassen trennt.

Eins-vs.-Rest-Prinzip Wird der Datensatz nach dem Eins-vs.-Rest-Prinzip geteilt, fasst der Algorithmus alle außer eine Klasse in die Klasse „Rest“ zusammen (➤ Abb. 9.3). Entsprechend würden dann „Therapie A“ vs. „Rest (B+C)“, „Therapie B“ vs. „Rest (A+C)“ und „Therapie C“ vs. „Rest (A+B)“ unterschieden werden.

Mithilfe der berechneten Hyperebenen können Patient*innen mit Mammakarzinom einer der 3 Therapieregime A–C zugeordnet werden, nachdem die zugrunde liegenden Biomarker bestimmt wurden.

SVCs können auch mit multidimensionalen Daten arbeiten. In diesem Fall ist dann statt einer Gerade eine Ebene oder noch höherdimensionale Hyperebene erforderlich, um die Datenwolken voneinander zu trennen.

MERKE

Der Begriff „Hyperebene“ ist der Überbegriff unabhängig von der Dimensionalität der Daten.

9

9.1.2 Regression

Neben der Klassifizierung können SVMs auch für Regressionen, also die Vorhersage kontinuierlicher Variablen genutzt werden. Wie SVCs versuchen auch SVRs eine optimale Hyperebene zu ermitteln. Bei SVRs wird diese allerdings dazu genutzt, den Wert einer kontinuierlichen Variable zu berechnen, und nicht zur Separierung der Datenpunkte (➤ Abb. 9.4).

Anders als bei linearen Regressionen (➤ Kap. 7) wird zur Ermittlung der Hyperebene nicht der **Error** E für jeden einzelnen Datenpunkt berechnet und in einer Fehlerfunktion wie dem Mean Squared Error (MSE) zusammengefasst. Stattdessen wird eine Art „Fehlertoleranz“ eingefügt, also ein Bereich um die Hyperebene, in denen der Error toleriert wird. Der Toleranzbereich wird auch als **Error-insensitive Tube** bezeichnet. Lediglich Datenpunkte, die aus diesem Bereich herausfallen, werden für die Anpassung der Hyperebene genutzt. Ihr Abstand zur Error-insensitive Tube wird auch als ξ (Xi) bezeichnet und soll minimiert werden. Weitere Details folgen im Abschnitt zu den mathematischen Grundlagen.

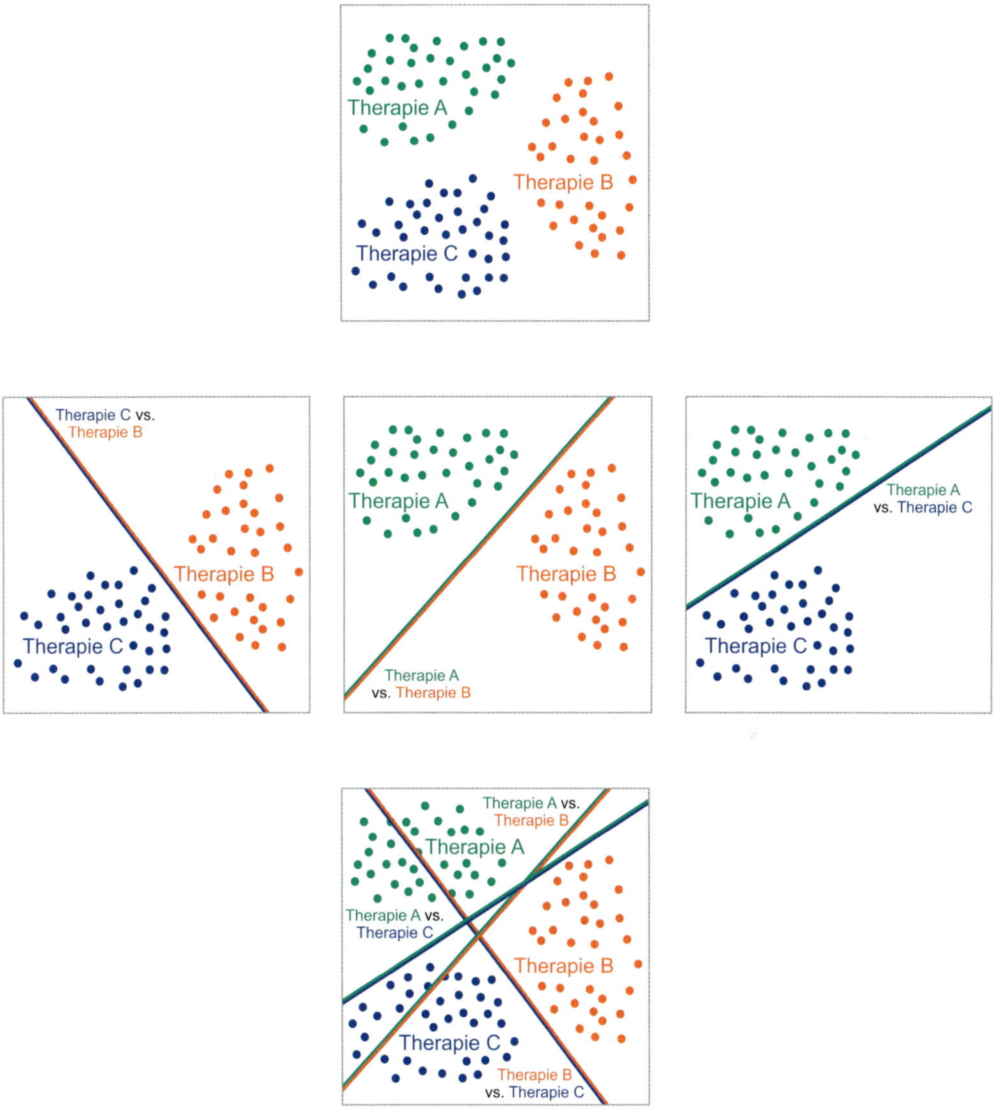

Abb. 9.2 Multi-Class-Klassifizierung nach dem Eins-vs.-eins-Prinzip. Dabei werden mehrere Hyperebenen berechnet, die immer 2 Gruppen bzw. Klassen separieren. Bei 3 Gruppen werden 3 Hyperebenen bzw. Support Vector Machines (SVMs) benötigt. [L231/P1522/P1523]

Der Vorteil von SVRs gegenüber linearen Regressionen besteht darin, dass auch nichtlineare Zusammenhänge modelliert werden können. Wie wir noch sehen werden, gelingt dies, indem die Datenpunkte in eine höhere Dimension gehoben werden, bis die Regressions-Hyperebene sinnvoll zu den Datenpunkten passt. Quadriert man z. B. die Datenpunkte, ist der Zusammenhang zwischen x und y schon nicht mehr linear. SVRs sind damit auch für medizinische Anwendungen interessant, bei denen Modellein- und -ausgaben nicht in einem streng linearen Verhältnis zueinander stehen.

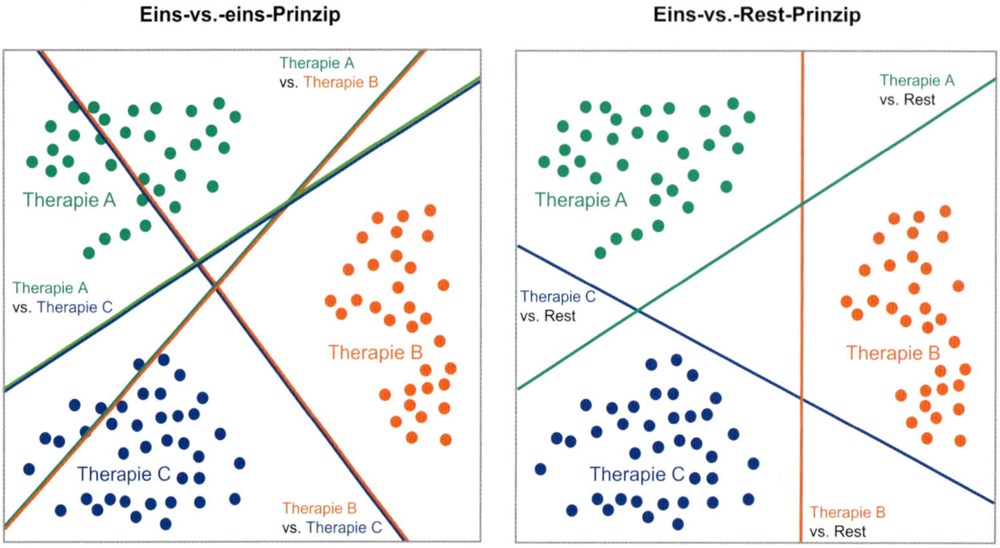

Abb. 9.3 Vergleich des Eins-vs.-eins- und Eins-vs.-Rest-Prinzips. Bei Anwendung des Eins-vs.-eins-Prinzips werden jeweils 2 Gruppen voneinander separiert: Therapie A vs. B, A vs. C, B vs. C. Bei Anwendung des Eins-vs.-Rest-Prinzips wird jeweils eine Gruppe von allen anderen Gruppen separiert: Therapie A vs. B+C, B vs. A+C, C vs. A+B. [P1522/P1523]

9.2 Mathematische Grundlagen

Im ersten Teil dieses Abschnitts werden allgemeine Konzepte zur Funktionsweise von SVMs am Beispiel der SVCs erklärt, im zweiten Teil folgen detaillierte mathematische Abhandlungen zu SVCs und SVRs.

9.2.1 Support Vector Classifiers (SVCs)

Datensatz

Nehmen wir an, wir haben einen Datensatz zum Zusammenhang von Alter und voraussichtlicher Aufenthaltsdauer im Krankenhaus gesammelt. Zusätzlich wurde erhoben, ob bei Patient*innen ein Diabetes mellitus als Vorerkrankung bestand. Bei grafischer Darstellung der Datenpunkte fällt auf, dass die Diagnose eines Diabetes ein Risikofaktor für einen verlängerten Krankenhausaufenthalt sein könnte (➤ Abb. 9.5). So wurde für Patient*innen mit der Vorerkrankung Diabetes tendenziell eine

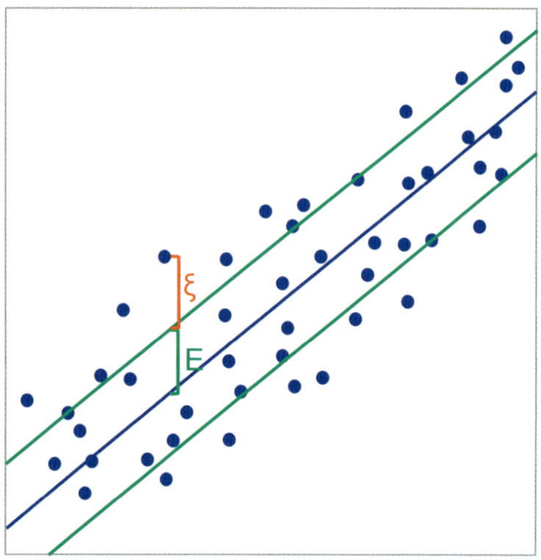

Abb. 9.4 Hyperebene zur Regression. Im Rahmen einer Support Vector Regression (SVR) wird die Hyperebene so berechnet, dass sie durch die Punktewolke hindurchläuft und nicht etwa Klassen voneinander separiert. Die Hyperebene ist von der Error-insensitive Tube umgeben, einem Toleranzbereich, in dem die Abstände E der Datenpunkte zur Hyperebene nicht weiter berücksichtigt werden. Lediglich die Abstände der Punkte außerhalb Tube werden zur Berechnung der Hyperebene genutzt. Der Abstand der Punkte außerhalb der Tube zur Tube wird auch als ξ (Xi) bezeichnet. [P1522/P1523]

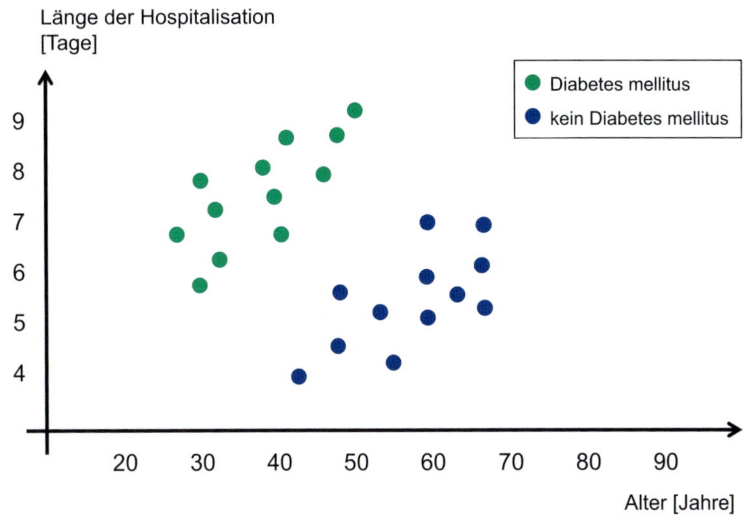

Abb. 9.5 Zusammenhang aus Alter und Länge der Hospitalisation bei Patient*innen mit und ohne Diabetes. Der Zusammenhang variiert je nachdem, ob ein Diabetes mellitus vorliegt oder nicht. Dadurch können 2 Punktewolken unterschieden werden. [P1522/P1523]

längere Aufenthaltsdauer festgehalten als bei gleichaltrigen Patient*innen ohne Diabetes. Innerhalb der 2 Gruppen ergibt sich jeweils ein positiver Zusammenhang aus einem höheren Alter in Jahren und einer längeren Aufenthaltsdauer.

Hyperebene, Support Vectors und Margin

Wie bereits in unserem Beispiel zum Mammakarzinom lassen sich die Gruppen durch eine einzelne Linie klar voneinander trennen. Genauer gesagt: Es lässt sich eine Gerade so in das Diagramm einzeichnen, dass alle Datenpunkte, die über der Geraden liegen, der einen Gruppe angehören und alle Datenpunkte, die darunterliegen, einer anderen Gruppe. Doch lassen sich zur Trennung der Datenpunkte der 2 Gruppen grundsätzlich unendlich viele Linien ziehen. Welche Linie ist die „beste" bzw. wie können wir bestimmten, welche die beste Linie ist (➤ Abb. 9.6)?

Intuitiv scheint die Linie 2 in ➤ Abb. 9.6 die Gruppen am besten zu separieren, weil diese Linie am weitesten von den Datenpunkten beider Gruppen entfernt liegt. Durch diesen „Sicherheitsabstand" scheint eine korrekte Klassifizierung am ehesten gewährleistet, selbst wenn zusätzliche Datenpunkte hinzukommen sollten. Die Linie 2 wurde mit einem SVC erzeugt. SVCs berechnen die Trennlinie bzw. Hyperebene genau so, dass sie am weitesten von denjenigen Datenpunkten entfernt ist, die am nächsten an der jeweils anderen Gruppe liegen (rote Punkte in ➤ Abb. 9.7). Diese Punkte, die am nächsten an der jeweils anderen Gruppe liegen, werden auch als **Support Vectors (Stützvektoren)** bezeichnet und sind namensgebend für die SVMs. Die Anzahl der Stützvektoren ist dabei immer um eins größer als die Anzahl der Dimensionen des Datensatzes. Bei unserem Beispiel handelt es sich um einen zweidimensionalen Datensatz (mit den Dimensionen Alter und Länge der Hospitalisation). Demnach gibt es 3 Stützvektoren. Bei diesem zweidimensionalen Datensatz legt die SVM 2 parallele Linien durch die Stützvektoren und berechnet diejenige Gerade, die genau zwischen den Stützvektor-Linien verläuft. Bei der Geraden in der Mitte der Stützvektoren handelt es sich um die Hyperebene. Die 2 Geraden, die durch die Stützvektoren verlaufen, entsprechen dem „Sicherheitsabstand", der fachsprachlich auch als **Margin** (Marge, Abstand) bezeichnet wird.

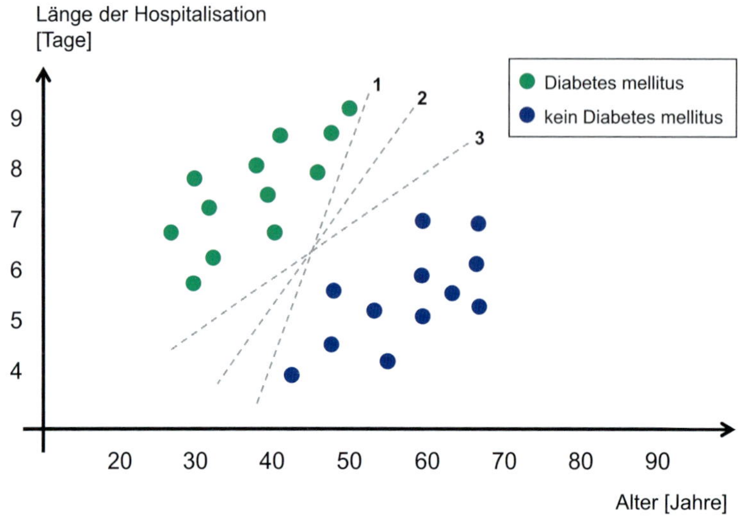

Abb. 9.6 Verschiedene Linien zur Trennung der Gruppen. Die Gruppen sind linear separierbar, jedoch gibt es unendlich viele Möglichkeiten, die Trennlinie zu legen. [P1522/P1523]

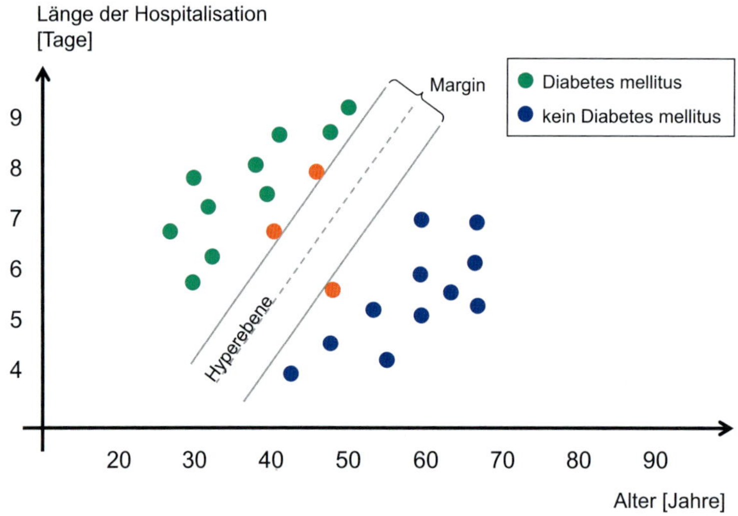

Abb. 9.7 Hyperebene, Support Vectors und Margin. Die Gerade zur Trennung der Datenpunkte der Gruppen wird im Allgemeinen als Hyperebene bezeichnet. Sie wird basierend auf den sog. Support Vectors (Stützvektoren, in rot) berechnet, also den Datenpunkten, die am nächsten an der jeweils anderen Gruppe gelegen sind. Die Hyperebene ist von der Margin, einer Art Sicherheitsabstand umgeben, die an die Support Vectors angrenzt und in deren Mitte die Hyperebene verläuft. [P1522/P1523]

Bei einem dreidimensionalen Datensatz würden wir 4 Stützvektoren benötigen und die Hyperebene wäre keine Gerade mehr, sondern eine Ebene (➤ Abb. 9.8). Dieselben Prinzipien gelten auch für höher-dimensionale Datensätze, jedoch lassen sich diese kaum grafisch darstellen.

Je weiter die Stützvektorlinien auseinander liegen, desto größer ist die Margin, also der „Sicherheitsabstand“ zwischen den Gruppen. Das Ziel des SVC besteht demnach darin, die Margin zu maximieren.

Besonders an unserem Datensatz ist, dass die Gruppen durch eine gerade Linie separiert werden können. In solchen Fällen spricht man auch von linearer Separierbarkeit. Diese Eigenschaft ist häufig nicht gegeben.

Bei unserem Datensatz haben wir eine sog. **Hard Margin** verwendet, d.h. die Margin lässt keinerlei Fehlklassifikationen zu. Überschneiden sich die Gruppen nur leicht, kann eine sog. **Soft Margin** sinnvoll sein, die einen gewissen Prozentsatz an Fehlklassifikationen erlaubt.

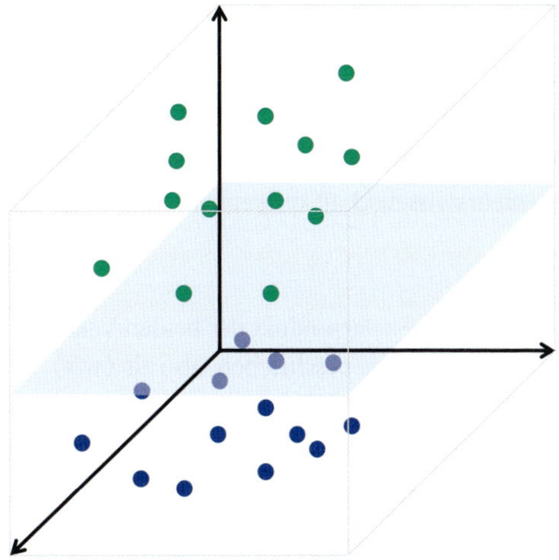

Abb. 9.8 Hyperebene bei dreidimensionalen Daten. Während die Hyperebene bei zweidimensionalen Daten eine Gerade darstellt, ist sie bei dreidimensionalen Daten eine Ebene. Der Begriff „Hyperebene" wird als Überbegriff unabhängig von der Dimensionalität der Daten verwendet. [P1522/P1523]

Kernel-Trick

Jedoch gibt es auch Datensätze, in denen die Datenpunkte der Gruppen auf den ersten Blick gar nicht separiert werden können. In solchen Fällen werden die Datenpunkte in eine höhere Dimension gehoben, bis man sie schließlich trennen kann. Beispielsweise ist bei einem eindimensionalen Datensatz, bei dem also alle Datenpunkte auf einer Linie liegen (➤ Abb. 9.9), sofort ersichtlich, dass sich die beiden Gruppen nicht durch eine einzige Hyperebene separieren lassen.

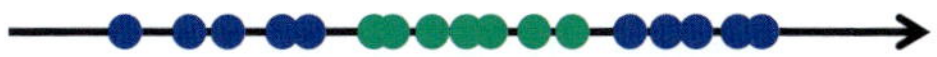

Abb. 9.9 Nicht linear separierbare Daten. Die Datenpunkte können aktuell nicht durch eine Linie getrennt werden. Sie sind nicht linear separierbar. [P1522/P1523]

SVCs können allerdings die Dimensionalität der Datenpunkte erhöhen. Das gelingt z.B., indem die Zahlenwerte quadriert werden. Aus dem eindimensionalen Datensatz wird ein zweidimensionaler Datensatz und beide Gruppen lassen sich durch die Hyperebene trennen (➤ Abb. 9.10).

Anschließend werden die Daten wieder zurücktransformiert, sodass die Gruppen in der initialen Dimension des Datensatzes getrennt werden können. Die Datenpunkte in eine höhere Dimension zu heben, benötigt jedoch viel Rechenleistung. Um dieses Problem zu umgehen und eine effiziente Berechnung zu ermöglichen, wird der sog. **Kernel-Trick** angewendet. Es handelt sich um eine rechnerisch sehr effiziente Methode, die Datenpunkte in höhere Dimensionen zu heben, um die Gruppen separierbar zu machen. Das war die knappe Einführung zur Funktionsweise der SVMs. Der nachfolgende zweite Teil geht nun in die Tiefe.

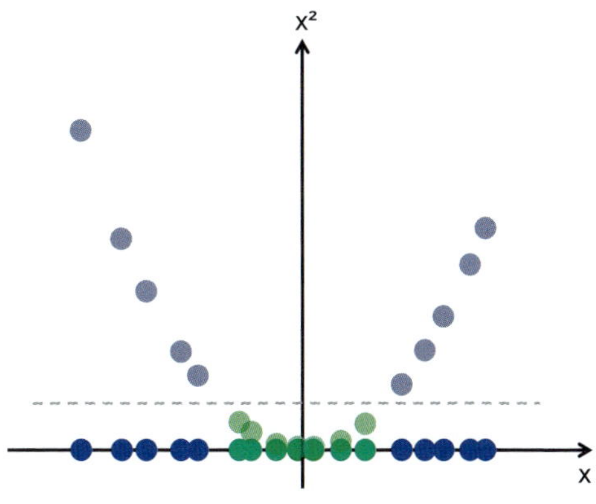

Abb. 9.10 Kernel-Trick zur Separierung nicht linear separierbarer Daten. Indem die Datenpunkte in eine höhere Dimension gehoben werden (aus der ersten in die zweite Dimension), können sie durch eine Hyperebene getrennt werden. Dieses Vorgehen bezeichnet man auch als Kernel-Trick. [P1522/P1523]

9

Mathematische Details

Im zweidimensionalen Raum stellt eine Hyperebene eine Linie bzw. Gerade dar (s.o.). Die allgemeine algebraische Formel einer Geraden im zweidimensionalen Raum lautet: $y = m \cdot x + t$ (➤ Kap. 7.1). Weil aber in der Literatur zu SVMs statt „m" häufig „w" (für „weight", Gewicht) und statt „t" häufig „b" (für „bias", Fehler; gemeint ist eine Verschiebung der Geraden entlang der y-Achse) verwendet wird, werden wir im Folgenden die nachfolgende gleichbedeutende Formel verwenden:

$$y = w \cdot x + b$$

Diese Formel lässt sich in den Vektorraum übertragen und zur allgemeinen Definition einer Hyperebene H nutzen. In der Mathematik werden Vektoren häufig fett geschrieben (z. B. **x**). Die Vektor-Notation mit einem Pfeil über dem Buchstaben, die womöglich noch aus der Schulzeit bekannt ist, wird eher in der Physik oder Ingenieurswissenschaft verwendet.

$$H := \{\boldsymbol{x} \mid \boldsymbol{w} \cdot \boldsymbol{x} + b = 0\}$$

w · x stellt ein Skalarprodukt der beiden Vektoren dar. Ein Skalarprodukt wird häufig mit spitzen Klammern und einem Komma beschrieben, also als **⟨w,x⟩.**

$$H := \{\boldsymbol{x} \mid \langle \boldsymbol{w},\boldsymbol{x} \rangle + b = 0\}$$

Wörtlich besagt diese Formel, dass die Hyperebene H definiert ist als all jene Punkte bzw. Vektoren **x,** für die gilt, dass die Formel **⟨w,x⟩** + b = 0 ergibt.

w stellt dabei einen Normalenvektor dar, der rechtwinklig (orthogonal) zur Hyperebene liegt. Indem **w** exakt orthogonal zur Hyperebene liegt, definiert **w** indirekt auch die Steigung der Hyperebene. Zudem stellt **w** als Normalenvektor die grundlegende Längeneinheit dar. Das heißt, die Länge aller weiteren Parameter wie z. B. b wird relativ zum Normalenvektor angegeben. b ist hierbei der Abstand der Hyperebene zum Nullpunkt des Koordinatensystems. b ist ebenfalls orthogonal zur Hyperebene bzw. parallel zum Normalenvektor **w** und ist im folgenden Beispiel viermal so lang wie der Normalenvektor **w** (➤ Abb. 9.11).

Dass 2 Vektoren orthogonal zueinander stehen, lässt sich mathematisch nachweisen, wenn das Skalarprodukt der beiden Vektoren 0 ergibt. Ein Vektor, der 2 beliebige Punkte x_1 und x_2 auf der Hyperebene verbindet, weist dieselbe Steigung auf wie die Hyperebene. Da der Vektor **w** orthogonal zur Hyperebene liegt, ist das Skalarprodukt aus **w** und dem Vektor $\mathbf{x_1x_2}$ (bzw. $\mathbf{x_2x_1}$) gleich 0.

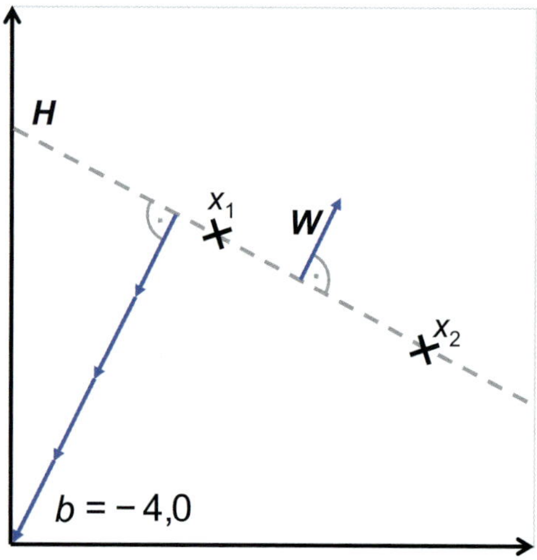

Abb. 9.11 Hyperebene, Normalenvektor **w** und Abstand zum Nullpunkt b. Der Vektor **w** steht rechtwinklig (orthogonal) zur Hyperebene H bzw. auch zu einem Vektor zwischen 2 beliebigen Punkten x_1 und x_2 auf der Hyperebene. **w** definiert damit indirekt die Steigung der Hyperebene. Gleichzeitig stellt **w** als Normalenvektor die grundlegende Längeneinheit dar. b beschreibt den Abstand der Hyperebene zum Nullpunkt des Koordinatensystems und hat in diesem Beispiel den Wert –4. [P1522/P1523]

SVMs lassen sich nutzen, um genau 2 Gruppen mit einer Hyperebene zu separieren. Im Fall einer Hard Margin gehören dabei alle Datenpunkte, die oberhalb der Hyperebene liegen, zur einen Gruppe und alle Datenpunkte, die unterhalb der Hyperebene liegen, zur anderen Gruppe. Auf der Hyperebene selbst liegen keine Datenpunkte. Zur Berechnung der Hyperebene werden diejenigen Datenpunkte verwendet, die am nächsten an der jeweils anderen Gruppe liegen (Support Vectors, Stützvektoren). Für die Stützvektoren wird Folgendes festgelegt: Diejenigen Stützvektoren, die oberhalb der Hyperebene liegen, erhalten als y-Wert +1 und die Stützvektoren unterhalb der Hyperebene den y-Wert –1 (➤ Abb. 9.12).

Definieren wir einen Stützvektor $\mathbf{x_1}$, der oberhalb der Hyperebene liegt bzw. Teil der oberen Entscheidungsgrenze ist, sowie einen Stützvektor $\mathbf{x_2}$, der unterhalb der Hyperebene liegt bzw. Teil der unteren Entscheidungsgrenze ist, gilt also Folgendes:

9

$$\langle \boldsymbol{w},\boldsymbol{x}_1\rangle + b = +1$$
$$\langle \boldsymbol{w},\boldsymbol{x}_2\rangle + b = -1$$

Durch Umformung ergibt sich für den Abstand der beiden Stützvektoren $\mathbf{x}_1$ und $\mathbf{x}_2$ folgender Zusammenhang:

$$\rightarrow \langle \boldsymbol{w},(\boldsymbol{x}_1 - \boldsymbol{x}_2)\rangle = 2$$

Um die Breite der Margin zu berechnen, kann eine Projektion von $\mathbf{x}_1 - \mathbf{x}_2$ auf die Normalenrichtung $\mathbf{w}$ durchgeführt werden. Das ergibt:

$$\rightarrow \langle \frac{\boldsymbol{w}}{\|\boldsymbol{w}\|},(\boldsymbol{x}_1 - \boldsymbol{x}_2)\rangle = \frac{2}{\|\boldsymbol{w}\|}$$

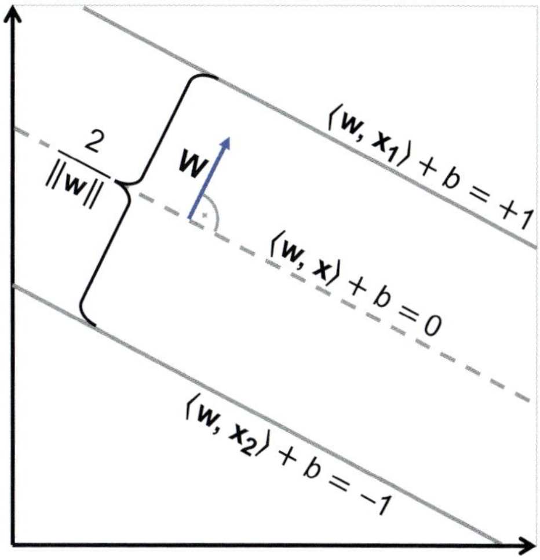

Abb. 9.12 Entscheidungsgrenzen, Hyperebene und Margin. Für die obere Entscheidungsgrenze bzw. die Stützvektoren, die diese Grenze bilden, wird der y-Wert +1 definiert. Für die untere Entscheidungsgrenze bzw. die Stützvektoren, die diese Grenze bilden, wird der y-Wert −1 definiert. Die Größe der Margin berechnet sich durch die Formel $2/\|\mathbf{w}\|$. [P1522/P1523]

Hierbei steht $\mathbf{w}/\|\mathbf{w}\|$ für die normierte Form des Vektors **w**, die die Richtung der Hyperebene darstellt. Die rechte Seite der Gleichung $\mathbf{2}/\|\mathbf{w}\|$ repräsentiert die Breite der Margin in Bezug auf die normierte Form des Gewichtsvektors **w**. Die normierte Form von **w** wird verwendet, um die Breite der Margin zu normalisieren und unabhängig von der absoluten Skalierung von **w** zu machen.

Nachdem die Margin den „Sicherheitsabstand" zwischen den Punktwolken beider Gruppen darstellt, soll sie maximiert werden. Statt den Terminus $\mathbf{2}/\|\mathbf{w}\|$ zu maximieren, kann man auch den Kehrwert minimieren. In der Praxis wird letztlich die folgende Formel minimiert. Die Quadrierung und der Faktor ½ erleichtern spätere Berechnungen, da diese Formel im Zuge der Minimierung abgeleitet wird.

$$\max \frac{2}{\|\boldsymbol{w}\|} \sim \min \frac{1}{2} \cdot \|\boldsymbol{w}\|^2$$

Jedoch muss hierbei berücksichtigt werden, dass bei der Maximierung der Margin bzw. der Minimierung von $\frac{1}{2} \cdot \|\mathbf{w}\|^2$ weiterhin die oben beschriebenen Bedingungen bzw. Definitionen gelten:

$$\langle \boldsymbol{w},\boldsymbol{x}_i\rangle + b \geq +1 \qquad \textit{wenn } y_i = +1$$
$$\langle \boldsymbol{w},\boldsymbol{x}_i\rangle + b \leq -1 \qquad \textit{wenn } y_i = -1$$

Diese 2 Bedingungen lassen sich durch y_i so umformen, dass aus ihnen lediglich eine einzelne Bedingung wird, die berücksichtigt werden muss:

$$y_i \cdot (\langle \boldsymbol{w},\boldsymbol{x}_i\rangle + b) \geq 1$$

Das Ziel ist also:

$$minimiere\ \frac{1}{2} \cdot \| \mathbf{w} \|^2$$
$$unter\ der\ Bedingung\ y_i \cdot (\langle \mathbf{w}, \mathbf{x}_i \rangle + b) \geq 1\ für\ i = 1, 2, \ldots, N$$

Es handelt sich also um eine Optimierung mit Bedingung, also eine Aufgabe, ein lokales Extremum einer Funktion (hier eine Minimierung) mit einer oder mehreren Nebenbedingungen zu finden. Hierfür können mathematisch die sog. **Lagrange-Funktionen** genutzt werden. Diese Methode führt letzten Endes eine zusätzliche Variable für jede Nebenbedingung ein, den **Lagrange-Multiplikator λ.** Er dient als Bindeglied, um das initiale Ziel und die Bedingungen in einer Funktion zusammenzuführen. Die Lagrange-Funktion L lautet dann wie folgt:

$$L = \frac{1}{2} \cdot \| \mathbf{w} \|^2 - \sum_{i=1}^{N} \lambda_i \cdot (y_i \cdot (\langle \mathbf{w}, \mathbf{x}_i \rangle + b) - 1)$$

Der Ausdruck $\frac{1}{2} \cdot \| \mathbf{w} \|^2$ ist dabei das initiale Ziel, der dann nachfolgende Teil der Formel entspricht den konvertierten Bedingungen. Die Formel beschreibt das Ziel, die Margin zu maximieren (bzw. deren Kehrwert zu minimieren) mit der Einschränkung, dass dabei jedoch keine Punkte in der Margin liegen sollen.

Diese Formel wird bezüglich λ_i maximiert und bezüglich **w** und b minimiert. Die genauen Rechenschritte sind erneut kompliziert und ohne tiefgreifendes Verständnis zu Lagrange-Funktionen und partiellen Ableitungen kaum zu verstehen. Durch die Umformung der Lagrange-Funktion ergibt sich jedenfalls folgende Entscheidungsfunktion:

$$f(\mathbf{x}) = \operatorname{sgn}\Big(\sum_{i=1}^{N} \lambda_i \cdot y_i \cdot \langle \mathbf{x}, \mathbf{x}_i \rangle + \mathbf{b}\Big)$$

Für diese Formel gilt:

- **x** – Dies ist der Eingabevektor, der die Eigenschaften eines Datenpunkts darstellt.
- λ_i – Dies sind die Lagrange-Multiplikatoren, die während des Trainings des SVC berechnet werden. Sie entsprechen Gewichtungsfaktoren für die einzelnen Trainingsdatenpunkte und werden so optimiert, dass die SVM die beste Trennlinie zwischen den Klassen findet.
- y_i – Dies ist das Label eines Trainingsdatenpunkts (entweder +1 oder -1, je nach Klasse).
- $\mathbf{x}_i$ – Dies sind die Trainingsdatenpunkte.
- b – Dies ist der Bias, der den Abstand der Trennlinie zum Koordinaten-Ursprung (Nullpunkt) darstellt.
- $\langle \mathbf{x}, \mathbf{x}_i \rangle$ – Beschreibt das Skalarprodukt zwischen **x** und $\mathbf{x}_i$,
- sgn() – Gibt das Vorzeichen der Summe aus.

Die Entscheidungsfunktion f(**x**) berechnet die gewichtete Summe der Skalarprodukte zwischen dem Eingabevektor **x** und den Trainingsdatenpunkten $\mathbf{x}_i$, multipliziert mit den Lagrange-Multiplikatoren λ_i und den Klassenlabels y_i. Der Bias b wird zur Summe addiert. Das Ergebnis dieser Summe wird dann in die Signumfunktion sgn() eingesetzt, die das Vorzeichen der Summe ausgibt. Dies bestimmt die Klassenzugehörigkeit des Eingabevektors **x.** Wenn f(**x**) positiv ist, wird **x** der Klasse +1 zugeordnet, andernfalls der Klasse –1. Der Normalenvektor **w** ist übrigens auf dem Weg der Herleitung aus der Entscheidungsfunktion verschwunden.

Die beschriebene Entscheidungsfunktion ist linear, d. h. sie funktioniert insbesondere dann gut, wenn die Punktewolken durch eine lineare Hyperebene getrennt werden können. Weiter oben hatten wir beschrieben, dass das jedoch nicht immer der Fall ist, sodass man sich eines Tricks behelfen muss – des sog. Kernel-Tricks. Hierzu werden sog. **Kernel-Funktionen** K verwendet. Sie erhöhen die Dimensionalität der Datenpunkte, um eine bessere Trennung der Punktewolken zu ermöglichen. Die Entscheidungsfunktion kann hierzu modifiziert werden:

$$f(\boldsymbol{x}) = \operatorname{sgn}\left(\sum_{i=1}^{N} \lambda_i \cdot y_i \cdot K(\boldsymbol{x} \cdot \boldsymbol{x}_i) + \boldsymbol{b}\right)$$

$K(\mathbf{x} \cdot \mathbf{x_i})$ stellt die allgemeine Notation der Kernel-Funktion dar. Es existieren verschiedene Kernel-Funktionen, also Wege, die Notation $K(\mathbf{x} \cdot \mathbf{x_i})$ durch eine konkrete Funktion zu ersetzen.
Linearer Kernel:

$$K(\boldsymbol{x},\boldsymbol{y}) = \langle \boldsymbol{x},\boldsymbol{y} \rangle$$

Polynomialer Kernel (d beschreibt den Grad des Polynoms, der auch im Code definiert werden muss):

$$K(\boldsymbol{x},\boldsymbol{y}) = \langle \boldsymbol{x},\boldsymbol{y} \rangle^d$$

RBF-Kernel (RBF = Radial Basis Function):

$$K(\boldsymbol{x},\boldsymbol{y}) = e^{\left(\frac{\|x-y\|^2}{2\sigma^2}\right)}$$

Bei genauer Betrachtung fällt auf, dass wir bislang als Kernel-Funktion bereits einen linearen Kernel verwendet haben. Mit einem polynomialen Kernel und einem Grad d des Polynoms > 1 können wir die Dimensionalität einfach erhöhen. Auch der RBF-Kernel wird häufig genutzt.

9.2.2 Support Vector Regressions (SVRs)

Support Vector Regressions können kontinuierliche Variablen berechnen (➤ Kap. 9.1.2). Hierzu nutzen sie die Hyperebene nicht zur Trennung von Punktewolken, sondern um den Verlauf einer Punktewolke zu modellieren. Anhand der Hyperebene können dann Vorhersagen einer kontinuierlichen Variable getroffen werden, ähnlich wie bei der linearen Regression mithilfe der Regressionsgeraden (➤ Abb. 9.13). Die Margin der Hyperebene entspricht bei SVRs einem Toleranzbereich, im Englischen auch als **Error-insensitive Tube** bezeichnet. Datenpunkte, die in die Error-insensitive Tube fallen, sind nicht weiter von Relevanz, d.h. ihr Error wird ignoriert. Lediglich Datenpunkte, die aus diesem Bereich herausfallen, werden für die Anpassung der Hyperebene genutzt.

Der Abstand der Datenpunkte außerhalb der Error-insensitive Tube zur Tube wird als ξ (Xi) bezeichnet. Genauer gesagt bezieht sich ξ auf die Datenpunkte oberhalb der Tube und ξ^* auf die Datenpunkte unterhalb der Tube. ξ und ξ^* werden auch als Slack-Variablen bezeichnet. Die Größe der Error-insensitive Tube und die Größe von ξ bzw. ξ^* verhalten sich entgegengesetzt. Eine größere Tube führt zu geringeren Abständen ξ und ξ^*, toleriert aber auch mehr Abweichungen der Datenpunkte zur Hyperebene innerhalb der Tube. Eine schmalere Tube führt hingegen zu größeren Abständen ξ und ξ^*.

Um dieses Gleichgewicht aus Größe der Tube und den Abständen ξ und ξ^* mathematisch modulieren zu können, wird eine weitere Variable C eingeführt, die die Toleranz gegenüber den Datenpunkten außerhalb der Error-insensitive Tube definiert. Wird der Parameter C niedrig gewählt, muss der Abstand von ξ und ξ^* möglichst minimiert werden. Die Toleranz für Punkte außerhalb der Tube ist in diesem Fall nämlich sehr gering. Je höher der Wert für C ist, desto „weniger problematisch" ist es, dass ein Punkt außerhalb der Tube liegt, also der Abstand ξ und ξ^* groß ist.

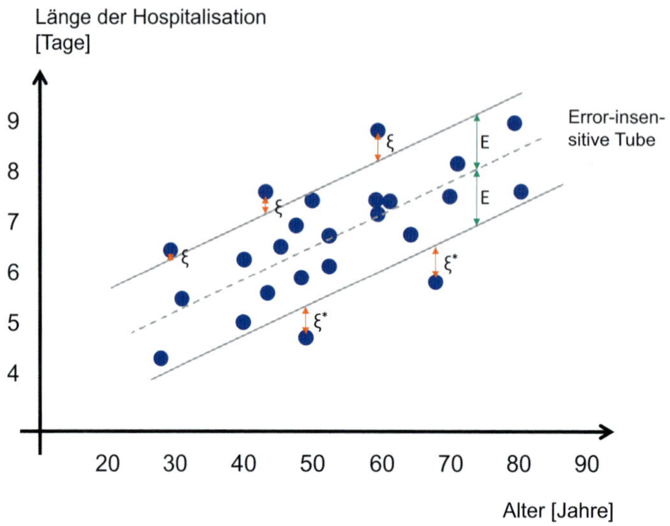

Abb. 9.13 Support Vector Regression (SVR) mit Error-insensitive Tube und ξ-Abständen. Die Hyperebene der SVR verläuft durch die Punktewolke (gestrichelte Linie). Sie ist umgeben von der Error-insensitive Tube, einem Bereich, in dem die Abstände der Datenpunkte zur Hyperebene nicht weiter berücksichtigt werden. Lediglich die Abstände der Punkte außerhalb der Error-insensitive Tube werden zur Berechnung der Hyperebene genutzt. Der Abstand der Punkte oberhalb der Tube zur Tube wird als ξ (Xi) bezeichnet, der Abstand der Punkte unterhalb der Tube zur Tube als ξ*. ξ und ξ* werden auch als Slack-Variablen bezeichnet. [P1522/P1523]

All das kann wiederum in einer einzigen Formel zusammengeführt werden, die letztlich minimiert werden soll:

$$\frac{1}{2}\,\|\mathbf{w}\|^2 + C\sum_{i=1}^{N}\left(\xi_i + \xi_i^*\right)$$

$\frac{1}{2}\cdot\|\mathbf{w}\|^2$ bezieht sich weiterhin auf die Margin bzw. die Error-insensitive Tube.

$C\sum_{i=1}^{N}\left(\xi_i + \xi_i^*\right)$ repräsentiert den Fehlerterm in der Optimierungsfunktion. Der Parameter C steuert wie beschrieben die Trade-off-Balance zwischen der Minimierung des Fehlers und der Maximierung der Tube.

Allerdings existieren zusätzlich mehrere Bedingungen:

$$\textit{minimiere}\ \frac{1}{2}\,\|\mathbf{w}\|^2 + C\sum_{i=1}^{N}\left(\xi_i + \xi_i^*\right)$$

$$\textit{unter den Bedingungen}\begin{cases} y_i - \langle w, x_i\rangle - b \le E + \xi_i \\ \langle w, x_i\rangle + b - y_i \le E + \xi_i^* \\ \xi_i, \xi_i^* \ge 0 \end{cases}$$

Wir können all dies wieder in einer Lagrange-Funktion zusammenführen und einen Platzhalter für die Kernel-Funktionen integrieren. Die Kernel-Funktionen ermöglichen weiterhin, die Datenpunkte in eine höhere Dimension zu heben und nichtlineare Zusammenhänge zu modellieren. Die aus den Umformungen resultierende Formel wird aber komplizierter als bei den SVCs und würde hier zu weit führen.

MERKE

Wichtig ist in erster Linie zu verstehen, dass auch bei SVRs eine Hyperebene gebildet wird, die jedoch *durch* eine Punktewolke verläuft. Anders als bei einer linearen Regression wird nicht für jeden Datenpunkt ein Fehler berechnet, sondern nur für die Datenpunkte, die außerhalb der Error-insensitive Tube liegen. Die Größe der Tube und die ξ-Abstände der Datenpunkte außerhalb der Tube verhalten sich entgegengesetzt, sodass eine Formel genutzt wird, mit der ein Gleichgewicht aus Größe der Tube und ξ-Abständen ermittelt werden kann. Hierbei handelt es sich jedoch um ein vergleichsweise komplexes Optimierungsproblem, für das die sog. Lagrange-Funktionen genutzt werden.

9.3 Vor- und Nachteile

9.3.1 Vorteile

Vorteile der Support Vector Machines sind:

- **Vielseitig durch Wahl des Kernels:** SVMs (SVCs und SVRs) sind vielseitig einsetzbar, da verschiedene Kernel-Funktionen verwendet werden können, um die Hyperebene an unterschiedliche Datenstrukturen anzupassen. Dies ermöglicht auch nichtlineare Entscheidungsgrenzen und Regressionen.
- **Gute Generalisierung:** Da sich SVMs (SVCs und SVRs) nur auf eine begrenzte Anzahl an Stützvektoren fokussieren, sind sie robuster gegenüber Overfitting. Sie führen selbst bei kleineren Datensätzen häufig zu einer guten Generalisierung.
- **Robust gegenüber Ausreißern:** Da bei SVCs lediglich die Datenpunkte bzw. Stützvektoren relevant sind, die am nächsten an der jeweils anderen Gruppe liegen, spielen Ausreißer, sofern sie nicht zu Stützvektoren werden (s. u.), keine Rolle. SVRs sind durch einen Toleranzbereich und die Verwendung der ξ-Variablen robuster gegenüber Ausreißern als z. B. lineare Regressionen.

9.3.2 Nachteile

Nachteile der Support Vector Machines sind:

- **Rechenaufwand:** Das Training von SVMs (SVCs und SVRs) kann rechenaufwendig sein, insbesondere wenn der Datensatz groß ist und hochdimensionale Kernel-Funktionen verwendet werden.
- **Abhängigkeit von den Kernel-Funktionen:** Die Leistung von SVMs (SVCs und SVRs) hängt stark von der verwendeten Kernel-Funktion ab, sodass viele Varianten getestet werden sollten.
- **Empfindlich gegenüber Ausreißern:** SVMs (SVCs und SVRs) sind dann besonders empfindlich gegenüber Ausreißern, wenn ein solcher Ausreißer zu einem Stützvektor wird. Es ist daher empfehlenswert, die Daten vorab grafisch zu visualisieren und Ausreißer zu identifizieren bzw. deren Einfluss abzuschätzen.
- **Schwierige Interpretierbarkeit:** Insbesondere bei höherdimensionalen Datensätzen können die resultierenden Entscheidungsgrenzen von SVMs (SVCs und SVRs) schwer zu interpretieren sein.

Zusammenfassung

- SVMs können für Klassierungen (SVCs) und Regressionen (SVRs) genutzt werden.
- SVCs:
  - Sie eignen sich für **binäre Klassifizierungen.** Sollen mehr als 2 Klassen unterschieden werden, kann das **Eins-vs.-eins-Prinzip** (Unterscheidung jeder möglichen Paarung von Klassen) oder das **Eins-vs.-Rest-Prinzip** (Unterscheidung jeweils einer Klasse und allen restlichen Klassen) genutzt werden.

  - Bei SVCs wird eine Trennlinie **(Hyperebene)** berechnet, die die Datenpunkte der Klassen optimal voneinander trennt.
  - Hierzu nutzen SVCs sog. **Support Vectors (Stützvektoren),** also die Datenpunkte, die am nächsten an der jeweils anderen Klasse liegen. Der Abstand zwischen den Stützvektoren wird als **Margin** bezeichnet. Die Trennlinie läuft mittig durch die Margin.
- SVRs:
  - Sie eignen sich für Regressionsmodelle. Hierbei läuft die Hyperebene durch die Punktewolke hindurch.
  - Die Hyperebene ist von einer **Error-insensitive Tube** umgeben, in denen Fehler, also Abweichungen der Datenpunkte zur Hyperebene, toleriert werden. Lediglich die Abweichung von Datenpunkten außerhalb der Tube werden zur Optimierung der Hyperebene berücksichtigt.

9.4 Programmierung

Codes/Daten auf GitHub: https://else4.de/41208_KI

Dank der vielen verfügbaren Code-Bibliotheken lassen sich auch SVMs in wenigen Zeilen programmieren. Im Folgenden nutzen wir weiterhin den frei verfügbaren Datensatz [23] der Framingham Heart Study [24]. Zunächst werden wir einen SVC programmieren, um Patient*innen mit und ohne Diabetes zu klassifizieren. Anschließend werden wir eine SVR programmieren, um (wie im > Kap. 7) den systolischen Blutdruck einer Person zu ermitteln.

Die meisten Befehle der ersten Arbeitsschritte wurden bereits in vorangegangenen Kapiteln verwendet. Wir werden sie dennoch fortan weiter zeigen und erklären, um in jedem Kapitel ein vollständiges, in sich schlüssiges und funktionierendes Programm darzulegen. Sind die Befehle bereits bekannt, kann unmittelbar zu den Code-Abschnitten zu den Modellen übergegangen werden.

Installation der Bibliotheken

Zunächst installieren wir alle Code-Bibliotheken, die wir im Folgenden verwenden werden. Sind manche der Bibliotheken noch nicht installiert, ist dies mit dem Befehl `pip install` möglich:

```
1 import pandas as pd
2
3 import matplotlib.pyplot as plt
4
5 from imblearn.over_sampling import SMOTE
6
7 from sklearn.model_selection import train_test_split
8
9 from sklearn import svm
```

Zeile 1: Die pandas-Bibliothek wird benötigt, um die Excel-Datei mit den Daten zu laden.
Zeile 3: matplotlib dient der grafischen Visualisierungen der Daten.
Zeile 5: Mit diesem Modul aus imblearn können wir bei Class Imbalance ein Resampling durchführen.
Zeile 7: Dieses Modul nutzen wir zur Aufteilung der Daten in Trainings- und Testdaten.
Zeile 9: Das ist das sklearn-Modul für die Programmierung von SVMs (SVCs und SVRs).

Einlesen der Daten

Wir lesen das Excel-Dokument mit den Daten ein und stellen zur Kontrolle die ersten 5 Zeilen der Tabelle dar:

```
1 data = pd.read_excel("C:\\Users\\FraminghamHeartStudy.xlsx", sheet_name = "Tabelle1")
2
3 data = data.dropna()
4
5 data.head()
```

	ZehnJahreKHK	Geschlecht	Alter	Raucher	ZigProTag	BDMedikamente	Schlaganfall	ArtHypertonie	Diabetes	GesChol
1	0	M	38	1	20.0	0.0	0	0	0	
2	0	M	47	1	20.0	0.0	0	0	0	
3	1	M	66	0	0.0	0.0	0	1	0	
6	1	M	51	1	7.0	0.0	0	1	0	
7	0	W	36	1	3.0	0.0	0	0	0	

Zeile 1: Mit dem pandas-Befehl `read_excel` laden wir die Daten aus unserer Excel-Datei, die sich z. B. auf unserem Computer befindet. Der hier beispielhafte Pfad muss entsprechend angepasst werden.
Zeile 3: Mit dem Befehl `dropna()` werden Zeilen mit fehlenden Daten entfernt.
Zeile 5: Mit dem Befehl `head()` geben wir die ersten 5 Zeilen der Datentabelle aus, um sicherzugehen, dass die Daten korrekt geladen wurden.

Die meisten Variablen der Tabelle enthalten Zahlenwerte. Eine Ausnahme ist die Variable „Geschlecht", die mit Buchstaben, also dem Datentyp `string` codiert wurde. Dies kann später zu Fehlermeldungen führen, wenn Rechenschritte Zahlenwerte erfordern. Wir sollten die Variablen-Codierung daher in Zahlenwerte umwandeln. Dies gelingt z. B. durch die sog. Dummy-Codierung, die sich mit dem pandas-Befehl `get_dummies()` durchführen lässt:

```
1 data_new = pd.get_dummies(data, columns = ["Geschlecht"])
2
3 data_new.head()
```

tHypertonie	Diabetes	GesCholesterin	Systolisch	Diastolisch	BMI	Herzfrequenz	Blutzucker	Geschlecht_M	Geschlecht_W
0	0	113.0	120	84	30.0	78.0	85.0	1	0
0	0	119.0	117	79	26.0	75.0	78.0	1	0
1	0	124.0	138	91	32.0	75.0	96.0	1	0
1	0	133.0	138	78	17.0	80.0	65.0	1	0
0	0	135.0	108	74	23.0	73.0	75.0	0	1

Zeile 1: Hier führen wir die Dummy-Codierung für die Variable „Geschlecht" durch.
Zeile 3: Zur Kontrolle lassen wir uns erneut die ersten 5 Zeilen der Tabelle ausgeben. Die neu codierten Variablen wurden an das rechte Ende der Tabelle angefügt. Wie zu erkennen ist, hat `get_dummies` 2 neue Variablen erstellt – eine für jede Ausprägungsform von „Geschlecht". Es reicht aus, lediglich eine der beiden Variablen zu verwenden, da diese das Geschlecht jeweils andersherum mit den Zahlen 1 oder 0 codieren.

Um eine mögliche Class Imbalance zu erkennen, sollten wir die Verteilung der Klassen „Diabetes“ bzw. 1 und „kein Diabetes“ bzw. 0 näher betrachten:

```
1 count_diabetes = data_new["Diabetes"].value_counts()
2
3 count_diabetes.plot(kind = "bar", rot = 0)
```

Zeile 1: Wir zählen zunächst, wie oft die Zahlen 1 und 0 in der Variable bzw. Tabellenspalte „Diabetes“ vorkommen.
Zeile 3: Hiermit visualisieren wir die Häufigkeit der Klassen.

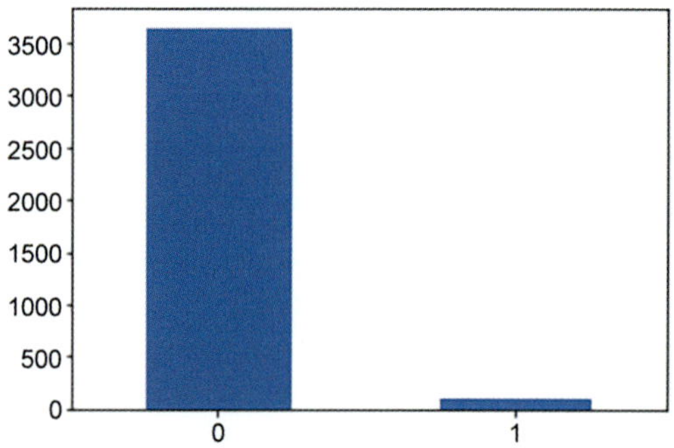

Eine deutliche Class Imbalance ist sofort zu erkennen – viel mehr Personen hatten keinen Diabetes als einen Diabetes. Um keine wertvollen Daten zu verlieren, werden wir nach der Aufteilung der Daten in Trainings- und Testdaten ein SMOTE-Resampling durchführen, also neue Datenpunkte der Klasse Diabetes generieren, um eine gleiche Anzahl an Datenpunkte beider Klassen zu bewirken.

Aufteilung der Daten und Resampling

Mit dem SVC klassifizieren wir später, ob eine Person einen Diabetes mellitus aufweist. Hierzu nutzen wir den Blutzuckerspiegel als Modelleingabe.

Mit dem `iloc`-Befehl teilen wir den Datensatz hierzu entsprechend in Input- bzw. x-Variablen und Output- bzw. y-Variablen auf:

```
1 x = data_new.iloc[:, 13].values.reshape(-1, 1)
2
3 y = data_new.iloc[:, 7]
```

Zeile 1: Den Blutzuckerwert in Spalte 14 der Excel-Tabelle speichern wir in der Variable x (**Cave:** Python beginnt bei 0 zu zählen). Das sklearn-Modul, das wir später für die logistische Regression nutzen, erwartet als Eingabe zweidimensionale Daten, sodass wir zudem den `reshape()`-Befehl anwenden müssen. „–1“ bedeutet, dass die Anzahl der Zeilen automatisch bestimmt wird, basierend auf der Gesamtzahl der Elemente im Array. „1“ gibt an, dass es eine Spalte geben soll.
Zeile 3: Als y-Variable definieren wir die Spalte 8, also die Variable „Diabetes“.

Um diesen Schritt erneut zu überprüfen, geben wir die x- und y-Variable aus. Da wir die Dimension der x-Variable verändert haben, können wir nicht mehr den `head()`-Befehl nutzen. Der `print()`-Befehl erfüllt aber denselben Zweck:

```
print(x)
```

```
[[ 85.]
 [ 78.]
 [ 96.]
 ...
 [ 90.]
 [110.]
 [ 72.]]
```

```
print(y)
```

```
1       0
2       0
3       0
6       0
7       0
       ..
4181    0
4182    0
4183    0
4184    0
4185    0
```

Nun führen wir das Resampling mittels SMOTE durch:

```
1 sm = SMOTE()
2
3 x_train_res, y_train_res = sm.fit_resample(x_train, y_train)
4
5 print(y_train_res.value_counts())
```

```
0    3093
1    3093
```

Zeile 1: Hier wird das SMOTE-Verfahren initialisiert.
Zeile 3: Hier führen wir das Resampling der Variablen `x_train` und `y_train` durch und speichern das Resultat in den Variablen `x_train_res` und `y_train_res`.
Zeile 5: Hiermit lassen wir uns die Größe der beiden Kategorien von `y_train_res` ausgeben. Die Gruppen sind gleich groß, das Resampling hat also funktioniert.

Mit diesem Schritt sind die Vorbereitungen abgeschlossen und das SVC-Modell kann definiert werden.

SVC-Modell

Mithilfe von sklearn können wir das SVC-Modell in jeweils nur einer Zeile programmieren, trainieren und evaluieren:

```
svc = svm.SVC(kernel = "linear")

svc.fit(x_train_res, y_train_res)

svc.score(x_test, y_test)
```

```
0.9289520426287744
```

Zeile 1: Hier wird das SVC-Modell definiert. Als Spezifikation haben wir aktuell nur eine lineare Kernel-Funktion definiert.
Zeile 3: Mit diesem Befehl trainieren wir das Modell anhand des oben definierten Trainingsdatensatzes.
Zeile 5: Mit dieser Zeile berechnen wir die Genauigkeit („accuracy") des Modells. Dieses hat für rund 93 % der Patient*innen korrekt klassifiziert, ob diese an einem Diabetes leiden.

Wir können die ausgegebene Accuracy prüfen, indem wir uns die Label und die Modellausgaben für einige Beispiele des Testdatensatzes ausgeben lassen:

```
1 predictions = svc.predict(x_test)
2
3 results_df = pd.DataFrame({"Label": y_test, "Modell-Ausgabe": predictions})
4
5 print(results_df)
```

```
      Label  Modell-Ausgabe
3441      0               0
3222      0               0
3666      0               0
354       0               0
788       0               0
...     ...             ...
2914      0               0
364       0               0
1671      0               0
3046      0               0
2352      0               0
```

Zeile 1: Hiermit berechnen wir die Modellausgaben basierend auf `x_test`.
Zeile 3: Hiermit erstellen wir eine Tabelle, die die Label und Modellausgaben nebeneinanderstellt.
Zeile 5: Hiermit geben wir die Tabelle aus. Die Modellausgaben entsprechen bei den gezeigten Beispielen den Labeln, es handelt sich also um korrekte Klassifikationen.

Wir können auch andere Kernel-Varianten testen und evaluieren. Für polynomielle Kernel-Funktionen können wir zudem den Grad des Polynoms festlegen. Zudem testen wir den RBF-Kernel (RBF = Radial Basis Function). Streng genommen bräuchten wir für den Modellvergleich einen eigenen Validierungsdatensatz, aber für einen Überblick genügt der folgende Code:

```
svc_2 = svm.SVC(kernel = "poly", degree = 3)

svc_2.fit(x_train_res, y_train_res)

svc_2.score(x_test, y_test)
```

```
0.9378330373001776
```

```
svc_3 = svm.SVC(kernel = "rbf")

svc_3.fit(x_train_res, y_train_res)

svc_3.score(x_test, y_test)
```

```
0.9431616341030196
```

Der RBF-Kernel schlägt sich am besten.

SVR-Modell

Die SVR soll den systolischen Blutdruck einer Person anhand verschiedener kardiovaskulärer Risikofaktoren vorhersagen. Da wir die Daten in den vergangenen Arbeitsschritten umfassend umsortiert und manipuliert haben, ist es sinnvoll, die Daten neu zu importieren. Anschließend definieren wir die neuen x- und y-Werte definieren und teilen die Daten in Trainings- und Testdaten auf:

```
1 data = pd.read_excel("C:\\Users\\...\\FraminghamHeartStudy.xlsx", sheet_name = "Tabelle1")
2 data = data.dropna()
3 data_new = pd.get_dummies(data, columns = ["Geschlecht"])
4
5 x = data_new.iloc[:, [1, 2, 3, 4, 5, 6, 7, 8, 11, 12, 13, 14]]
6
7 y = data_new.iloc[:, 7]
8
9 x_train, x_test, y_train, y_test = train_test_split(x, y, test_size = 0.15)
```

Zeile 1–3: Erneuter Import der Daten.
Zeile 5: Hier definieren wir nahezu alle verfügbaren Variablen als Modelleingaben – mit Ausnahme der Vorhersage einer KHK in 10 Jahren (scheint intuitiv für den systolischen Blutdruck in der Gegenwart nicht besonders entscheidend zu sein), des systolischen Blutdrucks (der soll vorhergesagt werden), des diastolischen Blutdrucks (das wäre Schummeln), und der zweiten Variable zum Geschlecht (eine reicht aus).
Zeile 7: Modellausgabe soll der systolische Blutdruck sein.
Zeile 9: Hier erfolgt die Aufteilung in Trainings- und Testdaten.

Da wir nun keine Klassifizierung, sondern eine Regression durchführen wollen, spielt Class Imbalance keine Rolle und wir können auf erneutes Resampling verzichten.

Der sklearn-Befehl, mit dem wir das SVR-Modell definieren, ist nahezu identisch zum Befehl für das SVC-Modell. Wir testen ebenfalls beispielhaft eine lineare Kernel-Funktion. Jedoch sind auch hier viele Varianten möglich:

```
svr = svm.SVR(kernel = "linear")

svr.fit(x_train, y_train)

svr.score(x_test, y_test)
```

```
0.7222001567343643
```

Die Leistung des Modells ist noch immer nicht überwältigend, aber besser als die Leistung der linearen Regression, die einen R^2-Score (bzw. eine „accuracy“) von 53 % erzielt hatte (➤ Kap. 7.4). Womöglich kann der systolische Blutdruck nur schwer mit linearen Funktionen anhand der ausgewählten kardiovaskulären Risikofaktoren vorhergesagt werden. Zudem ist es häufig schwieriger, eine kontinuierliche Variable vorherzusagen als eine Variable mit kategorialer Ausprägung. So könnten wir den Blutdruck alternativ auch in Kategorien einteilen (z. B. systolische Blutdrücke von 100–110 mmHg, 110–120 mmHg, 120–130 mmHg usw.) und testen, ob ein SVC-Modell eine bessere Leistung erzielt.

KAPITEL

10 Decision Trees und Random Forests

Diagnostische und therapeutische Entscheidungen sind häufig komplex. Das liegt u. a. daran, dass viele verschiedene Optionen verglichen und hinsichtlich verfügbarer Ressourcen und erhofftem Ergebnis abgewogen werden müssen. Um medizinische Entscheidungen zu strukturieren, zu vereinheitlichen und dabei wissenschaftliche Erkenntnisse zu berücksichtigen, gibt es für viele Erkrankungsbilder Leitlinien. In diesen werden mögliche medizinische Entscheidungen gelistet, hinsichtlich ihrer Evidenz bewertet und häufig in Flussdiagrammen zusammengefasst.

In diesem Kapitel beschäftigen wir uns mit sog. **Decision Trees** (Entscheidungsbäume) und **Random Forests** (Zufallswälder) – Algorithmen, die wie medizinische Leitlinien Entscheidungsregeln definieren, um damit Klassifizierungs-, Clustering- und Regressionsaufgaben zu lösen.

10.1 Grundlagen und medizinische Anwendungen

Wie ein „biologischer" Baum setzten sich auch Decision Trees aus Ästen, Verzeigungen und Blättern zusammen. Im Kontext der Decision Trees spricht man hierbei von **Knoten.** In ➤ Abb. 10.1 ist ein beispielhafter Decision Tree dargestellt. Es fällt auf, dass der Baum von oben nach unten wächst, was jedoch lediglich der Darstellungskonvention entspricht. Die Knoten sind in ➤ Abb. 10.1 als Kreise dargestellt. Je nach genauer Position unterscheidet man verschiedene Knoten. Der oberste Knoten wird als Root Node (Wurzelknoten)

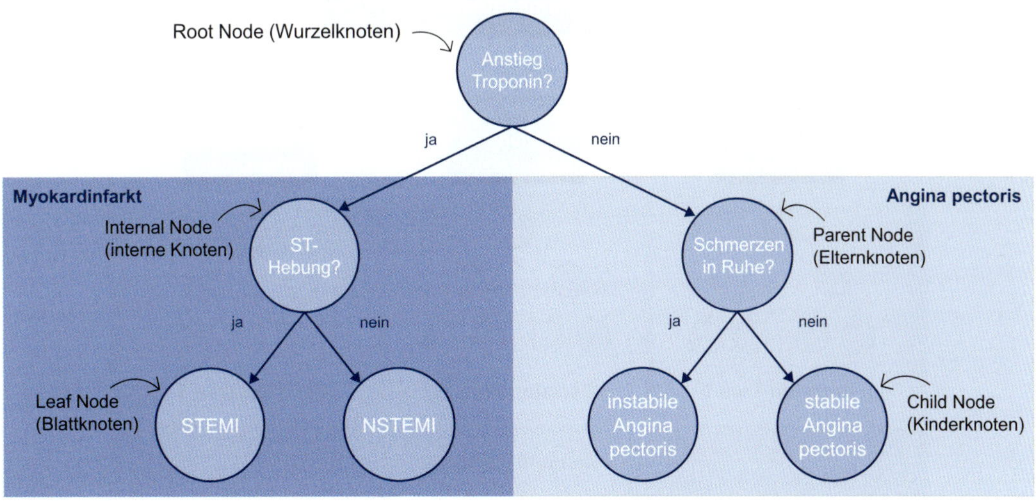

Abb. 10.1 Beispielhafter Decision-Tree-Klassifikator. Gezeigt ist ein beispielhafter Decision Tree, der die Datenpunkte in die folgenden Unterformen eines akuten Herzsyndroms ST-Hebungs-Myokardinfarkt (STEMI), Nicht-ST-Hebungs-Myokardinfarkt (NSTEMI) und instabile Angina pectoris sowie stabile Angina pectoris einteilen kann. [P1522/P1523]

bezeichnet, während die darauffolgenden Knoten Internal Nodes (interne Knoten) heißen. Jeder Knoten, von dem Äste abgehen, kann auch als Parent Node (Elternknoten) bezeichnet werden und die darauffolgenden Knoten als Child Nodes (Kinderknoten). Die Knoten in der Baumkrone, die am Ende jedes Asts stehen heißen Leaf Nodes (Blattknoten). Sie bilden die Endpunkte des Baums.

Wie der Name Decision Tree suggeriert, enthalten die meisten Knoten **Entscheidungsregeln,** die dabei helfen sollen, die Daten zu unterteilen und so z. B. Klassifizierungen vorzunehmen. Die Leaf Nodes, also die Blätter der Baumkrone, enthalten schließlich die finalen Klassen, in die die Daten mithilfe der Entscheidungsregeln einsortiert werden. Die genauen Entscheidungsregeln sind für jeden Datensatz bzw. jede Anwendung verschieden. Sie werden im Trainingsprozess anhand des Trainingsdatensatzes definiert. Je besser eine Entscheidungsregel dabei hilft, die Daten in die vorgegeben Klassen zu unterteilen, desto früher taucht sie im Baum auf. Entscheidungsregeln werden danach festgelegt, wie groß der durch sie erzielte Erfolg bei der Unterteilung der Daten ist (➤ Kap. 10.2).

Gerade für medizinische Anwendungen ist besonders relevant, dass der Aufbau des Decision Trees nach dem Training ausgegeben werden kann, sodass die Einteilung der Daten bzw. die Entscheidungsregeln nachvollziehbar sind.

Während ein Decision Tree einen einzelnen Entscheidungsbaum darstellt, handelt es sich bei einem Random Forest um einen Wald aus mehreren Decision Trees. Jeder Decision Tree wird dabei mit einem Teil der Trainingsdaten trainiert (➤ Abb. 10.2). Letztlich gibt der Random Forest die Klassifikation als finales Ergebnis aus, die von den meisten seiner Decision Trees ermittelt wurde. Würden wir einen Random Forest mit 100 Decision Trees auf das Beispiel oben anwenden und 85 Decision Trees kämen zur Entscheidung „STEMI" und 15 zur Entscheidung „NSTEMI", so wäre „STEMI" die finale Ausgabe des Random-Forest-Modells.

10.1.1 Klassifizierung

Bei der Klassifizierung weist der Algorithmus Datenpunkten Klassen zu, die im Trainingsdatensatz durch die Label definiert werden. In unserem Beispiel oben haben wir Decision Trees bzw. Random Forests bereits auf ein Klassifizierungsproblem angewendet. Obwohl für viele KI-Modelle mittlerweile neuronale Netze

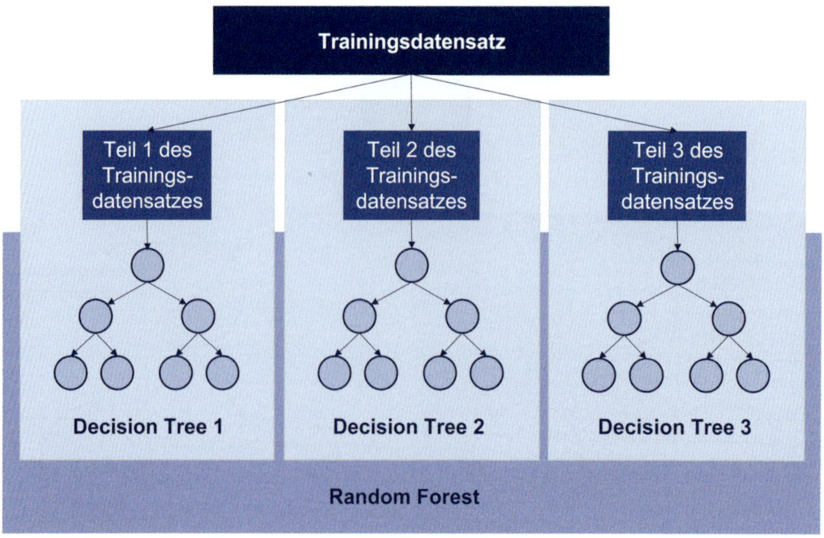

Abb. 10.2 Random Forest mit 3 Decision Trees. Ein Random Forest setzt sich aus mehreren, in der Praxis meist aus hunderten Decision Trees zusammen. Jeder Decision Tree im Random Forest enthält einen eigenen Datensatz als Eingabe, der basierend auf dem ursprünglichen Datensatz zufällig zusammengestellt wird. [P1522/P1523]

bevorzugt werden, ist die Klassifizierung eine der Anwendungen, bei denen Decision Trees bzw. Random Forests weiterhin zum Einsatz kommen. Sie sind besonders dann geeignet, wenn die Interpretierbarkeit des Modells im Vordergrund steht oder der verfügbare Trainingsdatensatz kleiner ist, als für das Training eines neuronalen Netzes erforderlich wäre.

10.1.2 Clustering

Neben den Klassifizierungen können Decision Trees bzw. Random Forests auch bei Clustering-Anwendungen genutzt werden. Im Gegensatz zur Klassifizierung sind beim Clustering die Klassen vorab nicht bekannt, in die die Daten eingeteilt werden sollen, sondern sie werden anhand der Eigenschaften der Daten definiert. Da herkömmliche Decision Trees auf Label angewiesen sind, eigenen sich diese nicht ohne Weiteres für ein Clustering. Sie können jedoch im Anschluss daran genutzt werden, um die von einem anderen Algorithmus generierten Cluster qualitativ zu beschreiben. Dafür wird die Cluster-Zugehörigkeit der Datenpunkte extrahiert und den Datenpunkten als Label zugewiesen. Mit den gelabelten Daten kann dann ein Decision Tree bzw. Random Forest trainiert werden und das fertige Modell nach dem Training ausgegeben werden. Anhand der Baumstruktur lässt sich schließlich auf die Eigenschaften der in den Clustern zusammengefassten Datenpunkte schließen.

10.1.3 Regression

Decision Trees bzw. Random Forests können im Rahmen von Klassifizierungen kategoriale Variable ausgeben. Sie können jedoch auch kontinuierliche Variablen im Rahmen von Regressionen vorhersagen, wie z. B. den Blutzuckerspiegel für verschiedene Gruppen von Patient*innen (➤ Abb. 10.3). Solche kontinuierlichen Variablen können theoretisch unendlich viele Ausprägungen aufweisen. Damit Decision Trees bzw. Random Forests die Ausprägung der kontinuierlichen Variable vorhersagen können, muss die Ausprägung der Variablen für die Trainingsdaten gegeben sein. Der Datensatz unseres Beispiels müsste dementsprechend die genauen Blutzuckerwerte aller Patient*innen enthalten (Tabelle links oben in ➤ Abb. 10.3). Die Daten im Trainingsdatensatz werden dann wie gehabt anhand von Entscheidungsregeln in Untergruppen eingeteilt. Passend zur Vorhersage des Blutzuckerwertes könnten diese Untergruppen z. B. wie folgt definiert sein:

- Gruppe 1: Menschen mit Diabetes und mit Herz-Kreislauf-Erkrankungen
- Gruppe 2: Menschen mit Diabetes ohne Herz-Kreislauf-Erkrankungen
- Gruppe 3: Menschen ohne Diabetes

Anschließend berechnet der Algorithmus für jede Untergruppe den durchschnittlichen Blutzuckerwert aller Patient*innen. Diese Durchschnittswerte entsprechen den Ergebnissen, die der Baum letztlich ausgibt.

Decision Trees dieser Art werden auch als **Decision Tree Regression** oder Regression Tree bezeichnet. Sie können zur Ausgabe einer kontinuierlichen Variable sowohl kategoriale (z. B. Diabetiker „ja" oder „nein") als auch kontinuierliche Einflussgrößen (z. B. das Alter) als Eingaben berücksichtigen. Außerdem können nichtlineare Zusammenhänge zwischen den unabhängigen Variablen und der abhängigen, vorherzusagenden Variable modelliert werden. Es ist somit nicht erforderlich, dass zwischen den Eingabevariablen und der Ausgabevariable ein linearer Zusammenhang besteht, anders als z. B. bei linearen Regressionen (➤ Kap. 7).

10.1.4 Variablenextraktion

Weil die Struktur des Entscheidungsbaums nach dem Training ausgegeben werden kann, wird nachvollziehbar, welche Entscheidungsregel an welchem Knoten angewendet wurde. In jeder Entscheidungsregel wird ein Attribut, d. h. eine spezifische Eigenschaft der Daten betrachtet. Dabei werden die Regeln so gewählt, dass

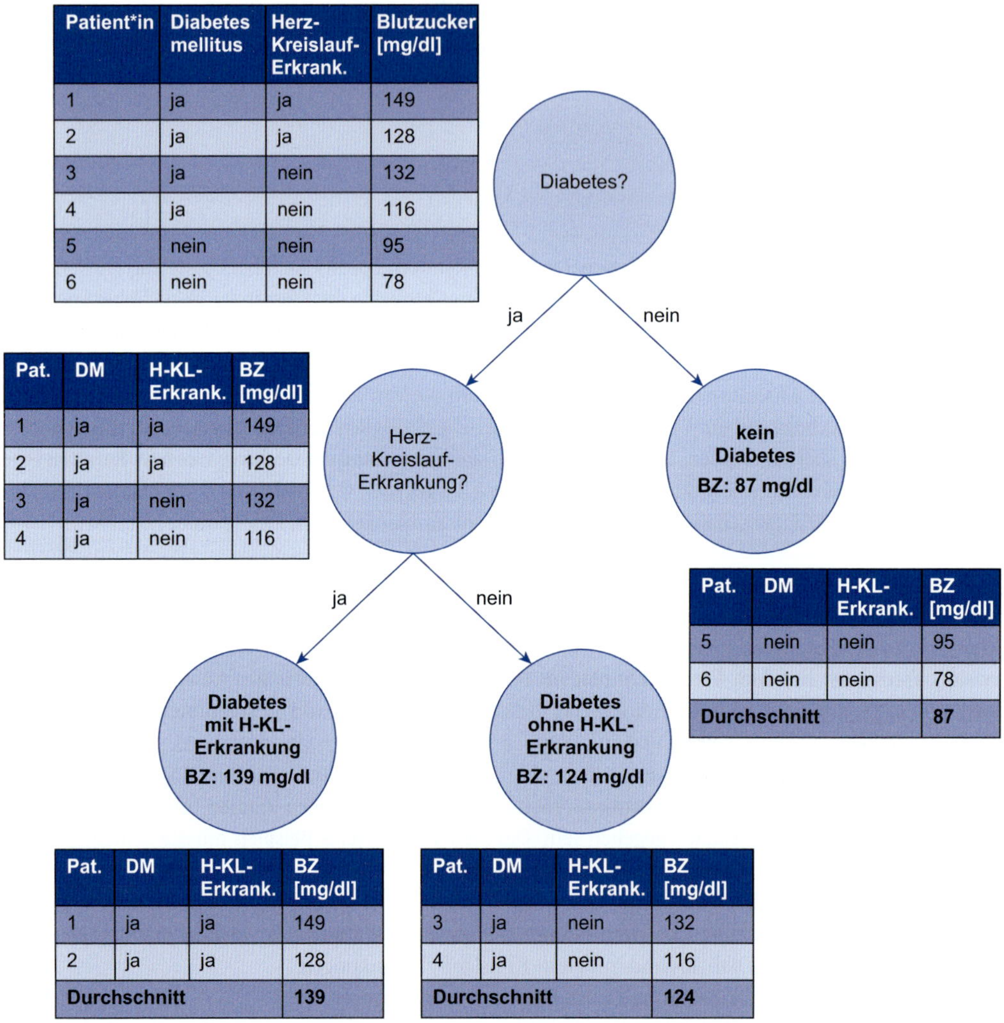

Patient*in	Diabetes mellitus	Herz-Kreislauf-Erkrank.	Blutzucker [mg/dl]
1	ja	ja	149
2	ja	ja	128
3	ja	nein	132
4	ja	nein	116
5	nein	nein	95
6	nein	nein	78

Pat.	DM	H-KL-Erkrank.	BZ [mg/dl]
1	ja	ja	149
2	ja	ja	128
3	ja	nein	132
4	ja	nein	116

Pat.	DM	H-KL-Erkrank.	BZ [mg/dl]
5	nein	nein	95
6	nein	nein	78
Durchschnitt			87

Pat.	DM	H-KL-Erkrank.	BZ [mg/dl]
1	ja	ja	149
2	ja	ja	128
Durchschnitt			139

Pat.	DM	H-KL-Erkrank.	BZ [mg/dl]
3	ja	nein	132
4	ja	nein	116
Durchschnitt			124

Abb. 10.3 Beispielhafte Decision Tree Regression. Der gezeigte Decision Tree teilt die Datenpunkte in die 3 Klassen „kein Diabetes", „Diabetes mit H-KL-Erkrankung", und „Diabetes ohne H-KL-Erkrankung" ein. Für jede der Klasse wird zudem der durchschnittliche Blutzuckerspiegel berechnet und ausgegeben. Hierbei handelt es sich um eine kontinuierliche Variable, sodass man auch von einer Regression bzw. einem Decision-Tree-Regressor sprechen kann; Pat. = Patient*in, DM = Diabetes mellitus, H-KL-Erkrank. = Herz-Kreislauf-Erkrankung, BZ = Blutzuckerspiegel. [L231/P1522/P1523]

durch sie ein möglichst großer Informationsgewinn erzielt wird. Man könnte auch sagen, dass durch sie eine möglichst effektive Aufteilung der Daten gelingt. Im Umkehrschluss sind Attribute, die in Entscheidungsregeln an der Wurzel des Baumes abgefragt werden, „hilfreicher" als jene, die erst in den Entscheidungsregeln der Knoten in der Baumkrone berücksichtigt werden. Diese Variablen können somit auch sinnvolle Eingaben für andere Modelle sein.

Wurde ein Decision Tree angewendet, um das Therapieansprechen auf ein Blutzuckermedikament vorherzusagen, dann können in den Entscheidungsregeln z. B. die Attribute Alter, Geschlecht, Vorerkrankungen, Raucherstatus, HbA_{1c}-Wert etc. einer Vielzahl an Patient*innen berücksichtigt werden. Angenommen, die grafische Ausgabe des Entscheidungsbaumes würde ergeben, dass in der Entscheidungsregel am Wurzelknoten der Raucherstatus abgefragt wird, würde dies nahelegen, dass der Raucherstatus einer konkreten Patientin entscheidend für ihr Therapieansprechen ist. So könnte es sinnvoll sein, den Raucherstatus zu erheben, wenn die Therapie in Erwägung gezogen wird. Decision Trees werden deshalb auch genutzt, um Screening-Verfahren zu entwickeln, die im klinischen Alltag die Stratifizierung von Patient*innen erleichtern.

10.2 Mathematische Grundlagen

Zur Erklärung der mathematischen Grundlagen von Decision Trees und Random Forests nutzen wir einen neuen beispielhaften Datensatz mit dem Körpergewicht und der Körpergröße von 20 Patient*innen (➤ Tab. 10.1). Basierend auf diesem Datensatz soll ein Decision-Tree-Algorithmus entwickelt werden, der zwischen einem normwertigen Body Mass Index (BMI) und einem BMI außerhalb der Norm unterscheiden kann.

Der BMI berechnet sich mit der folgenden Formel:

$$BMI = Körpergewicht\left[kg\right] / Körpergröße\left[m\right]^2$$

Für Erwachsene hat die Weltgesundheitsorganisation (WHO) einen BMI zwischen 18,5 und 24,9 kg/m^2 als normwertig definiert. Ein BMI < 18,5 kg/m^2 bedeutet Untergewicht. Bei einem BMI von 25 bis 29,9 kg/m^2 wird von Übergewicht gesprochen bzw. ab 30,0 kg/m^2 von Adipositas Grad I–III. Mittels der o. g. Formel und den Angaben zum Normbereich lassen sich die 20 Patient*innen hinsichtlich ihres BMIs z. B. in eine Gruppe mit

Tab. 10.1 Datensatz mit Körpergewicht, Körpergröße und Body Mass Index (BMI)

ID	Gewicht [kg]	Größe [m]	BMI [kg/m^2]	Normwertig?
01	80	1,8	24,7	1
02	75	1,9	20,8	1
03	69	1,7	23,9	1
04	50	1,5	22,2	1
05	62	1,8	19,1	1
06	90	2,1	20,4	1
07	57	1,7	19,7	1
08	88	1,9	24,4	1
09	72	1,9	19,9	1
10	50	1,7	17,3	1
11	45	1,8	13,9	0
12	40	1,7	13,8	0
13	99	1,7	34,3	0
14	105	1,9	29,1	0
15	93	1,8	28,7	0
16	65	1,4	33,2	0
17	95	1,7	32,9	0
18	46	1,9	12,7	0
19	58	1,2	40,3	0
20	70	1,4	35,7	0

normwertigem BMI (1 in ➤ Tab. 10.1) und eine zweite Gruppe mit abnormem BMI (0 in ➤ Tab. 10.1) unterteilen. Jedoch soll der Algorithmus die Klassifizierung ausschließlich anhand der Angaben von Körpergewicht und Körpergröße vornehmen.

10.2.1 Entscheidungsregeln

Bei grafischer Darstellung der gesammelten Daten (➤ Abb. 10.4) wird deutlich, dass die beiden Gruppen mit normwertigem bzw. abnormem BMI nicht durch eine einzelne Linie voneinander unterschieden werden können. In anderen Worten: Es gibt keine Gerade, die so platziert werden kann, dass sie beide Gruppen optimal voneinander trennt.

Auch wenn sich die 2 Gruppen in ➤ Abb. 10.4 nicht mit einer einzigen Geraden separieren lassen, scheinen die einzelnen Punkte in den Diagrammen jedoch nicht wahllos verteilt zu sein. So lassen sich basierend auf den Datenpunkten annähernd Bereiche in den Diagrammen definieren, in denen jeweils alle Datenpunkte der Patient*innen mit normwertigem BMI bzw. abnormen BMI liegen (➤ Abb. 10.5). Beim rechten Diagramm zu Körpergewicht und BMI ist der Zusammenhang intuitiv, da ein normwertiger BMI definiert ist als jeder BMI

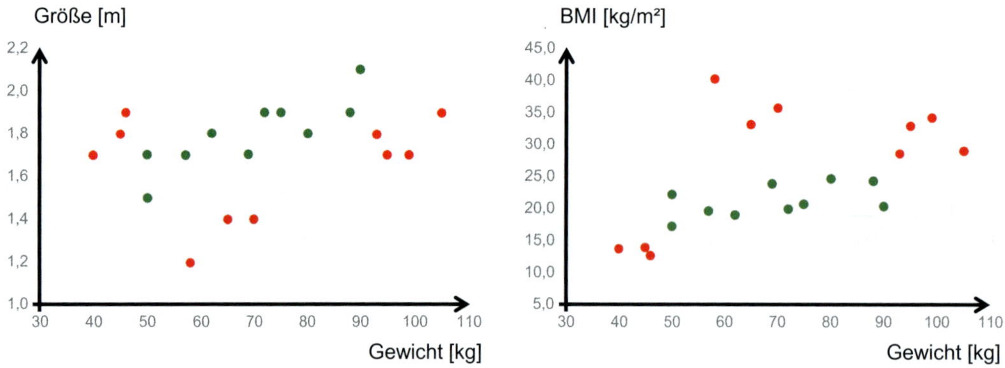

Abb. 10.4 Grafische Darstellung der Daten aus ➤ Tab. 10.1. Das linke Diagramm stellt Gewicht und Größe dar, das rechte Diagramm Gewicht und Body Mass Index (BMI). Die grünen Datenpunkte repräsentieren Personen mit normwertigem BMI, die roten Datenpunkte Personen mit abnormem BMI. Die Datenpunkte der Gruppen sind klar voneinander abgrenzbar, aber nicht durch eine einzige Linie separierbar. [P1522/P1523]

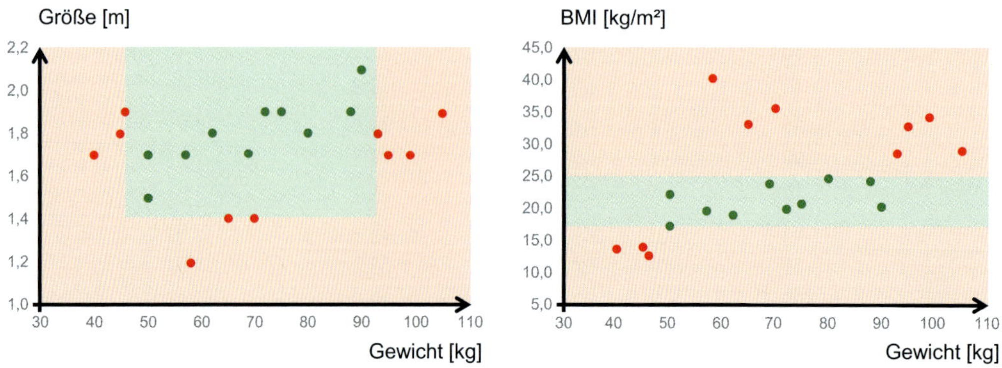

Abb. 10.5 Grafische Darstellung der Daten aus ➤ Tab. 10.1 mit eingefärbten Arealen. In beiden Diagrammen lassen sich Areale definieren, in denen die Datenpunkte mit normwertigem und abnormem Body Mass Index (BMI) liegen. [P1522/P1523]

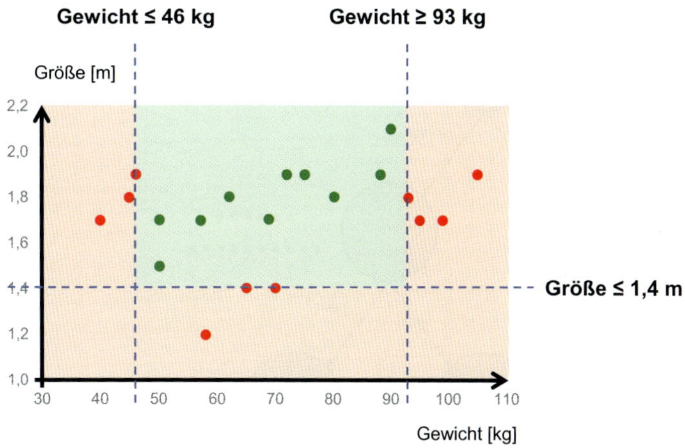

Abb. 10.6 Grafische Darstellung der Daten aus ➤ Tab. 10.1 mit Entscheidungsregeln. Es lassen sich mehrere Entscheidungsregeln definieren, mit denen die Datenpunkte den 2 Gruppen normwertiger bzw. abnormer Body Mass Index zugeordnet werden können. [P1522/P1523]

zwischen 18,5 und 24,9 kg/m^2. Dieser Bereich ist im rechten Diagramm grün hinterlegt. Im linken Diagramm zu Körpergewicht und Körpergröße ist der Zusammenhang weniger intuitiv, doch auch hier lässt sich ein Feld einzeichnen, indem alle grünen Punkte liegen.

Ein Decision Tree ist ein Algorithmus, der Regeln definiert, um eine Entscheidung zu treffen und z. B. Klassifizierungen vorzunehmen. Die Regeln werden basierend auf den existierenden Trainingsdaten (also z. B. dem Datensatz in ➤ Tab. 10.1) definiert, sodass jeder neue Datenpunkt – bzw. jede*r neue Patient*in – gemäß diesen Regeln eindeutig einer Gruppe zugewiesen werden kann. So könnte ein Decision Tree z. B. die in ➤ Abb. 10.6 gezeigten Regeln definieren, um die roten von den grünen Punkten anhand von Körpergewicht und -größe abzugrenzen. Bei unserem Datensatz war es nämlich so, dass jede Person mit einem Körpergewicht zwischen 46 und 93 kg sowie einer Körpergröße über 1,4 m einen normwertigen BMI aufwies.

Der dazugehörige Entscheidungsbaum sähe dann aus, wie in ➤ Abb. 10.7 gezeigt. Die einzelnen Knoten enthalten Entscheidungsregeln. Die endständigen Blattknoten repräsentieren die Klassen. Möchte man anhand des Baumes einen Datenpunkt klassifizieren, folgt man den Aufzweigungen vom Wurzelknoten bis zu den entsprechenden Blattknoten. Die erste Regel ganz oben lautet „Gewicht ≥ 93". In unserem Datensatz weisen alle 4 Patient*innen mit einem Körpergewicht größer oder gleich 93 kg einen abnormen BMI auf. Diese ersten 4 Patient*innen lassen sich mit der ersten Entscheidungsregel bereits eindeutig klassifizieren bzw. für sie folgt unmittelbar ein Blatt am Baum. Demnach müssen noch die übrigen 16 der 20 Patient*innen klassifiziert werden. Die nächste Entscheidungsregel lautet „Gewicht ≤ 46". Drei weitere Patient*innen können mit dieser Regel eindeutig klassifiziert werden. Die verbleibenden 13 Patient*innen lassen sich mit einer letzten Regel klassifizieren: „Größe ≤ 1,4". Nachdem alle Patient*innen mit normwertigem BMI eine Körpergröße über 1,4 m aufweisen, lassen sich die verbliebenen Patient*innen damit eindeutig einer Gruppe zuordnen, sodass die Baumkrone erreicht ist.

10.2.2 Informationstheorie und Entropie

Doch wie kann ein Algorithmus diese Entscheidungsregeln definieren, um die Klassifizierung vorzunehmen? Hierzu müssen wir in das mathematische Gebiet der Informationstheorie eintauchen. Diese wurde in den 1940er- und 1950cr-Jahren entscheidend von dem US-amerikanischen Mathematiker Claude Shannon geprägt, der im Zweiten Weltkrieg zu Verschlüsselung und sicherer Kommunikation geforscht hat. Shannon

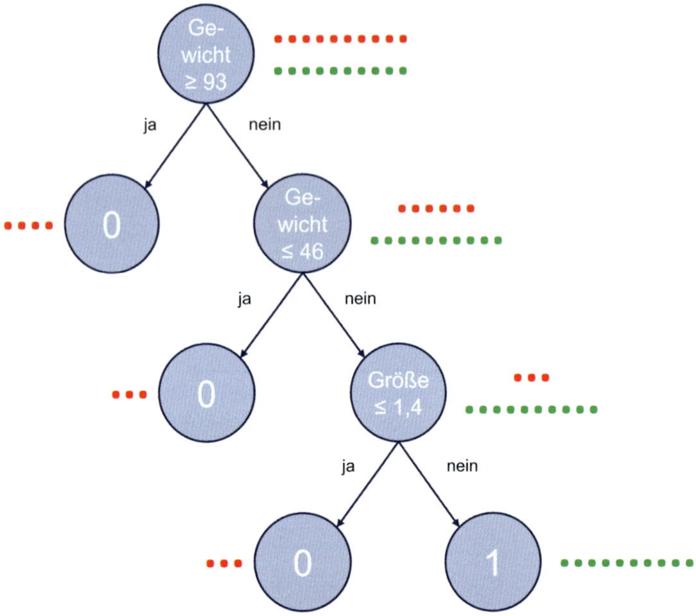

Abb. 10.7 Decision Tree mit den Entscheidungsregeln aus ➤ Abb. 10.6. Die Entscheidungsregeln aus ➤ Abb. 10.6 können als Decision Tree dargestellt werden. Mit ihm können alle Datenpunkte den Gruppen normwertiger Body Mass Index (1) bzw. abnormer Body Mass Index (0) zugeordnet werden. [P1522/P1523]

hat dabei festgestellt, dass der **Informationsgehalt** einer Nachricht nicht zwangsweise von der Länge der Nachricht abhängt. So ist der Informationsgehalt der folgenden 3 Aussagen aus informationstheoretischer Sicht immer derselbe:

- „Sie weisen einen normwertigen BMI auf."
- „BMI normal"
- „1"

Zur Bestimmung des Informationsgehalts I einer Aussage hat Shannon folgende Formel aufgestellt:

$$I = -\log_2(p_i)$$

Die Variable p_i steht hierbei für die Wahrscheinlichkeit einer Information.

Unser Datensatz zum BMI unterscheidet 2 Optionen bzw. Kategorien: Der BMI ist entweder normwertig oder liegt außerhalb der Norm. Ob der BMI im letzteren Fall zu gering oder zu hoch ist, wurde nicht festgelegt. In unserem Datensatz gibt es gleich viele Patient*innen mit normwertigem BMI wie mit abnormem BMI. Die Wahrscheinlichkeit der Information bzw. Aussage, dass ein spezifischer Patient einen normwertigen BMI aufweist, beträgt damit 50 %. Somit berechnet sich der Informationsgehalt der Aussage „Sie haben einen normwertigen BMI" wie folgt:

$$I = -\log_2(0{,}5) = 1$$

Die Nachricht „Sie haben einen normwertigen BMI" an den spezifischen Patienten enthält somit 1 Bit neuartiger Information.

Würde der Datensatz neben einem normwertigem BMI auch noch zwischen einem zu geringen und einem zu hohen BMI unterscheiden und wären alle 3 Optionen weiterhin gleich wahrscheinlich, würde sich der Informationsgehalt I so berechnen:

$$\mathrm{I} = -\log_2\left(\frac{1}{3}\right) \approx 1{,}6$$

Und würde der Datensatz je nach BMI alle 6 von der WHO definierten Kategorien unterscheiden und wären alle Optionen im Datensatz gleich wahrscheinlich, würde sich der Informationsgehalt I so berechnen:

$$I = -\log_2\left(\frac{1}{6}\right) \approx 2{,}6$$

Grafisch sieht der Zusammenhang aus Informationsgehalt und Wahrscheinlichkeit einer Information so aus, wie in ➤ Abb. 10.8 dargestellt. Je mehr Optionen es gibt bzw. je unwahrscheinlicher diese jeweils sind, desto größer ist der Informationsgehalt einer Aussage, die Klarheit schafft – so weit keine große Überraschung.

Neben dem Informationsgehalt hat Shannon noch einen zweiten Begriff definiert, die sog. **Entropie.** Sie bezeichnet den mittleren Informationsgehalt einer Aussage bzw. mathematisch formuliert, den Erwartungswert des Informationsgehalts. Die Entropie wird meist mit dem griechischen Buchstaben Eta (H) abgekürzt. Die Formel sieht so aus:

$$H = \sum_{i=1}^{m} p_i \cdot I(i) = -\sum_{i=1}^{m} p_i \cdot \log_2 p_i$$

p_i steht hierbei erneut für die Wahrscheinlichkeit einer Information. Das Summenzeichen (Σ) bedeutet, dass die Rechnung $p_i \cdot \log_2(p_i)$ für alle unterschiedlichen Optionen durchgeführt und die Ergebnisse letztlich zu einem Gesamtwert addiert werden.

Eine Patientin fragt nun, ob ihr BMI normwertig sei oder außerhalb der Norm liege. Gehen wir weiterhin davon aus, dass die Wahrscheinlichkeit für einen normwertigen BMI, also $p_{normwertig}$, sowie die Wahrscheinlichkeit für einen abnormen BMI, also p_{abnorm}, jeweils 50 % betragen. Die Entropie H berechnet sich gemäß der oben definierten Formel dann wie folgt:

$$H = -(p_{normwertig} \cdot \log_2\left(p_{normwertig}\right) + p_{abnorm} \cdot \log_2\left(p_{abnorm}\right)$$

$$H = -\left(0{,}5 \cdot \log_2\left(0{,}5\right) + 0{,}5 \cdot \log_2\left(0{,}5\right)\right)$$

$$H = -\left(-0{,}5 - 0{,}5\right) = 1$$

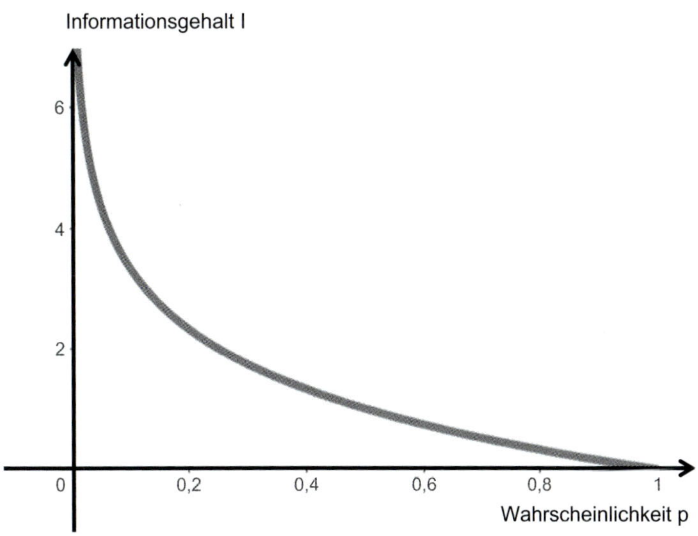

Abb. 10.8 Zusammenhang von Informationsgehalt und Wahrscheinlichkeit. Der Informationsgehalt I und die Wahrscheinlichkeit p einer Information weisen einen inversen logarithmischen Zusammenhang auf. Je geringer die Wahrscheinlichkeit einer Information, desto größer ist der Informationsgehalt der Nachricht mit der Information. [P1522/P1523]

Eine Entropie von 1 bedeutet maximale Unsicherheit hinsichtlich einer Information, denn die Patientin weiß noch nicht, ob ihr BMI normwertig ist oder nicht. Sie weiß allenfalls, dass die Wahrscheinlichkeit für einen normwertigen BMI 50 % beträgt. Wenn sie aber erfährt, dass sich ihr BMI im Normbereich befindet, beträgt die Wahrscheinlichkeit für einen normwertigen BMI ($p_{normwertig}$) 1,0 und die Wahrscheinlichkeit für einen abnormen BMI (p_{abnorm}) 0,0. Damit berechnet sich die Entropie jetzt wie folgt:

$$H = -(p_{normwertig} \cdot \log_2 \left(p_{normwertig} \right) + p_{abnorm} \cdot \log_2 \left(p_{abnorm} \right)$$

$$H = -\left(1{,}0 \cdot \log_2 \left(1{,}0\right) + 0 \cdot \log_2 \left(0\right)\right)$$

$$H = -\left(-0 - 0\right) = 0$$

Die Patientin weiß nun hinsichtlich ihres BMI Bescheid, sodass ihre Unsicherheit in dieser Hinsicht 0 beträgt. Durch das Gespräch ist aus informationstheoretischer Sicht aus maximaler Unklarheit maximale Klarheit entstanden.

Damit zurück zu unserem Decision Tree. Hier kann die Entropie bzw. die Änderung der Entropie dazu genutzt werden, um Entscheidungsregeln zu definieren, die den Zuwachs an neuer Information, also den Informationsgewinn, maximieren. Zunächst berechnen wir für jede Verzweigung im Baum die Entropie. Hierbei nutzen wir die o. g. Formel und tragen die jeweiligen Wahrscheinlichkeiten p_{abnorm} und $p_{normwertig}$ ein (➤ Abb. 10.9):

$$H = -(p_{normwertig} \cdot \log_2 \left(p_{normwertig} \right) + p_{abnorm} \cdot \log_2 \left(p_{abnorm} \right)$$

Es fehlt noch eine Formel für den Informationsgewinn – schließlich soll dieser maximiert werden, um eine möglichst effektive Entscheidungsfindung zu gewährleisten. Die Formel für den Informationsgewinn von einer zur nächsten Ebene im Baum lautet wie folgt:

$$Informationsgewinn = H_{Eltern} - \sum w_i \cdot H_{Kind\,i}$$

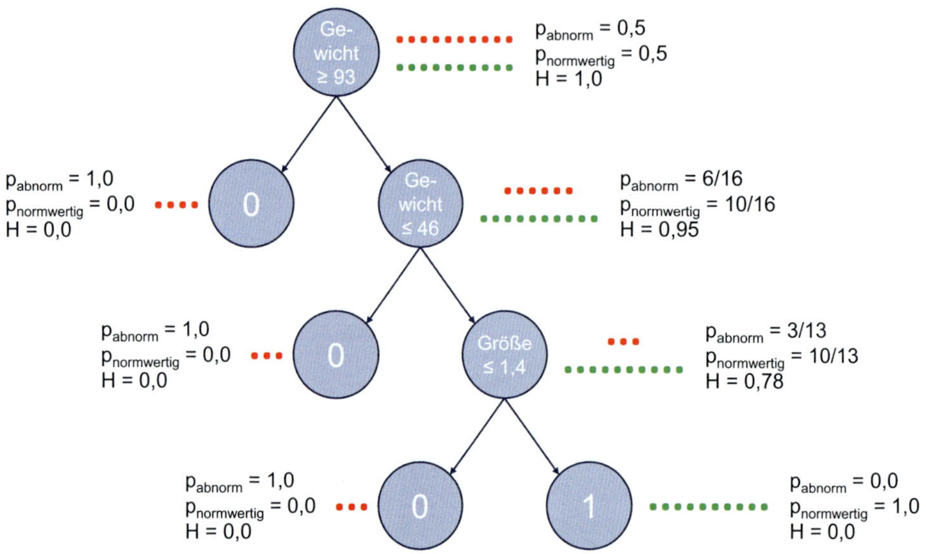

Abb. 10.9 Decision Tree aus ➤ Abb. 10.7 mit den Entropie-Werten H für jeden Knoten. Die Entropie beträgt zu Beginn 1 und sinkt im Verlauf des Baumes auf 0 ab. [P1522/P1523]

Die Formel berücksichtigt dabei einerseits die Entropie des vorangegangenen Elternknotens (H_{Eltern}) sowie die Entropie-Werte der 2 nachfolgenden Kinderknoten (H_{Kind}). Zudem wird die Entropie jedes Kinderknotens mit einem Gewicht („weight") w_i multipliziert, das quantifiziert, wie viel Prozent der Patient*innen sich an dem jeweiligen Knoten befinden (➤ Abb. 10.10).

MERKE

Die Entropie H ist eine mathematische Kenngröße, die den durchschnittlichen Informationsgehalt einer Aussage definiert. Die Änderung der Entropie H beschreibt den Zuwachs an Informationsgehalt, den sog. Informationsgewinn.

Der Informationsgewinn durch die erste Verzweigungsebene bzw. nach der ersten Entscheidungsregel „Gewicht ≥ 93" berechnet sich wie folgt:

$$Informationsgewinn\ Ebene\ 1 = 1{,}0 - \left(\frac{4}{20}\cdot 0 + \frac{16}{20}\cdot 0{,}95\right) = 0{,}24$$

Der Informationsgewinn durch die zweite Verzweigungsebene bzw. nach der zweiten Entscheidungsregel „Gewicht ≤ 46" berechnet sich so:

$$Informationsgewinn\ Ebene\ 2 = 0{,}95 - \left(\frac{3}{16}\cdot 0 + \frac{13}{16}\cdot 0{,}78\right) = 0{,}32$$

Und der Informationsgewinn durch die dritte Verzweigungsebene bzw. nach der dritten Entscheidungsregel „Größe ≤ 1,4" berechnet sich schließlich so:

$$Informationsgewinn\ Ebene\ 3 = 0{,}78 - \left(\frac{3}{13}\cdot 0 + \frac{10}{13}\cdot 0\right) = 0{,}78$$

Würde die erste Entscheidungsregel nicht „Gewicht ≥ 93" lauten, sondern z. B. „Gewicht ≥ 85", würden sich die Entropie-Werte der nachfolgenden Verzweigungen verändern und dadurch der Informationsgewinn mit

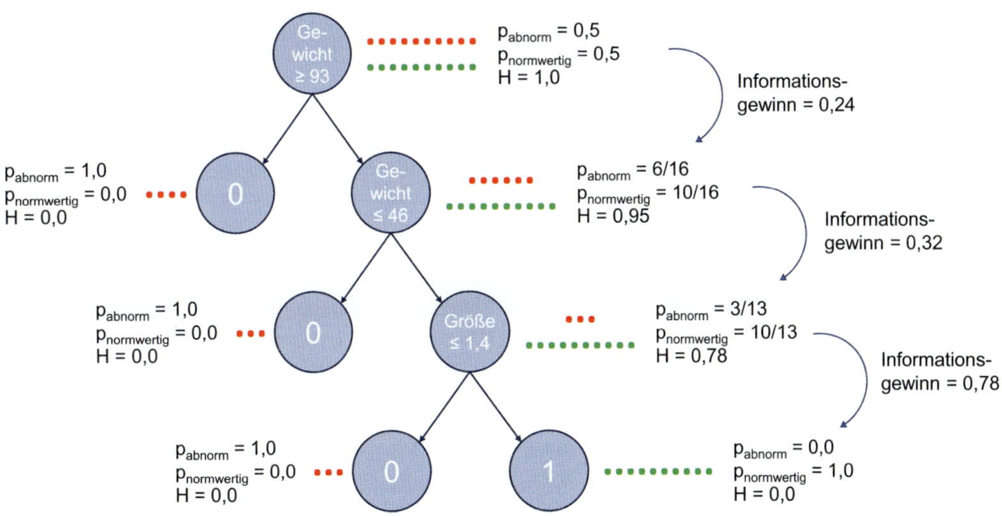

Abb. 10.10 Decision Tree aus ➤ Abb. 10.7 mit den Entropie-Werten H für jeden Knoten und dem Informationsgewinn jeder Verzweigung. Ziel des Decision-Tree-Algorithmus ist es, die Entscheidungsregeln zu definieren, die zum stärksten Informationsgewinn jeder Verzweigung führen. [P1522/P1523]

0,031 gegenüber 0,24 deutlich geringer ausfallen (➤ Abb. 10.11). Damit wäre die Entscheidungsfindung nicht maximal effektiv. Decision Trees sollen jedoch die besten Entscheidungsregeln definieren, die den Informationsgewinn maximieren.

10.2.3 Random Forests

Damit sind die mathematischen Grundlagen der Decision Trees geklärt. Sie neigen jedoch dazu, sich stark an die Trainingsdaten anzupassen und können daher anfällig für Overfitting sein. Dieses Problem verringern Random Forests, die viele verschiedene Entscheidungsbäume zu einem Entscheidungswald kombinieren, der die Diversität von Daten und Zusammenhängen besser abdeckt und dadurch besser generalisiert. Die mathematischen Grundlagen zu Random Forests sollen im Folgenden erklärt werden.

Hierzu verwenden wir einen anderen Beispieldatensatz (➤ Tab. 10.2) mit 6 Patient*innen, für die jeweils 5 Laborwerte x_1-x_5 und eine Diagnose y ermittelt wurde. Die Zielvariable y nimmt hierbei nur die Werte 0 und 1 an, sodass es sich auch hier um ein binäres Klassifizierungsproblem handelt. Auch für diesen Datensatz kann ein Entscheidungsbaum herangezogen werden (➤ Abb. 10.12).

Doch wie wird aus einem spezifischen Entscheidungsbaum ein Entscheidungswald? Zuerst werden aus dem bestehenden Datensatz viele variierende Datensätze zusammengestellt, hier der Einfachheit halber nur 4 (➤ Abb. 10.13). In der Realität können je nach Umfang des ursprünglichen Datensatzes über 100 unterschiedliche Datensätze sinnvoll sein. Beim Generieren eines neuen Datensatzes werden zufällig Zeilen des existierenden Datensatzes ausgewählt und kombiniert. Dieser Prozess wird im Englischen auch **Bootstrapping** genannt (➤ Kap. 6.4.2). Zudem werden für jeden generierten Datensatz noch zufällig Variablen definiert, die zur Erstellung der Decision Trees jeweils verwendet werden.

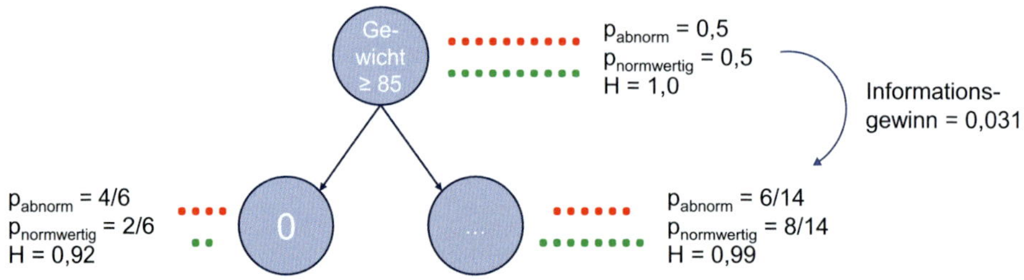

Abb. 10.11 Alternativer Decision Tree mit geringerem Informationsgewinn. Eine andere Entscheidungsregel würde zu einem geringeren Informationsgewinn führen als im Decision Tree zuvor, d. h. die Datenpunkte weniger effektiv den Klassen zuordnen. [P1522/P1523]

Tab. 10.2 Datensatz mit 5 Laborwerten x_1–x_5 und einer binären Diagnose y

ID	x_1	x_2	x_3	x_4	x_5	y
0	4,3	4,9	4,1	4,7	5,5	0
1	3,9	6,1	5,9	5,5	5,9	0
2	2,7	4,8	4,1	5,0	5,6	0
3	6,6	4,4	4,5	3,9	5,9	1
4	6,5	2,9	4,7	4,6	6,1	1
5	2,7	6,7	4,2	5,3	4,8	1

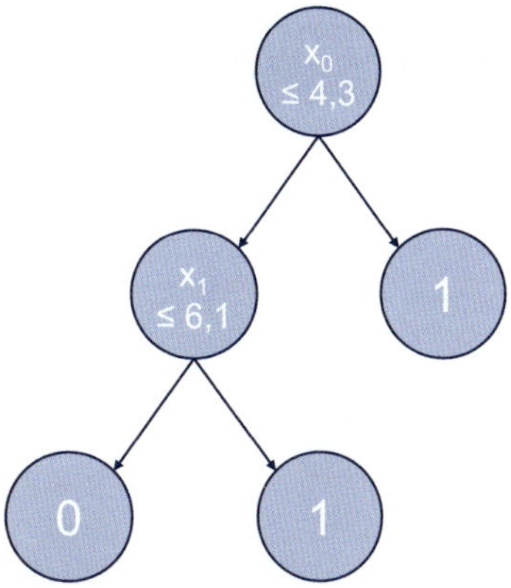

Abb. 10.12 Decision Tree mit den Daten aus ➤ Tab. 10.2. [P1522/P1523]

Für jeden Datensatz wird ein eigener Decision Tree berechnet. Zusammen ergeben diese den Random Forest (➤ Abb. 10.14). Da sowohl die Zusammenstellung der Zeilen der Datensätze als auch die Auswahl der x-Variablen zufällig erfolgt, tragen diese Decision-Tree-Wälder den Namen *Random* Forest.

Wie trifft der Random Forest seine Vorhersagen, wenn z. B. ein weiterer Patient mit den folgenden Laborwerten klassifiziert werden soll (➤ Tab. 10.3)? Diese Datenpunkte durchwanden die Entscheidungsregeln eines jeden Entscheidungsbaums in unserem Zufallswald, bis schließlich jeder Baum eine Entscheidung vorgenommen hat (➤ Abb. 10.15).

Es fällt auf, dass nicht alle Bäume zum selben Ergebnis gekommen sind. Die am häufigsten getroffene Klassifikation lautet jedoch 1. Sie wird dem Mehrheitsprinzip folgend als finale Klassifikation des Random Forests ausgegeben.

ID	x_1	x_2	y
2	2,7	4,8	0
0	4,3	4,9	0
2	2,7	4,8	0
4	6,5	2,9	1
5	2,7	6,7	1
5	2,7	6,7	1

ID	x_3	x_4	y
2	4,1	5,0	0
1	5,9	5,5	0
3	4,5	3,9	1
1	5,9	5,5	0
4	4,7	4,6	1
4	4,7	4,6	1

ID	x_3	x_5	y
4	4,7	6,1	1
1	5,9	5,9	0
3	4,5	5,9	1
0	4,1	5,5	0
0	4,1	5,5	0
2	4,1	5,6	0

ID	x_2	x_3	y
3	4,4	4,5	1
3	4,4	4,5	1
2	4,8	4,1	0
5	6,7	4,2	1
1	6,1	5,9	0
2	4,8	4,1	0

Abb. 10.13 Neu generierte Datensätze für einen Random Forest. Aus dem anfänglichen Datensatz aus ➤ Tab. 10.2 werden 4 neue Datensätze mittels Bootstrapping (Ziehen mit Zurücklegen) generiert, die in 4 Decision Trees eines Random Forests eingespeist werden. [P1522/P1523]

ID	x_1	x_2	y
2	2,7	4,8	0
0	4,3	4,9	0
2	2,7	4,8	0
4	6,5	2,9	1
5	2,7	6,7	1
5	2,7	6,7	1

ID	x_3	x_4	y
2	4,1	5,0	0
1	5,9	5,5	0
3	4,5	3,9	1
1	5,9	5,5	0
4	4,7	4,6	1
4	4,7	4,6	1

ID	x_3	x_5	y
4	4,7	6,1	1
1	5,9	5,9	0
3	4,5	5,9	1
0	4,1	5,5	0
0	4,1	5,5	0
2	4,1	5,6	0

ID	x_2	x_3	y
3	4,4	4,5	1
3	4,4	4,5	1
2	4,8	4,1	0
5	6,7	4,2	1
1	6,1	5,9	0
2	4,8	4,1	0

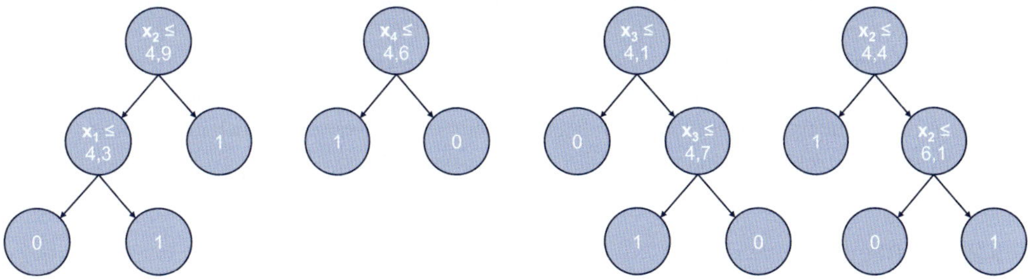

Abb. 10.14 Random Forest mit 4 Decision Trees, basierend auf den 4 zufällig generierten Datensätzen aus ➤ Abb. 10.13. [P1522/P1523]

10

Tab. 10.3 Daten eines weiteren Patienten mit 5 Laborwerten x_1–x_5 und einer binären Diagnose y

ID	x_1	x_2	x_3	x_4	x_5	y
6	2,8	6,2	4,3	5,3	5,5	?

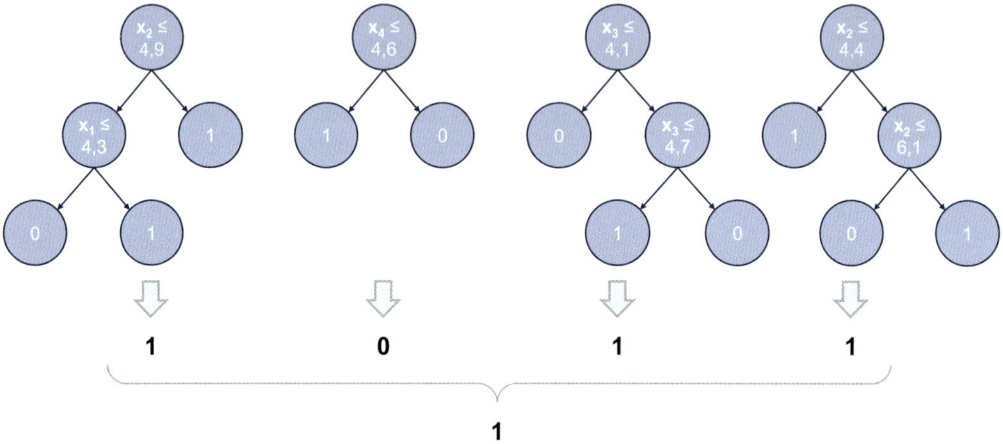

Abb. 10.15 Klassifizierung eines neuen Patienten durch den Random Forest. Zur Klassifizierung eines neuen Patienten durch den Random Forest werden die Datenpunkte in alle 4 Decision Trees eingespeist. Jeder Decision Tree führt eine Klassifizierung durch. Es wird die Klasse als finales Ergebnis ausgegeben, die die Mehrheit der Decision Trees des Random Forests berechnet hat. [P1522/P1523]

10.3 Vor- und Nachteile

10.3.1 Vorteile

Vorteile von Decision Trees und Random Forests sind:

- **Erklärbarkeit:** Im Vergleich zu anderen Algorithmen ist insbesondere bei Decision Trees oft leichter zu verstehen, wie der Algorithmus zu einem Ergebnis kommt. Der Entscheidungsbaum kann dargestellt und die Entscheidungsfindung somit nachvollzogen werden. Bei Random Forests, bei denen viele Decision Trees kombiniert werden, kann diese allerdings zu komplex werden.
- **Modellierung nichtlinearer Zusammenhänge:** Ein weiterer Vorteil von Decision Trees und Random Forests ist, dass sie auch nichtlineare Zusammenhänge modellieren können.
- **Handhabung verschiedener Datentypen:** In Decision Trees bzw. Random Forests können sowohl kontinuierliche als auch kategoriale Variablen verwendet werden.
- **Umgang mit unvollständigen Daten:** Die Eingabedaten zur Anwendung von Decision Trees und Random Forests müssen meist weniger stark aufgearbeitet und bereinigt werden. So erlauben insbesondere Random Forests auch die Nutzung unvollständiger Datensätze. Bedauerlicherweise sind auch im klinischen Alltag Daten oft weniger strukturiert und z. T. unvollständig, sodass sich diese Algorithmen hier anbieten können.

10

10.3.2 Nachteile

Nachteile von Decision Trees und Random Forests sind:

- **Neigung zu Overfitting:** Ein Nachteil von Decision Trees ist, dass es schnell zum sog. Overfitting kommen kann (➤ Kap. 6.4.1). Besonders Decision Trees, die sehr groß bzw. komplex sind und viele für den

Trainingssatz spezifische Eigenschaften in ihrer Entscheidung berücksichtigen, neigen zum Overfitting. Um dies zu umgehen, kann die Tiefe des Baums verringert werden, was als „pruning" bezeichnet wird. Damit kann man verhindern, dass der Baum zu sehr an die Trainingsdaten angepasst wird. Auch die Anwendung von Random Forests löst das Problem oft, da hier jeder Decision Tree nur mit einem Teil des Datensatzes trainiert wurde und das Ergebnis einzelner „fehlgewachsener" Bäume im gemeinsamen Endergebnis durch das Ergebnis anderer Bäume ausgeglichen wird.

- **Empfindlichkeit gegenüber Ausreißern:** Ein weiterer Nachteil von Decision Trees ist, dass sie z. T. stark von Ausreißern in den Daten beeinflusst werden. Auch dieses Problem lässt sich durch die Anwendung eines Random Forests mit einigen Decision Trees einschränken.
- **Probleme bei Class Imbalance:** Wenn eine Klasse in den Daten überwiegt, können Random Forests aufgrund des „Mehrheitsentscheids" dazu neigen, diese Klasse zu bevorzugen und weniger häufige Klassen zu vernachlässigen.

Zusammenfassung

- Decision Trees bzw. Random Forests werden am häufigsten für **Klassifizierungen** genutzt, können jedoch auch bei **Clustering**-Anwendungen und **Regressionen** verwendet werden.
- Decision Trees definieren **Entscheidungsregeln,** die in einem Baumdiagramm dargestellt werden können.
- Mathematisch nutzen Decision Trees hierzu Methoden wie die **Entropie,** um den Informationszuwachs einer Entscheidungsregel zu definieren. Dieser Informationszuwachs soll maximiert werden.
- Random Forests bestehen aus einigen Decision Trees, die jeweils nur mit einem Teil der Trainingsdaten generiert wurden. Die finale Ausgabe des Random Forests besteht in der häufigsten Ausgabe seiner Decision Trees bzw. dem Durchschnittswert der Ausgaben.

10.4 Programmierung

Codes/Daten auf GitHub: https://else4.de/41208_KI

Dank der vielen verfügbaren Code-Bibliotheken lassen sich auch Decision Trees und Random Forests in wenigen Zeilen programmieren. Im Folgenden nutzen wir erneut den frei verfügbaren Datensatz [23] der Framingham Heart Study [24], um zu klassifizieren, ob eine Person an Diabetes erkrankt ist.

Wir beginnen mit den Decision Trees und schließen die Programmierung der Random Forests daran an. Für beide verwenden wir ähnliche Bibliotheken und dieselben Daten, sodass die vorbereitenden Schritte nahezu identisch sind.

Installation der Bibliotheken

Zunächst installieren wir alle Code-Bibliotheken, die wir im Folgenden verwenden werden. Sind manche der Bibliotheken noch nicht installiert, kann dies mit dem Befehl `pip install` nachgeholt werden:

```
import pandas as pd

import matplotlib.pyplot as plt

from imblearn.over_sampling import SMOTE

from sklearn.model_selection import train_test_split

from sklearn.tree import DecisionTreeClassifier

from sklearn.ensemble import RandomForestClassifier

from sklearn import tree
```

10

Zeile 1: Die pandas-Bibliothek wird benötigt, um die Excel-Datei mit den Daten zu laden.
Zeile 3: Mit matplotlib werden wir die Daten visualisieren.
Zeile 5: Das SMOTE-Modul aus imblearn werden wir nutzen, um eine mögliche Class Imbalance (➤ Kap. 6.3.1) ausgleichen zu können.
Zeile 7: Dieses sklearn-Modul werden wir nutzen, um die Daten in Trainings- und Testdaten aufzuteilen.
Zeile 9: Das ist das Modul für die Programmierung eines Decision Trees.
Zeile 11: Das ist das Modul für die Programmierung eines Random Forests.
Zeile 13: Hiermit lässt sich ein Decision Tree visualisieren.

Einlesen der Daten

Wir lesen das Excel-Dokument mit den Daten ein und stellen zur Kontrolle die ersten 5 Zeilen der Tabelle dar:

```
1 data = pd.read_excel("C:\\Users\\...\\FraminghamHeartStudy.xlsx", sheet_name = "Tabelle1")
2
3 data = data.dropna()
4
5 data.head()
```

	ZehnJahreKHK	Geschlecht	Alter	Raucher	ZigProTag	BDMedikamente	Schlaganfall	ArtHypertonie	Diabetes	GesChol
1	0	M	38	1	20.0	0.0	0	0	0	
2	0	M	47	1	20.0	0.0	0	0	0	
3	1	M	66	0	0.0	0.0	0	1	0	
6	1	M	51	1	7.0	0.0	0	1	0	
7	0	W	36	1	3.0	0.0	0	0	0	

Zeile 1: Mit dem pandas-Befehl `read_excel` laden wir die Daten aus unserer Excel-Datei, die sich z. B. auf unserem Computer befindet. Der hier beispielhafte Pfad muss entsprechend angepasst werden.
Zeile 3: Mit dem Befehl `dropna()` werden Zeilen mit fehlenden Daten entfernt.
Zeile 5: Mit dem Befehl `head()` geben wir die ersten 5 Zeilen der Datentabelle aus, um sicherzugehen, dass die Daten korrekt geladen wurden.

Die meisten Variablen der Tabelle enthalten Zahlenwerte. Eine Ausnahme ist die Variable „Geschlecht", die mit Buchstaben, also dem Datentyp `string` codiert wurde. Dies kann später zu Fehlermeldungen führen, wenn Rechenschritte Zahlenwerte erfordern. Wir sollten die Variablen-Codierung daher in Zahlenwerte umwandeln. Dies kann z. B. mittels Dummy-Codierung erfolgen, die sich mit dem pandas-Befehl `get_dummies()` durchführen lässt:

```
1 data_new = pd.get_dummies(data, columns = ["Geschlecht"])
2
3 data_new.head()
```

tHypertonie	Diabetes	GesCholesterin	Systolisch	Diastolisch	BMI	Herzfrequenz	Blutzucker	Geschlecht_M	Geschlecht_W
0	0	113.0	120	84	30.0	78.0	85.0	1	0
0	0	119.0	117	79	26.0	75.0	78.0	1	0
1	0	124.0	138	91	32.0	75.0	96.0	1	0
1	0	133.0	138	78	17.0	80.0	65.0	1	0
0	0	135.0	108	74	23.0	73.0	75.0	0	1

Zeile 1: Hier führen wir die Dummy-Codierung für die Variable „Geschlecht“ durch.
Zeile 3: Zur Kontrolle lassen wir uns erneut die ersten 5 Zeilen der Tabelle ausgeben. Die neu codierten Variablen wurden an das rechte Ende der Tabelle angefügt. Wie zu erkennen ist, hat `get_dummies` 2 neue Variablen erstellt – eine für jede Ausprägungsform von „Geschlecht“. Es reicht aus, lediglich eine der beiden Variablen zu verwenden, da diese das Geschlecht jeweils andersherum mit den Zahlen 1 oder 0 codieren.

Um eine mögliche Class Imbalance zu erkennen, sollten wir die Verteilung der Klassen „Diabetes“ bzw. „1“ und „kein Diabetes“ bzw. „0“ näher betrachten:

```
1 count_diabetes = data_new["Diabetes"].value_counts()
2
3 count_diabetes.plot(kind = "bar", rot = 0)
```

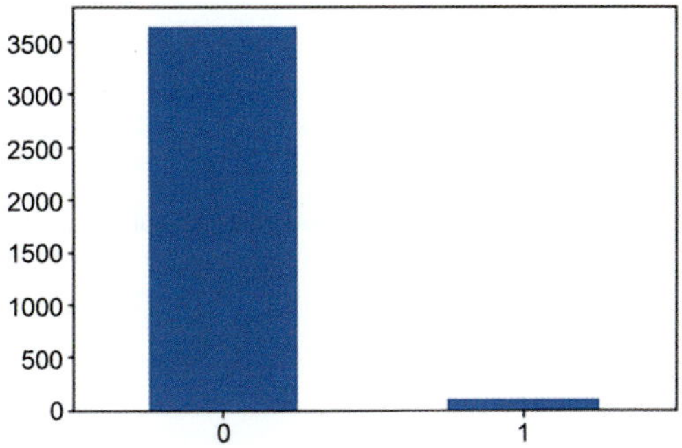

Zeile 1: Wir zählen zunächst, wie oft die Zahlen „1“ und „0“ in der Variable bzw. Tabellenspalte „Diabetes“ vorkommen.
Zeile 3: Hiermit visualisieren wir die Häufigkeit der Klassen.

Eine deutliche Class Imbalance ist sofort zu erkennen – viel mehr Personen hatten keinen Diabetes als einen Diabetes. Um keine wertvollen Daten zu verlieren, werden wir nach der Aufteilung der Daten in Trainings- und Testdaten ein SMOTE-Resampling durchführen, also neue Datenpunkte der Klasse Diabetes generieren, um eine gleiche Anzahl an Datenpunkte beider Klassen zu bewirken.

Aufteilung der Daten und Resampling

Wir teilen die Variablen mit dem `iloc`-Befehl in Input- bzw. x-Variablen und Output- bzw. y-Variablen auf:

```
1 x = data_new.iloc[:, [1, 2, 3, 4, 5, 6, 8, 9, 10, 11, 12, 13, 14]]
2
3 y = data_new.iloc[:, 7]
```

Zeile 1: Hier definieren wir nahezu alle verfügbaren Variablen als Modelleingaben – mit Ausnahme der Vorhersage einer KHK in 10 Jahren (scheint intuitiv für die Diabetes-Diagnose in der Gegenwart nicht besonders entscheidend zu sein), der Diabetes-Klasse, die berechnet werden soll, und der zweiten Variable zum Geschlecht (eine reicht aus).
Zeile 3: Modellausgabe soll die Diabetes-Diagnose zu sein.

Zur Kontrolle geben wir erneut die ersten 5 Zeilen der x- und y-Variable aus:

```
x.head()
```

	Alter	Raucher	ZigProTag	BDMedikamente	Schlaganfall	ArtHypertonie	GesCholesterin	Systolisch	Diastolisch	BMI	I
1	38	1	20.0	0.0	0	0	113.0	120	84	30.0	
2	47	1	20.0	0.0	0	0	119.0	117	79	26.0	
3	66	0	0.0	0.0	0	1	124.0	138	91	32.0	
6	51	1	7.0	0.0	0	1	133.0	138	78	17.0	
7	36	1	3.0	0.0	0	0	135.0	108	74	23.0	

```
y.head()
```

```
1    0
2    0
3    0
6    0
7    0
```

Hier spalten wir die Daten in einen Trainingsdatensatz und einen Testdatensatz auf. Letzterer soll 15 % der Daten bzw. Patient*innen enthalten:

```
x_train, x_test, y_train, y_test = train_test_split(x, y, test_size = 0.15)
```

Nun führen wir das Resampling mittels SMOTE durch:

```
1  sm = SMOTE()
2
3  x_train_res, y_train_res = sm.fit_resample(x_train, y_train)
4
5  print(y_train_res.value_counts())
```

```
0    3098
1    3098
```

Zeile 1: Hier wird das SMOTE-Verfahren initialisiert.
Zeile 3: Hier führen wir das Resampling der Variablen `x_train` und `y_train` durch und speichern das Resultat in den Variablen `x_train_res` und `y_train_res`.
Zeile 5: Hiermit lassen wir uns die Größe der beiden Kategorien von `y_train_res` ausgeben. Die Gruppen sind gleich groß, das Resampling hat also funktioniert.

Mit diesem Schritt sind die Vorbereitungen abgeschlossen und die Decision-Tree- bzw. Random-Forest-Modelle können spezifiziert werden.

Decision-Tree-Modell

Hier programmieren wir zunächst einen Decision Tree. Die scikit-learn-Bibliothek ermöglicht dies in einer einzigen Zeile:

```
1 dt = DecisionTreeClassifier(criterion = "entropy", max_depth = 2, max_leaf_nodes = None)
2
3 dt.fit(x_train_res, y_train_res)
4
5 dt.score(x_test, y_test)
```

```
0.9396092362344582
```

Zeile 1: Hier wird das Decision-Tree-Modell definiert. Wir haben dem Modell den Variablennamen `dt` gegeben. In den Klammern hinter `DecisionTreeClassifier` sind einige Spezifikationen möglich, wobei scikit-learn für jede Spezifikation eine Standardeinstellung festgelegt hat. Bleiben die Klammern leer, d.h. `DecisionTreeClassifier()`, werden die Standardeinstellungen verwendet. In unserem Fall haben wir spezifiziert, dass wir als mathematische Kenngröße zur Maximierung des Informationsgewinns die Entropie („entropy") verwenden möchten, dass unser Baum eine Tiefe von maximal 2 Verzweigungsebenen („max_depth"), aber eine beliebige Anzahl Blätter an („max_Leaf_Nodes") aufweisen darf.
Zeile 3: Mit diesem Befehl trainieren wir unser Decision-Tree-Modell anhand des oben definierten Trainingsdatensatzes.
Zeile 5: Mit dieser Zeile berechnet man die Genauigkeit (Accuracy) des Modells.

Es konnte für rund 94 % der Patient*innen korrekt bestimmen, ob diese an einem Diabetes leiden oder nicht.

Wir öffnen im Folgenden die „Black Box", um besser zu verstehen, wie der Decision Tree aussieht und wie er die Klassifizierungen vorgenommen hat:

```
1 characteristics = ["Alter", "Raucher", "ZigProTag", "BDMedikamente", "Schlaganfall",
2                    "ArtHypertonie", "GesCholesterin", "Systolisch", "Diastolisch",
3                    "BMI", "Herzfrequenz", "Blutzucker", "Geschlecht_M"]
4
5 diagnosis = ["0" , "1"]
6
7 tree.plot_tree(dt, feature_names = characteristics, class_names = diagnosis)
```

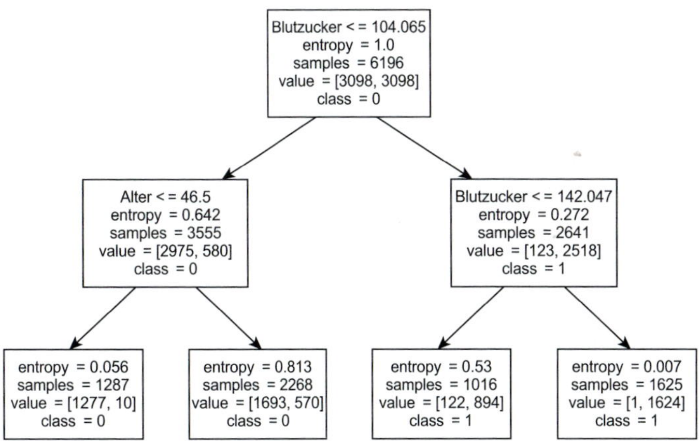

Zeile 1–5: Zunächst erfordert das Modul, dass wir noch einmal definieren, welche Variablen die Input- und welche die Output-Variablen darstellen.
Zeile 7: Mit diesem Befehl lässt sich der Baum ausgeben.

Wir können zudem beispielsweise testen, ob eine größere Anzahl an Verzweigungen angesichts der Anzahl der möglichen x-Variablen nicht sinnvoller wäre:

```
dt = DecisionTreeClassifier(criterion = "entropy", max_depth = 5, max_leaf_nodes = None)

dt.fit(x_train_res, y_train_res)

dt.score(x_test, y_test)
```

```
0.9342806394316163
```

Fünf Verzweigungen führen jedoch zu keinem relevant besseren Ergebnis.

Random-Forest-Modell

Für die Programmierung eines Random-Forest-Modells sind die vorbereitenden Schritte identisch, sodass wir hier unmittelbar das Modell spezifizieren können.

```
1 rf = RandomForestClassifier(criterion = "gini", max_depth = 5, max_leaf_nodes = None)
2
3 rf.fit(x_train_res, y_train_res)
4
5 rf.score(x_test, y_test)
```

```
0.9378330373001776
```

Zeile 1: Unser Random-Forest-Modell trägt den Namen `rf` und wird durch den Befehl `RandomForest-Classifier()` definiert. Wir nutzen auch hier 5 Verzweigungen. Beispielhaft nutzen wir zudem als Entscheidungskriterium jetzt nicht mehr die Entropie wie oben, sondern „gini". „gini" steht für `Gini Impurity`. Es handelt sich dabei um eine Alternative zur Entropie, die ohne den Logarithmus auskommt und durch den Computer oft schneller berechnet werden kann. Bei unserem kleinen Modell und kleinen Datensatz spielt das jedoch kaum eine Rolle.
Zeile 3 und 5: Hiermit trainieren und evaluieren wir den Random Forest.

Die Leistung ist mit einer Accuracy von 94 % weiterhin sehr gut.

KAPITEL

11 Clustering

Im medizinischen Alltag entstehen jeden Tag große Mengen an Daten, die häufig über kein Label verfügen, wie etwa demografische Daten, Laborwerte oder Bilddaten. Alle diese Daten mit Labeln zu versehen, um sie für das Training von Algorithmen aus dem Bereich des Supervised Learning (➤ Kap. 2.2.1) nutzbar zu machen, ist häufig aufwendig. Manchmal ist vor dem Training eines Algorithmus auch noch zu wenig über die Eigenschaften der Daten bekannt, um ihnen verlässliche Label zuzuweisen. Die Daten können jedoch auch ohne Label analysiert werden. Algorithmen, die sich hierzu eignen, fallen in den Bereich des Unsupervised Learning (➤ Kap. 2.2.2). Bekannte Vertreter sind das k-Means-Clustering und das hierarchische Clustering, die in diesem Kapitel vorgestellt werden.

11.1 Grundlagen und medizinische Anwendungen

Clustering-Algorithmen können, wie der Name verrät, Datenpunkte anhand ihrer Eigenschaften in Cluster bzw. Gruppen einteilen. Welcher Datenpunkt welchem Cluster anhört, ist dabei nicht vorgegeben – schließlich gibt es hierbei keine Label, die die Gruppenzugehörigkeit definieren würden. Stattdessen ist es die Aufgabe des Algorithmus, einen Weg zu finden, die Datenpunkte zu gruppieren. Dies geschieht während des Modelltrainings (mittleres Bild in ➤ Abb. 11.1).

Zur Einteilung der Datenpunkte in Gruppen suchen Clustering-Algorithmen nach Mustern im Datensatz. Ziel ist es, die Cluster so zu definieren, dass sich die Datenpunkte innerhalb eines Clusters möglichst ähnlich sind, während sich die Datenpunkte in verschiedenen Clustern möglichst stark unterscheiden. Dies kann Einblicke in die versteckten Muster des Datensatzes geben. Zudem kann die Cluster-Zugehörigkeit fortan auch als Label der Daten festgelegt werden, sodass weitere Analysen ergänzt werden können. Da im

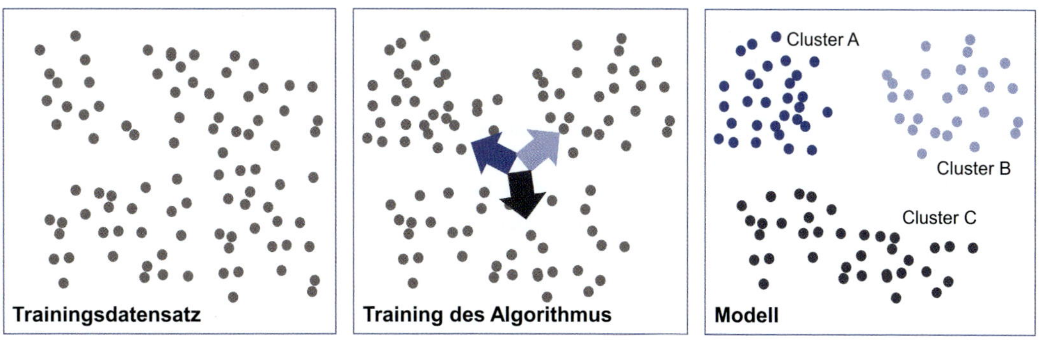

Abb. 11.1 Clustering von Datenpunkten. Links dargestellt ist eine initiale Wolke an Datenpunkten ohne Label. Ein Clustering-Algorithmus untersucht, ob es in dieser Punktewolke Subgruppen mit gemeinsamen Eigenschaften gibt. Hierbei erkennt der Algorithmus, dass sich die große Punktewolke sinnvoll in 3 Gruppen unterteilen lässt. [P1522/P1523]

Gesundheitswesen tagtäglich eine große Menge häufig unsortierter und ungelabelter Daten erhoben werden, lassen sich Clustering-Algorithmen an vielen Stellen einsetzen.

11.1.1 Stratifizierung von Patient*innen

Bei der Stratifizierung von Patient*innen wird eine Patient*innenpopulation anhand ihrer Eigenschaften in Untergruppen eingeteilt. So können etwa Subgruppen von Patient*innen identifiziert werden, die sich besonders für ein bestimmtes Therapieregime eignen. Auch können Subgruppen identifiziert werden, die ein erhöhtes Risiko für Komplikationen aufweisen, sodass hier eine engmaschigere Überwachung stattfinden kann. Besonders im Rahmen der personalisierten Medizin ist es zum Ziel geworden, eine möglichst differenzierte Einteilung von Patient*innenpopulationen zu erreichen, um die Therapie besser an die Bedürfnisse der Patient*innen anzupassen. Dies kann durch Berücksichtigung großer Mengen an Patient*innendaten gelingen, die von Clustering-Algorithmen auf Muster untersucht werden. Durch die Stratifizierung der Patient*innen kann zudem die Dimensionalität des Datensatzes reduziert werden, was die Verständlichkeit und Interpretierbarkeit der Daten verbessert und den Bedarf an Rechenleistung bei weiteren Verarbeitungsschritten verringern kann (➤ Kap. 13).

Ähnlich wie Patient*innen lassen sich auch Zellen clustern. So können die Zellen einer Tumorgewebeprobe z. B. anhand ihres mRNA-Profils Clustern unterschiedlicher Entwicklungsstufen zugeordnet werden (➤ Kap. 3.1.1). Tumorzellen, die den Ursprung des Tumors bilden und damit einem Cluster fortgeschrittener Entwicklung angehören, weisen häufig besonders viele Mutationen auf, sind also stärker entartet und deshalb ggf. auch therapieresistenter als andere. Das Wissen über die Zusammensetzung und Entwicklung des Tumors kann genutzt werden, um Therapieresistenzen besser zu umgehen oder in der Therapie spezifisch zu adressieren.

Auch im Versicherungsbereich findet das Clustering Anwendung. Krankenversicherungen setzen diese Algorithmen z. B. ein, um Versicherungsbetrug aufzudecken. Durch das Clustering von bereits eingegangenen Anträgen können charakteristische Merkmale betrügerischer Anträge identifiziert werden. Zeigt ein Antrag entsprechende Merkmale, kann er gezielt überprüft und möglicherweise als Versicherungsbetrug erkannt werden. Auf diese Weise können Krankenversicherungen finanzielle Mittel einsparen, die sie andernfalls aufgrund eines betrügerischen Antrags unrechtmäßig an Versicherte ausbezahlt hätten.

11.1.2 Medikamentenentwicklung

Die Entwicklung neuer Arzneimittel ist ein weiteres Anwendungsfeld der Clustering-Algorithmen. Um Moleküle zu identifizieren, die ggf. als Medikament genutzt werden könnten, werden Datenbanken gescreent, in denen Moleküle und deren Eigenschaften gespeichert sind. Diese Eigenschaften können genutzt werden, um die Bindung potenzieller Medikamente an die Zielmoleküle sowie die Auswirkungen der Bindungen zu simulieren (s. a. ➤ Kap. 3.1.2). Um das Screening effizienter zu gestalten, können die in der Datenbank enthaltenen Moleküle vorab von einem Clustering-Algorithmus in Subgruppen unterteilt werden. Hierzu werden die Moleküle z. B. bezüglich wichtiger chemischer Eigenschaften bzw. bestimmter Molekülstrukturen gruppiert (➤ Abb. 11.2). Anhand der Cluster kann dann eine präzise Vorauswahl für die anschließenden Screening-Analysen getroffen werden. Soll etwa ein Molekül identifiziert werden, das als HER2-Inhibitor für die Therapie von Brustkrebs eingesetzt werden kann, könnten Moleküle mit einem Benzolring (Cluster C in ➤ Abb. 11.2) vielversprechende Kandidaten sein, da Benzolringe auch in einigen anderen rezeptorwirksamen Molekülen vorkommen.

Die Moleküle des Clusters C, die vermutlich gut mit der gewünschten Zielstruktur interagieren, können hinsichtlich weiterer relevanter Eigenschaften wie der Löslichkeit, der Stabilität u. v. m. weiter gruppiert und

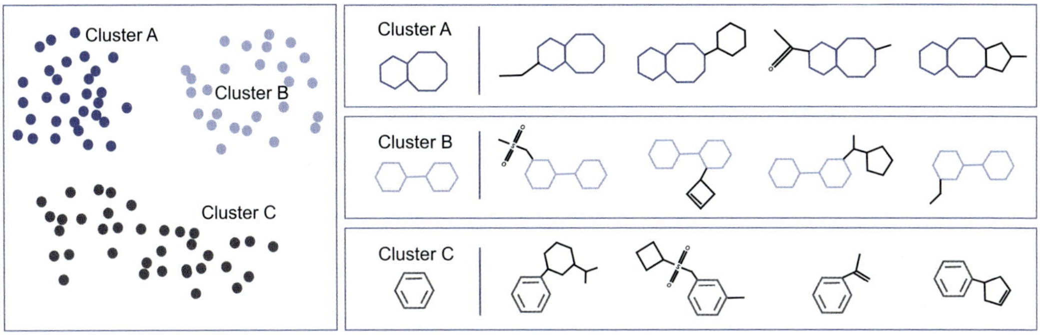

Abb. 11.2 Clustering des chemischen Raums. Moleküldatenbanken enthalten Codierungen und Informationen einer Vielzahl an Molekülen. Diese können z. B. hinsichtlich ihrer Struktur in Cluster unterteilt werden. Auf diese Weise kann im Rahmen der Medikamentenentwicklung eine Vorauswahl von Molekülen mit passenden Strukturen getroffen werden. [P1522/P1523]

analysiert werden. So lässt sich eine Vorauswahl an Molekülen treffen, bevor weitere Schritte der Medikamentenentwicklung folgen.

11.1.3 Bildsegmentierung

Ein weiteres Anwendungsfeld des Clustering ist die Bildverarbeitung bzw. Bildsegmentierung. Ziel der Bildsegmentierung ist es, ein digitales Bild in Regionen ähnlicher Pixeleigenschaften einzuteilen. Eigenschaften von Pixeln können z. B. deren Farbe oder Helligkeit sein. Um die Zuteilung zu den verschiedenen Segmenten bzw. Clustern zu visualisieren, werden die Pixel eines Segments einheitlich eingefärbt (➤ Abb. 11.3).

Da Clustering-Algorithmen zum Bereich Unsupervised Learning gehören, werden für ihr Training bzw. ihre Anwendung keine Label benötigt. Weil es besonders im medizinischen Kontext häufig zeitaufwendig und komplex ist, große Mengen an Bilddaten mit Labeln für die Bildsegmentierung zu gewinnen, können Clustering-Algorithmen hier u. U. besonders hilfreich sein.

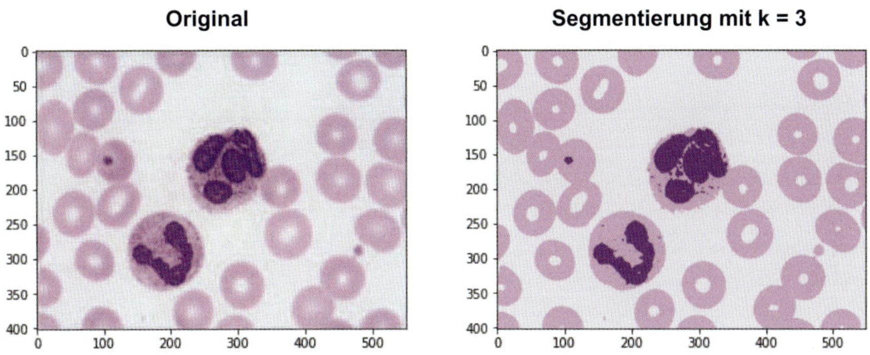

Abb. 11.3 Bildsegmentierung mittels Clustering. Das originale Bild eines Blutausstrichs links wurde mittels k-Means-Clustering mit einer Anzahl von k = 3 segmentiert. Hiermit könnten beispielsweise die Zellkerne einfacher analysiert werden, wie etwa die Anzahl an Kernsegmenten in den abgebildeten neutrophilen Granulozyten oder orientierend die DNA-Menge in den abgebildeten Blutzellen. [P1522/P1523]

11.2 Mathematische Grundlagen

Es existieren verschiedene mathematische Methoden, um die Einteilung der Datenpunkte in Cluster vorzunehmen. Die 2 wichtigsten sind das k-Means-Clustering (➤ Kap. 11.2.1) und das hierarchische Clustering (➤ Kap. 11.2.2).

11.2.1 k-Means-Clustering

Das k-Means-Clustering gehört zu den einfachsten und populärsten Algorithmen aus dem Bereich des Unsupervised Learning. Die Anzahl k der Cluster, in die der k-Means-Clustering-Algorithmus die Daten einteilt, muss hierbei zu Beginn manuell definiert werden. Um eine optimale Einteilung der Daten in k Cluster zu erreichen, ist ein mehrstufiger Prozess nötig. Dieser soll im Folgenden anhand eines Beispiels veranschaulicht werden. Nehmen wir an, wir haben bei einigen Patienten das Alter sowie den Wert des prostataspezifischen Antigens (PSA) bestimmt (➤ Tab. 11.1). Der PSA-Wert wird als Tumormarker für das Prostatakarzinom genutzt, d. h. ein hoher PSA-Wert kann darauf hinweisen, dass ein Patient an einem Prostatakarzinom erkrankt ist. Deshalb werden wir mithilfe von k-Means-Clustering herausfinden, ob sich die Patienten anhand des Alters und des PSA-Werts in Gruppen bzw. Cluster einteilen lassen, die womöglich Risikogruppen für ein Prostatakarzinom entsprechen. Da die Diagnose Prostatakarzinom nicht bekannt ist, also Label fehlen, handelt es sich um Unsupervised Learning (➤ Kap. 2.2.2).

Um ein besseres Verständnis der Daten zu gewinnen, stellen wir den zweidimensionalen Datensatz grafisch dar (➤ Abb. 11.4).

Tab. 11.1 Alter und PSA-Wert einer kleinen Gruppe von Patienten

ID	Alter [Jahre]	PSA [ng/ml]
1	61	4,1
2	62	2,2
3	63	1,7
4	64	5,5
5	72	7,8
6	73	17,0
7	72	14,6
8	71	15,6
9	70	18,4
10	74	9,8
11	69	4,6
12	70	2,9
13	72	4,8
14	71	6,2

PSA = prostataspezifisches Antigen

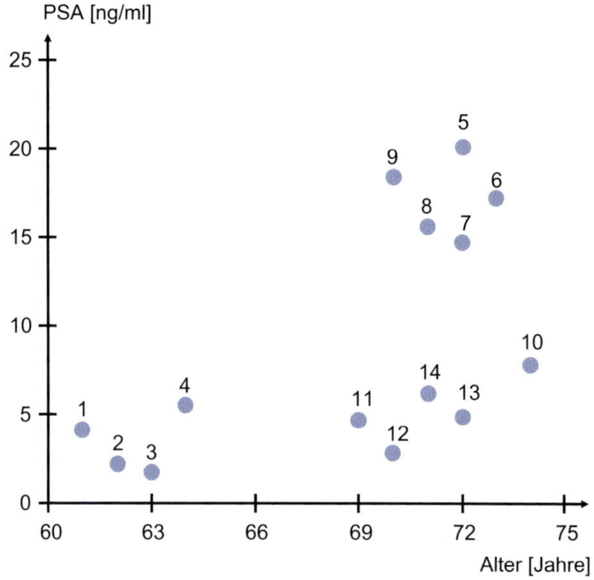

Abb. 11.4 Grafische Darstellung des Beispieldatensatzes. Die 14 Datenpunkte sind entsprechend der ID in ➤ Tab. 11.1 nummeriert; PSA = prostataspezifisches Antigen. [P1522/P1523]

Clusterbildung, Zentroide

Wir müssen selbst festlegen, in wie viel Cluster der Algorithmus die Datenpunkte einteilen soll. Die geplotteten Daten legen nahe, dass der Datensatz 3 Gruppen enthält. Wir definieren k deshalb als k = 3. Die sinnvolle Anzahl der Cluster ergibt sich häufig aus der Natur der Daten, sie lässt sich aber auch berechnen (s. u.).

Der Algorithmus wählt dann per Zufall k (also 3) Datenpunkte aus dem Datensatz aus, die zunächst die Zentren der zu bildenden Cluster darstellen werden (➤ Abb. 11.5). In unserem Beispiel hat der Algorithmus zufällig die Datenpunkte 4, 8 und 14 ausgewählt.

Anschließend berechnet der Algorithmus für jeden einzelnen Datenpunkt den Abstand zu den 3 Zentren (➤ Abb. 11.6). Hierbei wird die sog. **euklidische Distanz** ermittelt, die sich bei zweidimensionalen Daten mit dem **Satz des Pythagoras** berechnen lässt. Genauer beschrieben berechnet sich die euklidische Distanz zwischen dem Punkt P mit den Koordinaten (p_1, p_2 ...) und Q mit (q_1, q_2 ...) wie folgt:

$$D = d(p,q) = \sqrt{(q_1 - p_1)^2 + (q_2 - p_2)^2 + \ldots + (q_n - p_n)^2} = \sqrt{\sum_{i=1}^{n} (q_i - p_i)^2}$$

Nachdem für jeden Datenpunkt dessen Distanz zu den 3 Zentren ermittelt wurde, wird jeder Datenpunkt dem Zentrum zugewiesen, dem er am nächsten liegt. Auf diese Weise entstehen 3 Cluster (➤ Abb. 11.7).

Wurden alle Punkte einem Cluster zugewiesen, wird der Mittelwert jedes Clusters bestimmt und als neues Zentrum des Clusters festgelegt. Das geometrische Zentrum wird auch als **Zentroid** bezeichnet (graue Punkte in ➤ Abb. 11.8).

Anschließend wird erneut der Abstand jedes einzelnen Datenpunkts zu den neuen Zentren bzw. Zentroiden berechnet und die Datenpunkten den Zentroiden zugewiesen, für die der Abstand am niedrigsten ist.

Trotz Verlagerung der Cluster-Zentroide sind in unserem Beispiel weiterhin alle Punkte ihrem ursprünglichen Cluster zugeordnet. Allerdings kann es vorkommen, dass sich durch die veränderte Lage der Cluster-Zentroide die Zusammensetzung der Cluster ändert. Es wird dann erneut der Zentroid der Cluster berechnet. Dieser Prozess wiederholt sich so lange, bis sich die Zuordnung der Punkte zu den Clustern nicht mehr ändert oder eine vorher festgelegte Anzahl an Durchläufen stattgefunden hat.

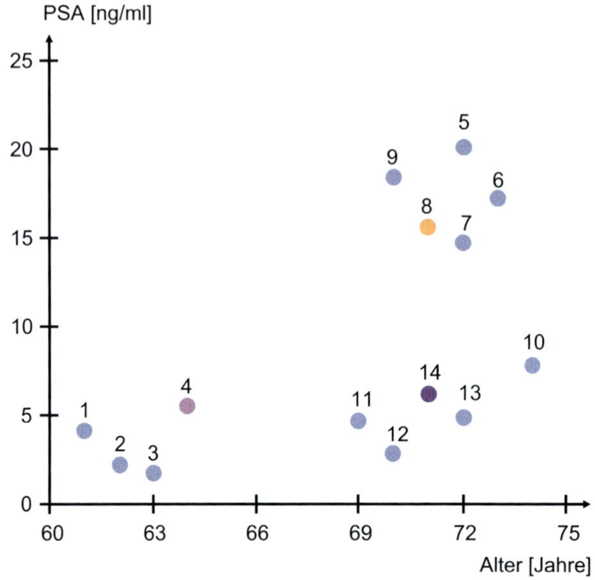

Abb. 11.5 Zufällige Auswahl von 3 Datenpunkten als initiale Cluster-Zentren. Dies sind in unserem Fall die Datenpunkte 4, 8 und 14; PSA = prostataspezifisches Antigen. [P1522/P1523]

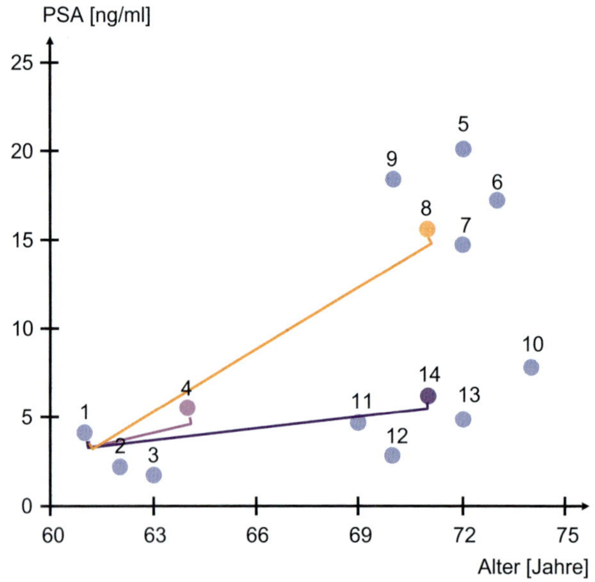

Abb. 11.6 Berechnung des Abstands der Datenpunkte zu den initialen Cluster-Zentren. Für jeden einzelnen Datenpunkt (hier Datenpunkt 1) wird die euklidische Distanz zu den 3 initialen Cluster-Zentren berechnet. [P1522/P1523]

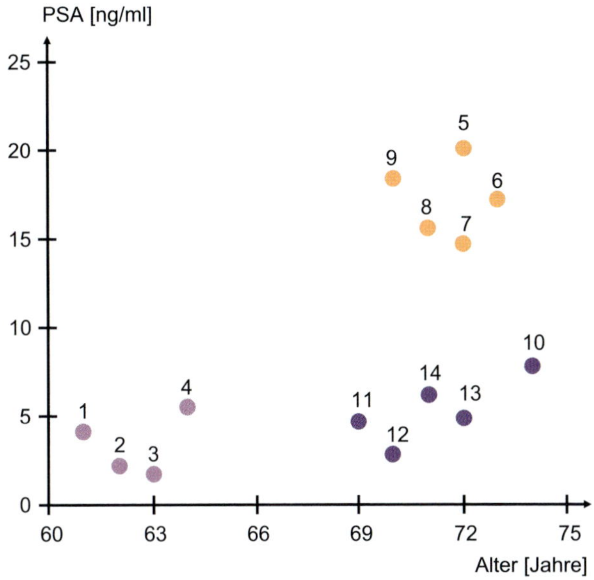

Abb. 11.7 Zuordnung der Datenpunkte zu den initialen Cluster-Zentren. Jeder Datenpunkt wird dem Cluster zugewiesen, dessen Cluster-Zentrum er am nächsten liegt. Es entstehen 3 initiale Cluster; PSA = prostataspezifisches Antigen. [P1522/P1523]

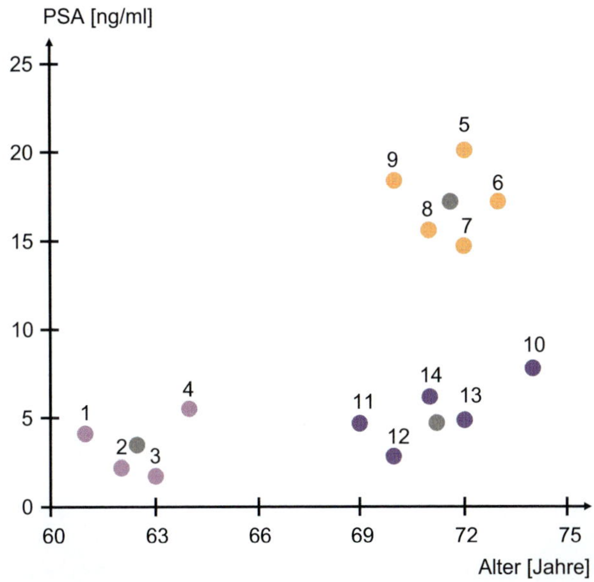

Abb. 11.8 Berechnung der neuen Cluster-Zentren. Für jedes Cluster wird das geometrische Cluster-Zentrum berechnet. Bei zwei- und dreidimensionalen Räumen bzw. Daten wird es auch als Zentroid bezeichnet; PSA = prostataspezifisches Antigen. [P1522/ P1523]

Optimale Verteilung der Zentren

Doch wie lässt sich sicherstellen, dass die optimale Verteilung der Zentren gefunden wurde? Da es sich bei k-Means-Clustering um einen Unsupervised-Learning-Algorithmus handelt, gibt es keine Label, anhand derer sich bestimmen ließe, wie viele Datenpunkte dem „richtigen" Cluster zugewiesen wurden. Stattdessen wird eine alternative Kennzahl ermittelt, der **Within Cluster Sum of Squares (WCSS),** auch **Sum of Squared Errors (SSE)** genannt. Die Formel dazu lautet wie folgt:

$$WCSS = SSE = \sum_{i=n}^{n} \left(y_i - \overline{y}_i \right)^2$$

Diese Formel erinnert an den Mean Squared Error (MSE, ➤ Kap. 7.2.1), also den Mittelwert des WCSS bzw. SSE. In der obigen Formel beschreibt n die Anzahl der Beobachtungen bzw. Datenpunkten, in unserem Beispiel 14. y_i ist der y-Wert eines einzelnen Datenpunkts i und entspricht in unserem Beispiel dem PSA-Wert eines Patienten. $\bar{y}_i$ wiederum ist der Mittelwert des Clusters bzw. der y-Wert des Zentroids, dem der Punkt i angehört. Es werden also die Distanzen aller Punkte zum Zentroid ihres Clusters berechnet, diese quadriert und in einer Summe zusammengefasst.

Diese Formel kann wie der MSE als **Fehlerfunktion (Loss Function)** genutzt werden, die minimiert werden soll. Je geringer der Wert der Funktion, desto geringer der Abstand der Punkte zu ihren Zentren und desto besser die Wahl der Cluster-Zentren. Im Zusammenhang mit k-Means-Clustering wird das Ergebnis der Fehlerfunktion auch als **Inertia** (Trägheit) bezeichnet. Die Inertia beschreibt die Tendenz der Datenpunkte, sich um ihre jeweiligen Cluster-Zentren zu gruppieren, ohne von anderen Clustern beeinflusst zu werden. Anders gesagt verdeutlicht sie, wie stark Datenpunkte durch ihr jeweiliges Zentrum beeinflusst werden und wie widerstandsfähig sie gegenüber dem Einfluss von anderen Zentren sind.

Bei der Minimierung der Fehlerfunktion besteht allerdings die Gefahr, dass der Algorithmus nur ein sog. lokales und nicht das globale Minimum der Funktion gefunden hat. Um zu verstehen was damit gemeint ist, kann man sich die Fehlerfunktion wie ein Gebirge vorstellen (➤ Abb. 11.9). Ein Gebirge verfügt über mehrere Täler (lokale Minima), jedoch liegt nur eines der Täler am niedrigsten (globales Minimum).

Um das globale Minimum zu finden, wird der Algorithmus in der Praxis meist mehrmals auf den Datensatz angewendet. Der beschriebene Prozess beginnt jedes Mal von Neuem, allerdings mit anderen zufällig festgelegten initialen Cluster-Zentren. Damit beginnn der Algorithmus auch jedes Mal an einer unterschiedlichen Position im Fehlergebirge. Um auszuwählen, welches der Modelle eine bessere Einteilung der Daten bzw. eine bessere Festlegung der Cluster bietet, kann die Inertia verglichen werden.

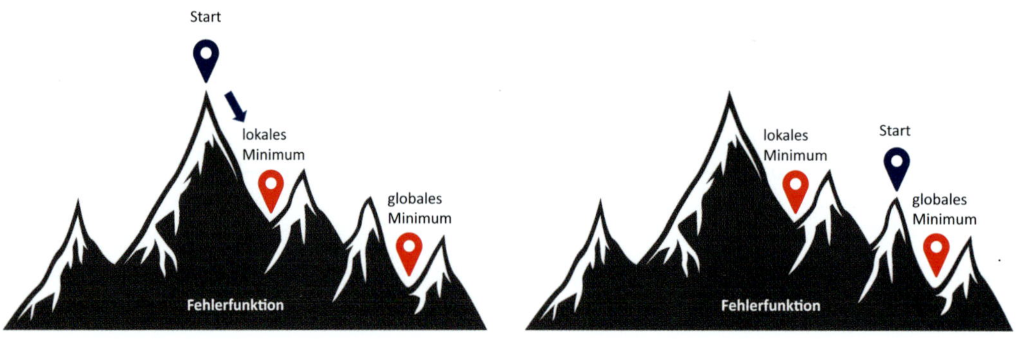

Abb. 11.9 „Fehlergebirge" mit lokalem und globalem Minimum. Die Fehlerfunktion kann als Gebirge mit Gipfeln (Hochpunkten) und Tälern (Tiefpunkten) dargestellt werden. Ziel ist es, das tiefste Tal des „Fehlergebirges", d.h. das globale Minimum der Fehlerfunktion, zu finden, da dies mit der besten Modell-Leistung einhergeht. Dies hängt ab vom Startpunkt im Fehlergebirge, also der Initialisierung des Modells. Daher lohnen sich mehrfache Durchführungen des Clusterings, um an unterschiedlichen Stellen im Fehlergebirge zu starten und so die Wahrscheinlichkeit zu erhöhen, das globale Minimum zu erreichen. [P1522/P1523]

Entscheidend für die Inertia ist neben der Initialisierung der Cluster-Zentren allerdings auch die Anzahl der Cluster, die gebildet werden sollen – also der Wert für k. Bei einer höheren Anzahl an Clustern bzw. Zentren, nimmt der Abstand der Cluster-Zentren zu den Punkten des Clusters ab. Würden genauso viel Zentren gewählt werden können, wie Datenpunkte im Datensatz enthalten sind, würden WCSS und Inertia 0 betragen. Jeder Datenpunkt wäre dann nämlich das Zentrum seines eigenen Clusters.

Die Größe der Inertia je nach Anzahl an Clustern kann grafisch dargestellt werden, um damit die optimale Anzahl an Clustern zu identifizieren (➤ Abb. 11.10). Man spricht hierbei auch von der **Ellenbogen-Methode** bzw. bei der grafischen Darstellung vom **Elbow Plot.** Die Anzahl an Clustern bzw. derjenige Wert von k, für den der Abfall der Inertia abflacht, wird im Graphen als Ellenbogen bezeichnet und stellt nach dieser Methode die optimale Wahl für die Anzahl der Cluster dar.

In unserem Beispiel liegt der Ellenbogen bei k = 3, was der Anzahl an Cluster entspricht, die auch die initiale grafische Darstellung der Daten nahegelegt hat. Gerade bei höherdimensionalen Datensätzen ist jedoch keine grafische Darstellung mehr möglich, sodass eine Ermittlung von k durch die Ellenbogen-Methode sinnvoll ist.

In manchen Fällen ist schwer festzustellen, bei welchem Wert für k der Ellenbogen genau liegt. In solchen Fällen kann z. B. auch eine alternative Methode genutzt werden, die **Silhouetten-Methode.** Dabei wird für jeden Punkt des Clusters ein sog. **Silhouettenkoeffizient** s_C berechnet. Dieser gibt an, wie nah ein Punkt eines Clusters an den Punkten des benachbarten Clusters liegt. Er lässt sich mit folgender Formel berechnen:

$$s_C = \frac{b-a}{\max(a,b)}$$

Dabei ist a der durchschnittliche Abstand eines Punktes zu den Punkten des eigenen Clusters und b der durchschnittliche Abstand zu Punkten des nächsten benachbarten Clusters. Ist b wesentlich größer als a, liegt der Punkt vermutlich nahe am Zentrum des Clusters, zu dem er zugeordnet wurde. Ist a größer als b, spricht das

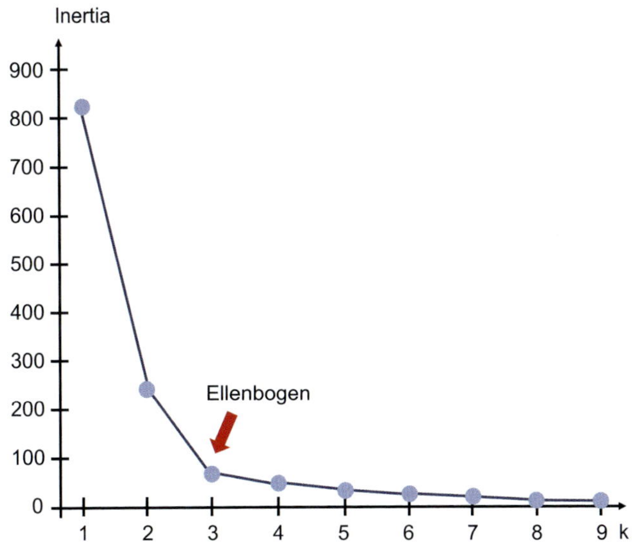

Abb. 11.10 Elbow Plot der Ellenbogen-Methode. Mit der Ellenbogen-Methode kann die optimale Anzahl an Clustern bestimmt werden. Hierzu wird für mehrere k-Werte jeweils der WCSS bzw. die Inertia berechnet. Die grafische Darstellung wird als Elbow Plot bezeichnet. Der k-Wert, für den der Abfall der Inertia abflacht, wird als Ellenbogen bezeichnet und stellt die optimale Wahl für die Anzahl der Cluster dar. In diesem Fall liegt der Ellenbogen bei k = 3. [P1522/P1523]

hingegen dafür, dass der Punkt einem benachbarten Cluster näher liegt und ggf. „falsch" zugeteilt wurde. max(a,b) bedeutet, dass hier der Wert a oder b eingesetzt werden soll, der der größere der beiden ist.

Ein Beispiel: Angenommen für einen Datenpunkt x gilt: a = 3 und b = 7. In die Formel würde in diesem Fall für max(a,b) 7 einsetzt werden, denn der Wert für b ist größer als der für a. Es ergäbe sich die Rechnung s_C = (7–3)/7 = 0,57.

Der Wertebereich des Silhouettenkoeffizienten liegt dabei zwischen –1 und 1. Je näher der Koeffizient an 1 liegt, desto kleiner ist a und desto größer ist b. Ein Silhouettenkoeffizient nahe 1 bedeutet demnach, dass die Clusterzuordnung des betrachteten Punktes gut gewählt ist. Liegt der Wert hingegen nahe –1 ist der Punkt den Punkten des benachbarten Clusters näher.

Wurde für alle Punkte des Datensatzes der Silhouettenkoeffizient berechnet, kann daraus der Mittelwert $\overline{s_C}$ gebildet werden. Berechnet man $\overline{s_C}$ für verschiedene Werte von k und plottet diese, erhält man den **Silhouette Plot** (➤ Abb. 11.11).

Anders als bei der Ellenbogen-Methode kann der Silhouettenkoeffizient erst ab k = 2 berechnet werden, da mindestens 2 Cluster vorhanden sein müssen.

Sowohl die Ellenbogen- als auch die Silhouetten-Methode legen nahe, dass sich unser Beispieldatensatz am treffendsten in 3 Cluster einteilen lässt. Das überrascht nicht, wenn man sich die geplotteten Daten noch einmal ansieht.

Mithilfe des Clusterings haben wir eine Vorstellung davon erhalten, was für Patientengruppen in unserem Datensatz enthalten sind (➤ Abb. 11.12). So existiert z. B. eine Gruppe jüngerer Patienten, die geringe PSA-Werte aufweist. In dieser Altersgruppe sind Prostatakarzinome sehr selten, weshalb das Ergebnis naheliegend ist. Bei Patienten höheren Alters lässt sich hingegen eine Gruppe mit normwertigem PSA von einer mit erhöhten PSA-Werten abgrenzen. Bei Patienten in der orangefarbenen Gruppe, die einen PSA-Wert von 10–20 ng/ml aufweisen, könnte eine weitere Diagnostik sinnvoll sein.

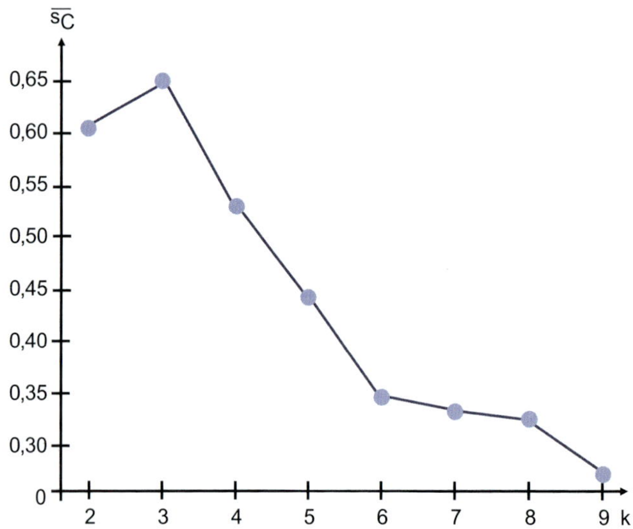

Abb. 11.11 Silhouette Plot der Silhouetten-Methode. Auch mit der Silhouetten-Methode kann die optimale Anzahl an Clustern bestimmt werden. Hierzu wird für mehrere k-Werte jeweils der Silhouettenkoeffizient berechnet. Die grafische Darstellung wird als Silhouette Plot bezeichnet. Der k-Wert, für den der Silhouettenkoeffizient am größten ist, stellt die optimale Wahl für die Anzahl der Cluster dar. In diesem Fall liegt der höchste Koeffizent bei k = 3. [P1522/P1523]

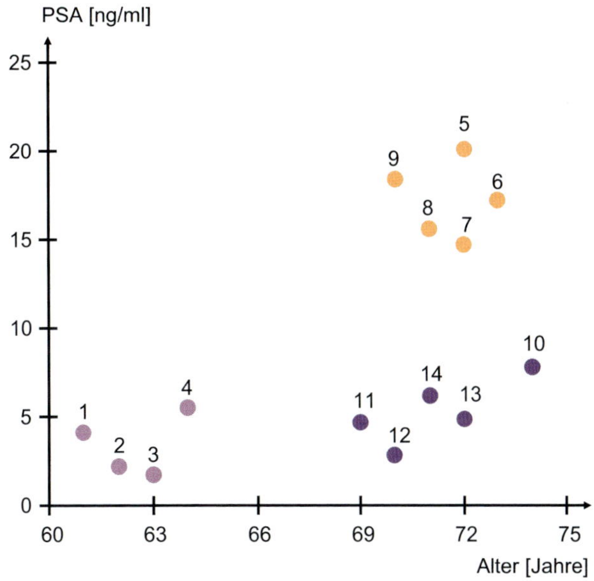

Abb. 11.12 Darstellung der 3 Cluster des Datensatzes aus ➤ Tab. 11.1. Es haben sich 3 Cluster ergeben, die interpretiert werden können. Auch zusätzliche bzw. neue Datenpunkte können in das Diagramm eingetragen bzw. den Clustern zugeordnet werden; PSA = prostataspezifisches Antigen. [P1522/P1523]

11.2.2 Hierarchisches Clustering

Eine weitere Methode zur Einteilung der Datenpunkte in Cluster ist das hierarchische Clustering. Anders als das k-Means-Clustering (➤ Kap. 11.2.1) nutzt das hierarchische Clustering keine Zentren, um Datenpunkte zu gruppieren. Beim sog. **Agglomerative Approach** (agglomerativer Ansatz) bzw. **Bottom-up-Prinzip** bildet stattdessen zunächst jeder Punkt ein eigenes Cluster. Diese Ein-Punkt-Cluster werden dann schrittweise fusioniert, sodass immer größere Cluster entstehen. Der Prozess kann hierbei so lange fortgeführt werden, bis alle „Sub-Cluster" in einem großen Cluster zusammengefasst wurden. Es handelt sich also ebenfalls um einen mehrstufigen Prozess. Alternativ kann auch andersherum vorgegangen werden. Nach dem **Divisive Approach** (spaltender Ansatz) bzw. **Top-down-Prinzip** werden erst alle Punkte in einem großen Cluster zusammengefasst. Dieses wird anschließend in immer kleinere Sub-Cluster eingeteilt, bis schließlich jedes Sub-Cluster nur noch aus einem Punkt besteht. Dabei wird jeweils das Sub-Cluster abgespalten, das am weitesten entfernt liegt. Wir fokussieren uns in unserem Beispiel auf den agglomerativen Ansatz.

Clusterbildung, Dendrogramm

Im ersten Schritt wird wie beschrieben aus jedem Punkt ein eigenes Cluster gebildet. In unserem Fall wären das 14 Cluster (➤ Abb. 11.13).

Anschließend wählt der Algorithmus die 2 Cluster aus, die am nächsten zusammenliegen, um sie zu einem Cluster zu fusionieren (➤ Abb. 11.14). In unserem Beispiel sind das die Cluster C_2 und C_3. Die Fusion der beiden Cluster lässt sich in einem sog. **Dendrogramm** (Baumdiagramm) darstellen (➤ Abb. 11.15). Darin werden auf der x-Achse die Ein-Punkt-Cluster abgebildet und auf der y-Achse der Abstand der Cluster voneinander.

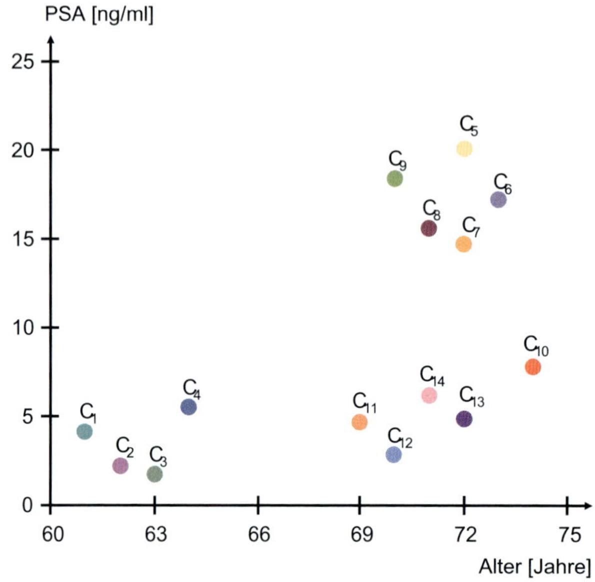

Abb. 11.13 Startpunkt des hierarchischen Clustering. Im ersten Schritt des hierarchischen Clustering wird jeder Datenpunkt als eigenes Cluster definiert. Im Fall des Datensatzes aus ➤ Tab. 11.1 entspricht das 14 Clustern; PSA = prostataspezifisches Antigen. [P1522/P1523]

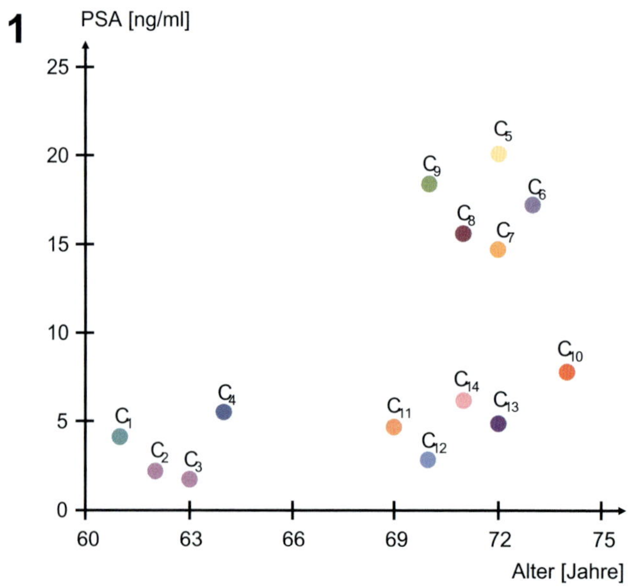

Abb. 11.14 Erste Cluster-Zusammenführung. Im nächsten Schritt beim hierarchischen Clustering werden die 2 Einzel-Cluster, die am nächsten zusammenliegen, zu einem Cluster zusammengefügt. In diesem Beispiel sind das die Cluster C_2 und C_3; PSA = prostataspezifisches Antigen. [P1522/P1523]

11

Der Abstand zwischen 2 Clustern kann auf unterschiedliche Weise bestimmt werden. Auch beim hierarchischen Clustering wird jedoch häufig die euklidische Distanz verwendet (➤ Kap. 11.2.1). Sie berechnet sich zwischen dem Punkt P mit den Koordinaten (p_1, p_2 …) und Q mit (q_1, q_2…) wie folgt:

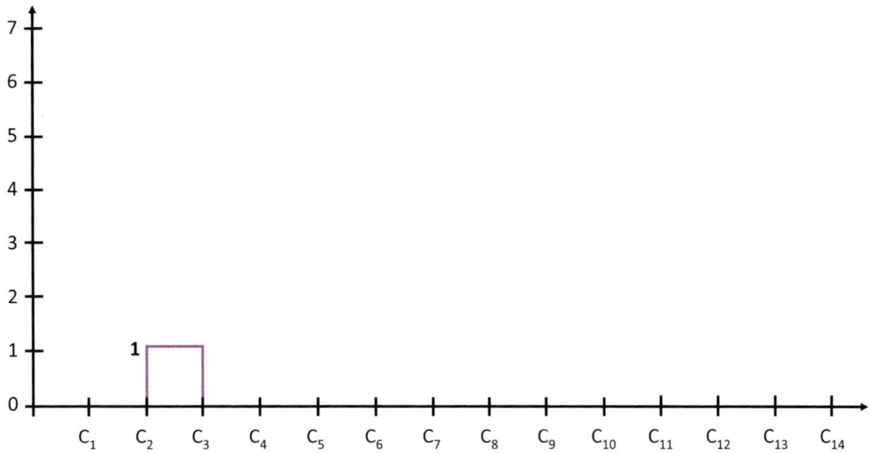

Abb. 11.15 Erste Cluster-Zusammenführung im Dendrogramm. Die x-Achse des Dendrogramms zeigt die Einzel-Cluster, die y-Achse entspricht der Distanz zwischen Clustern. Die Zusammenführung der Cluster C_2 und C_3 wird im Dendrogramm wie abgebildet dargestellt. Die Höhe der horizontalen Verbindungslinie entspricht der Distanz der beiden Cluster C_2 und C_3. [P1522/P1523]

$$D = d(p,q) = \sqrt{(q_1 - p_1)^2 + (q_2 - p_2)^2 + \ldots + (q_n - p_n)^2} = \sqrt{\sum_{i=1}^{n} (q_i - p_i)^2}$$

Nutzen wir die beiden Punkte C_2 und C_3, um das an unserem Beispiel noch einmal zu veranschaulichen.

$$d(C_2, C_3) = \sqrt{(62-63)^2 + (2{,}2-1{,}7)^2} = \sqrt{(-1)^2 + (0{,}5)^2} = \sqrt{1{,}25} = 1{,}12$$

Im Dendrogramm (➤ Abb. 11.15) liegt die horizontale Linie, die C_2 und C_3 verbindet, dementsprechend auf der Höhe 1,12.

Das Zusammenfügen von Clustern kann wiederholt werden, sodass immer größere Cluster entstehen (➤ Abb. 11.16). Mit den in ➤ Abb. 11.16 gezeigten Schritten wächst auch das Dendrogramm (➤ Abb. 11.17).

Dieser Prozess kann weitergeführt werden, bis alle Punkte in einem Cluster vereint wurden (➤ Abb. 11.18).

Methoden der Abstandsberechnung

Die Distanz zwischen einzelnen Punkten bzw. Ein-Punkt-Clustern kann mithilfe der euklidischen Distanz berechnet werden (s. o.). Um den Abstand zwischen Mehr-Punkt-Clustern zu berechnen und diese anschließend zusammenführen zu können, existieren mehrere Möglichkeiten. Die gängigsten haben wir im Folgenden aufgeführt.

Single-Linkage- oder Nearest-Neighbor-Methode

Hierbei wird aus jedem Cluster der Punkt gewählt, der am nächsten zu einem benachbarten Cluster liegt. Mathematisch ausgedrückt:

$$d(X,Y) = \min_{x \in X,\ y \in Y} d(x,y)$$

Die Distanz zwischen den Clustern X und Y ist demnach definiert als der Abstand zwischen den 2 am nächsten zueinander liegenden Punkten x und y. Durch das Elementsymbol ∈ wird ausgedrückt, dass x ein Punkt im Cluster X ist und y einer im Cluster Y.

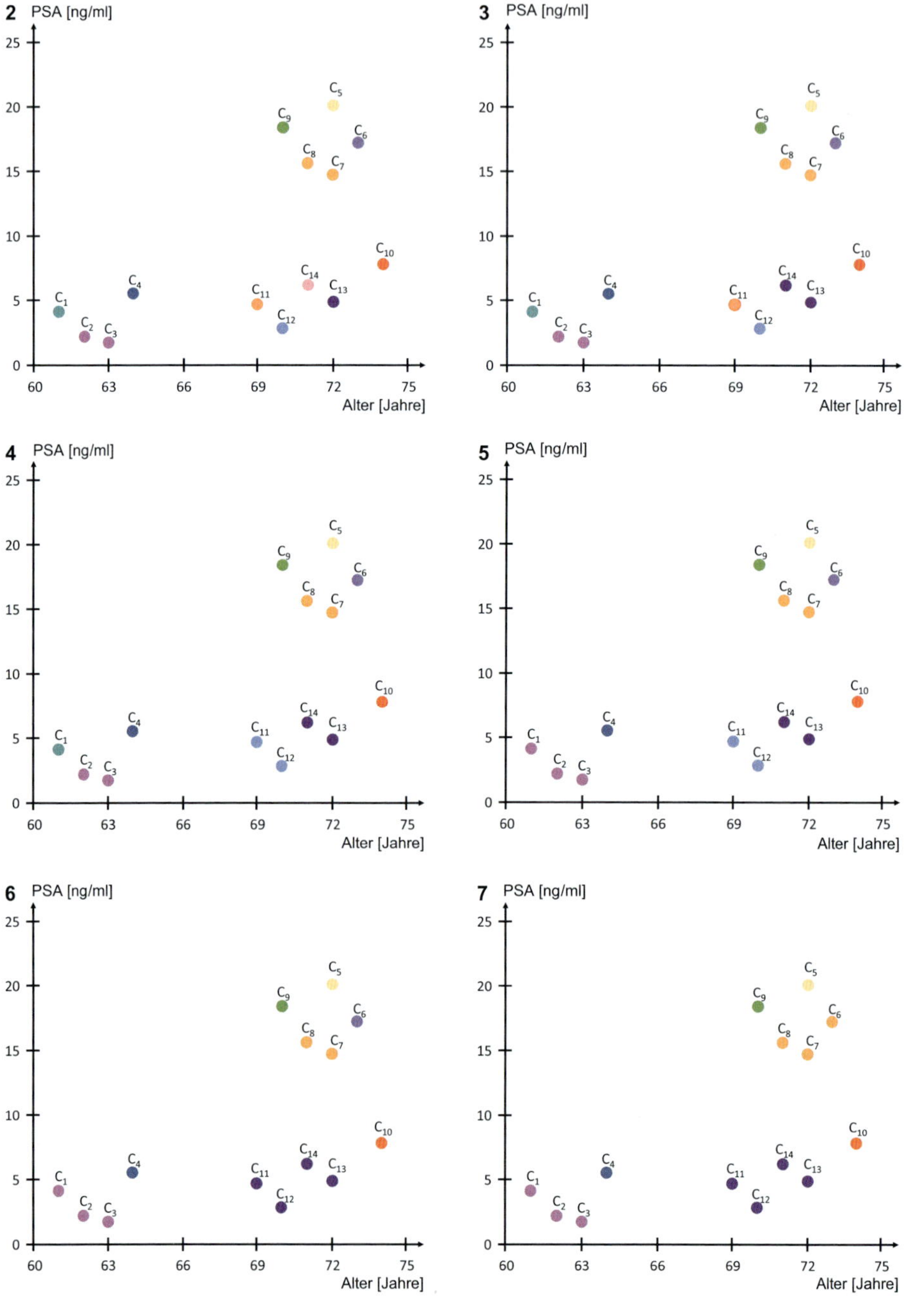

Abb. 11.16 Weitere Cluster-Zusammenführungen. Schritt für Schritt werden diejenigen Cluster zusammengefügt, die am nächsten aneinander liegen. Dadurch entstehen schließlich auch immer größere Cluster; PSA = prostataspezifisches Antigen. [P1522/P1523]

In unserem Beispiel würden zur Berechnung des Abstandes zwischen dem rosa- und dem lilafarbenen Cluster die Punkte C_4 und C_{11} herangezogen werden (➤ Abb. 11.19).

Nach der Single-Linkage-Methode wurde auch das Dendrogramm in ➤ Abb. 11.18 zu unserem Beispiel errechnet. Diese Methode ist zwar sehr einfach anzuwenden, einer ihrer entscheidenden Nachteile ist

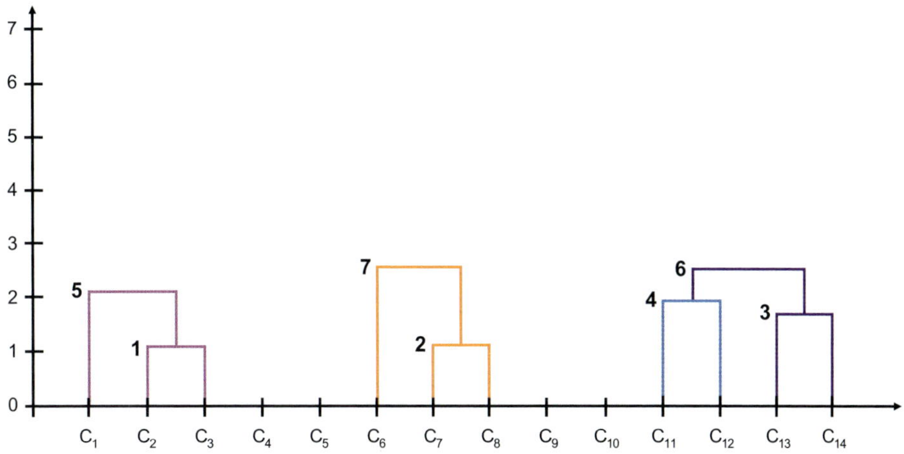

Abb. 11.17 Weitere Cluster-Zusammenführungen im Dendrogramm. Die weiteren Cluster-Zusammenführungen können ebenfalls im Dendrogramm eingetragen werden. [P1522/P1523]

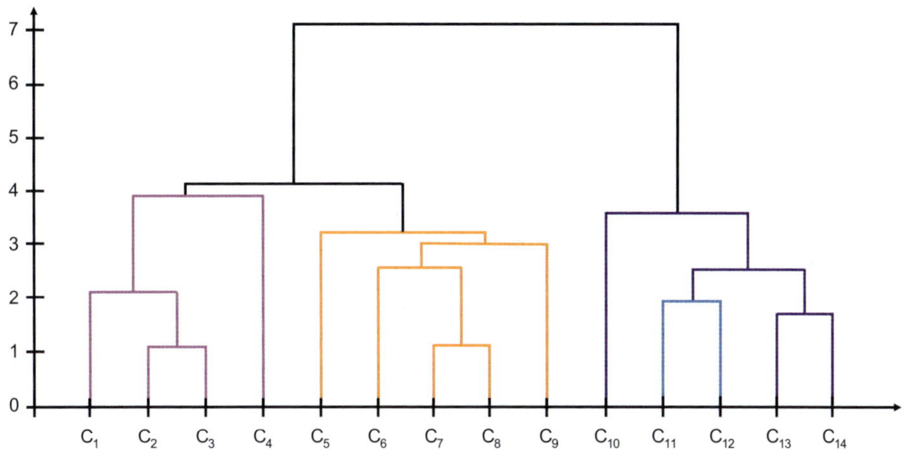

Abb. 11.18 Finales Dendrogramm. Das Dendrogramm ist fertig, wenn alle Einzel-Cluster zu einem Cluster zusammengefügt wurden. [P1522/P1523]

allerdings, dass sie in einigen Fällen zu einer einseitigen Verteilung der Cluster führt. Es werden oft viele Punkte demselben Cluster zugeordnet, während andere Cluster klein bleiben. Abhängig vom verwendeten Datensatz kann dies aber auch erwünscht sein. Die Single-Linkage-Methode ist außerdem anfällig gegenüber Ausreißern. Das sind in diesem Fall Punkte, die sehr weit vom Cluster-Zentrum entfernt liegen, wie z. B. C_{10}. Sie können dazu führen, dass zusätzliche weit vom Cluster-Zentrum entfernt liegende Punkte dem Cluster zugeordnet werden.

Complete-Linkage- oder Farest-Neighbor-Methode

Statt der Punkte, die am nächsten zu einem benachbarten Cluster liegen (Single-Linkage-Methode, s. o.), werden hier jeweils die am weitesten entfernten gewählt (➤ Abb. 11.20). Mathematisch ausgedrückt:

$$d(X,Y) = \max_{x \in X, y \in Y} d(x,y)$$

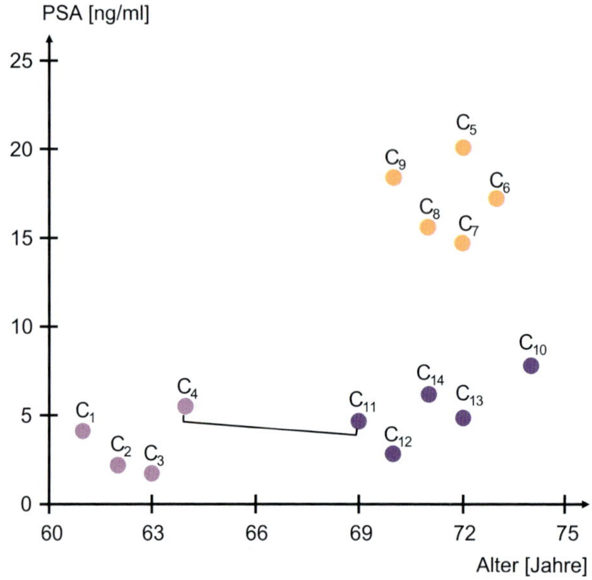

Abb. 11.19 Single Linkage- bzw. Nearest-Neighbor-Methode zur Abstandsberechnung zwischen Clustern. Von den verschiedenen Methoden, wie der Abstand zwischen Clustern berechnet werden kann, um diese nachfolgend zusammenzuführen, ist hier die Single-Linkage- bzw. Nearest-Neighbor-Methode gezeigt, bei der der Abstand zwischen den 2 am nächsten liegenden Punkten zweier Cluster berechnet wird; PSA = prostataspezifisches Antigen. [P1522/P1523]

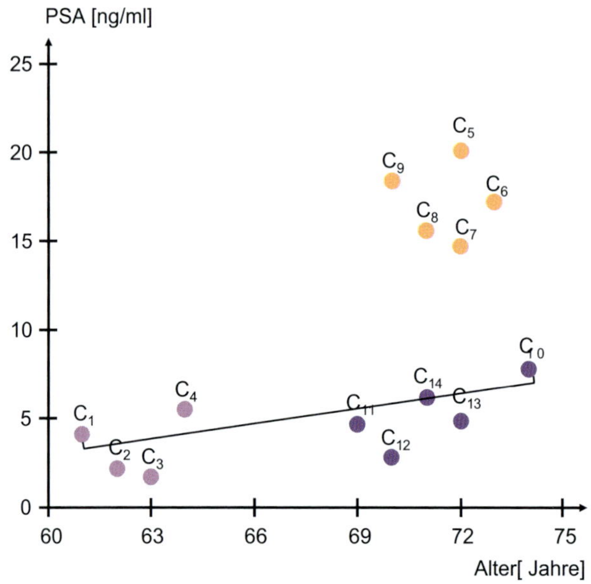

Abb. 11.20 Complete-Linkage- bzw. Farest-Neighbor-Methode zur Abstandsberechnung zwischen Clustern. Die Methode verwendet den Abstand zwischen den 2 am entferntesten liegenden Punkten zweier Cluster; PSA = prostataspezifisches Antigen. [P1522/P1523]

11

Die Complete-Linkage-Methode neigt dazu, große Cluster zu zerteilen, sodass am Ende des Trainings möglicherweise sinnvolle große Cluster nicht abgebildet werden. Allerdings ist diese Methode robuster gegenüber Ausreißern als die Single-Linkage-Methode.

Average-Linkage-Methode

Hier wird der durchschnittliche Abstand berechnet, den die Punkte eines Clusters zu den Punkten des benachbarten Clusters aufweisen. Die Formel dazu ist etwas komplizierter:

$$d(X,Y)=\frac{1}{|X|\cdot|Y|}\sum_{x\in X,y\in Y} d(x,y)$$

|X|·|Y| ist das Produkt der sog. Kardinalität oder Mächtigkeit von X und Y. Sind im Cluster X z. B. 4 Punkte enthalten, dann wäre seine Kardinalität 4. In unserem Beispiel würde gelten |rosa|·|lila| = |4|·|5| = 20. Das Summenzeichen wiederum gibt an, dass die Distanzen zwischen allen Punkten aus X zu allen Punkten aus Y addiert werden.

Diese Methode wird dann bevorzugt, wenn der Abstand der Punkte nicht mithilfe der euklidischen Distanz berechnet werden kann. Das ist z. B. dann der Fall, wenn in einem Datensatz kategoriale Variablen und/oder viele Null-Werte enthalten sind. Außerdem liefert sie auch dann zuverlässige Ergebnisse, wenn die Einteilung der Punkte durch Hintergrundrauschen (Noise) oder Überlappung von Clustern erschwert ist.

Zentroid-Methode

Bei dieser Methode wird, wie der Name verrät, der Abstand zwischen den Zentroiden der Cluster berechnet. Die Lage des Zentroids lässt sich gleich dem k-Means-Clustering berechnen, indem man den Mittelwert aus den Koordinaten der Punkte eines Clusters bestimmt (➤ Abb. 11.21). Als Formel ausgedrückt:

$$dist(X,Y)=\min_{x\in X,y\in Y} dist(\overline{x},\overline{y})$$

Im Fall des rosafarbenen Clusters lässt sich der Zentroid wie folgt berechnen:

$$\overline{Alter}=\frac{C_1+C_2+C_3+C_4}{4}=\frac{62+63+61+64}{4}=62{,}5$$

$$\overline{PSA}=\frac{C_1+C_2+C_3+C_4}{4}=\frac{2{,}2+1{,}7+4{,}1+5{,}5}{4}=3{,}4$$

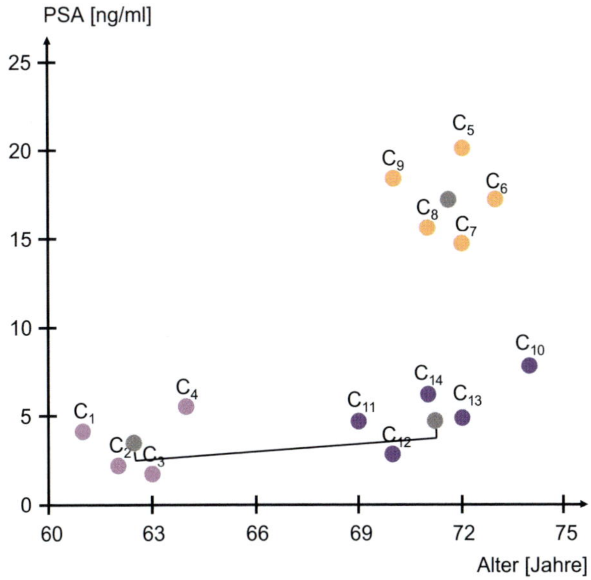

Abb. 11.21 Zentroid-Methode zur Abstandsberechnung zwischen Clustern. Mit dieser Methode wird der Abstand zwischen den Zentroiden zweier Cluster berechnet; PSA = prostataspezifisches Antigen. [P1522/P1523]

Ward-Linkage-Methode

Bei dieser Methode werden Cluster so fusioniert, dass ein möglichst kleiner Zuwachs der totalen Varianz resultiert. Die Formel zu Berechnung der totalen Varianz T lautet:

$$T = \frac{1}{n} \sum_{j=1}^{k} \sum_{i=1}^{n} \left\| x_i^{(j)} - \bar{x}_j \right\|^2$$

Mit dem hinteren Teil der Formel wird die quadrierte euklidische Distanz zwischen den Punkten $x_i^{(j)}$ und dem Zentrum seines Clusters berechnet. Das Summenzeichen davor drückt aus, dass die Summe der quadrierten Distanzen aller Punkte i eines Clusters vom jeweiligen Cluster-Mittelwert bzw. Zentroid $\bar{x}_j$ berechnet wird. Eine Quadrierung der euklidischen Distanz findet wie im Fall des MSE statt, damit sich negative und positive Werte beim anschließenden Summieren nicht gegenseitig aufheben. Anschließend wird der Durchschnitt der Werte für die einzelnen Cluster gebildet. Schließlich werden die 2 Cluster fusioniert, deren Zusammenfügen die geringste Erhöhung von T zur Folge hat.

Die Ward Linkage-Methode wird häufig bevorzugt, wenn das Hauptziel darin besteht, kompakte, gleichmäßig geformte Cluster zu bilden.

MERKE

Es hängt auch von der Beschaffenheit des Datensatzes ab, welche der beschriebenen Methoden sich im Einzelfall am besten eignet. Deshalb ist es ratsam, verschiedene Methoden zu testen und die resultierenden Modelle grafisch darzustellen.

Neben der Wahl der Methode zur Abstandsmessung muss auch beim hierarchischen Clustering die Anzahl der Cluster, die der Algorithmus bilden soll, festgelegt werden. Hier können dieselben Methoden wie beim k-Means-Clustering zum Einsatz kommen: grafische Darstellung, die Ellenbogen-Methode oder die Silhouetten-Methode.

11.2.3 k-Means-Clustering vs. hierarchisches Clustering

Nachdem wir beide Algorithmen vorgestellt haben, möchten wir diese anhand einiger Kriterien vergleichen.

Effizienz Die sog. **Time Complexity** der beiden Algorithmen ist sehr unterschiedlich. Diese beschreibt die Zeit, die ein Algorithmus benötigt, um die gegebenen Daten zu analysieren bzw. ein Modell zu erstellen. Im Fall der 2 Clustering-Algorithmen entspräche das der Dauer, bis der Algorithmus die finale Zuordnung der Datenpunkte zu den Clustern getroffen hat. k-Means-Clustering ist i. d. R. schneller und benötigt weniger Speicherplatz. Allerdings nimmt die Dauer mit der Größe des Datensatzes für beide Algorithmen zu.

Hyperparameter-Optimierung Zentral in der Programmierung der beiden Clustering-Algorithmen ist die Wahl des k-Werts, also der Anzahl der Cluster, die der Algorithmus bilden soll. Obwohl es länger dauert, einen hierarchischen Clustering-Algorithmus zu trainieren, lässt sich die Auswahl von k anhand des erstellten Dendrogramms einfach vornehmen bzw. ändern. Da das Dendrogramm gespeichert wird, muss das Modell nach Änderung des Werts für k anders als beim k-Means-Clustering nämlich nicht erneut berechnet werden.

Robustheit Ein Nachteil des k-Means-Clustering ist, dass die Cluster-Zentren zu Beginn zufällig gewählt werden. Im Rahmen der Optimierung der Zentren kann es vorkommen, dass der Algorithmus statt einem globalen lediglich ein lokales Minimum der Fehlerfunktion findet und damit nicht die bestmögliche Lage der Cluster-Zentren. Es ist deshalb wichtig, den Algorithmus mehrmals auf den Datensatz anzuwenden. Beim hierarchischen Clustering ist das nicht nötig, da der Algorithmus bei identischen Einstellungen immer dasselbe Modell generieren wird. Man spricht auch von einer höheren Robustheit des hierarchischen Clusterings.

11.3 Vor- und Nachteile

11.3.1 Vorteile

Vorteile beim Clustering sind:

- **Kein Bedarf an Labels:** Bei Clustering-Algorithmen handelt es sich um Algorithmen aus dem Bereich Unsupervised Learning, sodass keine Labels benötigt werden. Das spart Zeit und Ressourcen.
- **Entdeckung neuer Muster:** Clustering-Algorithmen helfen dabei, Muster in Datensätzen zu identifizieren, die bislang ggf. verborgen geblieben sind. Da Clustering keine Label benötigt, können diese Algorithmen eigenständig Gruppen an Datenpunkten mit gemeinsamen Eigenschaften identifizieren.
- **Einfachheit und Interpretierbarkeit:** Clustering-Algorithmen sind vergleichsweise einfach zu verstehen und zu implementieren. Die Darstellung der Cluster erleichtert die Interpretierbarkeit. Im Fall des hierarchischen Clustering kann mithilfe des Dendrogramms sogar nachvollzogen werden, wie der Algorithmus die Einteilung der Daten vorgenommen hat.
- **Dimensionsreduktion:** Clustering-Algorithmen können auch zur Verringerung der Dimensionalität von Daten verwendet werden, was besonders nützlich ist, wenn der Datensatz viele Merkmale oder Dimensionen aufweist.

11.3.2 Nachteile

Nachteile beim Clustering sind:

- **Abhängigkeit von der Anzahl der Cluster:** Ein wesentlicher Nachteil der Clustering-Algorithmen ist, dass die Anzahl der Cluster manuell gewählt werden muss. Dies erfordert häufig zusätzliche Arbeitsschritte wie Visualisierung, Ellenbogen- oder Silhouetten-Methode und ist auch dann nicht immer eindeutig.
- **Abhängigkeit von der Methode zur Distanz-Berechnung:** Beim hierarchischen Clustering ist zudem die Wahl der Methode zur Berechnung des Abstands zwischen 2 Clustern entscheidend. Alle vorgestellten Methoden haben ihre Vor- und Nachteile und können zu unterschiedlichen Ergebnissen führen. Deshalb kann es auch hier ratsam sein, verschiedene Methoden auszuprobieren.
- **Empfindlichkeit gegenüber Ausreißern:** Einzelne Ausreißer können erheblichen Einfluss auf die Ergebnisse haben und die „Sinnhaftigkeit" der Cluster beeinträchtigen.
- **Subjektive Interpretation der Cluster:** Die Interpretation der gefundenen Cluster kann subjektiv sein und hängt oft von der Domänenkenntnis ab.

Zusammenfassung

- Clustering-Algorithmen sind Algorithmen aus dem Bereich **Unsupervised Learning.** Sie benötigen keine Labels, sondern erkennen eigenständig Gruppen gleicher Eigenschaften in Daten.
- Sie eignen sich daher zur **Stratifizierung** von Patient*innen, z. B. in unterschiedliche Therapiepläne, der Identifizierung von Molekülen bzw. Molekülgruppen für die **Medikamentenentwicklung** sowie der **Bildsegmentierung.**
- Zu den wichtigsten Methoden gehören das k-Means- und das hierarchische Clustering. Bei beiden muss die Anzahl der zu bestimmenden Cluster manuell vorgegeben werden. Dies gelingt mithilfe der grafischen Darstellung der Daten, der **Ellenbogen-Methode** oder der **Silhouetten-Methode.**

- **k-Means-Clustering** bildet Cluster, indem es die Summe der quadratischen Abstände der Datenpunkte zu ihren jeweiligen Cluster-Zentren minimiert.
- Beim **hierarchischen Clustering** bzw. dem Agglomerative Approach werden die Datenpunkte basierend auf ihrem Abstand zueinander schrittweise zu immer größeren Clustern fusioniert. Die Fusionen der Cluster lassen sich in einer hierarchischen Baumstruktur **(Dendrogramm)** abbilden, aus der dann die räumlichen Beziehungen der Cluster zueinander abgelesen werden können. Alternativ ist auch der umgekehrte Weg möglich – die Teilung eines initialen großen Clusters in immer kleinere Sub-Cluster, bis schließlich jedes Sub-Cluster nur noch aus einem Punkt besteht (Divisive Approach).

11.4 Programmierung

Codes/Daten auf GitHub: https://else4.de/41208_KI

Im Folgenden sollen die beiden beschriebenen Clustering-Methoden – k-Means- und hierarchisches Clustering – programmiert werden. Wir nutzen hierzu einen eigens erstellten Datensatz, der den CRP-Spiegel (C-reaktives Protein, ein Entzündungsmarker) sowie die Körpertemperatur enthält [25]. Anhand dieser beiden Variablen werden wir die Datenpunkte in Cluster einteilen. Zudem enthält der Datensatz die Information, ob die Personen jeweils gesund waren, an einer COVID-19-Pneumonie oder einer bakteriellen Pneumonie litten. Diese Information bzw. Label werden wir nur nutzen, um zu überprüfen, ob die gebildeten Cluster mit diesen Diagnosen übereinstimmen. In der Realität liegen eben diese Informationen meist nicht vor, sodass Unsupervised Learning genutzt wird. Im Rahmen des eigentlichen Clustering-Prozesses werden diese Informationen daher nicht verwendet.

Installation der Bibliotheken

Zunächst installieren wir alle Code-Bibliotheken, die wir im Folgenden verwenden werden. Sind manche der Bibliotheken noch nicht installiert, ist dies mit dem Befehl `pip install` möglich:

```
1  import pandas as pd
2
3  import matplotlib.pyplot as plt
4
5  from sklearn.cluster import KMeans
6
7  from sklearn.preprocessing import MinMaxScaler
8
9  from scipy.cluster import hierarchy
10
11 from sklearn.cluster import AgglomerativeClustering
12
13 from sklearn.metrics import silhouette_samples, silhouette_score
```

Zeile 1: Die pandas-Bibliothek wird benötigt, um die Excel-Datei mit den Daten zu laden.
Zeile 3: Mit matplotlib werden wir die Daten visualisieren.
Zeile 5: Aus sklearn werden wir dieses Modul für k-Means-Clustering verwenden.
Zeile 7: Mit diesem Modul können wir die Daten auf Werte zwischen 0 und 1 skalieren, um so ggf. die Ergebnisse des Clusterings zu verbessern.

Zeile 9: Mit diesem Modul aus der SciPy-Bibliothek können wir ein Dendrogramm im Rahmen des hierarchischen Clustering darstellen.
Zeile 11: Dieses Modul werden wir für die Durchführung des hierarchischen Clustering verwenden. Wie der Name verrät, werden wir den agglomerativen Ansatz wählen.
Zeile 13: Mit diesem Modul können wir den Silhouettenkoeffizient berechnen.

Einlesen und Visualisierung der Daten

Wir lesen das Excel-Dokument mit den Daten ein und stellen zur Kontrolle die ersten 5 Zeilen der Tabelle dar:

```
1 data = pd.read_excel("C:\\Users\\...\\Pneumonie_Clustering.xlsx", sheet_name = "Tabelle1")
2
3 data = data.dropna()
4
5 data.head()
```

	CRP (mg/dl)	Temperatur (°C)	Diagnose
0	0.211264	36.363220	gesund
1	0.135466	36.245230	gesund
2	0.017881	35.347354	gesund
3	0.138615	37.867338	gesund
4	0.018558	36.989171	gesund

Zeile 1: Mit dem pandas-Befehl `read_excel` laden wir die Daten aus unserer Excel-Datei, die sich z. B. auf unserem Computer befindet. Der hier beispielhafte Pfad muss entsprechend angepasst werden.
Zeile 3: Mit dem Befehl `dropna()` werden Zeilen mit fehlenden Daten entfernt.
Zeile 5: Mit dem Befehl `head()` können wir die ersten 5 Zeilen der Datentabelle ausgeben, um sicherzugehen, dass die Daten korrekt geladen wurden.

Der Datensatz enthält wie oben beschrieben die Diagnosen, damit wir die Cluster-Zugehörigkeiten später besser grafisch darstellen und interpretieren können. Wir werden die `string`-Repräsentationen der Diagnosen in `integer` umwandeln, da dies die Visualisierung mit matplotlib erleichtert:

```
1 Diagnose_neu = {"gesund": 0, "COVID-19": 1, "BaktPneumonie": 2}
2
3 data["Diagnose"] = data["Diagnose"].replace(Diagnose_neu)
4
5 data.head()
```

	CRP (mg/dl)	Temperatur (°C)	Diagnose
0	0.211264	36.363220	0
1	0.135466	36.245230	0
2	0.017881	35.347354	0
3	0.138615	37.867338	0
4	0.018558	36.989171	0

Zeile 1: Wir definieren eine Variable `Diagnose_neu`, in der wir die als `integer` codierten Diagnosen speichern.

Zeile 3: Anschließend nutzen wir den `replace()`-Befehl, um die bisherigen `string`-Codierungen durch die `integer`-Codierungen zu ersetzen. Alternativ hätten wir auch das Verfahren der Dummy-Codierung nutzen können, das wir für den Datensatz der Framingham Heart Study in den vergangenen Kapiteln verwendet haben.
Zeile 5: Zur Kontrolle stellen wir die ersten 5 Zeilen des Datensatzes erneut dar.

Wir visualisieren die Daten grafisch – zunächst ohne Berücksichtigung der Diagnose:

```
1 plt.scatter(data["CRP (mg/dl)"], data["Temperatur (°C)"])
2
3 plt.xlabel("CRP (mg/dl)")
4 plt.ylabel("Temperatur (°C)")
```

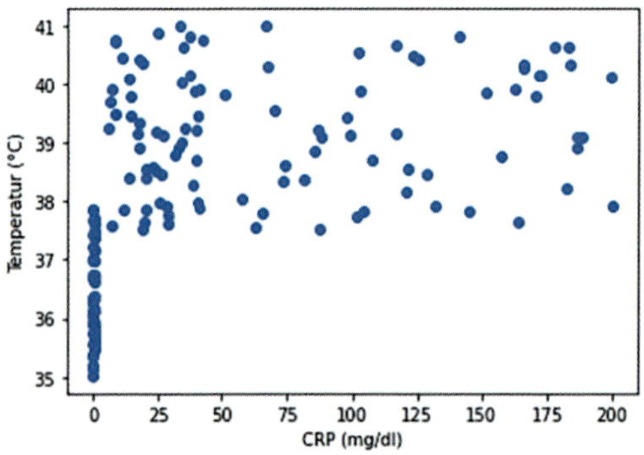

Zeile 1: Mit dem Befehl `plt.scatter()` aus matplotlib können wir ein Streudiagramm definieren. In diesem tragen wir den CRP-Wert und die Temperatur gegeneinander auf.
Zeile 3 und 4: Hiermit können wir die Achsen beschriften.

Ein Cluster links unten scheint sich klar abgrenzen zu lassen, da sich die Datenpunkte nahe um einen CRP-Wert von 0 bewegen. Bei den übrigen Datenpunkten ist eine weitere Unterteilung nicht so offensichtlich. Links oben im Diagramm ist womöglich eine weitere, etwas kompaktere Punktewolke erahnbar. Rechts davon liegen die Datenpunkte etwas lockerer verteilt. Wenn wir später die Anzahl der Cluster im Code definieren müssen, könnte somit eine Anzahl von 3 Clustern ein sinnvoller Startpunkt sein (dies entspricht der Anzahl der Diagnosen bzw. Label, die in der Realität aber nicht bekannt sind).

Wir stellen auch die Diagnosen farblich dar:

```
group1 = data[data["Diagnose"] == 0]
group2 = data[data["Diagnose"] == 1]
group3 = data[data["Diagnose"] == 2]

plt.scatter(group1["CRP (mg/dl)"], group1["Temperatur (°C)"], label = "gesund")
plt.scatter(group2["CRP (mg/dl)"], group2["Temperatur (°C)"], label = "COVID-19")
plt.scatter(group3["CRP (mg/dl)"], group3["Temperatur (°C)"], label = "BaktPneumonie")

plt.xlabel("CRP (mg/dl)")
plt.ylabel("Temperatur (°C)")

plt.legend()
```

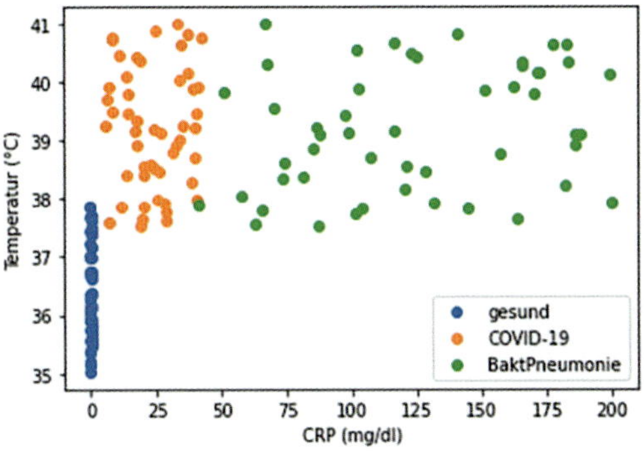

Zeile 1–3: Die Variablen `group1`, `group2` und `group3` werden erstellt. Jede Gruppe repräsentiert eine bestimmte `integer`-codierte Diagnose (0, 1 oder 2) gemäß der Spalte „Diagnose“ in der Datentabelle.
Zeile 5–7: Wir erstellen ein Streudiagramm, das die Datenpunkte der jeweiligen Gruppen farblich darstellt. Zudem weisen wir jeder Gruppe ein Label zu, das wir in der Diagramm-Legende darstellen. Wie erwähnt verwenden wir die Label an dieser Stelle nur, um zu überprüfen, ob die gebildeten Cluster mit den Diagnosen übereinstimmen. Clustering benötigt grundsätzlich keine Label.
Zeile 9 und 10: Hiermit können wir die Achsen beschriften.
Zeile 12: Hiermit stellen wir die Legende dar, die die Farb-Codierung beschreibt.

Im Folgenden werden wir das Clustering durchführen und die Cluster anschließend grafisch darstellen. Der Vergleich zum oben dargestellten Diagramm wird zeigen, ob die Cluster den Diagnosen entsprechen.

k-Means-Clustering

Zuerst verwenden wir den k-Means-Algorithmus für das Clustering. Dies gelingt uns in wenigen Zeilen Code:

```
1 kmeans = KMeans(n_clusters = 3)
2
3 model_kmeans = kmeans.fit_predict(data[["CRP (mg/dl)","Temperatur (°C)"]])
```

Zeile 1: Hier definieren wir das Modell. Dabei müssen wir auch den Wert für k, d. h. die Anzahl der Cluster festlegen. Da 3 Cluster in der grafischen Darstellung erahnbar schienen, nutzen wir die Zahl als ersten k-Wert. Später werden wir die Anzahl an Clustern auch mithilfe der Ellenbogen- und Silhouetten-Methode ermitteln. Diese Methoden könnten prinzipiell auch jetzt schon zum Einsatz kommen.
Zeile 3: Damit führen wir das k-Means-Clustering basierend auf dem CRP-Wert und der Körpertemperatur durch, die Diagnosen werden hier nicht verwendet.

Nach Anwendung des k-Means-Clustering ergänzen wir unsere Datentabelle noch um eine Spalte, die die Cluster-Zugehörigkeit jedes Datenpunkts beschreibt. Wichtig: Die Bezeichnung der Cluster mit 0, 1, oder 2 ändert sich mit jedem Durchlauf. Somit können wir nur beurteilen, ob alle Datenpunkte, die einer spezifischen Diagnose angehören, auch einem spezifischen Cluster angehören. Ob die Zahlen-Codierung des Clusters der Zahlen-Codierung der Diagnose entspricht, ist nicht relevant. Dies hat jedoch den Nachteil, dass wir auch bei der anschließenden grafischen Darstellung darauf achten müssen, dass die Bezeichnung der Diagnose in der Legende zu den Clustern passt:

```
1 data["cluster"] = model_kmeans
2
3 print(data)
```

```
     CRP (mg/dl)  Temperatur (°C)  Diagnose  cluster
0       0.211264        36.363220         0        1
1       0.135466        36.245230         0        1
2       0.017881        35.347354         0        1
3       0.138615        37.867338         0        1
4       0.018558        36.989171         0        1
..           ...              ...       ...      ...
145    65.287584        37.793807         2        2
146   163.786523        37.655752         2        0
147   116.951834        40.674734         2        2
148   120.430778        38.158390         2        2
149    98.854164        39.118878         2        2
```

Zeile 1: Hiermit fügen wir eine weitere Spalte namens „cluster" in die Datentabelle ein, die die Cluster-Zugehörigkeit nach Anwendung des k-Means-Clustering beschreibt.
Zeile 3: Hiermit geben wir die Datentabelle aus. Wir nutzen den `print()`-Befehl (statt `head()`), um mehr als nur die ersten 5 Zeilen darzustellen.

Um die Cluster grafisch darzustellen, nutzen wir einen ähnlichen Code wie oben. Wichtig ist wie erwähnt, dass die Zuordnung der Cluster-Variablen `group1`, `group2` und `group3` zu den Diagnose-Labels in den Zeilen 5–6 passt:

```
1 group1 = data[data.cluster == 0]
2 group2 = data[data.cluster == 1]
3 group3 = data[data.cluster == 2]
4
5 plt.scatter(group1["CRP (mg/dl)"], group1["Temperatur (°C)"], label = "gesund")
6 plt.scatter(group2["CRP (mg/dl)"], group2["Temperatur (°C)"], label = "COVID-19")
7 plt.scatter(group3["CRP (mg/dl)"], group3["Temperatur (°C)"], label = "BaktPneumonie")
8
9 plt.xlabel("CRP (mg/dl)")
10 plt.ylabel("Temperatur (°C)")
11
12 plt.legend()
```

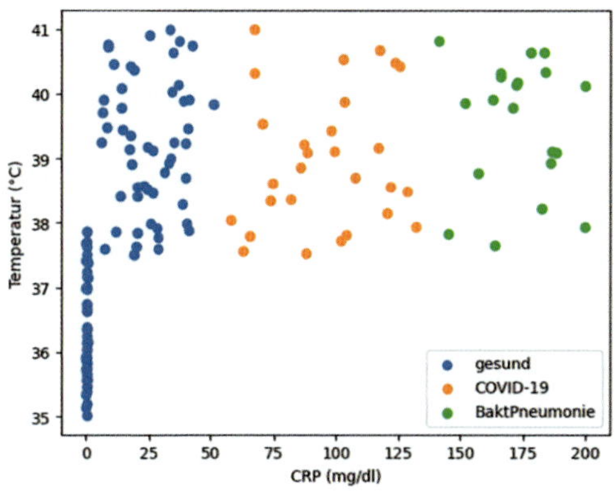

Es wird ersichtlich, dass k-Means 3 Cluster gebildet hat, die nicht präzise zu den Diagnosen passen. Häufig wird die Modell-Leistung verbessert, wenn alle Eingabevariablen einen ähnlichen Wertebereich aufweisen. Das gilt nicht nur beim Clustering. Wir werden daher versuchen, mit einer Skalierung der CRP- und Temperatur-Variablen auf Werte zwischen 0 und 1 zu einem besseren Ergebnis zu gelangen:

```
1 scaler = MinMaxScaler()
2
3 scaler.fit(data[["Temperatur (°C)"]])
4 data["Temperatur (°C)_skaliert"] = scaler.transform(data[["Temperatur (°C)"]])
5
6 scaler.fit(data[["CRP (mg/dl)"]])
7 data["CRP (mg/dl)_skaliert"] = scaler.transform(data[["CRP (mg/dl)"]])
```

Zeile 1: Zur Skalierung nutzen wir den `MinMaxScaler()` aus der sklearn-Bibliothek.
Zeile 3 und 4: Hier wenden wir die Skalierung auf die Temperaturvariable an. Anschließend wird die skalierte Temperaturvariable der Datentabelle als weitere Spalte mit dem Namen „Temperatur (°C)_skaliert" hinzugefügt.
Zeile 6 und 7: Diese Prozedur wird für die CRP-Variable wiederholt.

Wir stellen die skalierten Variablen samt der Labels erneut dar, bevor wir das k-Means-Verfahren wiederholen. Die Werte der CRP- und Temperatur-Variable sind auf Werte zwischen 0 und 1 skaliert:

```
group1 = data[data["Diagnose"] == 0]
group2 = data[data["Diagnose"] == 1]
group3 = data[data["Diagnose"] == 2]

plt.scatter(group1["CRP (mg/dl)_skaliert"], group1["Temperatur (°C)_skaliert"], label = "gesund")
plt.scatter(group2["CRP (mg/dl)_skaliert"], group2["Temperatur (°C)_skaliert"], label = "COVID-19")
plt.scatter(group3["CRP (mg/dl)_skaliert"], group3["Temperatur (°C)_skaliert"], label = "BaktPneumonie")

plt.xlabel("CRP (mg/dl)_skaliert")
plt.ylabel("Temperatur (°C)_skaliert")

plt.legend()
```

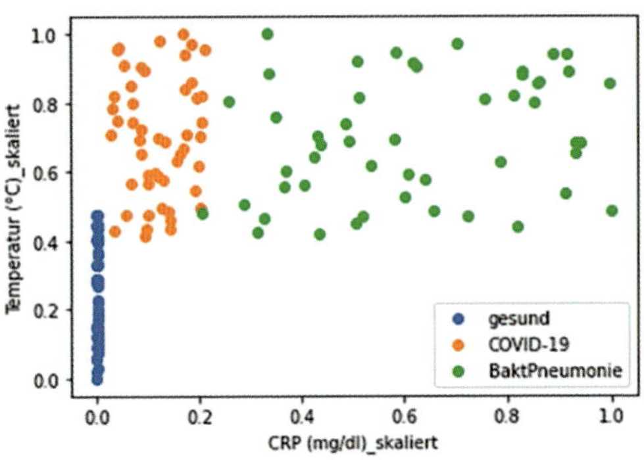

Wir führen das k-Means-Clustering erneut durch und verwenden die skalierten Variablen als Eingabe:

```
kmeans = KMeans(n_clusters = 3)

model_kmeans_skaliert = kmeans.fit_predict(data[["CRP (mg/dl)_skaliert",
                                                  "Temperatur (°C)_skaliert"]])
```

Wir fügen erneut eine Variable mit der Cluster-Zugehörigkeit in die Datentabelle ein:

```
data["cluster"] = model_kmeans_skaliert

print(data)
```

```
       CRP (mg/dl)  Temperatur (°C)  Diagnose  cluster  \
0         0.211264        36.363220         0        1
1         0.135466        36.245230         0        1
2         0.017881        35.347354         0        1
3         0.138615        37.867338         0        1
4         0.018558        36.989171         0        1
..             ...              ...       ...      ...
145      65.287584        37.793807         2        2
146     163.786523        37.655752         2        0
147     116.951834        40.674734         2        0
148     120.430778        38.158390         2        0
149      98.854164        39.118878         2        0

     Temperatur (°C)_skaliert  CRP (mg/dl)_skaliert
0                    0.224344              0.001044
1                    0.204591              0.000664
2                    0.054271              0.000075
3                    0.476160              0.000680
4                    0.329139              0.000078
..                        ...                   ...
145                  0.463849              0.326993
146                  0.440737              0.820346
147                  0.946166              0.585764
148                  0.524887              0.603190
149                  0.685689              0.495118
```

Anschließend stellen wir das Ergebnis erneut grafisch dar:

```
group1 = data[data.cluster == 0]
group2 = data[data.cluster == 1]
group3 = data[data.cluster == 2]

plt.scatter(group1["CRP (mg/dl)_skaliert"], group1["Temperatur (°C)_skaliert"], label = "gesund")
plt.scatter(group2["CRP (mg/dl)_skaliert"], group2["Temperatur (°C)_skaliert"], label = "COVID-19")
plt.scatter(group3["CRP (mg/dl)_skaliert"], group3["Temperatur (°C)_skaliert"], label = "BaktPneumonie")

plt.xlabel("CRP (mg/dl)_skaliert")
plt.ylabel("Temperatur (°C)_skaliert")

plt.legend()
```

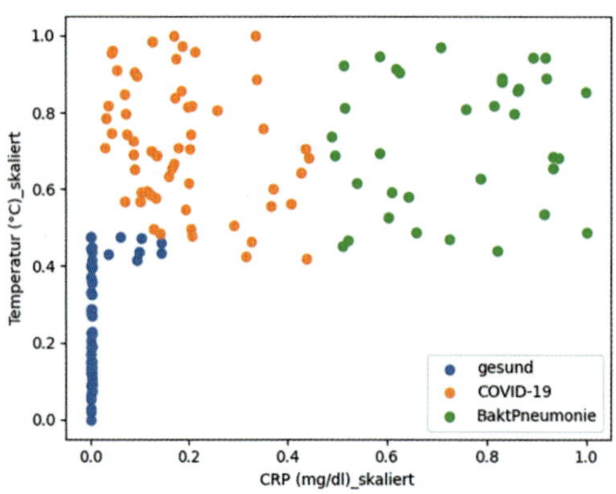

Die Zuteilung der Cluster ist jetzt deutlich ähnlicher zu den Diagnosen. Die Skalierung der Eingabevariablen war also hilfreich.

Hierarchisches Clustering

Um auch das hierarchische Clustering auf den Datensatz anzuwenden, verwenden wir weiterhin die skalierten Variablen.

Zunächst erstellen wir ein Dendrogramm. Hierzu nutzen wir ein Modul aus der SciPy-Bibliothek, mit dem sich das Dendrogramm einfacher darstellen lässt als mit anderen Bibliotheken:

```
1 hierarchical = hierarchy.linkage(data[["CRP (mg/dl)_skaliert",
2                                        "Temperatur (°C)_skaliert"]],
3                                        method = "ward")
4
5 hierarchy.dendrogram(hierarchical)
6
7 plt.show()
```

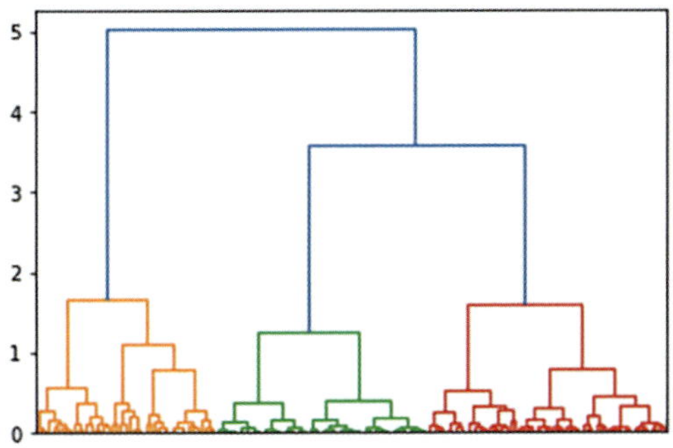

Zeile 1–3: Hier wird zunächst eine hierarchische Cluster-Analyse basierend auf der Ward-Linkage-Methode durchgeführt. Als Eingaben nutzen wir die skalierten CRP- und Temperaturvariablen.
Zeile 5 und 7: Hiermit berechnen wir das Dendrogramm und stellen es dar.

Auch das Dendrogramm legt eine Anzahl von 3 Clustern nahe.

Auch mit sklearn kann hierarchisches Clustering durchgeführt werden. Der Code sieht ähnlich aus wie für das `k-Means-Modul` aus sklearn:

```
1 hierarchical = AgglomerativeClustering(n_clusters = 3, linkage = "ward")
2
3 model_hierarchical = hierarchical.fit(data[["CRP (mg/dl)_skaliert",
4                                             "Temperatur (°C)_skaliert"]])
5
6 labels = model_hierarchical.labels_
```

Zeile 1: Wir definieren einen agglomerativen Ansatz mit einer Anzahl von 3 Clustern und der Ward-Linkage-Methode.
Zeile 3–4: Hiermit führen wir das hierarchische Clustering basierend auf den skalierten Eingabevariablen durch.
Zeile 6: Die Zuordnung jedes Datenpunkts zu einem Cluster wird in der Variable `labels` gespeichert.

Wir fügen erneut die Variable mit der Cluster-Zugehörigkeit in die Datentabelle ein:

```
data["cluster"] = labels

print(data)
```

```
     CRP (mg/dl)  Temperatur (°C)  Diagnose  cluster  \
0       0.211264        36.363220         0        2
1       0.135466        36.245230         0        2
2       0.017881        35.347354         0        2
3       0.138615        37.867338         0        2
4       0.018558        36.989171         0        2
..           ...              ...       ...      ...
145    65.287584        37.793807         2        1
146   163.786523        37.655752         2        0
147   116.951834        40.674734         2        0
148   120.430778        38.158390         2        0
149    98.854164        39.118878         2        0

     Temperatur (°C)_skaliert  CRP (mg/dl)_skaliert
0                    0.224344              0.001044
1                    0.204591              0.000664
2                    0.054271              0.000075
3                    0.476160              0.000680
4                    0.329139              0.000078
..                        ...                   ...
145                  0.463849              0.326993
146                  0.440737              0.820346
147                  0.946166              0.585764
148                  0.524887              0.603190
149                  0.685689              0.495118
```

Und wir stellen die Cluster erneut grafisch dar:

```
group1 = data[data.cluster == 0]
group2 = data[data.cluster == 1]
group3 = data[data.cluster == 2]

plt.scatter(group1["CRP (mg/dl)_skaliert"], group1["Temperatur (°C)_skaliert"], label = "gesund")
plt.scatter(group2["CRP (mg/dl)_skaliert"], group2["Temperatur (°C)_skaliert"], label = "COVID-19")
plt.scatter(group3["CRP (mg/dl)_skaliert"], group3["Temperatur (°C)_skaliert"], label = "BaktPneumonie")

plt.xlabel("CRP (mg/dl)")
plt.ylabel("Temperatur (°C)")

plt.legend()
```

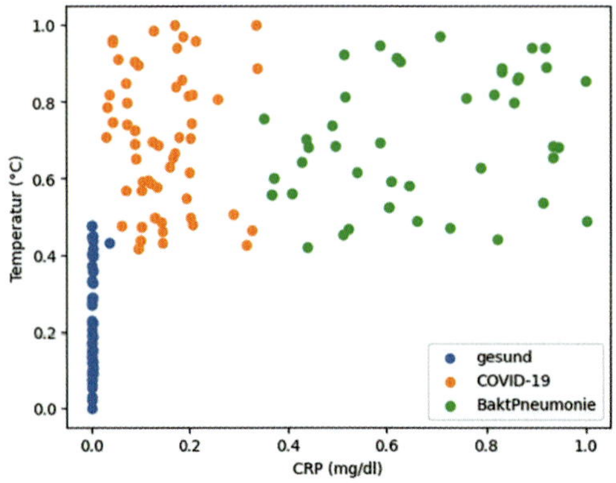

Das Ergebnis des hierarchischen Clustering unter Verwendung der skalierten Eingabevariablen kommt am nächsten an die 3 zugehörigen Diagnose-Labels heran.

Ellenbogen- und Silhouetten-Methode

Abschließend soll die optimale Anzahl an Clustern noch mit der Ellenbogen- und Silhouetten-Methode ermittelt werden.

Beginnen wir mit der Ellenbogen-Methode:

```
1  Sum_of_squared_distances = []
2  k = range(1, 10)
3
4  for num_clusters in k:
5      kmeans = KMeans(n_clusters = num_clusters)
6      kmeans.fit(data[["CRP (mg/dl)_skaliert","Temperatur (°C)_skaliert"]])
7      Sum_of_squared_distances.append(kmeans.inertia_)
8
9  plt.plot(k, Sum_of_squared_distances, "o-")
10 plt.xlabel("k")
11 plt.ylabel("Inertia")
```

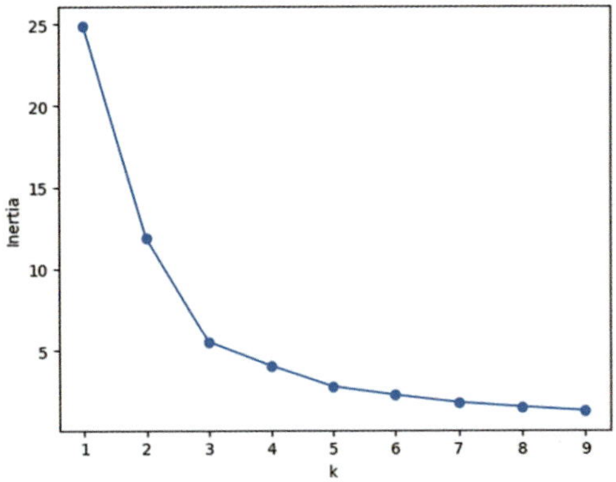

Zeile 1: Eine leere Liste wird erstellt, um den WCSS-Wert bzw. die Inertia für eine unterschiedliche Anzahl an Clustern zu speichern.
Zeile 2: Die Berechnung der Inertia wird für k-Werte von 1 bis 9 erfolgen.
Zeile 4: Hierzu wird eine for-Schleife genutzt.
Zeile 5–7: Für jeden Wert von k wird k-Means-Clustering durchgeführt. Als Eingabevariablen verwendet es die skalierten CRP- und Temperatur-Werte. Die Inertia wird daraufhin für jeden Wert von k berechnet und in der Liste aus Zeile 1 gespeichert.
Zeile 9–11: Die Werte der Inertia werden in einem Diagramm, dem sog. Elbow Plot dargestellt. Auch Achsenbeschriftungen können wir hinzufügen.

Der Ellenbogen liegt bei einem k-Wert von 3, was dem k-Wert entspricht, den wir bislang verwendet hatten.

Wir führen jetzt auch die Silhouetten-Methode durch:

```
1  silhouette_avg = []
2  range_n_clusters = range(2, 10)
3
4  for num_clusters in range_n_clusters:
5      kmeans = KMeans(n_clusters = num_clusters)
6      kmeans.fit(data[["CRP (mg/dl)_skaliert","Temperatur (°C)_skaliert"]])
7      cluster_labels = kmeans.labels_
8
9      silhouette_avg.append(silhouette_score(data[["CRP (mg/dl)_skaliert",
10                                                  "Temperatur (°C)_skaliert"]],
11                                                 cluster_labels))
12
13 plt.plot(range_n_clusters, silhouette_avg, "o-")
14 plt.xlabel("k")
15 plt.ylabel("Silhouettenkoeffizient")
```

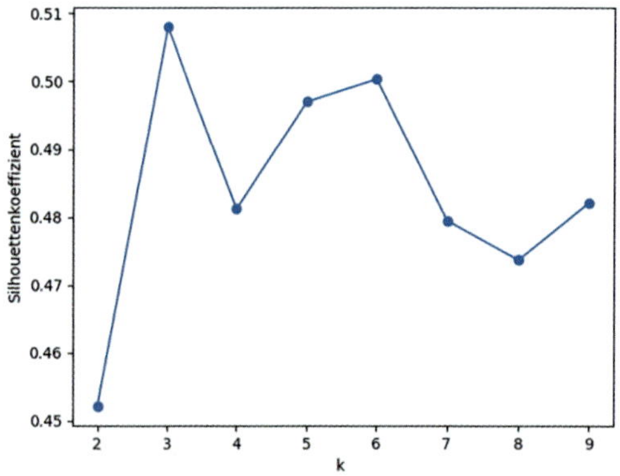

Zeile 1: Erneut wird eine leere Liste erstellt, um die Silhouettenkoeffizienten für eine unterschiedliche Anzahl an Clustern zu speichern.
Zeile 2: Die Berechnung der Silhouettenkoeffizienten wird für k-Werte von 2 bis 9 erfolgen. Wichtig: Da sich der Silhouettenkoeffizent auf den Abstand zweier Cluster bezieht, müssen wir auch mindestens 2 Cluster verwenden. Bei der Ellenbogen-Methode ist dies anders.
Zeile 4: Auch zur Berechnung der Silhouettenkoeffizienten wird eine for-Schleife genutzt.
Zeile 5–7: Für jeden Wert von k wird k-Means-Clustering durchgeführt. Als Eingabevariablen verwendet es die skalierten CRP- und Temperatur-Variablen.
Zeile 9–11: Der Silhouettenkoeffizient wird daraufhin für jeden Wert von k berechnet und in der Liste aus Zeile 1 gespeichert.
Zeile 13–15: Die Silhouettenkoeffizienten werden in einem Diagramm, dem sog. Silhouette Plot, dargestellt. Auch Achsenbeschriftungen können wir hinzufügen.

Der Silhouettenkoeffizient ist für einen k-Wert von 3 am größten, was weiterhin 3 Cluster als optimale Anzahl an Clustern nahelegt.

KAPITEL

12 Neuronale Netze

Der Fokus in diesem und in den folgenden Kapiteln liegt auf neuronalen Netzen. Damit tauchen wir in das Feld des **Deep Learning** als Teilbereich des Machine Learning ein, das große und besonders leistungsstarke neuronale Netze umfasst. Neuronale Netze haben den Triumphzug der KI eingeläutet (➤ Kap. 1) und sind in der Lage, nahezu jede Art von Eingabedaten wie Datentabellen, Bilder, Videos, Texte und Töne zu verarbeiten und komplexe Muster darin zu erkennen. So basieren auch viele der Anwendungsbeispiele im ➤ Kap. 3 auf neuronalen Netzen bzw. Varianten davon.

12.1 Grundlagen und medizinische Anwendungen

12.1.1 Biologische und künstliche neuronale Netze

Der Aufbau und die Funktionsweise „künstlicher" neuronaler Netze erinnert an biologische neuronale Netze im Gehirn. Die Nervenzellen bzw. Neurone im Gehirn können miteinander durch elektrische Signale kommunizieren und auf diese Weise Informationen verarbeiten. Hierzu haben Neurone einen besonderen Aufbau (➤ Abb. 12.1).

Neurone erhalten elektrische Eingabesignale von vorherigen benachbarten Neuronen oder auch von Sinneszellen. Die Signale erreichen das Neuron über die sog. Dendriten und wandern anschließend über den Zellkörper hinweg in Richtung Axon. Über das Axon werden wiederum Signale an nachfolgende Neurone weitergleitet. Wird ein elektrisches Signal über das Axon weitergeleitet, spricht man auch von einem Aktionspotenzial. Jedoch wird nicht jedes Signal, das das Neuron über die Dendriten erreicht, auch über das Axon weitergeleitet. Neurone verwenden eine Schwellenfunktion, die ein Aktionspotenzial nur dann erzeugt, wenn ein gewisser Schwellenwert an elektrischer Ladung überschritten wird (➤ Abb. 12.2). All das wird durch kleine Kanäle in der Zellmembran der Neurone gesteuert, die Ionen in die Zelle hinein- oder aus der Zelle hinausleiten.

Das Gehirn mit seinem biologischen neuronalen Netz besteht aus einer Vielzahl von Neuronen, schätzungsweise 86 Mrd. Stück, sowie einer noch größeren Zahl weiterer Zellen, die die Funktionsweise der Neurone u. a. modulieren können. Auf diese Weise sind komplexeste Rechenleistungen möglich.

Künstliche Neurone ähneln den biologischen Neuronen in ihrem Aufbau und ihrer Funktionsweise (➤ Abb. 12.3). Sie verfügen ebenfalls über

- Eingabestellen für Signale ähnlich den Dendriten,
- einen Zellkörper und
- Ausgabestellen für Signale ähnlich dem Axon.

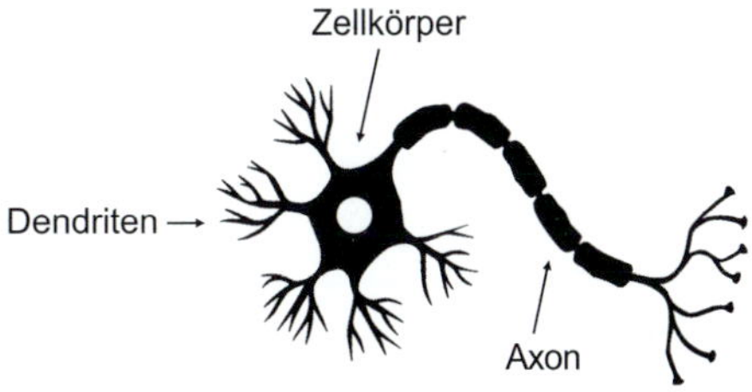

Abb. 12.1 Vereinfachte Darstellung eines biologischen Neurons. Biologische Neurone verfügen über Dendriten, die die elektrischen Signale empfangen, einen Zellkörper sowie ein Axon zur Weiterleitung der elektrischen Signale. [P1522/P1523]

Im Zellkörper des künstlichen Neurons wird zudem ebenfalls eine Schwellenwertfunktion angewendet, die im Kontext der künstlichen neuronalen Netze als **Aktivierungsfunktion** bezeichnet wird. Eine beispielhafte Aktivierungsfunktion ist die **Sigma-Funktion** (➤ Kap. 8.2.1, ➤ Abb. 12.4). Das Eingabesignal des Neurons entspricht dabei der x-Variable, die Ausgabe der Aktivierungsfunktion der y-Variable. Das ausgegebene Signal wird an nachgeschaltete Neurone weitergeleitet.

Aktivierungsfunktionen ermöglichen es, auch nichtlineare Entscheidungsgrenzen bzw. Zusammenhänge bzw. zwischen x- und y-Variablen zu modellieren (➤ Abb. 12.5).

Mehrere künstliche Neurone können zu einem neuronalen Netz zusammengesetzt werden (➤ Abb. 12.6). In jedem einzelnen Neuron des Netzes finden weiterhin die oben beschriebenen Berechnungen inkl. Anwendung der Aktivierungsfunktion statt. Die Neurone in einem künstlichen neuronalen Netz sind in Schichten organisiert:

- Die erste Schicht wird als Eingabeschicht bzw. **Input Layer** bezeichnet. Sie erhält die Eingabedaten, die nachfolgend durch das neuronale Netz verarbeitet werden. Diese Eingabedaten können z. B. Datentabellen, Bilder, Text, o. Ä. sein.
- Auf den Input Layer folgen die sog. versteckten Schichten oder **Hidden Layers.** Ihre Zahl kann variieren bzw. im Code definiert werden. Je mehr Hidden Layers, desto komplexere Modellierungen sind möglich – vereinfacht beschrieben. Besonders große neuronale Netze mit vielen Hidden Layers bezeichnet man auch als Deep Neural Networks bzw. den gesamten Teilbereich des Machine Learning als Deep Learning.
- Auf die Hidden Layers folgt die Ausgabeschicht bzw. der **Output Layer.** Dieses gibt die Ausgabe des Modells aus, also z. B. eine Klassifikation der Daten in der Datentabelle oder des Bildes.

Die Neurone der einzelnen Layers sind miteinander verbunden. Typischerweise ist jedes Neuron einer Schicht mit allen nachfolgenden Neuronen der nachfolgenden Schicht verbunden. In diesem Fall spricht man auch von **Fully Connected Neural Networks (FCNNs).** Die

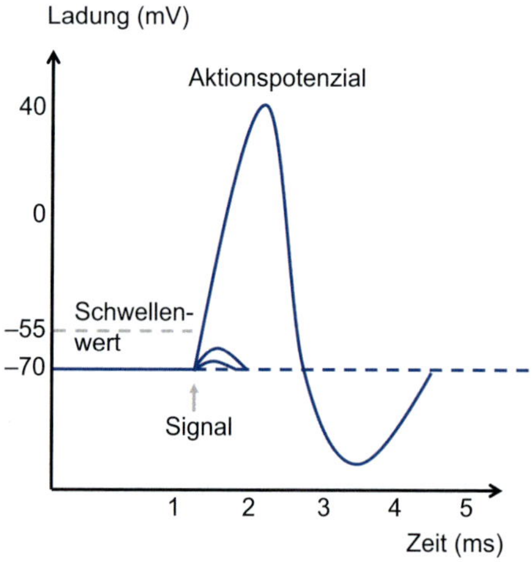

Abb. 12.2 Aktionspotenzial eines biologischen Neurons. Überschreiten die elektrischen Signale, die ein Neuron erhält, einen Schwellenwert von rund –55 mV, entsteht ein Aktionspotenzial und das Signal wird weitergeleitet. Andernfalls flacht das elektrische Potenzial ab. [P1522/P1523]

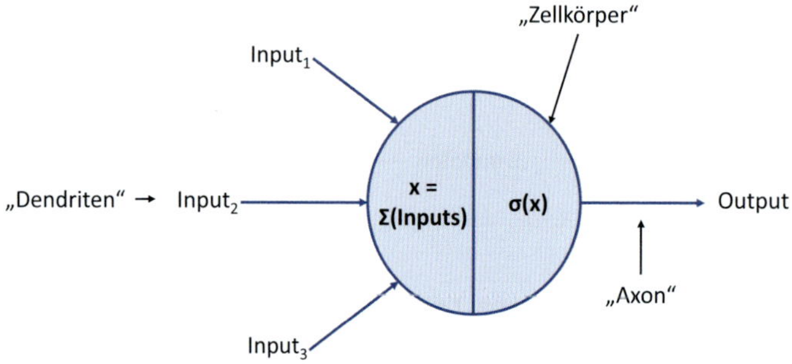

Abb. 12.3 Darstellung eines künstlichen Neurons. Ähnlich den biologischen Neuronen mit ihren Dendriten verfügen auch künstliche Neurone über mehrere Eingabestellen für Input-Signale. Im Zellkörper werden die Signale durch Summation zusammengeführt und in eine Aktivierungsfunktion, z. B. die Sigma-Funktion σ(x), eingesetzt. Das Ergebnis wird an nachfolgende Neurone weitergeleitet. [P1522/P1523]

Verbindungen zwischen den Neuronen verfügen über sog. **Gewichte (Weights).** Diese beschreiben, wie „wichtig“ die Verbindung zwischen 2 Neuronen ist. Auch hier ist ein Vergleich zum Gehirn möglich. Kommunizieren 2 Gehirnareale stark miteinander, sind diese durch eine größere Anzahl an Nervenfasern bzw. Axonen verbunden. Auf diese Weise fließen mehr Informationen vom einen in das andere Gehirnareal. Kommunizieren 2 Gehirnareale hingegen kaum miteinander, sind diese auch durch kaum Axone verbunden. Auch bei künstlichen neuronalen Netzen sind die Gewichte größer, wenn 2 Neurone stark miteinander kommunizieren und kleiner, wenn diese kaum miteinander kommunizieren. Die Anwendung der Gewichte erfolgt durch Multiplikation,

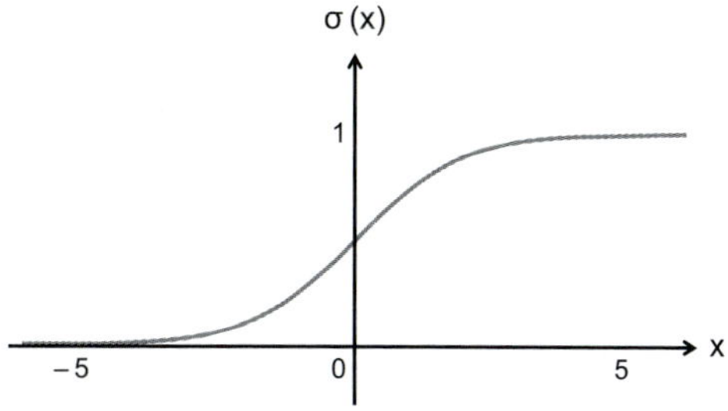

Abb. 12.4 Die Sigma-Funktion kennen wir bereits von der logistischen Regression, sie kann jedoch auch als Aktivierungsfunktion dienen. Die Sigma-Funktion weist einen S-förmigen Verlauf auf und wandelt die Eingaben x in Zahlenwerte zwischen 0 und 1 um. Dadurch können auch nichtlineare Zusammenhänge modelliert werden. [P1522/P1523]

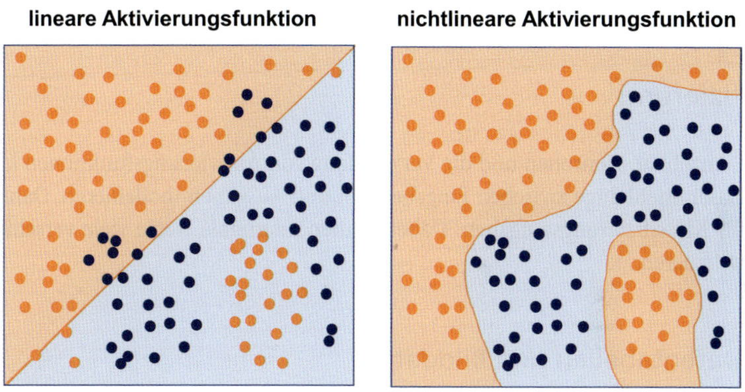

Abb. 12.5 Modellierung durch lineare und nichtlineare Aktivierungsfunktionen. Die Datenpunkte können nicht sinnvoll linear getrennt werden, sodass nichtlineare Aktivierungsfunktionen wie etwa die Sigma-Funktion verwendet werden müssen. [P1522/P1523]

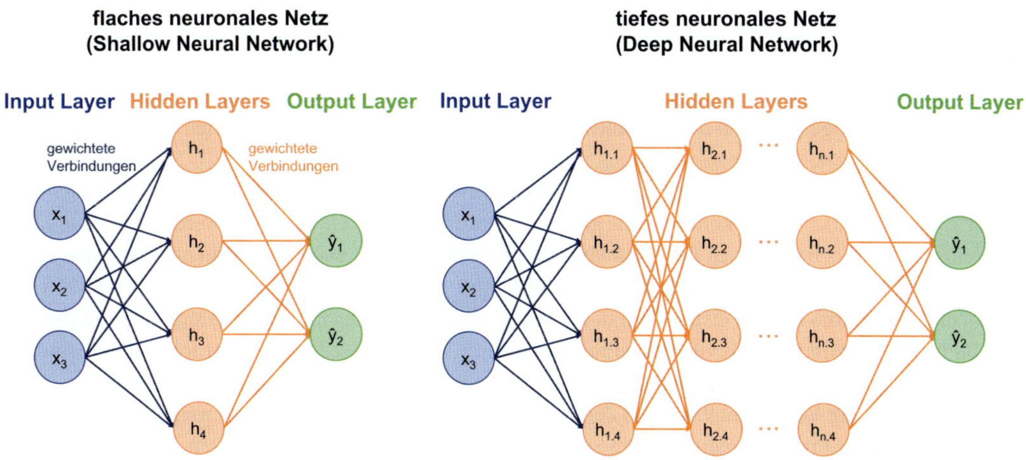

Abb. 12.6 Flaches und tiefes neuronales Netz. Neuronale Netze bestehen aus einem Input Layer, beliebig vielen Hidden Layers und einem Output Layer. Die Neurone der Layers sind durch gewichtete Verbindungen miteinander verknüpft. Neuronale Netze mit wenigen Hidden Layers werden auch als „flach“ oder „shallow“ bezeichnet; Netze mit vielen Hidden Layers hingegen als „tief“ oder „deep“. [P1522/P1523]

d. h. die Ausgabe des einen Neurons wird mit dem Gewicht der Verbindung multipliziert. Das Ergebnis stellt die Eingabe des nachfolgenden Neurons dar. Diesen Prozess der Weiterleitung von Informationen vom Input Layer über die Hidden Layers hinweg zum Output Layer bezeichnet man als **Forward Pass.** Weitere Details dazu folgen im ➤ Kap. 12.2.1.

Wenn wir etwas Neues lernen, bilden sich in unserem Gehirn, vereinfacht beschrieben, neue Verknüpfungen zwischen Neuronen aus bzw. bestehende Verknüpfungen werden angepasst. Auf diese Weise entstehen neue Wege, auf denen die Signale durch unser Gehirn wandern. Ähnlich verhält es sich auch bei künstlichen neuronalen Netzen. Diese lernen ebenfalls, indem die Gewichte der Verbindungen zwischen den Neuronen angepasst werden. Dieser Prozess wird als **Backward Pass** bzw. die Kombination mit dem Forward Pass als **Backpropagation** bezeichnet.

CAVE

Der Begriff „neuronale Netze" kann auch als Überbegriff für FCNNs und andere Netzvarianten und -architekturen wie z. B. Convolutional Neural Networks (CNNs) oder Graph Neural Networks (GNNs) verstanden werden. In künftigen Buchkapiteln werden wir daher den Begriff „FCNN" verwenden, wenn wir uns spezifisch auf die in diesem Kapitel beschriebenen „klassischen" neuronalen Netze beziehen.

12.1.2 Klassifizierung

Durch eine große Anzahl an Neuronen und die Verwendung von Aktivierungsfunktionen können neuronale Netze komplexe Zusammenhänge zwischen Eingabedaten und Ausgaben modellieren. Daher eignen sie sich auch besonders für Klassifizierungsaufgaben. Dabei können neuronale Netze viele verschiedene Arten von Eingabedaten klassifizieren.

Analyse von Datentabellen und Bilddaten

So lassen sich etwa große Tabellen mit Daten von Patient*innen wie demografischen Informationen, Laborwerten und Untersuchungsbefunden in ein neuronales Netz einspeisen und eine zugrunde liegende Diagnose ausgeben. Auch können z. B. Bilder in ein neuronales Netz eingespeist werden, um ebenfalls eine Diagnose auszugeben. Bei diesen Klassifizierungsaufgaben handelt es sich in erster Linie um Anwendungen aus dem Bereich des Supervised Learning (➤ Kap. 2.2.1). Das bedeutet, dass die zur Verfügung stehenden Daten mit Labels, also etwa der korrekten Diagnose, versehen sein müssen. Während des Trainings erlernen neuronale Netze Zusammenhänge zwischen den Variablen der Datentabelle bzw. den Zahlenwerten der Bild-Pixel und den Labels.

Wichtig ist hierbei, dass FCNNs als Eingaben typischerweise Vektoren nutzen. Tabellen mit Daten von Patient*innen oder auch Bilder können ohne großen Aufwand in Vektoren überführt werden (➤ Abb. 12.7). Jede Zeile des Vektors bezieht sich dabei auf ein Feld in der Tabelle mit Daten von Patient*innen bzw. einen Pixel im Bild. Wird z. B. ein Thorax-Röntgenbild als Vektor abgebildet, dann bezieht sich „pixel 1" in der ersten Zeile des Vektors auf den ersten Pixel in der linken oberen Ecke des Bildes. Da es sich um ein Schwarz-weiß-Bild handelt, wird ihm z. B. die Graustufe 0,7 zugeordnet. In den Zeilen darunter folgen die Farbwerte für die folgenden Pixel. Da Röntgenbilder typischerweise eine Auflösung von 3.000 × 3.000 Pixel aufweisen, ergäbe sich daraus ein Vektor mit 9.000.000 Zeilen. In der Praxis werden die Bilder zur weiteren Verarbeitung allerdings oft in ihrer Pixelzahl reduziert, um Speicherplatz und Rechenleistung zu sparen. Eine Verringerung der Bildgröße auf 300 × 300 Pixel ginge dabei vermutlich kaum mit einem substanziellen Informationsverlust einher, der Vektor enthält dann allerdings nur noch 90.000 Zeilen.

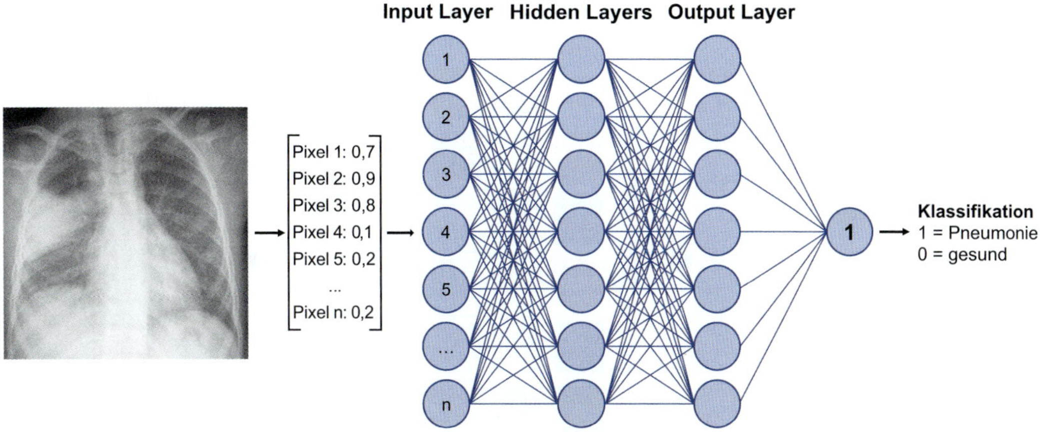

Abb. 12.7 Anwendung von neuronalen Netzen zur Bildklassifizierung. Neuronale Netze können für Klassifizierungsaufgaben, z. B. von Röntgenbildern, genutzt werden. Das Röntgenbild wird in einen Vektor umgewandelt, bei dem jede Zeile bzw. Zahl dem Farbwert eines Pixels entspricht. Der Vektor wird über den Input Layer in das Netz geschleust, in den Hidden Layers und im Output Layer verarbeitet, sodass sich als Ausgabe eine Klassifikation ergibt. Wird in diesem Fall die Zahl 1 ausgegeben, wird das Bild als „Pneumonie" klassifiziert. Wird eine 0 ausgegeben, wird das Bild als „gesund" klassifiziert. [G1360/P1522/P1523]

Um den Vektor in ein FCNN einzuschleusen, wird der Zahlenwert jeder Zeile des Vektors einem Neuron des Input Layers zugeordnet. In unserem Beispiel erhält daher das erste Neuron des Input Layers den Zahlenwert 0,7 als Eingabe. Durch Verarbeitung der Inputwerte in den darauffolgenden Layers errechnet das Modell einen Ausgabewert. Dieser kann entweder „1", stellvertretend für die Diagnose „Pneumonie", oder „0", stellvertretend für „Gesund", betragen.

Für die im Trainingsdatensatz enthaltenen Bilder ist bekannt, welcher Klasse sie angehören, sie verfügen also über die sog. Labels. Während des Trainings gleicht der Algorithmus seine Ausgabe mit der korrekten Klassifikation bzw. den Bild-Labels ab. Je nach Unterschied zwischen berechneter Ausgabe und den Labels passt der Algorithmus die Gewichte zwischen den Neuronen im nächsten Schritt so an, dass eine immer bessere Klassifizierung der Bilder erreicht wird.

Analyse von Genomdaten

Neuronale Netze können auch zur Analyse von Genomdaten genutzt werden, um dadurch z. B. Erkenntnisse über die Entstehung von Erkrankungen zu gewinnen (➤ Kap. 3.1.1). Die DNA ist aus Basen aufgebaut, die in einem DNA-Strang nebeneinander aufgereiht sind. Diese Basen codieren die Erbinformationen (➤ Kap. 3.1.1). Die Abfolge der Basen kann mit Sequenzierungsverfahren entschlüsselt und mittels **One-Hot-Encoding** in einer Matrix mit Zahlen dargestellt werden (➤ Abb. 12.8). Beim One-Hot-Encoding wird je nachdem, ob eine gewisse Eigenschaft wie z. B. eine bestimmte Base vorliegt oder nicht, eine 1 oder eine 0 vergeben. Diese Matrix, die sich aus dem Encoding ergibt, kann anschließend in einen Vektor umgewandelt und durch ein FCNN analysiert werden.

Nicht alle Abschnitte der DNA sind Gene, also DNA-Abschnitte, die Proteine codieren. Stattdessen besteht die DNA z. B. auch aus Abschnitten, die Bindestellen für Transkriptionsfaktoren darstellen oder andere regulatorische Funktionen erfüllen. Mithilfe von FCNNs kann ermittelt werden, welche DNA-Abschnitte Gene darstellen, ein Prozess, der als **Gene Prediction** bezeichnet wird. Er ist Teil der sog. **Genome Annotation,** bei der den Abschnitten des Genoms, die ein Gen darstellen, entsprechende Label hinzugefügt werden, um die Gene dann z. B. auf pathologische Veränderungen untersuchen zu können.

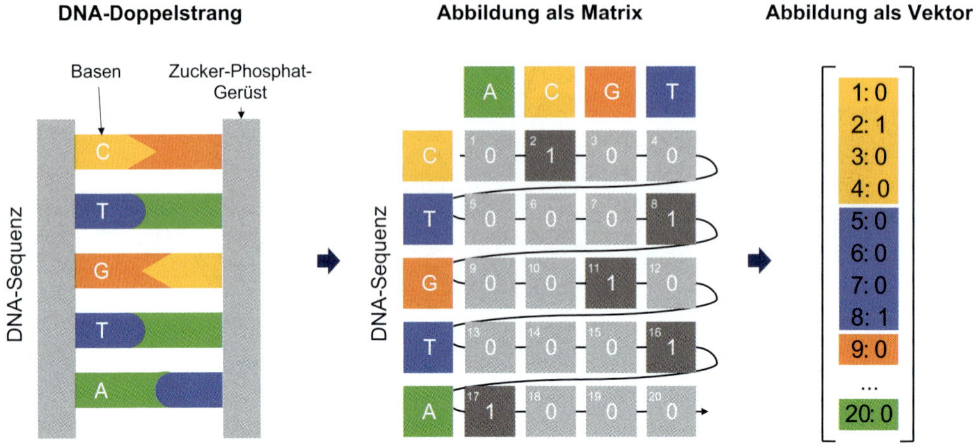

Abb. 12.8 Aufbau der DNA und Darstellung der DNA-Sequenz in einer Matrix. Die Desoxyribonukleinsäure (DNA) des Menschen ist ähnlich einer Leiter aufgebaut. Das Rückgrat der Leiter wird von einem Gerüst aus Zuckern (Desoxyribose) und Phosphaten gebildet. Die Sprossen der Leiter sind komplementäre Basenpaare. „Komplementär" bedeutet, dass nur die Basen Adenosin (A) und Thymin (T) sowie Cytosin (C) und Guanin (G) miteinander eine chemische Bindung eingehen können. Ist die DNA-Sequenz eines der beiden Stränge bekannt, kann daraus die Sequenz des anderen bestimmt werden. Die durch eine Sequenzierung bestimmte Basensequenz kann durch das sog. One-Hot-Encoding in einer Matrix mit Zahlen dargestellt werden. Je nachdem, ob eine gewisse Base vorliegt oder nicht, wird eine 1 oder eine 0 vergeben. So wird die Base „C" etwa durch „0 1 0 0" codiert und „T" durch „0 0 0 1". Die Matrix kann schließlich in einen Vektor umgewandelt werden, der in ein FCNN eingespeist werden kann. [P1522/P1523]

Anhand bereits annotierter, d. h. mit Labels versehener Genom-Daten, lernt das FCNN die Eigenschaften verschiedener Gene. Ähnlich wie im Beispiel zur Klassifizierung von Bilddaten beschrieben bedeutet das, dass das Netz die Gewichte zwischen seinen Neuronen so anpasst, dass es die eingeschleuste Basenabfolge dem richtigen Gen zuordnen kann. Da diese Basenfolge meist lang ist und verschiedene Gene enthält, müssen verschiedenen Abschnitten des Inputvektors verschiedene Label zugewiesen werden.

Neben der reinen Beschreibung der Gene durch Labels kann auch ermittelt werden, welche Funktion diese Gene aufweisen, die sog. **Functional Prediction.** Ein FCNN kann dies z. B. anhand von Basensequenzen lernen, die vermehrt in Genen für bestimmte Proteine vorkommen. Auf diese Weisen können z. B. Gene für Proteine, die an Stoffwechselprozessen beteiligt sind, von solchen unterschieden werden, die dem Aufbau des Zytoskeletts dienen.

12.1.3 Regression

Auch Variablen bzw. Ausgaben mit kontinuierlicher Merkmalsausprägung können von neuronalen Netzen berechnet werden.

Analyse von Genomdaten

So können beispielsweise auch mRNA-Sequenzierungsdaten von neuronalen Netzen verarbeitet werden. Analysiert man die Menge aller mRNAs der Zellen einer Gewebeprobe, dann erhält man einen Einblick, in welchem Ausmaß bestimmte Gene exprimiert werden, was wiederum darauf schließen lässt, welche Proteine in der Zelle vorliegen. Die Expressionsraten der Gene lassen sich in einem sog. **Genexpressionsprofil** darstellen (➤ Abb. 12.9).

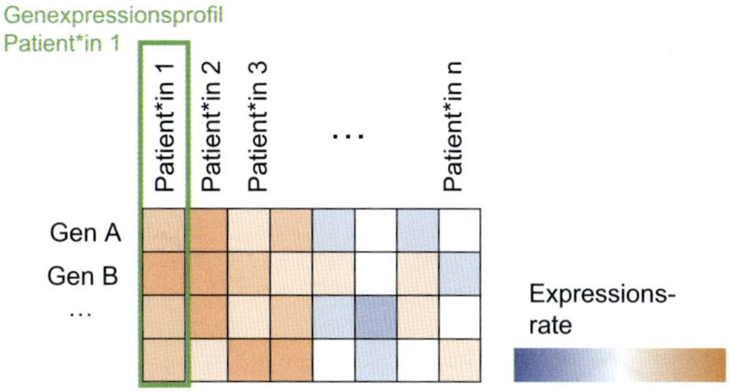

Abb. 12.9 Genexpressionsprofil. Ein Genexpressionsprofil stellt die Expressionsrate (Anzahl der mRNAs bzw. Gen-Transkripte) mehrerer Gene meist in Form einer Heatmap dar. Je stärker dunkelblau ein Feld in dieser Heatmap gefärbt ist, desto weniger mRNA-Kopien lagen für dieses Gen in der Zelle vor, je stärker dunkelrot, desto mehr Kopien waren enthalten. Durch den Vergleich des Profils einer erkrankten Person mit den Profilen gesunder Personen, können verstärkt oder vermindert exprimierte Gene erkannt werden, die womöglich auch in der Pathogenese der Erkrankung relevant sind. [P1522/P1523]

Damit ein Gen abgelesen und eine mRNA gebildet werden kann, müssen spezifische Transkriptionsfaktoren an regulatorische DNA-Abschnitte binden und die mRNA-Synthese initiieren. Die mRNA wird während der sich anschließenden Translation in ein Protein umgesetzt. Auch Transkriptionsfaktoren sind Proteine und werden selbst anhand einer solchen mRNA synthetisiert. Anstatt alle mRNAs zu analysieren, können auch nur die mRNAs von Genen betrachtet werden, die für Transkriptionsfaktoren codieren. Anhand dieses **Transkriptionsfaktoren-Profils** lässt sich ermitteln, in welchem Ausmaß bestimmte Transkriptionsfaktoren exprimiert wurden. Da jeder dieser Transkriptionsfaktoren die Transkription bestimmter Gene reguliert, können neuronale Netze anhand der Trainingsdaten einiger Personen den Zusammenhang der Expressionsrate bestimmter Transkriptionsfaktoren und der Expressionsrate bestimmter Gene lernen.

Um ein solches neuronales Netz zu trainieren, werden die Genexpressionsprofile einiger Patient*innen als Trainingsdaten herangezogen. Diese enthalten sowohl die Expressionsraten der Transkriptionsfaktoren als auch die aller anderen Gene. Das FCNN lernt während des Trainings, wie die Expressionsraten der verschiedenen Transkriptionsfaktoren die Expressionsraten verschiedener Gene beeinflussen.

Der Transkriptionsfaktor Sp1 reguliert z. B. die Transkription des *ERBB2*-Gens, das den HER2 codiert. Ein FCNN kann entsprechend darauf trainiert werden, die Expressionsrate von HER2 bzw. die Anzahl der Transkripte (mRNAs) von *ERBB2* anhand der Expressionsrate von Sp1 vorherzusagen. Wird nicht nur ein einzelner Transkriptionsfaktor, sondern ein ganzes Profil von Transkriptionsfaktoren als Input genutzt, entspricht dies einem Vektor, der die Expressionsraten multipler Transkriptionsfaktoren enthält. Das Modell lernt somit nicht nur, die Expressionsrate eines einzelnen Gens auszugeben, sondern die aller im Trainingsdatensatz enthaltenen Gene. Schleust man das Transkriptionsfaktor-Profil einer erkrankten Person in das trainierte Modell ein, wird vermutlich auch das daraus vorhergesagte Genexpressionsprofil pathologische Veränderung aufweisen. Bei Tumorpatient*innen liegt z. B. häufig eine Überexpression von Transkriptionsfaktoren vor, die die Transkription von Genen für die Zellteilung regulieren und zu einer übermäßigen Zellteilung führen. Die Vorhersage des Genexpressionsprofils kann somit Aufschlüsse geben, welchen Einfluss veränderte Expressionsraten der Transkriptionsfaktoren auf die Genexpression und damit die Proteine in den Tumorzellen haben.

Analyse von Moleküldaten

Auch die Struktur von Molekülen kann als Vektor codiert und in ein FCNN eingespeist werden. Eine Möglichkeit ist die Darstellung als binärer Vektor (➤ Abb. 12.10). Der Vektor wird auch als **Molecular Fingerprint** (molekularer Fingerabdruck) bezeichnet. Er entsteht, indem die Anwesenheit bzw. Abwesenheit von

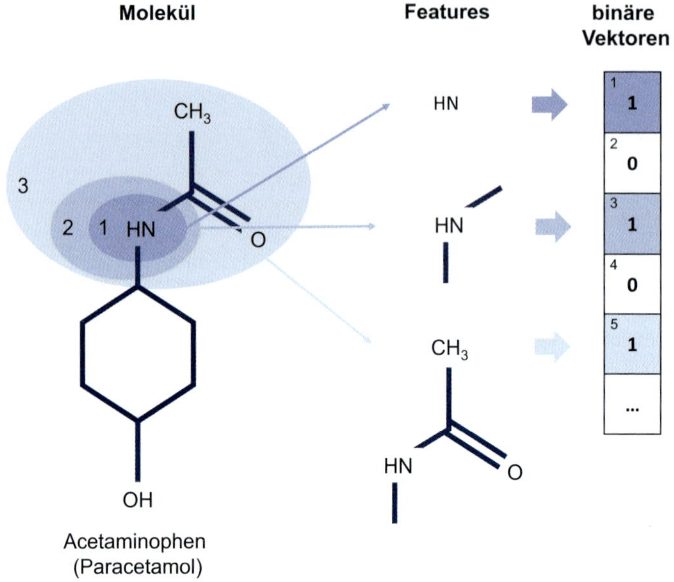

Abb. 12.10 Repräsentation eines Moleküls durch einen Extended-Connectivity Fingerprint. Die Repräsentation eines Moleküls als Extended-Connectivity Fingerprint in Form eines Vektors wird in einem iterativen Prozess mithilfe des Morgan-Algorithmus generiert. Ausgehend von den einzelnen Atomen des Moleküls (Kreis 1) werden immer größere Molekülstrukturen binär codiert und die Codierungen in einem Vektor vermerkt. [P1522/P1523]

bestimmten chemischen Strukturen jeweils mit den Zahlen 1 und 0 codiert werden, sodass sich für jedes Molekül ein spezifischer Vektor aus 1en und 0en ergibt. Eine solche Vektor-Repräsentation eines Moleküls kann mit verschiedenen Verfahren erzeugt werden. Ein häufig verwendeter Ansatz ist ein sog. Extended-Connectivity Fingerprint (ECFPs) basierend auf dem Morgan-Algorithmus.

Ausgangspunkt für die Extraktionen von Molekülstrukturen bzw. -bestandteilen sind die einzelnen Atome des Moleküls, wie in ➤ Abb. 12.10 beispielhaft an einem Stickstoffatom gezeigt. Die Wasserstoffatome werden dabei nicht als einzelne Atome, sondern als Teil des Atoms, an das sie gebunden sind, betrachtet. „HN" ist also der erste Molekülbestandteil, der im Vektor durch eine „1" codiert wird. Nachdem dieser Schritt für alle Atome des Moleküls durchgeführt wurde, wird in einer darauffolgenden Iteration (Kreis mit 2), nach Strukturen gesucht, die die Nachbaratome eines Atoms mit einbeziehen. In unserem Beispiel sind das die Verbindungen des Stickstoffatoms mit einem Kohlenstoffatom. Durch weitere Iterationen wie durch den hellblauen Kreis 3 dargestellt, können immer größere Molekülbestandteile im Vektor abgebildet werden. Auf diese Weise entsteht eine Vektorrepräsentation des Moleküls, wie in diesem Fall von Paracetamol, die anschließend von einem FCNN analysiert werden kann.

Die Repräsentation eines Moleküls durch einen solchen Vektor hat allerdings den Nachteil, dass im Rahmen der Transformation viele Informationen verloren gehen, sodass sich das Molekül aus dem Fingerabdruck bzw. dem Vektor oft nicht mehr vollständig rekonstruieren lässt. Außerdem sind diese Vektoren meist sehr lang, was ihre Verarbeitung rechenintensiv macht.

Eine andere Möglichkeit, ein Molekül darzustellen, besteht darin, seine Struktur als Zeichenfolge bzw. String zu codieren. Eine der gängigsten Methoden, um dreidimensionale chemische Moleküle in eindimensionalen Zeichenfolgen abzubilden, ist das **Simplified Molecular-Input Line-Entry System (SMILES,** ➤ Abb. 12.11). Ähnlich wie bei den Molecular Fingerprints definiert SMILES Regeln, wie einzelne Molekülbestandteile als Zeichen bzw. Zeichenfolge abzubilden sind. Chemische Elemente, wie z. B. Kohlenstoffatome, werden durch das jeweilige Elementsymbol (z. B. C) abgebildet. Um darzustellen, dass 2 Atome durch eine chemische

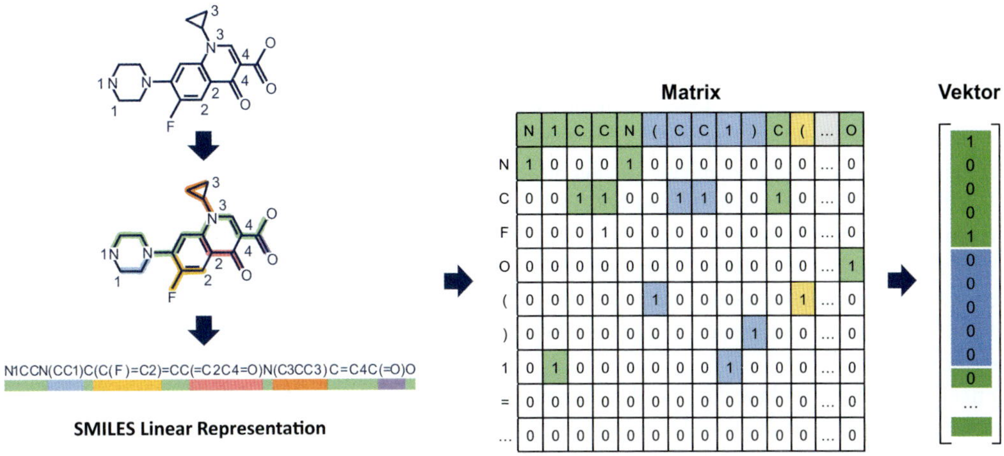

Abb. 12.11 SMILES-Repräsentation und One-Hot-Encoding eines Moleküls. Das Simplified Molecular-Input Line-Entry System (SMILES) definiert Regeln, anhand derer sich die dreidimensionale Struktur eines Moleküls in einer Zeichenfolge, dem sog. SMILES-String, abbilden lässt. Atome werden dabei z. B. durch ihr Elementsymbol repräsentiert, Doppelbindungen zwischen Atomen mit einem „=" und Kettenverzweigungen durch runde Klammern. Der resultierende SMILES-String kann dann z. B. durch One-Hot-Encoding in eine numerische Matrix und anschließend in einen Vektor umgewandelt werden. [P1522/P1523]

Doppelbindung verbunden sind, wird z. B. ein „="-Zeichen genutzt, für eine Dreifachbindung ein „#". Einfachbindungen werden zur Vereinfachung der Schreibweise nicht eigens codiert. Klammern geben wiederum an, dass es sich um eine Verzweigung handelt. Dabei wird die Seitenkette in runde Klammern gesetzt. Anhand vieler weiterer solcher Regeln lassen sich auch sehr komplexe Moleküle in einem zweidimensionalen String repräsentieren. Der String kann dann z. B. mittels One-Hot-Encoding zunächst in eine numerische Matrix-repräsentation und anschließend in einen Vektor umgewandelt werden. Hierbei wird binär codiert, ob ein bestimmtes Zeichen (in ➤ Abb. 12.11 vertikal angeordnet) an einer bestimmten Position in der Sequenz (in ➤ Abb. 12.11 horizontal angeordnet) vorkommt.

Die Vektor-Repräsentationen von Molekülen können in FCNNs eingeschleust und dadurch weiter analysiert werden. Dadurch lassen sich einige Einblicke gewinnen, die z. B. bei der Medikamentenentwicklung von besonderer Bedeutung sind. Ein FCNN kann anhand der Molekülstruktur z. B. Eigenschaften des Moleküls berechnen, wie dessen Toxizität, Löslichkeit, Bioaktivität oder die Interaktionsfähigkeit mit einer Zielstruktur. Werden diese Eigenschaften mithilfe eines FCNNs für verschiedene Moleküle einer Moleküldatenbank analysiert, kann die Datenbank auf diese Weise nach therapeutisch nutzbaren Molekülen gescreent werden. Dadurch lässt sich die Auswahl der Moleküle, die im Rahmen der Medikamentenentwicklung weiter untersucht und getestet werden, auf die geeignetsten beschränken. Häufig ist es bei einem solchen Screening hilfreich, nicht kategoriale Variablen, sondern kontinuierliche Variablen auszugeben, weshalb es sich hierbei um eine Regressionsaufgabe handelt. Allerdings ist die Komplexität dieser Anwendungen nicht zu unterschätzen und ein einfaches FCNN reicht oft nicht aus, um präzise Vorhersagen treffen zu können. Daher kommen dafür andere neuronale Netze wie CNNs (➤ Kap. 13) und GNNs (➤ Kap. 14) zum Einsatz.

12.1.4 Clustering mit Autoencodern

Zwar fallen die Anwendungsgebiete von neuronalen Netzen überwiegend in den Bereich des Supervised Learning (➤ Kap. 2.2.1), jedoch können bestimmte Netzarchitekturen auch für das Unsupervised Learning (➤ Kap. 2.2.2) genutzt werden. Eine solche Architektur sind dic sog. **Autoencoder,** die bei Clustering-Anwendungen zum Einsatz kommen können.

Hierzu ein Beispiel: Besonders bei komplexen Erkrankungen, wie z. B. chronischen Erkrankungen, sind es nicht nur verschiedene genetische, sondern auch multiple Umweltfaktoren, die die Entstehung und den Verlauf der Krankheit beeinflussen. Deshalb ist hier die Heterogenität unter den betroffenen Patient*innen trotz derselben Erkrankung oft groß. Eine Einteilung dieser Patient*innen in Subgruppen bietet die Möglichkeit, den Einfluss verschiedener Faktoren zu untersuchen und subgruppenspezifische Therapien zu entwickeln. Man spricht in diesem Zusammenhang von der Stratifizierung von Patient*innen (s. a. ➤ Kap. 11.1.1).

Um diese durchzuführen, könnte man mit einem ersten neuronalen Netz die Patient*innendaten verarbeiten, um deren Dimensionalität zu verringern und die wichtigsten Merkmale zu extrahieren. Anschließend könnte man ein zweites neuronales Netz verwenden, um die Daten basierend auf diesen Merkmalen so zu rekonstruieren, dass diese eine niedrigere Dimensionalität aufweisen. Die Dimensionsreduktion gelingt auch mit Autoencodern, die die beiden beschriebenen neuronalen Netze in einer einzigen Architektur vereinen (➤ Abb. 12.12):

- **Encoder:** Der Encoder bzw. das Encoder-Netz nimmt die Eingabedaten entgegen und verringert schrittweise ihre Dimensionalität, um die wichtigsten Merkmale zu extrahieren. Dieser Prozess wird auch als Feature Embedding oder Feature Extraction bezeichnet. Der Encoder besteht aus mehreren Hidden Layers (➤ Kap. 12.1.1), wobei die Anzahl der Neuronen jeder Schicht abnimmt.
- **Bottleneck Layer:** Die Schicht mit den wenigsten Neuronen heißt Bottleneck Layer. Hier sind die Daten maximal komprimiert.
- **Decoder:** Der Decoder bzw. das Decoder-Netz verwendet die komprimierte Version der Daten aus dem Bottleneck Layer und rekonstruiert, basierend auf ihnen, die ursprünglichen Eingabedaten. Er besteht aus Hidden Layers mit zunehmender Neuronenzahl, die schrittweise die Dimensionalität der Daten erhöhen.
- **Ausgabe:** Die Ausgabeschicht des Autoencoders gibt die rekonstruierten Daten aus, die eine niedrigere Dimensionalität als die Eingabedaten aufweisen, aber gleichzeitig die wichtigsten Merkmale enthalten. Das bedeutet, dass auch kleine Messfehler bzw. Hintergrundrauschen aus den Daten entfernt wurden.

Nach der Dimensionsreduktion können die Daten z. B. mittels k-Means-Clustering (➤ Kap. 11.2.1) weiterverarbeitet werden. Die Analyse der Cluster erlaubt schließlich Rückschlüsse darauf, welche Charakteristiken die Subgruppen definieren bzw. wie sie sich voneinander unterscheiden.

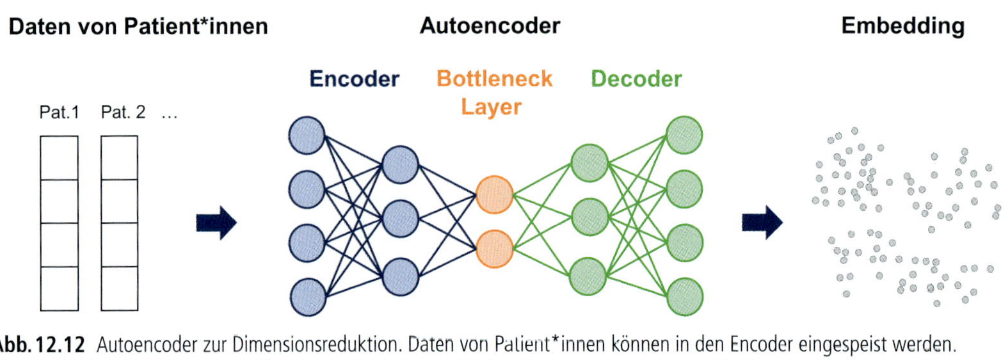

Abb. 12.12 Autoencoder zur Dimensionsreduktion. Daten von Patient*innen können in den Encoder eingespeist werden. Dieser reduziert die Dimensionalität und extrahiert die wichtigsten Merkmale der Daten. Im Bottleneck Layer sind die Daten am stärksten komprimiert. Anschließend rekonstruiert der Decoder die Daten basierend auf den erlernten wichtigsten Merkmalen. Hierdurch entsteht eine Darstellung der Daten (Embedding), die eine geringere Dimensionalität als die Eingabedaten aufweist, jedoch über die wichtigsten Merkmale verfügt. Das Embedding kann z. B. für das Clustering genutzt werden. [P1522/P1523]

12.2 Mathematische Grundlagen

Die mathematischen Grundlagen neuronaler Netze basieren auf linearen Regressionen. Das Kapitel zu den mathematischen Grundlagen der linearen Regressionen (➤ Kap. 7.2) sollte daher ggf. vor diesem Kapitel zu neuronalen Netzen gelesen werden.

12.2.1 Von vorne nach hinten – der Forward Pass

Die allgemeine Formel einer linearen Funktion bzw. Regression lautet wie folgt:

$$\hat{y} = m \cdot x + t$$

Dabei sind $\hat{y}$ die Ausgabe des Modells bzw. die Vorhersage, m die Steigung der Geraden, x der Input in das Modell und t der y-Achsen-Abschnitt, d. h. die Schnittstelle mit der y-Achse. Diese Formel lässt sich grafisch als Flussdiagramm darstellen (➤ Abb. 12.13). Der Eingabewert x befindet sich hierbei links unten im Flussdiagramm. Er wird als nächstes mit der Steigung m multipliziert, die auf dem dazugehörigen Pfeil steht. Alle Werte, die multipliziert werden, finden sich fortan immer auf den Pfeilen. Der y-Achsen-Abschnitt t findet sich oben links. In o. g. Formel der linearen Regression geht er ohne zusätzliche Multiplikation ein. Im Flussdiagramm wird t ebenfalls mit einer Steigung m multipliziert. Allerdings hat diese den Wert 1, sodass das Produkt aus t · m wieder t ergibt. Die Ergebnisse beider Pfeile, nämlich x · m sowie t laufen im nächsten Schritt zusammen und werden addiert (Σ). Die Summe aus x · m und t entspricht damit der Ausgabe $\hat{y}$. Wir haben die Formel einer einfachen linearen Regression also grafisch visualisiert.

Die bisher genutzte Formel der linearen Regression bezeichnet man auch als einfache lineare Regression, da es hier lediglich einen einzelnen x-Wert als Eingabe gibt. Jedoch lassen sich noch weitere Eingabe- bzw. x-Werte hinzufügen und damit eine komplexere, sog. multiple lineare Regression entwickeln. Die Formel könnte z. B. so aussehen:

$$\hat{y} = m_1 \cdot x_1 + m_2 \cdot x_2 + t$$

Jeder Eingabe- bzw. x-Wert bekommt hierbei einen eigenen Steigungs- bzw. m-Wert zugewiesen. Für den y-Achsen-Abschnitt t beträgt die Steigung m weiterhin 1. Auch die Formel dieser zweifachen linearen Regression lässt sich grafisch darstellen, indem lediglich ein weiterer Eingabewert unten links hinzugefügt wird (➤ Abb. 12.14).

Streng genommen handelt es sich hierbei bereits um die einfachste Form eines neuronalen Netzes! Jeder Kreis mit einem x- oder t-Wert stellt ein einzelnes Neuron dar. Die Ausgabe wird sequenziell von „vorne nach hinten“ berechnet. Man spricht daher auch vom sog. **Forward Pass.** Es gibt auch einen Backward Pass. Dieser beschreibt die mathematische Methode, die genutzt wird, um das neuronale Netz zu trainieren (s. u.).

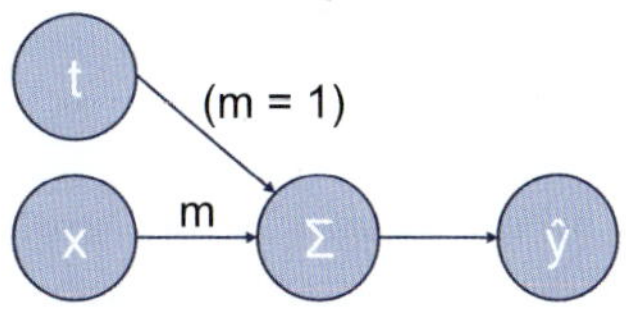

Abb. 12.13 Darstellung einer einfachen linearen Regression als Flussdiagramm. Die Formel einer einfachen linearen Regression kann als Flussdiagramm dargestellt werden. Der Input x wird mit der Steigung m multipliziert. Anschließend wird der y-Achsen-Abschnitt t addiert, was den Output $\hat{y}$ ergibt. [P1522/P1523]

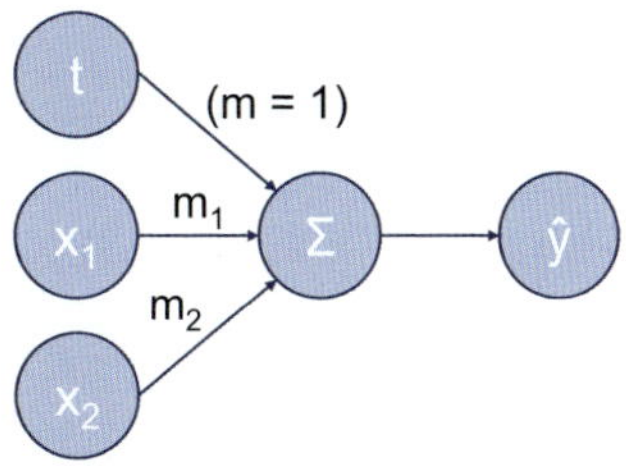

Abb. 12.14 Darstellung einer multiplen linearen Regression als Flussdiagramm. Auch die Formel einer multiplen linearen Regression kann als Flussdiagramm dargestellt werden. Die Input-Werte x_1 und x_2 werden mit den Steigungen m_1 und m_2 multipliziert. Anschließend werden die Ergebnisse sowie der y-Achsen-Abschnitt t addiert, was den Output $\hat{y}$ ergibt. [P1522/P1523]

Sigma-Funktion als Aktivierungsfunktion

Mit dem oben beschriebenen einfachen neuronalen Netz lassen sich lediglich lineare Zusammenhänge darstellen. In der Realität stößt das schnell auf Probleme, da die meisten Zusammenhänge nicht sinnvoll linear modelliert werden können. Um dies zu umgehen, werden die **Aktivierungsfunktionen** verwendet. Hierzu ein Beispiel: Wir versuchen, die optimale Dosierung eines Medikaments zu ermitteln, wobei „optimal" bedeutet, dass die Beschwerden, aufgrund derer das Medikament eingenommen werden soll, möglichst gering sind. Zudem sollen jedoch auch die Nebenwirkungen möglichst gering sein. Nach der Untersuchung von 30 Patient*innen zeigt sich der in ➤ Abb. 12.15 gezeigte Zusammenhang zwischen Dosis und Wohlbefinden.

Beim Versuch, die gesammelten Daten mathematisch zu modellieren, fällt auf, dass die Verteilung der Datenpunkte nicht sinnvoll durch eine lineare Regression repräsentiert werden kann. Daher enthalten neuronale Netze mit den Aktivierungsfunktionen mathematische Werkzeuge, die es ermöglichen, nichtlineare Zusammenhänge zu modellieren. Es existieren viele verschiedene Aktivierungsfunktionen, z. B. die **Sigma-Funktion** (➤ Kap. 8.2.1, ➤ Abb. 8.2):

$$\sigma(x) = \frac{1}{1+e^{-x}}$$

Sie hat einen S-förmigen Verlauf, nähert sich bei negativen x-Werten der 0 an und bei positiven x-Werten der 1, ohne diese Werte zu erreichen, und schneidet die y-Achse bei 0,5. Im Flussdiagramm folgt die Aktivierungsfunktion nach dem Summenzeichen, d. h. das Ergebnis der summierten Produkte aus x- und m-Werten wird in die Aktivierungsfunktion eingesetzt (➤ Abb. 12.16). Handelt es sich bei der Aktivierungsfunktion um eine Sigma-Funktion, ist die nachfolgende Ausgabe ein Wert zwischen 0 und 1. Weitere Aktivierungsfunktionen werden wir später kennenlernen.

Die zugehörige Formel lautet:

$$\hat{y} = \sigma\left(m_1 \cdot x_1 + m_2 \cdot x_2 + t\right)$$

Wie schon bei den Support Vector Classifiers (➤ Kap. 9.2.1) wird auch im Zusammenhang mit neuronalen Netzen statt der Steigung „m" i. d. R. von sog. **Weights (Gewichten)** gesprochen und die Variable „w" verwendet. Statt der Variable „t" für den y-Achsen-Abschnitt wird im Zusammenhang mit neuronalen Netzen i. d. R. von sog. **Biases (Fehlern)** gesprochen und demnach ein „b" verwendet.

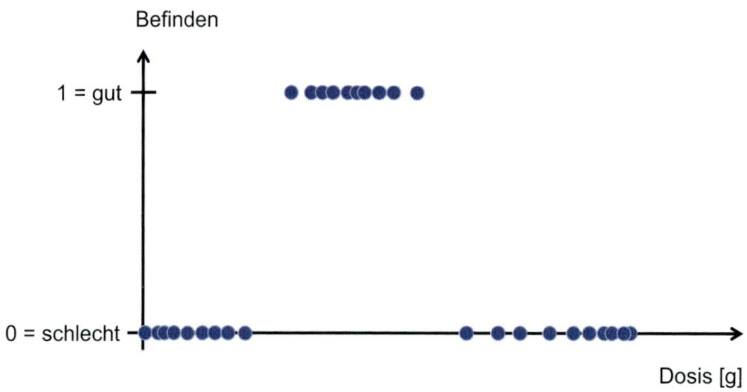

Abb. 12.15 Zusammenhang zwischen Medikamentendosis und Befinden. Bei einer zu niedrigen Medikamentendosis ist der Therapieeffekt gering und das Wohlbefinden schlecht. Ebenso bei einer Überdosierung. Nur ein mittlerer Dosisbereich führt zu Wohlbefinden. Der Zusammenhang von Dosis und Befinden kann nicht sinnvoll linear modelliert werden. [P1522/P1523]

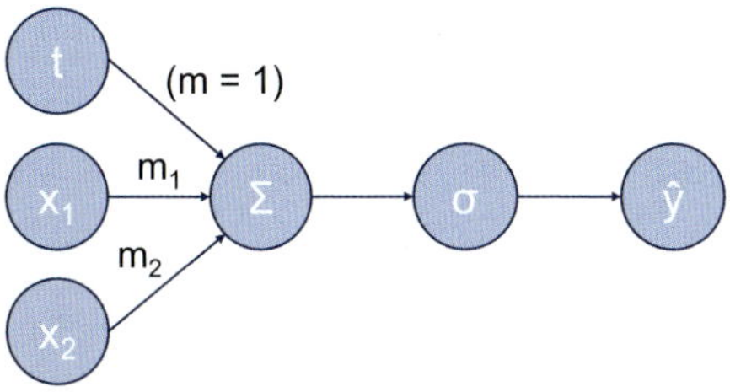

Abb. 12.16 Erweiterung des Flussdiagramms um die Aktivierungsfunktion. Das Flussdiagramm zur Modellierung der multiplen linearen Regression kann um eine Aktivierungsfunktion (hier beispielhaft die Sigma-Funktion σ) erweitert werden. Diese wandelt das Ergebnis der vorangegangenen Summierung in Zahlenwerte zwischen 0 und 1 um. [P1522/P1523]

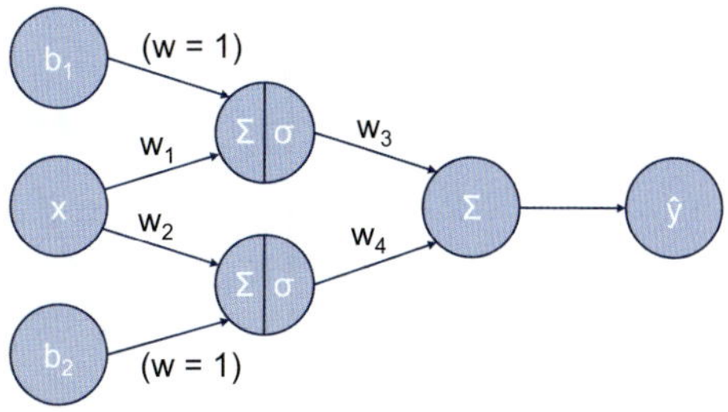

Abb. 12.17 Neuronales Netz zur Modellierung des Zusammenhangs von Medikamentendosis und Befinden. Die Medikamentendosis wird über die x-Variable in das Netz eingespeist und mithilfe zweier Aktivierungsfunktionen der nichtlineare Zusammenhang von Medikamentendosis und Befinden modelliert. [P1522/P1523]

Wie lässt sich der Zusammenhang aus Medikamentendosis und Befinden mittels Aktivierungsfunktionen annähern? Unser bisheriges Modell eines neuronalen Netzes (➤ Abb. 12.16) ist zu einfach für diese Aufgabe, wir benötigen in jedem Fall 2 Sigma-Funktionen, um den Zusammenhang von Dosis und Befinden zu modellieren. Im Allgemeinen erfordern komplexere Modellierungen auch größere neuronale Netze mit mehr Schichten. Das neuronale Netz, das komplex genug ist, um den oben dargestellten Zusammenhang aus Medikamentendosis und Befinden darzustellen, sieht so aus, wie in ➤ Abb. 12.17 dargestellt.

Was geschieht hier genau? Ein Eingabewert x, d. h. die Medikamentendosis, wird in der oberen Bildhälfte mit einem Gewicht w_1 multipliziert. Es wird ein Bias b_1 hinzuaddiert. Das Ergebnis der Addition fließt in eine Sigma-Funktion ein. Das Ergebnis wird schließlich mit einem Gewicht w_3 multipliziert. In der unteren Bildhälfte erfolgen dieselben Berechnungen, lediglich mit anderen Gewichten und einem anderen Bias. Ganz am Ende werden die Ergebnisse beider Berechnungen addiert, was dem Ausgabewert ŷ entspricht. Nachdem das Befinden der Patient*innen binär codiert wurde (0 steht für schlechtes Befinden, 1 für gutes Befinden), sollte auch der Ausgabewert ŷ entweder Werte nahe 0 oder nahe 1 ausgeben.

Die allgemeine Formel für dieses neuronale Netz sieht so aus:

$$\begin{aligned} f(x) &= \sigma(x \cdot w_1 + b_1) \cdot w_3 + \sigma(x \cdot w_2 + b_2) \cdot w_4 \\ &= \frac{1}{1+e^{-x \cdot w_1 + b_1}} \cdot w_3 + \frac{1}{1+e^{-x \cdot w_2 + b_2}} \cdot w_4 \end{aligned}$$

Man kann sich vorstellen, dass eine so kompliziert aussehende Formel besser geeignet ist, komplexe Zusammenhänge zu modellieren. Passt man alle Gewichte w und alle Biases b entsprechend an, lässt sich die in ➤ Abb. 12.18 dargestellt Kurve erzeugen, die die Datenpunkte sinnvoll modelliert.

Das angepasste neuronale Netz sieht so aus wie in ➤ Abb. 12.19 gezeigt.

Und die entsprechende Formel lautet wie folgt:

$$f(x) = \frac{1}{1+e^{-x \cdot 6{,}6+4{,}1}} \cdot 1{,}7 + \frac{1}{1+e^{-x \cdot 4{,}6+5{,}1}} \cdot (-1{,}7)$$

Aktivierungsfunktionen werden also in neuronalen Netzen verwendet, damit komplexere bzw. nichtlineare Zusammenhänge modelliert werden können.

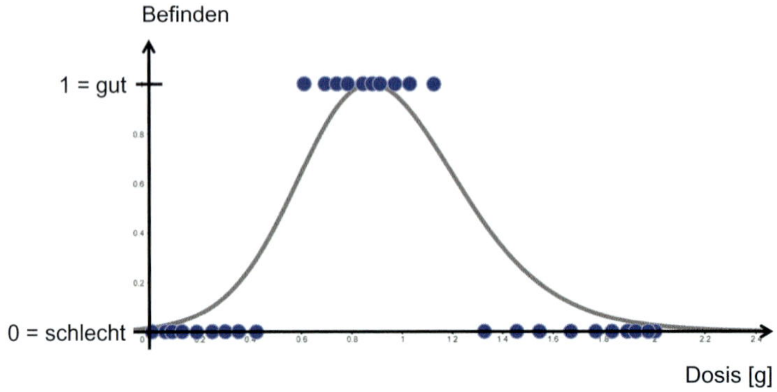

Abb. 12.18 Modellierung des Zusammenhangs aus Medikamentendosis und Befinden durch ein neuronales Netz. Die Verwendung von Aktivierungsfunktionen im neuronalen Netz erlaubt es, den Zusammenhang aus Medikamentendosis und Befinden sinnvoll zu modellieren. [P1522/P1523]

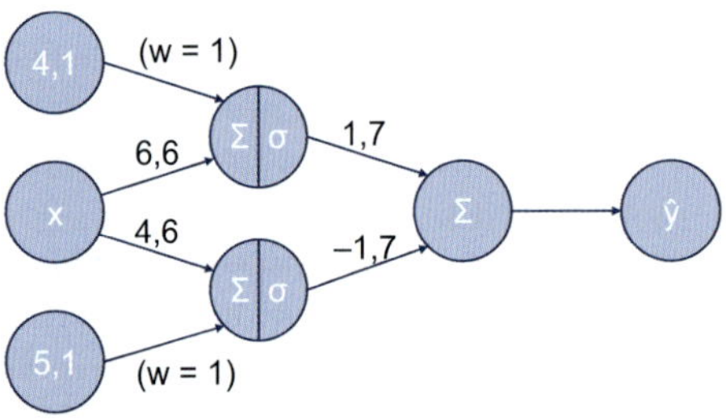

Abb. 12.19 Spezifisches neuronales Netz zur Modellierung des Zusammenhangs von Medikamentendosis und Befinden. [P1522/P1523]

Weitere Aktivierungsfunktionen

Es gibt noch weitere Aktivierungsfunktionen, und wir werden später im Code genau definieren müssen, welche dieser Funktionen wir wann verwenden möchten. Die Sigma-Funktion gibt lediglich Werte zwischen 0 und 1 aus. In der Praxis wird sie daher in erster Linie in den Output Layers für binäre Klassifizierungsprobleme verwendet, d. h. Anwendungen, bei denen die Ausgabe lediglich 2 Varianten annehmen kann. Als Grenze zwischen den binären Klassen dient der Wert 0,5. Speisen wir in die zuletzt gezeigte Formel z. B. eine Medikamentendosis von 1,1 ein, berechnet sich als Ausgabe ein Wert von 0,8. Dieser liegt oberhalb der Entscheidungsgrenze von 0,5, sodass als Klassifikation „1“ bzw. „gutes Wohlbefinden“ ausgegeben wird. Die Ausgabewerte der Sigma-Funktion zwischen 0 und 1 können auch als Wahrscheinlichkeiten zwischen 0 % und 100 % interpretiert werden.

Was jedoch, wenn die Ausgabe mehr als 2 Kategorien annehmen kann, z. B. wenn man nicht nur „gutes“ und „schlechtes Befinden“ unterscheiden möchte, sondern das Stadium einer Erkrankung klassifizieren möchte? Hierzu eignen sich andere Aktivierungsfunktionen wie z. B. die sog. **Softmax-Aktivierungsfunktion.** Sie wird ebenso besonders im Output Layer verwendet. Ihre allgemeine Formel lautet wie folgt:

$$softmax(x_i) = \frac{e^{x_i}}{\sum_{j=1}^{n} e^{x_j}}$$

Die Variable x_i im Zähler ist hierbei eine Zahl im Vektor, auf die die Aktivierungsfunktion angewendet werden soll. Der Nenner entspricht einer Summe von e hoch jeder einzelnen Zahl im Vektor (inklusive x_i). Hierzu noch ein weiteres Beispiel:

$$\begin{bmatrix} 1,5 \\ 0,8 \\ -0,4 \end{bmatrix} \rightarrow \begin{matrix} softmax(x) = \frac{e^{1,5}}{e^{1,5} + e^{0,8} + e^{-0,4}} \\ softmax(x) = \frac{e^{0,8}}{e^{1,5} + e^{0,8} + e^{-0,4}} \\ softmax(x) = \frac{e^{-0,4}}{e^{1,5} + e^{0,8} + e^{-0,4}} \end{matrix} \rightarrow \begin{bmatrix} 0,6 \\ 0,3 \\ 0,1 \end{bmatrix}$$

Nachdem es sich um eine mehrdimensionale Funktion handelt, lässt sie sich nicht ohne Weiteres grafisch darstellen.

Für Neurone in Hidden Layers (also allen Schichten zwischen Input und Output) eignen sich wiederum andere Aktivierungsfunktionen. Eine davon ist die **tanh-Funktion** („Tangens hyperbolicus"). tanh ähnelt der Sigma-Funktion, weist jedoch einen Wertebereich von –1 bis 1 auf (und nicht von 0 bis 1). Grafisch ist tanh in ➤ Abb. 12.20 dargestellt.

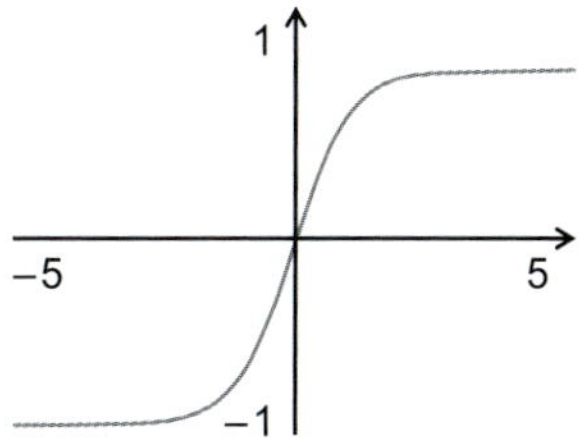

Abb. 12.20 Grafische Darstellung der tanh-Funktion. Die tanh-Funktion weist einen S-förmigen Verlauf auf mit einem Wertebereich der Ausgabe zwischen –1 und 1. [P1522/P1523]

Da die tanh-Funktion Ausgaben sowohl im positiven als auch im negativen Bereich liefert, kann sie helfen, eine ausgewogenere Aktivierungsverteilung zu erreichen. Die ausführliche Formel für tanh lautet wie folgt:

$$\tanh(x) = \frac{\sinh(x)}{\cosh(x)} = \frac{e^x - x^{-x}}{e^x + x^{-x}} = \frac{e^{2x} - 1}{e^{2x} + 1}$$

Noch häufiger werden in den Hidden Layers hingegen die sog. **ReLU-Aktivierungsfunktionen** (Rectified Linear Unit) bzw. Varianten davon genutzt. Sie haben gemeinsam, dass positive x-Werte gleich bleiben und negative x-Werte entweder gleich 0 gesetzt werden (ReLU) oder einen kleinen Zahlenwert erhalten (**Leaky ReLU** oder Exponential Linear Unit, **ELU;** ➤ Abb. 12.21). Hierzu noch ein konkretes Beispiel:

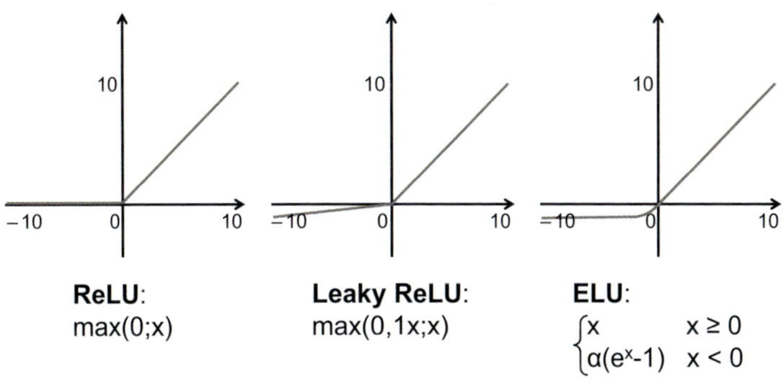

Abb. 12.21 Grafische Darstellung der Aktivierungsfunktionen ReLU, Leaky ReLU und ELU. Die 3 Aktivierungsfunktionen haben gemeinsam, dass positive x-Werte gleich bleiben und negative x-Werte entweder gleich 0 gesetzt werden (Rectified Linear Unit, ReLU) oder einen kleinen Zahlenwert erhalten (Leaky ReLU oder Exponential Linear Unit, ELU). [P1522/P1523]

$$\begin{bmatrix} 1,5 \\ 0,8 \\ -0,4 \end{bmatrix} \rightarrow ReLU\left(0;x\right) \rightarrow \begin{bmatrix} 1,5 \\ 0,8 \\ 0,0 \end{bmatrix}$$

Weshalb eignen sie sich besonders für Hidden Layers und andere Aktivierungsfunktionen nicht? Sigma und Softmax weisen alle einen kleinen Wertebereich zwischen 0 und 1 auf. Wie wir später noch sehen werden, basiert die mathematische Methode, die beim Training neuronaler Netze verwendet wird, auf Ableitungen. Diese nähern sich bei Sigma und Softmax rasch der 0 an. Das kann dazu führen, dass die Gewichte des neuronalen Netzes nur geringfügig aktualisiert werden und das Training dadurch sehr langsam oder gar nicht voranschreitet. Man spricht in diesem Fall auch vom Problem des sog. **Vanishing Gradient** (Gradientenverschwinden). Dieses Risiko besteht bei ReLU und Co. weniger, da positive x-Werte hierbei gleich groß bleiben und nicht skaliert werden.

Trotz all dieser Vorgaben ist es oft sinnvoll, bei der Programmierung verschiedene Varianten an Aktivierungsfunktionen auszuprobieren und letztlich die zu verwenden, die zur besten Leistung führt – aus welchem Grund auch immer. Zwar ist die Sigma-Funktion nur eine von vielen Aktivierungsfunktionen. Der Einfachheit halber werden wir bei allen weiteren Beispielen jedoch immer eine Sigma-Funktion (σ) verwenden.

Sind diese Grundlagen erst einmal verstanden, kann das neuronale Netz beliebig erweitert werden, um komplexere Berechnungen bzw. Modellierungen durchführen zu können. So können einerseits mehr Neurone pro Schicht verwendet sowie auch die Anzahl der Hidden Layers erhöht werden.

Mathematisch nutzt man dazu den Werkzeugkasten der linearen Algebra. Hierbei handelt es sich um den Teilbereich der Mathematik, der mit sog. Vektoren und Matrizen agiert. Ein Vektor ist vereinfacht gesagt eine eindimensionale Liste von einzelnen Zahlenwerten untereinander. Beispielsweise können alle Eingabewerte im Input Layer als Vektor dargestellt werden (s. o.). Eine Matrix ist eine zweidimensionale Liste von Zahlen, die neben Zeilen auch Spalten enthält. Sie kann genutzt werden, um die Verknüpfungen zwischen den Neuronen, also die Gewichte w gesammelt darzustellen.

Die Anzahl der Neurone im Input Layer entspricht der Anzahl der Eingabewerte im Input-Vektor. Um also statt einem einzelnen Eingabewert im Input Layer mehrere Eingabewerte in das Netz einzuschleusen, fügt man weitere Zahlen unten an den Vektor an (➤ Abb. 12.22). Im Folgenden werden wir Vektoren und Matrizen jeweils durch Großbuchstaben kennzeichnen. X ist also der Vektor, der alle Modelleingaben x_i enthält, W die Gewichtsmatrix, die alle einzelnen Gewichte w_i enthält. Die zugehörige Formel für dieses neuronalen Netz sieht wie folgt aus:

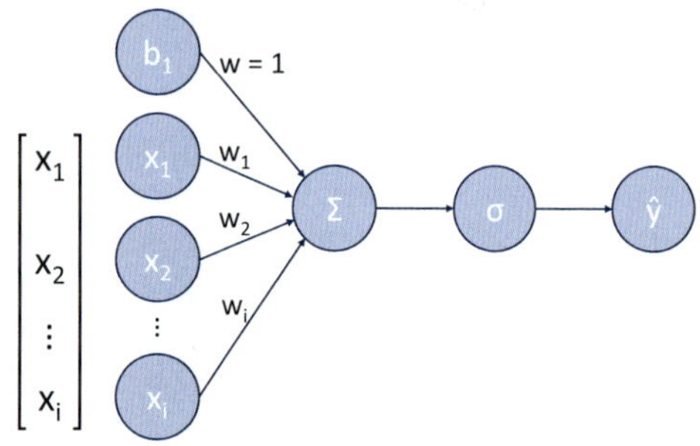

Abb. 12.22 Einspeisen von Daten in den Input Layer eines neuronalen Netzes. Dies geschieht typischerweise in Form eines Vektors. Die Anzahl der Zeilen bzw. Zahlenwerte des Vektors entspricht der Anzahl an Neuronen des Input Layers. [P1522/P1523]

$$\hat{Y} = \sigma\left(X^T W + b\right)$$

Alle x Werte werden in Form eines Vektors auf einmal mit allen Gewichten multipliziert. Anschließend wird der Bias addiert und das Ergebnis in die Aktivierungsfunktion eingesetzt. Um den X-Vektor mit der W-Matrix multiplizieren zu können, muss der X-Vektor um 90° gedreht werden, d. h. aus der Spalte mit mehreren Zahlenwerten wird eine Zeile mit mehreren Zahlenwerten. Diesen Prozess bezeichnet man als Transposition, wofür das hochgestellte T am X-Vektor steht – das ist für das Verständnis aber nebensächlich.

Zudem kann die Anzahl der Schichten erweitert werden. Der allgemeine Aufbau eines neuronalen Netzes mit 2 Hidden Layers ist in ➤ Abb. 12.23 dargestellt. Die entsprechende Formel sieht so aus:

$$\hat{Y} = \sigma\left(\sigma\left(X^T W_1 + b_1\right)^T W_2 + b_2 \right)$$

Im Abschnitt $\sigma(X^T W_1 + b_1)$ werden zunächst alle Input- bzw. x-Werte in Form eines Vektors mit der ersten Gewichtsmatrix W_1 multipliziert. Der erste Bias b_1 wird addiert und das Ergebnis in die Aktivierungsfunktion eingesetzt. Das Resultat entspricht der Ausgabe des ersten Hidden Layers. Diese Ausgabe dient als Eingabe des nächsten Layers und wird somit mit der nächsten Gewichtsmatrix W_2 multipliziert. Der zweite Bias b_2 wird addiert und das Ergebnis erneut in eine Aktivierungsfunktion eingesetzt. Es ergibt sich ein Output-Vektor $\hat{Y}$. Diesem Prinzip folgend lässt sich eine beliebige Anzahl an Hidden Layers ergänzen.

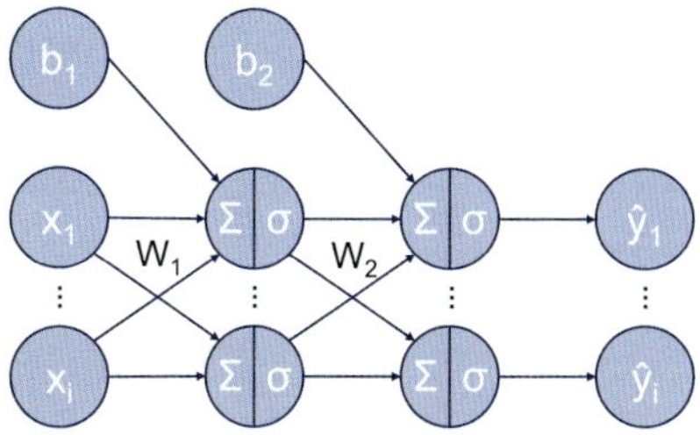

Abb. 12.23 Allgemeiner Aufbau eines neuronalen Netzes mit 2 Hidden Layers. Die Gewichtsmatrizen werden durch die Großbuchstaben W_1 und W_2 dargestellt. [P1522/P1523]

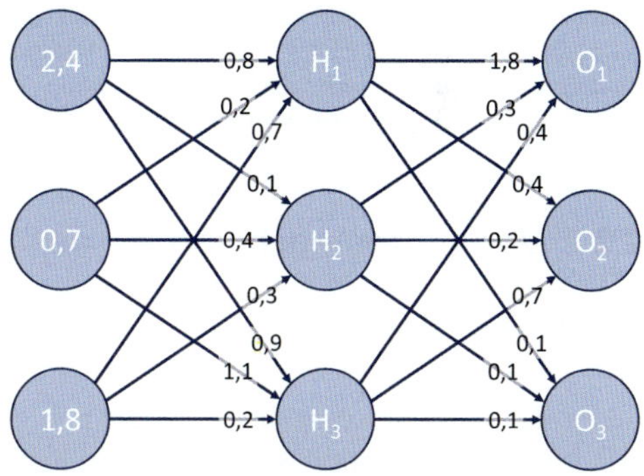

Abb. 12.24 Neuronales Netz mit einem Hidden Layer und 3 Neuronen pro Schicht. Der Input in das Modell und die Gewichte sind dargestellt. [P1522/P1523]

Forward Pass am konkreten Beispiel

Im Folgenden soll beispielhaft der Forward Pass für ein neuronales Netz mit 3 Input-Neuronen und einem Hidden Layer durchgeführt werden (➤ Abb. 12.24). Der Einfachheit halber verzichten wir auf Biases. Die 3 Eingabewerte werden in einen Vektor X umgewandelt, die Gewichte zwischen dem Input Layer und dem Hidden Layer in eine Matrix W_1, und die Gewichte zwischen dem Hidden Layer und dem Output Layer in eine zweite Matrix W_2. Als Aktivierungsfunktion werden wir der Einfachheit halber eine Sigma-Funktion verwenden. Das sind demnach die einzelnen Bestandteile des neuronalen Netzes:

$$X = \begin{bmatrix} 2{,}4 \\ 0{,}7 \\ 1{,}8 \end{bmatrix},\; W_1 = \begin{bmatrix} 0{,}8 & 0{,}1 & 0{,}9 \\ 0{,}2 & 0{,}4 & 1{,}1 \\ 0{,}7 & 0{,}3 & 0{,}2 \end{bmatrix},\; W_2 = \begin{bmatrix} 1{,}8 & 0{,}4 & 0{,}1 \\ 0{,}3 & 0{,}2 & 0{,}1 \\ 0{,}4 & 0{,}7 & 0{,}1 \end{bmatrix},\; \sigma(x) = \frac{1}{1+e^{-x}}$$

Im Rahmen des Forward Pass (➤ Abb. 12.25) wird der Input-Vektor zunächst transponiert, d. h. um 90° gedreht, damit er mit der ersten Gewichtsmatrix W_1 multipliziert werden kann. Durch die Multiplikation des Vektors und der Matrix entsteht ein neuer Vektor, der in die Sigma-Funktion eingesetzt wird. Das Ergebnis ist erneut ein Vektor, der damit die Ausgabe des Hidden Layers darstellt. Dieser Vektor wird erneut transponiert und anschließend mit der zweiten Gewichtsmatrix W_2 multipliziert. Es entsteht erneut ein Vektor, der wiederum in die Sigma-Funktion eingesetzt wird. Das Ergebnis ist ein Vektor, der die finale Ausgabe des neuronalen Netzes darstellt.

Damit haben wir erläutert, wie ein neuronales Netz von „vorne nach hinten" durchgerechnet wird und auf diese Weise aus der Modelleingabe die Modellausgabe entsteht. Doch wie lernt das Netz bzw. wie verbessert es die Qualität der Modellausgaben?

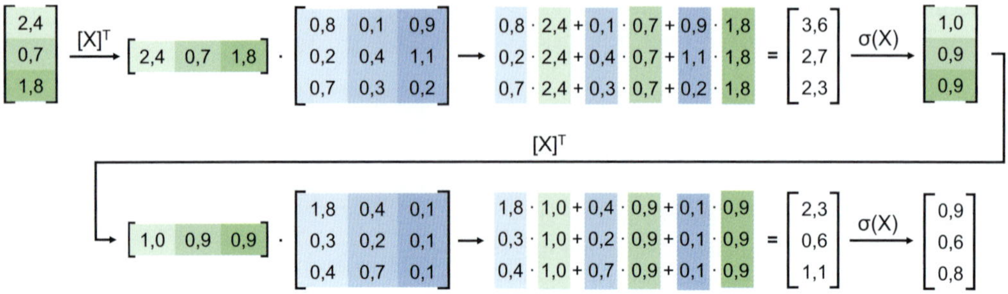

Abb. 12.25 Forward Pass zur Berechnung der Modellausgabe. Der Input-Vektor in grün (links oben) wird zunächst transponiert, um mit der ersten Gewichtsmatrix W_1 in blau multipliziert werden zu können. Anschließend wird die Aktivierungsfunktion σ(X) angewendet (rechts oben). Das Ergebnis stellt die Ausgabe des Hidden Layers dar. Die Ausgabe des Hidden Layers ist die Eingabe des Output Layers. Der Vektor wird demnach wieder transponiert (links unten) und mit der nächsten Gewichtsmatrix W_2 multipliziert. Anschließend wird erneut die Aktivierungsfunktion σ(X) angewendet (rechts unten). Das Ergebnis ist die Ausgabe des Output Layers und somit des gesamten neuronalen Netzes. [P1522/P1523]

12.2.2 Von hinten nach vorne – der Backward Pass

Fehlerfunktionen

Wie bei den linearen Regressionen (➤ Kap. 7) gibt es beim neuronalen Netz einen Unterschied zwischen der Ausgabe des Algorithmus $\hat{Y}$ und der Realität bzw. dem Label Y. Dieser Unterschied ist der **Error** E, der definiert ist als:

$$E = Y - \hat{Y}$$

Dieser Error soll möglichst gering sein. Auch bei neuronalen Netzen wird der Error hierzu als Funktion ausgedrückt, die mathematisch minimiert werden kann. Diese Funktion wird auch als **Fehlerfunktion** bzw. **Loss Function** bezeichnet und oft mit L abgekürzt.

Bei den linearen Regressionen dient häufig der **Mean Squared Error** (MSE) als Fehlerfunktion (➤ Kap. 7.2.1):

$$L = \frac{1}{n} \sum_{i=n}^{n} (y_i - \hat{y}_i)^2$$

Für neuronale Netze werden jedoch häufiger **Cross-Entropy**-Fehlerfunktionen verwendet. Ihre Formel lautet wie folgt:

$$L = -\sum_{i=n}^{n} y_i \cdot \log(\hat{y}_i)$$

y_i entspricht dabei den Zahlenwerten des Label-Vektors bzw. der korrekten Klassifikation. $\hat{y}_i$ entspricht den Zahlenwerten des Ausgabe-Vektors nach Anwendung der Aktivierungsfunktion (z. B. einer Sigma- oder Softmax-Funktion).

Hierzu ein weiteres Beispiel (➤ Abb. 12.26): Im Forward Pass in ➤ Abb. 12.25 haben wir den Input schrittweise in den Output umgewandelt und im letzten Schritt die Ausgabe des Output Layers in eine Sigma-Funktion eingesetzt. Die finale Ausgabe entspricht damit $\hat{y}_i$. Die Ausgabe des Netzes können wir mit dem Label bzw. der korrekten Klassifikation vergleichen. Die Zahlenwerte im Label-Vektor entsprechen y_i. Angenommen das Label Y ist der Vektor [1 0 1], dann berechnet sich die Cross Entropy wie folgt:

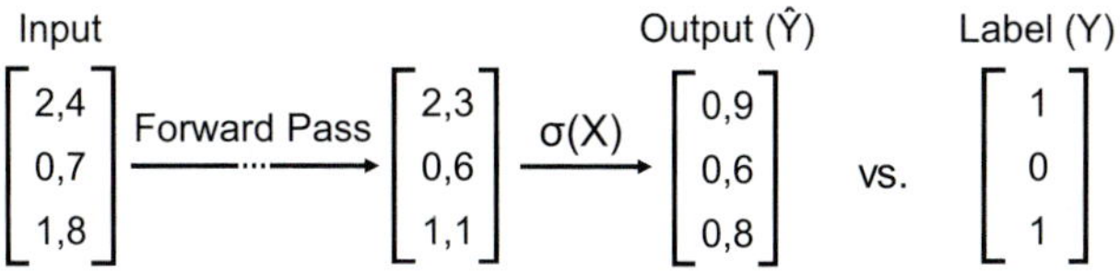

Abb. 12.26 Vergleich von Output-Vektor (Ŷ) und Label-Vektor (Y). Normalerweise besteht ein Unterschied zwischen der Modellausgabe Ŷ und der korrekten Klassifikation bzw. dem Label (Y). Dieser Unterschied kann durch die Fehlerfunktion dargestellt werden, die minimiert werden kann. [P1522/P1523]

$$L = -\sum_{i=1}^{3} y_i \cdot \log(\hat{y}_i) = -\left(1 \cdot \log(0{,}9)\right) - \left(0 \cdot \log(0{,}6)\right) - \left(1 \cdot \log(0{,}8)\right) \approx 0{,}14$$

Die **Binary-Cross-Entropy**-Fehlerfunktion ist eine Variante, die für binäre Klassifizierungsprobleme verwendet wird. Die **Categorical-Cross-Entropy**-Fehlerfunktion kann für Mehrklassen-Klassifizierungsprobleme verwendet werden.

Cross-Entropy-Fehlerfunktionen sind für Klassifizierungsprobleme meist besser geeignet als die MSE-Funktion, weil Cross-Entropy-Fehlerfunktionen besser zwischen den Klassen unterscheiden können als die MSE-Funktion. Die MSE-Funktion erzeugt ein durchschnittliches quadratisches Fehlermaß, das nicht berücksichtigt, wie gut das Modell die einzelnen Klassen voneinander unterscheiden kann. Die Cross-Entropy-Fehlerfunktion hingegen berücksichtigt die Differenz zwischen den tatsächlichen und den vorhergesagten Wahrscheinlichkeitsverteilungen der Klassen. Cross Entropy legt eine höhere Strafe für falsch klassifizierte Beispiele fest und ermöglicht so eine bessere Unterscheidung zwischen den Klassen, auch wenn diese ungleichmäßig verteilt sind.

Unabhängig davon, welche Art Fehlerfunktion verwendet wird, sind die mathematisch ausformulierten Fehlerfunktionen bei neuronalen Netzen meist sehr komplex. Wie oben beschrieben, lautet die Formel zur Berechnung des Outputs Ŷ bei einem neuronalen Netz mit nur einem Hidden Layer so:

$$\hat{Y} = \sigma\left(\sigma\left(X^T W_1 + b_1\right)^T W_2 + b_2\right)$$

Ersetzt man das Sigma-Symbol durch die eigentliche Formel der Sigma-Funktion, lautet die Formel des Errors für das einfache neuronale Netz wie folgt:

$$E = Y - \frac{1}{1 + e^{-\left(\frac{1}{1 + e^{-\left(X^T W_1 + b_1\right)}}\right)^T W_2 + b_2}}$$

Die zugehörige Fehlerfunktion ist noch komplexer. Hinzu kommt, dass neuronale Netze in der Realität zudem viel größer sind und verschiedene Aktivierungsfunktionen nutzen.

Gradient Descent und partielle Ableitungen

Derartige Fehlerfunktionen analytisch zu minimieren, ist zu komplex, um die Berechnungen in kurzer Zeit durchzuführen. Es wird daher ein Verfahren verwendet, bei dem der Error bzw. die Fehlerfunktion schrittweise immer weiter minimiert wird. Das Verfahren nennt sich **Gradient Descent** (Gradientenabstiegsverfahren). Da hierdurch die Ausgabe des Modells verbessert wird, spricht man im Englischen allgemeiner auch von **„Optimizer"**-Verfahren.

Hierzu ein paar grundsätzliche Überlegungen: Der Forward Pass beginnt mit den Eingabedaten, die typischerweise in Form eines Vektors in ein neuronales Netz geschleust werden. Die Eingabedaten sind gegeben und können im Rahmen des Trainingsprozesses eines neuronalen Netzes nicht angepasst werden. Zudem besteht der Forward Pass aus der Anwendung von Aktivierungsfunktionen. Diese müssen vorab definiert werden und sind damit ebenfalls nicht im Trainingsprozess veränderbar. Des Weiteren werden im Forward Pass die Gewichte angewendet bzw. multipliziert. Diese sind der einzige Bestandteil des neuronalen Netzes, der nicht vorab gegeben ist und damit angepasst werden kann, um den Output des Netzes zu optimieren.

MERKE

Die Gewichte (und Biases) sind die einzigen Variablen, die während des Trainings angepasst werden können, um die Ausgabe des Modells zu verbessern und die Fehlerfunktion dadurch zu minimieren.

Man stelle sich ein dreidimensionales Koordinatensystem vor mit der Fehlerfunktion an der y-Achse und den beiden veränderlichen Variablen, d. h. den Gewichtsmatrizen W_1 und W_2, an den x-Achsen (➤ Abb. 12.27). Weil die Fehlerfunktion meist sehr komplex ist, kann man sich auch die grafische Darstellung der Fehlerfunktion in Abhängigkeit zu den Gewichtsmatrizen als komplexes „Fehlergebirge" vorstellen. Die Fehlerfunktion soll im Rahmen des Trainings minimiert werden. Das bedeutet, dass wir das Fehlergebirge in W_1- und W_2-Richtung hinab ins Tal wandern. In anderen Worten – wir verändern die Werte von W_1 und W_2 so, dass die Fehlerfunktion minimiert wird.

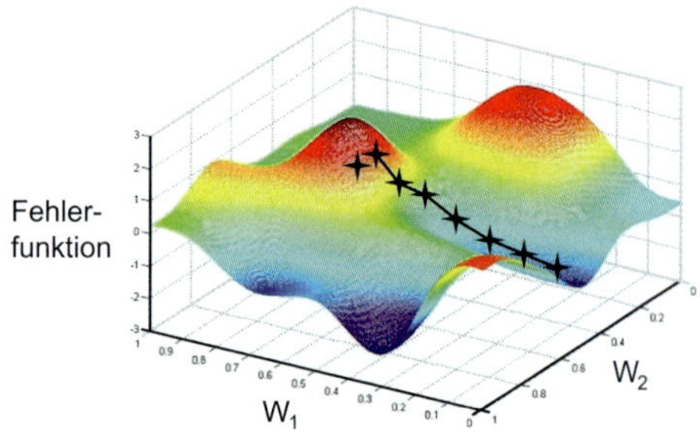

Abb. 12.27 Darstellung der Fehlerfunktion in Abhängigkeit von den Gewichten W_1 und W_2. Um in diesem „Fehlergebirge" mit seinen vielen Hoch- und Tiefpunkten vom Gipfel ins Tal zu wandern, kann man sich nur entlang der Achsen W_1 und W_2 bewegen, da nur die Gewichte angepasst werden können, um die Fehlerfunktion zu minimieren. [P1522/P1523]

Das Gradient-Descent-Verfahren kann genau das – die Gewichte so anpassen, dass die Fehlerfunktion minimiert wird. Es nutzt hierzu sog. **partielle Ableitungen,** die beschreiben, wie sich eine Funktion (die Fehlerfunktion) verändert, wenn man nur eine bestimmte Variable (die Gewichte) verändert, während alle anderen Variablen (andere Bestandteile des neuronalen Netzes) konstant bleiben. Hierzu eine kleine Einführung.

Betrachten wir folgende beispielhafte Gleichung:

$$f(x) = 3x^2 + 4x + 1$$

Die Gleichung enthält lediglich die Variable x, nach der wir die Funktion ableiten können. Hierzu benötigen wir die Potenzregel und die Faktorregel.

Potenzregel:

$$f(x) = x^a$$
$$f'(x) = a \cdot x^{a-1}$$

Faktorregel:

$$f(x) = a \cdot g(x)$$
$$f'(x) = a \cdot g'(x)$$

Unser Beispiel:

$$f(x) = 3x^2 + 4x + 1$$
$$f'(x) = 2 \cdot 3x + 4 = 6x + 4$$

Das war eine „vollständige" Ableitung, bei der die Funktion f(x) lediglich eine Variable x aufwies, nach der wir die Funktion abgeleitet haben.

Neben der Potenz- und der Faktorregel gibt es noch eine weitere wichtige Rechenregel für Ableitungen, die Kettenregel. Diese bezieht sich auf die Ableitung verschachtelter Funktionen:

$$f(x)=u(v(x))$$
$$f'(x)=u'(v(x))\cdot v'(x)$$

Beispiel:

$$f(x)=5(x^3-2x)^2$$
$$\rightarrow u(x)=5x^2\rightarrow u'(x)=10x$$
$$\rightarrow v(x)=x^3-2x\rightarrow v'(x)=2x^2-2$$
$$\rightarrow f'(x)=10(x^3-2x)\cdot(2x^2-2)$$

Nun zu partiellen Ableitungen. Hierzu eine weitere beispielhafte Gleichung:

$$f(x,y)=3x^2+4y^3$$

Diese Gleichung enthält die beiden Variablen x und y. In der grafischen Darstellung würde es sich also, ähnlich wie in ➤ Abb. 12.27, um eine dreidimensionale Funktion mit Ausbreitung entlang dreier Achsen handeln. Da die Funktion mehrere Variablen aufweist, müssen wir uns entscheiden, nach welcher wir ableiten. Wir entscheiden uns zunächst für eine partielle Ableitung nach x. Die allgemeine Notation einer partiellen Ableitung der Funktion f(x,y) nach x sieht so aus:

$$\frac{\partial f(x,y)}{\partial x}$$

Die Ableitung des Funktionsteils, der die Variable enthält, nach der abgeleitet werden soll (in unserem Fall $3x^2$), erfolgt wie bei einer „vollständigen" Ableitung. Der Funktionsteil, der die Variable x *nicht* enthält, wird jedoch wie eine Zahl abgeleitet. Bei einer Addition einer Zahl fällt diese während der Ableitung weg. Auch bei Addition des Funktionsteils, der die Variable x *nicht* enthält, fällt dieser bei der partiellen Ableitung daher weg. Unter Anwendung der Potenzregel sieht die Ableitung von f(x,y) nach x also so aus:

$$f(x,y)=3x^2+4y^3$$
$$\frac{\partial f(x,y)}{\partial x}=6x$$

Die Ableitung nach y sieht demnach wie folgt aus:

$$f(x,y)=3x^2+4y^3$$
$$\frac{\partial f(x,y)}{\partial y}=12y^2$$

Bei Ableitung einer addierten Zahl fällt diese weg. Wird eine Zahl hingegen multipliziert, bleibt sie bei der Ableitung gemäß der Faktorregel erhalten. Das gilt äquivalent für partielle Ableitungen wie die folgende:

$$f(x,y)=3x^2\cdot 4y^3$$
$$\frac{\partial f(x,y)}{\partial x}=6x\cdot 4y^3$$
$$\frac{\partial f(x,y)}{\partial y}=3x^2\cdot 12y^2$$

Nun noch ein Beispiel zur Anwendung der Kettenregel bei partiellen Ableitungen – sie ist ein wesentlicher Bestandteil des Gradient Descent. Wie würde man z. B. eine Funktion z nach x ableiten, wenn die Funktion z nicht direkt von x abhängt, sondern z von y abhängt und y von x abhängt? Hierzu muss zunächst z nach y und y nach x abgeleitet werden.

Kettenregel:

$$\frac{\partial z}{\partial x} = \frac{\partial z}{\partial y} \cdot \frac{\partial y}{\partial x}$$

Beispiel:

$$z = y^2 \rightarrow \frac{\partial z}{\partial y} = 2y$$

$$y = x^2 \rightarrow \frac{\partial y}{\partial x} = 2x$$

$$\frac{\partial z}{\partial x} = 2y \cdot 2x$$

MERKE

Partielle Ableitungen beschreiben, wie sich eine Funktion (z. B. die Fehlerfunktion) verändert, wenn man nur eine bestimmte Variable der Funktion (z. B. die Gewichte) verändert, wohingegen alle anderen Variablen gleich bleiben.

So ein mathematischer Zusammenhang ist auch für unser neuronales Netz interessant. Das Netz zu optimieren heißt, den Fehler zu minimieren. Die einzige Variable, die wir hierfür verändern können, sind die Gewichte (und Biases) – oder in der Schreibweise partieller Ableitungen:

$$\frac{\partial L}{\partial W}$$

Diese Formel wird auch als **Fehler-Gradient** bezeichnet und beschreibt, wie sich die Fehlerfunktion verändert, wenn sich die Gewichte verändern, der Rest der Fehlerfunktion jedoch gleichbleibt. Sie ist somit das Kernstück des Gradient Descent.

Allgemein beschrieben ist ein Gradient ein Vektor, der die Richtung des steilsten Anstiegs einer Funktion an einem bestimmten Punkt angibt. Er wird auch durch das Symbol „Nabla" (∇) ausgedrückt. ∇L beschreibt demnach die Richtung des steilsten Anstiegs an einem bestimmten Punkt der Fehlerfunktion. Oder in anderen Worten: ∇L ist das Wegschild, das für die aktuelle Position im Fehlergebirge anzeigt, in welcher Richtung der steilste Anstieg Richtung Gipfel erfolgt. Da wir im Fehlergebirge jedoch nicht zum Gipfel, sondern in das Tal wandern möchten, nutzen wir den negativen Fehler-Gradienten $-\nabla$L. Die partielle Ableitung $\partial L/\partial W$ kann wie oben beschrieben genutzt werden, um den Fehler-Gradienten zu berechnen, weil man sich im Fehlergebirge ausschließlich durch Veränderung der Gewichte fortbewegen kann.

Die Formel für den Gradient Descent bzw. die Anpassung der Gewichte lautet wie folgt:

$$W_{neu} := W_{alt} - \alpha \cdot \nabla \mathrm{L} = W - \alpha \cdot \frac{\partial L}{\partial W}$$

W sind dabei die Gewichte, α die Lernrate und ∇L der Gradient der Fehlerfunktion. Manchmal werden die Gewichte auch als θ (theta), die Lernrate als η (eta) und/oder die Fehlerfunktion als J abgekürzt. Egal, welche Variablen letztlich verwendet werden, das Prinzip ist identisch.

In Worten besagt diese Formel: Die neuen Gewichte W_{neu} werden definiert (:=) als die alten Gewichte W_{alt} minus die **Lernrate** α mal dem Fehler-Gradienten. Der negativierte Fehler-Gradient ∇L entspricht wie beschrieben der Marschrichtung bergab im Fehlergebirge. Die Lernrate α entspricht der Schrittgröße in Richtung Tal. Eine große Lernrate entspricht einem großen Schritt in Richtung Tal, weil sie dazu führt, dass die alten Gewichte W_{alt} stärker verändert werden. Sind wir initial noch weit vom Tal entfernt, sind große Schritte gut. Je näher wir Richtung Tal kommen, desto größer ist jedoch die Gefahr, mit einem großen Schritt über das Ziel hinauszuschießen und nicht den eigentlichen Tiefpunkt der Fehlerfunktion zu finden (➤ Abb. 12.27). Demnach ist es wichtig, ein gesundes Mittelmaß zu definieren. In der Praxis werden oft Werte von 0,01–0,05 gewählt.

MERKE

Ein Gradient ist in der Mathematik ein Vektor, der die Richtung des steilsten Anstiegs einer Funktion an einem bestimmten Punkt beschreibt. Beim Gradient Descent wird der negative Gradient verwendet, um die Richtung des steilsten Abfalls der Fehlerfunktion zu identifizieren. Die Schrittrichtung im Fehlergebirge (∇L) wird in der Formel für den Gradient Descent noch ergänzt um die Schrittlänge hinab Richtung Tal (α).

Wird der Gradient Descent einmal durchgeführt, geht man damit einen Schritt im Fehlergebirge bergab. Damit ist das Ziel i. d. R. noch nicht erreicht. Vielmehr wird der Gradient Descent mehrmals durchgeführt, um die Fehlerfunktion zu minimieren:

1. Die Gewichte (und Biases) initialisieren (z. B. per Zufall, vgl. ➤ Kap. 16)
2. Den Output mittels Forward Pass berechnen
3. Die Fehlerfunktion berechnen (z. B. Cross Entropy)
4. Mittels Gradient Descent bzw. dem Optimizer die Gewichte optimieren

Die Schritte 2–4 werden anschließend wiederholt. Mit jeder Wiederholung sollte das Ergebnis der Fehlerfunktion immer kleiner werden. Die Anzahl an Wiederholungen wird auch als **Epochen** bzw. Iterationen bezeichnet und kann im Code festgelegt werden. Diese schrittweise retrograde Anpassung der Gewichte wird auch **Backward Pass** genannt, die Kombination aus Forward Pass und Backward Pass wird auch **Backpropagation** genannt.

Backward Pass am konkreten Beispiel

Anhand unseres Beispiels aus ➤ Abb. 12.24, für das wir bereits den Forward Pass berechnet hatten, sollen beispielhaft die Gewichte W_2 zwischen dem Hidden Layer (H) und dem Output Layer (O) optimiert werden, sodass der Fehler minimiert wird. Hierzu benötigen wir den Fehler-Gradienten, d. h. die Ableitung der Fehlerfunktion nach den Gewichten:

$$\frac{\partial L}{\partial W_2}$$

Diese Formel können wir nicht direkt ableiten. Der Fehler bzw. die Fehlerfunktion L hängt schließlich nicht unmittelbar von den Gewichten W_2 ab, sondern von der Netzausgabe $\hat{Y}$. Diese hängt wiederum von den Gewichten ab. Wir müssen also die Kettenregel anwenden:

$$\frac{\partial L}{\partial W_2} = \frac{\partial L}{\partial \hat{Y}} \cdot \frac{\partial \hat{Y}}{W_2}$$

Um die partiellen Ableitungen nun durchführen zu können, sollten wir noch eine Fehlerfunktion festlegen. Der Einfachheit halber nutzen wir nachfolgend den MSE:

$$L = \frac{1}{n} \sum_{i=n}^{n} (y_i - \hat{y}_i)^2$$

Da wir die Netz-Ausgabe als Vektoren darstellen und nicht den Fehler jedes einzelnen Knotens des Output Layers berechnen, können wir das Summenzeichen aus der Formel weglassen und die Fehlerfunktion vereinfachen:

$$L = (Y - \hat{Y})^2$$

Nun führen wir die partielle Ableitung durch, indem wir die Kettenregel anwenden. Zunächst leiten wir den ersten Faktor ab, anschließend den zweiten.

$$\frac{\partial L}{\partial W_2} = \frac{\partial L}{\partial \hat{Y}} \cdot \frac{\partial \hat{Y}}{W_2}$$

Ableitung des ersten Faktors:

$$\frac{\partial L}{\partial \hat{Y}} = \frac{\partial (Y - \hat{Y})^2}{\partial \hat{Y}} = -2(Y - \hat{Y})$$

Nun zur Ableitung des zweiten Faktors. $\hat{Y}$ steht stellvertretend für die Ausgabe des neuronalen Netzes. Diese basiert u. a. auf Aktivierungsfunktionen wie etwa einer Sigma-Funktion. Wir formulieren den Teil daher aus:

$$\frac{\partial \hat{Y}}{\partial W_2} = \frac{\partial}{\partial W_2} \sigma\left(W_2 \cdot H\right)$$

Dabei ist H die Ausgabe des Hidden Layers bzw. Eingabe in den Output Layer. Es hilft sicherlich nur wenig beim Verständnis, wenn wir die Sigma-Funktion σ ausformulieren und ableiten. Nutzen wir daher folgende allgemeinere Formel zur Ableitung der Sigma-Funktion:

$$\frac{\partial}{\partial x} \sigma(x) = \sigma(x) \cdot \left(1 - \sigma(x)\right)$$

Setzen wir diese Formel in unsere Ableitung davor ein:

$$\frac{\partial \hat{Y}}{\partial W_2} = \sigma\left(W_2 \cdot H\right) \cdot \left(1 - \sigma\left(W_2 \cdot H\right)\right) \cdot \frac{\partial}{\partial W_2}\left(W_2 \cdot H\right)$$

Nun setzen wir die Ableitungen der beiden Abschnitte zusammen und erhalten:

$$\frac{\partial L}{\partial W_2} = -2(Y - \hat{Y}) \cdot \sigma\left(W_2 \cdot H\right) \cdot \left(1 - \sigma\left(W_2 \cdot H\right)\right) \cdot \frac{\partial}{\partial W_2}\left(W_2 \cdot H\right)$$

Der letzte Teil $\partial/\partial W_2(W_2 \cdot H)$ ergibt sich aus der Kettenregel. Er entspricht letztlich jedoch H. Auch die 2 am Beginn der Gleichung können wir weglassen, da wir die restliche Formel im Rahmen des Gradient Descent ohnehin mit der Lernrate α multiplizieren und es keinen Unterschied macht, ob wir die Lernrate halbieren, oder die 2 des Fehler-Gradienten weglassen:

$$\frac{\partial L}{\partial W_2} = -(Y - \hat{Y}) \cdot \sigma\left(W_2 \cdot H\right) \cdot \left(1 - \sigma\left(W_2 \cdot H\right)\right) \cdot H$$

Nachdem Y, $\hat{Y}$, W_2 und H gegeben sind bzw. im Rahmen des Forward Pass berechnet werden, können wir alle diese Vektoren und Matrizen in die Formel oben einsetzen, um den Fehler-Gradienten zu erhalten. Zudem können wir eine Lernrate α definieren, die beschreibt, wie stark die Gewichte angepasst werden.

Dasselbe Prozedere findet auch für die Gewichte W_1 zwischen Input und Hidden Layer statt. Nachdem alle Gewichte angepasst wurden, führen wir einen neuen Forward Pass durch.

Dieses Verfahren funktioniert einerseits, wenn wir den gesamten Trainingsdatensatz mittels Forward Pass klassifizieren und anschließend das Netz im Backward Pass optimieren. Es funktioniert jedoch auch, wenn wir nur ein einzelnes Trainingsbeispiel oder eine Gruppe an Trainingsbeispielen verwenden. Die Anzahl der Trainingsbeispiele, die in einem einzigen Forward Pass und anschließenden Backward Pass durch ein neuronales Netzwerk verarbeitet werden, bezeichnet man als **Batch Size.**

Eine wesentliche Herausforderung im Training neuronaler Netze ist, das **globale Minimum** einer Fehlerfunktion zu entdecken und nicht auf dem Weg ins Tal an einem **lokalen Minimum** „stecken zu bleiben" (s. a. ➤ Abb. 11.9). In diesem Zusammenhang wird häufig auch von **Konvergenz** gesprochen. Konvergenz beschreibt den Zustand, in dem sich der Modellfehler auch bei weiteren Iterationen kaum noch ändert, was bedeutet, dass ein Minimum erreicht ist, das der Algorithmus nicht mehr verlässt. Zwar gibt es keine Methode, die garantiert, das globale Minimum zu erreichen. Jedoch existieren einige Strategien, die die Wahrscheinlichkeit erhöhen, das globale Minimum zu erreichen oder zumindest lokale Minima zu finden, die zu einer guten Leistung führen. Hierzu wurden z. B. verschiedene Varianten des Gradient Descent entwickelt, die auf unterschiedliche Weise versuchen, dieses Problem zu lösen:

- **Batch Gradient Descent** (Vanilla Gradient Descent): Diese Variante haben wir bislang betrachtet. Die Bezeichnung „Batch" Gradient Descent ist dabei irreführend, da die Gewichte hierbei einmal pro Iteration für *alle* Trainingsdaten aktualisiert werden und nicht für bestimmte Batches. Dies ist der einfachste Ansatz, aber auch der langsamste, da er den gesamten Datensatz in jeder Iteration durchlaufen muss.
- **Stochastic Gradient Descent** (SGD): Hier werden die Trainingsbeispiele einzeln durch das Netz propagiert und die Gewichte jedes Mal aktualisiert. Der SGD-Ansatz ist schneller als der Batch Gradient Descent und kann mit großen Datensätzen arbeiten, da immer nur ein einzelnes Beispiel durchlaufen wird. Ein Nachteil des SGD ist jedoch, dass er bei diversen Eingabedaten bzw. schlechter Datenqualität nicht immer zu einer konvergierenden Lösung führt bzw. die Performanz variiert.
- **Mini-Batch Gradient Descent:** Dies ist eine Kombination aus den beiden bisher genannten Ansätzen. Hierbei werden die Gewichte aktualisiert, nachdem ein kleiner Teil der Trainingsdaten (der Mini-Batch), mit z. B. 10–100 Trainingsbeispielen durch das Netzwerk propagiert wurde. Dies führt zu einer schnelleren Konvergenz als der Batch Gradient Descent und ist stabiler als SGD.
- **Momentum-basierter Gradient Descent:** Die grundlegende Idee hinter Momentum besteht darin, die Gradienten (also Richtungsangaben) der bisherigen Trainings-Iterationen zu nutzen, um die Richtung der weiteren Gewichtsaktualisierungen zu glätten und zu beschleunigen. Dies wird durch die Einführung eines zusätzlichen Terms erreicht, der den „Schwung" oder das „Momentum" der Gradienten der vorherigen Iterationen enthält. Genauer beschrieben entspricht der Momentum-Term einer gewichteten Summe der früheren Gradienten. Er wird zur Formel des Gradient Descent hinzugefügt und hilft, das Netzwerk aus lokalen Minima zu befreien und schneller zu konvergieren. Zudem kann er dazu beitragen, das Netzwerk zu stabilisieren, insbesondere wenn die Lernrate hoch ist.
- **Adaptive Gradient Algorithm** (Adagrad): Adagrad ist ein sog. adaptiver Optimierungsalgorithmus, d. h. er passt die Lernrate für jeden Parameter basierend auf dessen bisherigen Gradienten an. Im Gegensatz zu bisherigen Gradient-Descent-Varianten, bei denen eine konstante Lernrate verwendet wird, skaliert Adagrad die Lernrate jedes Parameters im Lauf der Zeit basierend auf dem Verlauf der Gradienten. Ändern sich die Gradienten im Lauf des Trainings häufig, wird eine kleinere Lernrate festgelegt, um Schwankungen zu mindern, während geringe Veränderungen der Gradienten eine größere Lernrate nach sich ziehen.
- **Root Mean Square Propogation** (RMSProp): RMSProp passt ebenfalls die Lernrate für jeden Parameter an. Anstatt der letzten Gradientenwerte wird jedoch ein gleitender Durchschnitt der quadrierten Gradientenwerte verwendet.

- **Adaptive Moment Estimation** (Adam): Adam kombiniert die Ideen von Momentum und RMSProp, um eine adaptive Schrittweite für jede Parameteraktualisierung zu bestimmen. Hierzu nutzt es den Mittelwert aller Gradientenwerte, die im Verlauf des Trainings berechnet wurden, sowie die durchschnittliche Summe der quadrierten Gradientenwerte. Adam ist sehr effektiv bei der Optimierung von neuronalen Netzen und kann schnellere Konvergenz und höhere Genauigkeit als andere Optimierungsalgorithmen bieten. Wir werden bei den Programmier-Beispielen daher meist Adam verwenden.

Wie oben bereits beschrieben, ist die Wahl einer geeigneten Lernrate ebenfalls entscheidend. Sie entspricht der Schrittlänge im Fehlergebirge auf unserem Weg nach unten. Eine zu hohe Lernrate kann dazu führen, dass wir über das Optimum hinausschießen. Eine zu kleine Lernrate birgt jedoch die Gefahr, dass wir in einem lokalen Minimum „stecken" bleiben und erhöht auch die Trainingszeit. Durch die Verwendung adaptiver Lernraten-Techniken wie z. B. mittels Adagrad, RMSProp oder Adam können sich die Lernrate an die aktuellen Bedingungen anpassen und so das Risiko von lokalen Minima verringern.

Ein weiterer wichtiger Ansatzpunkt, um das globale Minimum zu erreichen, sind Strategien zur Initialisierung der Gewichte (und Biases). Diese ergeben sich nicht etwa aus dem Input, sondern müssen bereits für den ersten Forward Pass definiert werden, bevor sie anschließend optimiert werden können. Hierzu gibt es verschiedene Methoden wie etwa die Initialisierung mit null **(Zero-Initialisierung),** die Initialisierung mit zufälligen Zahlenwerten **(Random-Initialisierung)** oder auch die Initialisierung mit Auswahl von Zahlenwerten aus verschiedenen Verteilungen (z. B. **Glorot-** oder **He-Initialisierung**). Genau beschrieben werden diese Methoden im ➤ Kap. 16.

Eine weitere Strategie ist die Verwendung von **Regulierungsmethoden.** Overfitting kann dazu führen, dass das Modell in einem lokalen Minimum stecken bleibt und das globale Minimum nicht erreicht wird. Wie im ➤ Kap. 6 bereits angeschnitten, gibt es einige mehr oder weniger algorithmusspezifische Regulierungsmethoden, um Overfitting zu vermeiden. Eine spezifisch für neuronale Netze geeignete Methode ist der sog. **Dropout,** bei dem während des Trainings bei jeder Iteration eine gewisse Anzahl an Neuronen (z. B. 20 %) ausgeschaltet wird und nicht an den Berechnungen mitwirkt (➤ Abb. 12.28).

In ➤ Kap. 16 sind weitere, etwas fortgeschrittenere Regulierungsmethoden beschrieben, die jedoch auch für neuronale Netze genutzt werden können.

Auch Modifikationen der Modellarchitektur beeinflussen die Gestalt des Fehlergebirges und können ebenfalls dazu beitragen, das globale Minimum leichter zu finden.

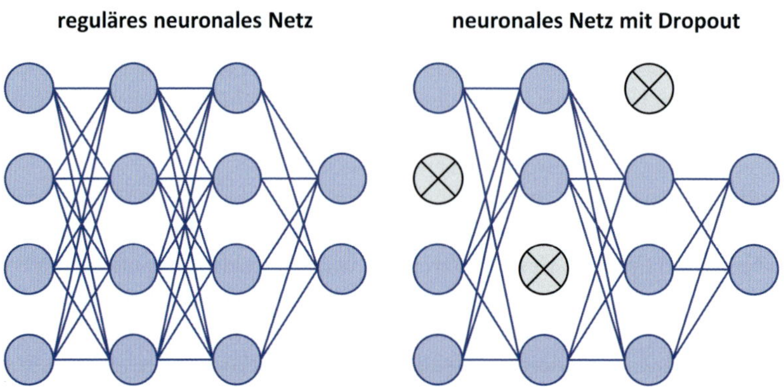

Abb. 12.28 Regulierung eines neuronalen Netzes mit Dropout. Links ist ein reguläres neuronales Netz gezeigt, rechts ein Netz mit Dropout. Hierbei wurde ein Teil der Neurone für die aktuelle Iteration deaktiviert. Während jeder Iteration ändert sich die Auswahl der deaktivierten Neurone. [P1522/P1523]

12.3 Vor- und Nachteile

12.3.1 Vorteile

Vorteile neuronaler Netze sind:

- **Einfache Architektur:** Der Aufbau neuronaler Netze mit Input, Hidden und Output Layers ist relativ einfach zu verstehen. Auch im Code können schnell und einfach neue Schichten hinzugefügt oder entfernt werden.
- **Allgemeine Anwendbarkeit:** Neuronale Netze sind nicht auf spezifische Datentypen beschränkt, weshalb sie in vielen Anwendungsbereichen zum Einsatz kommen können, wie z. B. der Analyse größer Datentabellen, der Bilderkennung oder der Sprachverarbeitung. Die vielen verschiedenen Aktivierungsfunktionen ermöglichen es, auch nichtlineare Zusammenhänge zu modellieren. Komplexeren Aufgaben bzw. Daten kann mit größeren Netzarchitekturen begegnet werden.
- **Trainingsalgorithmus:** Der Backpropagation-Algorithmus, der für das Training neuronaler Netze verwendet wird, ist gut etabliert und verstanden. Es existiert eine Vielzahl an Varianten, die das effektive Training der Netze ermöglichen. Durch Programmierbibliotheken können die verschiedenen Varianten auf einfache Weise im Code spezifiziert werden.

12.3.2 Nachteile

Nachteile neuronaler Netze sind:

- **Begrenzte Fähigkeit zur Erfassung räumlicher Strukturen:** FCNNs haben Schwierigkeiten, räumliche Strukturen in Daten zu erfassen, was für Aufgaben wie Bilderkennung entscheidend sein kann. Das liegt daran, dass sie als Eingabe typischerweise Vektoren nutzen. Zwar können die Bilder in Vektoren umgewandelt werden, die Zusammenhänge zwischen den Pixeln und somit Kontextinformationen gehen dabei jedoch verloren.
- **Neigung zu Overfitting:** Da neuronale Netze komplexe Zusammenhänge zwischen Eingabe- und Ausgabedaten modellieren können und ihre Größe beinahe beliebig erweitert werden kann, neigen sie zu Overfitting. Hierbei passt sich das Modell zu sehr an den Trainingsdatensatz an, generalisiert aber nicht mehr gut auf die Testdaten bzw. Daten der realen Welt.
- **Hoher Rechenbedarf:** Neuronale Netze erfordern erhebliche Rechenleistung, insbesondere bei großen Modellen und umfangreichen Datensätzen. Jede Iteration während des Trainings kostet Zeit.
- **Mangelnde Interpretierbarkeit:** Die Ausgaben neuronaler Netze können schwer zu interpretieren sein. Aufgrund der hohen Anzahl von Parametern und der Komplexität der Berechnungen während des Forward Pass ist es oft schwierig nachzuvollziehen, wie und warum das Modell zu bestimmten Entscheidungen kommt. Dies kann besonders im Gesundheitswesen und anderen Bereichen ein Problem sein, in denen Transparenz und Erklärbarkeit wichtig sind.

Zusammenfassung

- Neuronale Netze sind nicht auf spezifische Datentypen beschränkt, weshalb sie in **vielen Anwendungsbereichen** zum Einsatz kommen können, wie z. B. der Analyse von Datentabellen, Bildern, DNA- und mRNA-Sequenzen oder Molekülstrukturen.
- Sie eignen sich für die Klassifizierung, für die Regression und, z. B. in Form von **Autoencodern,** auch zur Dimensionsreduktion bei Clustering-Anwendungen.
- Neuronale Netze sind aus Schichten aufgebaut. Der **Input Layer** erhält die Eingabedaten; eine beliebige Zahl an **Hidden Layers** kann genutzt werden, um die Daten zu verarbeiten; der **Output Layer** gibt die Ausgabe des Modells aus.
- Netze mit vielen Hidden Layers werden auch als tiefe neuronale Netze **(Deep Neural Networks)** bezeichnet und fallen in das Feld des Deep Learning.
- Die Modellausgabe wird im Rahmen des **Forward Pass** berechnet. Hierbei werden die Eingabedaten mit Gewichten multipliziert und in **Aktivierungsfunktionen** eingesetzt, um auch nichtlineare Modellierungen zu ermöglichen.
- Zu den wichtigsten Aktivierungsfunktionen zählen die **Sigma-Funktion, tanh, Softmax** und **ReLU.**
- Das Modell wird im Rahmen des **Backward Pass** trainiert. Hierbei werden die Gewichte rückwirkend so angepasst, dass der Fehler des Modells ab- bzw. seine Leistung zunimmt. Hierzu werden Verfahren wie der **Gradient Descent** genutzt, der beschreibt, wie sich der Fehler verändert, wenn die Gewichte angepasst werden.
- Es existieren viele Varianten des Gradient Descent wie der **Batch Gradient Descent, Stochastic Gradient Descent, Adagrad** oder **Adam.**

12.4 Programmierung

Codes/Daten auf GitHub: https://else4.de/41208_KI

Dank der vielen verfügbaren Code-Bibliotheken lassen sich auch neuronale Netze trotz der komplizierten Mathematik im Hintergrund relativ einfach programmieren. Im Folgenden nutzen wir den frei verfügbaren Datensatz [23] der Framingham Heart Study [24], um die Diagnose Diabetes anhand einiger kardiovaskulärer Risikofaktoren vorherzusagen.

Installation der Bibliotheken

Zunächst importieren wir die Code-Bibliotheken, die wir im nachfolgenden Code verwenden werden. Sind manche der Bibliotheken noch nicht installiert, ist dies mit dem Befehl `pip install` möglich:

```
1 import pandas as pd
2
3 import matplotlib.pyplot as plt
4
5 from sklearn.utils import resample
6
7 from sklearn.model_selection import train_test_split
8
9 import tensorflow as tf
```

Zeile 1: pandas nutzen wir, um die Excel-Datei mit den Daten der Framingham Heart Study zu laden.
Zeile 3: matplotlib dient der grafischen Visualisierungen der Daten.
Zeile 5: Mit diesem Modul können wir im Fall von Class Imbalance ein Resampling durchführen.

Zeile 7: Dieses Modul nutzen wir zur Aufteilung der Daten in Trainings- und Testdaten.
Zeile 9: TensorFlow nutzen wir zur Programmierung des neuronalen Netzes.

Einlesen der Daten

Wir lesen das Excel-Dokument mit den Daten ein und stellen zur Kontrolle die ersten 5 Zeilen der Tabelle dar:

```
1 data = pd.read_excel("C:\\Users\\...\\FraminghamHeartStudy.xlsx", sheet_name = "Tabelle1")
2
3 data = data.dropna()
4
5 data.head()
```

	ZehnJahreKHK	Geschlecht	Alter	Raucher	ZigProTag	BDMedikamente	Schlaganfall	ArtHypertonie	Diabetes	GesChol
1	0	M	38	1	20.0	0.0	0	0	0	
2	0	M	47	1	20.0	0.0	0	0	0	
3	1	M	66	0	0.0	0.0	0	1	0	
6	1	M	51	1	7.0	0.0	0	1	0	
7	0	W	36	1	3.0	0.0	0	0	0	

Zeile 1: Mit dem pandas-Befehl `read_excel` lesen wir die Daten aus unserer Excel-Datei ein. Der Pfad zum Speicherort der Excel-Datei kann entsprechend angepasst werden.
Zeile 3: Mit dem Befehl `dropna()` werden Zeilen mit fehlenden Daten entfernt.
Zeile 5: Mit `head()` können wir die ersten 5 Zeilen der Datentabelle ausgeben.

Bis auf die Variable „Geschlecht" enthalten alle Variablen Zahlenwerte. „Geschlecht" ist jedoch mit Buchstaben, also dem Datentyp `string` codiert. Dies kann später zu Fehlermeldungen führen, wenn Rechenschritte Zahlenwerte erfordern. Um diese Problematik zu umgehen, können wir die Buchstaben mittels Dummy-Codierung in Zahlenwerde umwandeln. Hierfür können wir den pandas-Befehl `get_dummies()` nutzen:

```
1 data_new = pd.get_dummies(data, columns = ["Geschlecht"])
2
3 data_new.head()
```

tHypertonie	Diabetes	GesCholesterin	Systolisch	Diastolisch	BMI	Herzfrequenz	Blutzucker	Geschlecht_M	Geschlecht_W
0	0	113.0	120	84	30.0	78.0	85.0	1	0
0	0	119.0	117	79	26.0	75.0	78.0	1	0
1	0	124.0	138	91	32.0	75.0	96.0	1	0
1	0	133.0	138	78	17.0	80.0	65.0	1	0
0	0	135.0	108	74	23.0	73.0	75.0	0	1

Zeile 1: Hier führen wir die Dummy-Codierung für die Variable „Geschlecht" durch.
Zeile 3: Zur Kontrolle lassen wir uns erneut die ersten 5 Zeilen der Tabelle ausgeben. Die neu codierten Variablen wurden an das rechte Ende der Tabelle angefügt. `get_dummies` hat hierbei 2 neue Variablen erstellt – eine für jede Ausprägungsform von „Geschlecht". Es reicht aus, lediglich eine der beiden Variablen zu verwenden, da diese das Geschlecht jeweils andersherum mit den Zahlen 1 oder 0 codieren.

Um eine mögliche Class Imbalance zu erkennen, sollten wir die Verteilung der Klassen „Diabetes" bzw. 1 und „kein Diabetes" bzw. 0 näher betrachten:

```
1 count_diabetes = data_new["Diabetes"].value_counts()
2
3 count_diabetes.plot(kind = "bar", rot = 0)
```

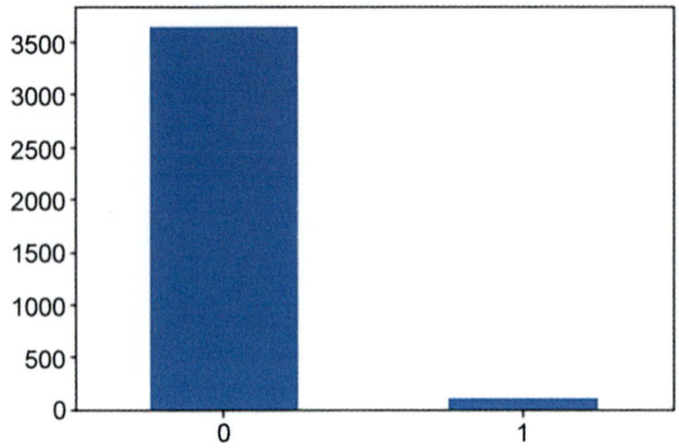

Zeile 1: Wir zählen zunächst, wie oft die Zahlen 1 und 0 in der Variable bzw. Tabellenspalte „Diabetes“ vorkommen.
Zeile 3: Hiermit visualisieren wir die Häufigkeit der Klassen.

Eine deutliche Class Imbalance ist sofort zu erkennen – viel mehr Personen hatten keinen Diabetes als einen Diabetes. Um keine wertvollen Daten zu verlieren, werden wir nach der Aufteilung der Daten in Trainings- und Testdaten ein SMOTE-Resampling durchführen, also neue Datenpunkte der Klasse Diabetes generieren, um eine gleiche Anzahl an Datenpunkte beider Klassen zu erhalten.

Aufteilung der Daten und Resampling

Mit dem `iloc`-Befehl teilen wir die Variablen in Input- bzw. x-Variablen und Output- bzw. y-Variablen auf:

```
1 x = data_new.iloc[:, [1, 2, 3, 4, 5, 6, 8, 9, 10, 11, 12, 13, 14]]
2
3 y = data_new.iloc[:, 7]
```

Zeile 1: Wir definieren nahezu alle verfügbaren Variablen als Modelleingaben – mit Ausnahme der Vorhersage einer KHK in 10 Jahren (für die Diabetes-Diagnose in der Gegenwart vermutlich nicht besonders entscheidend), der Diabetes-Variable, die berechnet werden soll, und der zweiten Variable zum Geschlecht (eine reicht aus).
Zeile 3: Modellausgabe soll die Diabetes-Diagnose zu sein.

Zur Kontrolle geben wir erneut die ersten 5 Zeilen der x- und y-Variable aus:

```
1 x.head()
```

	Alter	Raucher	ZigProTag	BDMedikamente	Schlaganfall	ArtHypertonie	GesCholesterin	Systolisch	Diastolisch	BMI
1	38	1	20.0	0.0	0	0	113.0	120	84	30.0
2	47	1	20.0	0.0	0	0	119.0	117	79	26.0
3	66	0	0.0	0.0	0	1	124.0	138	91	32.0
6	51	1	7.0	0.0	0	1	133.0	138	78	17.0
7	36	1	3.0	0.0	0	0	135.0	108	74	23.0

```
1 y.head()
```

```
1    0
2    0
3    0
6    0
7    0
```

Mit folgendem Befehl werden die Daten in 85 % Trainingsdaten und 15 % Testdaten aufgeteilt:

```
x_train, x_test, y_train, y_test = train_test_split(x, y, test_size = 0.15)
```

Nun führen wir das Resampling mittels SMOTE durch:

```
1 sm = SMOTE()
2 
3 x_train_res, y_train_res = sm.fit_resample(x_train, y_train)
4 
5 print(y_train_res.value_counts())
```

```
0    3101
1    3101
```

Zeile 1: Hier wird das SMOTE-Verfahren initialisiert.
Zeile 3: Hier führen wir das Resampling der Variablen `x_train` und `y_train` durch und speichern das Resultat in den Variablen `x_train_res` und `y_train_res`.
Zeile 5: Hiermit lassen wir uns die Größe der beiden Kategorien von `y_train_res` ausgeben. Die Gruppen sind gleich groß, das Resampling hat also funktioniert.

Mit diesem Schritt sind die Vorbereitungen abgeschlossen, sodass wir die Architektur des neuronalen Netzes definieren können. Hierfür nutzen wir TensorFlow.

FCNN-Architektur

Vorab sollten wir jedoch noch einen Blick auf die Struktur unserer Daten werfen, da diese einen Einfluss auf die Architektur des neuronalen Netzes hat. Es handelt es sich um ein binäres Klassifizierungsproblem; die y-Variable weist lediglich die Ausprägungen 1 (für „Diabetes“) und 0 (für „kein Diabetes“) auf. Diese Information sollten wir bei der Programmierung des Output Layers berücksichtigen. Hier reicht ein einzelnes Neuron. Als Aktivierungsfunktion könnte sich eine Sigma-Funktion anbieten:

```
1 model = tf.keras.models.Sequential()
2 
3 model.add(tf.keras.layers.Dense(128, activation = tf.nn.relu))
4 model.add(tf.keras.layers.Dense(256, activation = tf.nn.relu))
5 model.add(tf.keras.layers.Dense(128, activation = tf.nn.relu))
6 
7 model.add(tf.keras.layers.Dense(1, activation = tf.nn.sigmoid))
```

Zeile 1: Als Rahmen definieren wir ein sequenzielles Modell („Sequential“). Hierbei handelt es sich um ein Modell, bei dem die Schichten nacheinander folgen und jeweils einmal durchlaufen werden.
Zeile 3–5: Hier definieren wir 3 Hidden Layers. Diese können mit dem `add`-Befehl hinzugefügt werden. Wir verwenden sog. „dense“ Layers, bei denen alle Neurone zweier Layers miteinander verbunden sind. Häufig ist es sinnvoll, die Anzahl der Neurone in den Hidden Layers so zu definieren, dass die Größe des Netzes zur Mitte hin expandiert und dann wieder abnimmt. Dadurch nimmt die Komplexität der Modellierungen zunächst zu und Richtung Output Layer schließlich wieder ab. Als Aktivierungsfunktionen verwenden wir die ReLU-Funktion, die sich bei den Hidden Layers häufig anbietet. Wir könnten die Anzahl an Hidden Layers, die Anzahl an Neuronen pro Schicht und die verwendeten Aktivierungsfunktionen nach Belieben verändern und vergleichen, welche Architektur die besten Ergebnisse erzielt.
Zeile 7: Der Output Layer soll unseren obigen Überlegungen folgend nur ein Neuron enthalten sowie als Aktivierungsfunktion die Sigma-Funktion verwenden.

Modelltraining und -evaluation

Nach der Modellarchitektur müssen wir den Compiler definieren, der das Modell auf den Trainingsprozess vorbereitet:

```
1 model.compile(optimizer = "adam",
2               loss = "binary_crossentropy",
3               metrics = "accuracy")
```

Zeile 1: Als `optimizer` bzw. Gradient-Descent-Variante verwenden wir Adam, der wie beschrieben häufig schneller konvergiert und eine und höhere Genauigkeit aufweist als andere Optimierungsalgorithmen.
Zeile 2: Als `loss`-Funktion nutzen wir die Binary-Cross-Entropy-Funktion, die wie oben beschrieben eine sinnvolle Wahl für binäre Klassifizierungsprobleme darstellt.
Zeile 3: Zur Bewertung der Leistung des Modells spezifizieren wir unter `metrics` die Accuracy, die den Prozentsatz der korrekt klassifizierten Fälle berechnet.

Hierbei handelt es sich jedoch nur um eine „Kurzversion" eines Compilers. TensorFlow lässt grundsätzlich viel Spielraum für weitere Spezifikationen:

```
tf.keras.optimizers.Adam(
    learning_rate = 0.001,
    beta_1 = 0.9,
    beta_2 = 0.999,
    epsilon = 1e-07,
    amsgrad = False,
    name = "adam")

tf.keras.losses.BinaryCrossentropy(
    from_logits = False,
    label_smoothing = 0.0,
    axis = -1,
    name = "binary_crossentropy")

tf.keras.metrics.Accuracy(
    name = "accuracy")
```

Wir trainieren das Modell basierend auf den Trainingsdaten in 10 Epochen bzw. Iterationen:

```
model.fit(x_train_res, y_train_res, epochs = 10)
```

```
Epoch 1/10
194/194 [==============================] - 1s 2ms/step - loss: 0.8068 - accuracy: 0.8084
Epoch 2/10
194/194 [==============================] - 0s 2ms/step - loss: 0.3855 - accuracy: 0.8471
Epoch 3/10
194/194 [==============================] - 0s 2ms/step - loss: 0.3518 - accuracy: 0.8578
Epoch 4/10
194/194 [==============================] - 0s 3ms/step - loss: 0.2835 - accuracy: 0.8821
Epoch 5/10
194/194 [==============================] - 0s 2ms/step - loss: 0.2665 - accuracy: 0.8875
Epoch 6/10
194/194 [==============================] - 0s 2ms/step - loss: 0.2360 - accuracy: 0.8984
Epoch 7/10
194/194 [==============================] - 0s 2ms/step - loss: 0.2433 - accuracy: 0.8921
Epoch 8/10
194/194 [==============================] - 0s 2ms/step - loss: 0.2042 - accuracy: 0.9112
Epoch 9/10
194/194 [==============================] - 0s 2ms/step - loss: 0.2059 - accuracy: 0.9126
Epoch 10/10
194/194 [==============================] - 0s 2ms/step - loss: 0.1807 - accuracy: 0.9247
```

Angewendet auf den Testdatensatz erzielt das Modell eine Accuracy von 0,9361, konnte also in rund 94 % der Fälle einen Diabetes diagnostizieren:

```
model.evaluate(x_test, y_test)
```

```
18/18 [==============================] - 0s 3ms/step - loss: 0.1848 - accuracy: 0.9361

[0.18477952480316162, 0.9360568523406982]
```

Einfache Code-Anpassungen, um die Modell-Leistung weiter zu verbessern, bestünden etwa in der Verwendung weiterer Layers. Auch könnten andere Aktivierungsfunktionen, Optimizer, Fehlerfunktionen und eine größere Anzahl an Trainings-Iterationen getestet werden. Darüber hinaus existieren einige weitere algorithmusübergreifende Methoden (➤ Kap. 16).

KAPITEL

13 Convolutional Neural Networks (CNNs)

Neuronale Netze bzw. Fully Connected Neural Networks (FCNNs, ➤ Kap. 12.1.1) erhalten die Eingabedaten typischerweise in Form eines Vektors (➤ Kap. 12.1.2). Dieser wird in den Input Layer des Netzes eingespeist. Datentabellen, Bilder, genomische Daten und Moleküldaten können alle von FCNNs verarbeitet werden, jedoch werden diese hierzu ebenfalls in Vektoren umgewandelt. Einmal eingeschleust in das Netz, wird jeder Zahlenwert unabhängig von den anderen Zahlenwerten durch Gewichte und Aktivierungsfunktionen weiterverarbeitet. Zusammenhänge zwischen benachbarten Pixeln in einem Bild, benachbarten Basen in einer DNA oder benachbarten Atomen in einem Molekül gehen dadurch weitgehend verloren – sie enthalten jedoch wichtige Informationen, die bei weiteren Analysen von großer Bedeutung sind.

Convolutional Neural Networks (CNNs) überwinden diese Problematik. Einerseits können sie auch Arrays anderer Dimensionen, also z. B. auch Matrizen und Tensoren verarbeiten. Zudem betrachten sie mehrere benachbarte Pixel, Basen, Atome o. Ä. auf einmal, um Gemeinsamkeiten und Muster aus diesen zu extrahieren.

13.1 Grundlagen und medizinische Anwendungen

CNNs sind eine besondere Art neuronaler Netze. Wie die „klassischen" neuronalen Netze bzw. FCNNs (➤ Kap. 12.1.1) bestehen auch CNNs aus mehreren Schichten. Der Input Layer erhält die Eingaben, in den Hidden Layers werden die Daten weiterverarbeitet, der Output Layer berechnet die finale Modellausgabe (➤ Abb. 13.1). Im Unterschied zu FCNNs bestehen CNNs nicht nur aus Fully Connected Layers mit einer

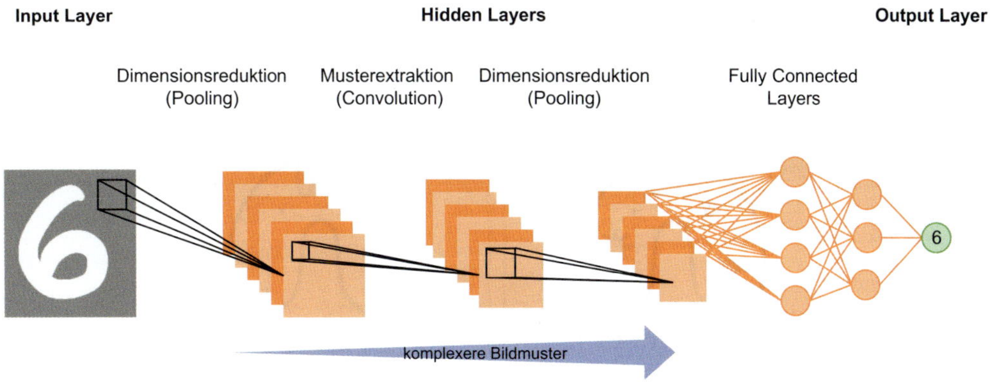

Abb. 13.1 Aufbau eines Convolutional Neural Networks (CNN) zur Bild-Klassifizierung. Das CNN soll ein Bild mit einer Zahl klassifizieren. Dazu kann das CNN das ganze Bild als Matrix bzw. Tensor verarbeiten, ohne dass es in einen Vektor umgewandelt werden müsste. Pooling Layers dienen der Dimensionsreduktion, Convolutional Layers der Extraktion grundlegender Bildmuster. Durch die alternierende Abfolge aus Pooling und Convolutional Layers werden auf diese Weise immer grundlegendere Bildmuster extrahiert. In den frühen Schichten können einfache Muster wie Kanten erkannt werden, während in den tieferen Schichten komplexere Merkmale wie Formen oder sogar ganze Zahlen erkannt werden können. [P1522/P1523]

bestimmten Anzahl an Neuronen, sondern nutzen mehrere besondere Schichten, die es ihnen ermöglichen, komplexe Zusammenhänge zwischen benachbarten Pixeln, Basen, Atomen usw. besser zu berücksichtigen.

Solche Schichten sind insbesondere die sog. **Convolutional Layers** (Faltungsschichten), die sowohl als Input- als auch als Hidden-Layers in einem CNN vorkommen. In diesen Convolutional Layers werden sog. Filter angewendet (➤ Kap. 13.2). Vereinfacht gesagt handelt es sich um kleine, trainierbare Gewichtsmatrizen, die schrittweise über das Bild, die DNA-Sequenz, die Molekülstruktur o. Ä. wandern, um lokale Muster oder Zusammenhänge zwischen benachbarten Pixeln, Basen oder Atomen zu erkennen.

Eine weitere besondere Art Schichten in CNNs sind die **Pooling Layers.** Sie wechseln sich meist mit Convolutional Layers ab und dienen dazu, die räumliche Dimension der Daten zu verringern, sodass im weiteren Verlauf des Forward Pass immer grundlegendere Muster extrahiert werden können.

Am Ende des CNNs finden sich häufig **Fully Connected Layers** wie in einem FCNN, die schließlich die Ausgabe des CNNs produzieren, wie z. B. die Klassifikation eines Bildes, einer DNA-Sequenz oder eines Moleküls.

13.1.1 Klassifizierung

Computer Vision

Wesentliche Anwendungen aus dem Bereich Computer Vision sind die Bildklassifizierung, die Objektlokalisation, die Objekterkennung, und die Bildsegmentierung (➤ Abb. 13.2, ➤ Kap. 3.2.3). Für alle diese Anwendungen eignen sich CNNs meist besser als FCNNs, da CNNs Zusammenhänge zwischen benachbarten Pixeln berücksichtigen.

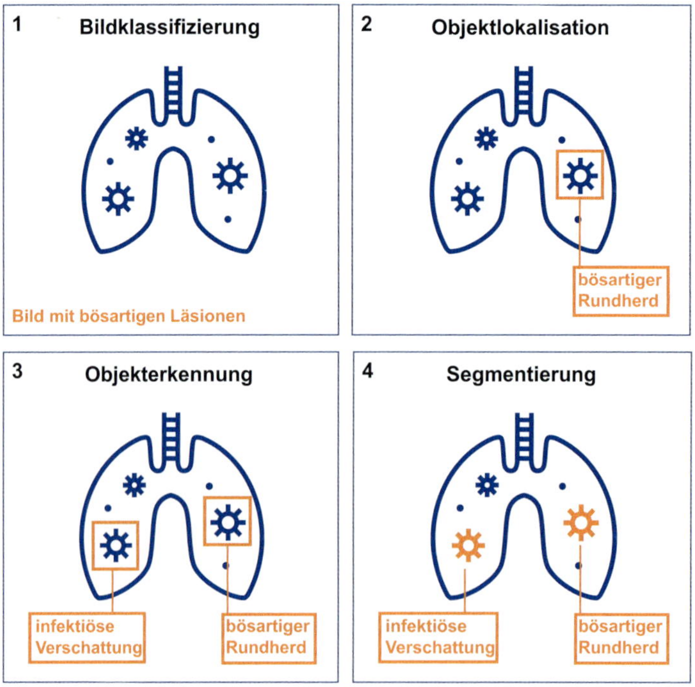

Abb. 13.2 Bildklassifizierung, Objektlokalisation, Objekterkennung und Segmentierung. Während bei der Bildklassifizierung das ganze Bild basierend auf einem abgebildeten Objekt klassifiziert wird (1), wird bei der Objektlokalisation angegeben, wo im Bild sich dieses Objekt befindet (2). Sollen Objekte verschiedener Klassen lokalisiert werden, spricht man auch von Objekterkennung (3). Für die Segmentierung eines Bildes werden zunächst alle Pixel mit gemeinsamen Eigenschaften gruppiert. Anschließend können die Pixelgruppen ebenfalls Klassen zugewiesen werden (4). [P1522/P1523]

Bildklassifizierung Hierbei wird ein gesamtes Bild klassifiziert. So kann eine Röntgen-Thorax-Aufnahme der Klasse „Malignom" zugewiesen werden, wenn auf einem Röntgenbild eine maligne Raumforderung zu erkennen ist, oder der Klasse „gesund", wenn kein Malignom zu erkennen ist. Hierbei handelt es sich um eine Aufgabe, die am ehesten auch noch von FCNNs gelöst werden könnte, da lokale Zusammenhänge zwischen Pixeln hier oft nicht so entscheidend sind wie bei den anderen Anwendungen.

Objektlokalisierung Bei der Objektlokalisierung besteht das Ziel nicht nur darin, die Objekte in einem Bild zu klassifizieren, sondern auch, Begrenzungsrahmen um sie zu zeichnen. Hierbei handelt es sich bereits um eine etwas komplexere Aufgabe, für die CNNs meist besser geeignet sind als FCNNs.

Objekterkennung Die Objekterkennung geht einen Schritt weiter, indem sie mehrere Objekte in einem Bild erkennt, klassifiziert und Begrenzungsrahmen um jedes identifizierte Objekt zeichnet.

Bildsegmentierung Die Bildsegmentierung beschreibt die Aufteilung eines Bildes in sinnvolle Teile oder Segmente, wobei jedes Segment einem bestimmten Objekt oder Bereich entspricht. Hierbei wird z. B. kein Begrenzungskasten mehr um eine maligne Raumforderung gezeichnet, sondern jeder Pixel, der zur Raumforderung gehört, entsprechend farblich dargestellt.

CNNs können Radiolog*innen oder auch Patholog*innen bei ihrer Arbeit unterstützen:

- CNNs können Informationen aus Bildern extrahieren, die mit dem bloßen Auge nicht zu erkennen sind **(Radiomics).** So ist es z. B. gelungen, CNNs zu trainieren, die Mutationen im Epidermal Growth Factor Receptor (EGFR) auf Lungentumoren anhand von CT-Aufnahmen vorhersagen können [26][27]. Patient*innen, die Lungenkarzinome mit entsprechenden Mutationen aufweisen, können häufig von der Inhibition des EGFR mit Antikörpern profitieren. Um EGFR-Mutationen zu bestimmen, müssen die Tumoren bis dato jedoch biopsiert und anschließend histopathologisch analysiert werden. Dieser Prozess ist mit Behandlungsrisiken und hohem Aufwand verbunden, die durch die KI-gestützte Verarbeitung radiologischer Daten womöglich vermindert werden könnten.
- CNNs können die Volumina von Tumoren anhand von Bilddaten exakt bestimmen, um z. B. anhand mehrerer Aufnahmen das Ansprechen auf EGFR-Inhibitoren bewerten zu können. Aktuell wird hierzu meist der Durchmesser des Tumors an der dicksten Stelle bestimmt bzw. mit Voraufnahmen verglichen, was weniger präzise ist als die Bestimmung des genauen Tumorvolumens. Das Tumorvolumen zu ermitteln ist aktuell jedoch mit einem größeren Arbeitsaufwand verbunden, der durch CNNs automatisiert werden kann.
- CNNs können aus radiologischen Aufnahmen auch Informationen extrahieren, die es ermöglichen, die Aufnahmen unterschiedlicher Zeitpunkte und Geräte übereinanderzulegen. Man spricht hierbei auch von Bildregistrierung. Dadurch können die Informationen verschiedener bildgebender Verfahren kombiniert werden, wie z. B. die strukturellen Informationen einer CT-Aufnahme und die Informationen zur Stoffwechselaktivität eines Tumors aus einer PET-Aufnahme (PET = Positronenemissionstomografie).

Analyse von Genomdaten

Muster und lokale Abhängigkeiten sind allerdings nicht nur in Bildern zu finden, sondern z. B. auch in der DNA:

- **Analyse der Erbinformation:** Die Basen der DNA codieren die Erbinformationen, ihre Abfolge kann mit Sequenzierungsverfahren entschlüsselt und in eine Matrix übertragen werden (➤ Abb. 13.3, ➤ Kap. 3.1.1). Anders als bei FCNNs (➤ Kap. 12.1.1) können CNNs direkt die Matrix analysieren, ohne dass diese in einen Vektor umgewandelt werden muss.
- **Bindestellen für Transkriptionsfaktoren:** Die Abschnitte der DNA, die Bindestellen für Transkriptionsfaktoren sind, lassen sich ggf. auch mit einem FCNN klassifizieren. Um die Transkription eines Gens induzieren zu können, ist es allerdings häufig erforderlich, dass mehrere Transkriptionsfaktoren an die DNA binden und miteinander interagieren. Dies ist nur möglich, wenn ihre jeweiligen Bindestellen in einem bestimmten räumlichen Verhältnis zueinander in der DNA-Sequenz vorhanden sind. Um klassifizieren

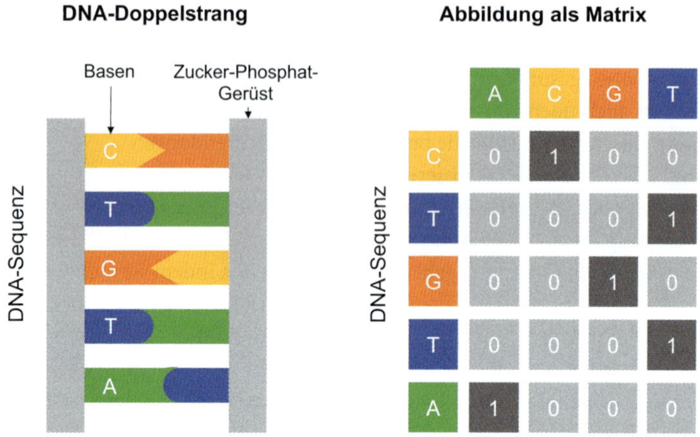

Abb. 13.3 Aufbau der Desoxyribonukleinsäure (DNA) und Darstellung der DNA-Sequenz in einer Matrix. Die DNA besteht aus den Basen Adenosin (A) und Thymin (T) sowie Cytosin (C) und Guanin (G), die die genomischen Informationen codieren. Die Sequenz kann ermittelt und als Matrix dargestellt werden. [P1522/P1523]

zu können, welche Abschnitte eines DNA-Strangs diese Anforderungen erfüllen, können CNNs genutzt werden, die in der Lage sind, räumliche Beziehungen in ihre Klassifizierung einzubeziehen. Dies wird durch die Filter ermöglicht, die in einem CNN schrittweise über die DNA-Sequenz wandern, um lokale Muster bzw. Beziehungen zwischen benachbarten Basen zu erkennen.

Um diese Filterfunktion an einem Beispiel zu veranschaulichen, nehmen wir an, die beiden Transkriptionsfaktoren A und B regulieren die Transkription von Gen X. Dazu muss A an seine Bindestelle mit der Basensequenz CTTG und B an die Sequenz AGCG binden. Anschließend müssen die beiden Transkriptionsfaktoren miteinander interagieren, um die Transkription von Gen X zu initiieren. Damit eine Interaktion stattfinden kann, könnte es z. B. erforderlich sein, dass die beiden Bindestellen 25 Basen voneinander entfernt liegen. Um herauszufinden, an welcher Stelle in der DNA-Sequenz diese Bedingungen erfüllt sind, nutzt das CNN Filter. In diesem Fall könnten in einem ersten Convolutional Layer Filter angewendet werden, die die Sequenzen CTTG und AGCG in der gegeben DNA-Sequenz erkennen. Die Filter im darauffolgenden Convolutional Layer könnten anschließend ermitteln, ob zwischen den gefundenen CTTG- und AGCG-Sequenzen jeweils 25 Basen liegen. Auf diese Weise lässt sich ermitteln, in welchen Abschnitten der gegebenen DNA-Sequenz die Voraussetzung für die Initiierung der Transkription von Gen X gegeben sind.

13.1.2 Regression

In ➤ Kap. 12.1.3 ist dargestellt, wie sich die Struktur von Molekülen in Matrizen und Vektoren abbilden lässt. Der Vektor des Extended-Connectivity Fingerprints (ECFPs) eines Moleküls kann i. d. R. direkt von einem CNN verarbeitet werden. Theoretisch könnte er auch mittels One-Hot-Encoding (➤ Kap. 12.1.2) in eine Matrix umgeformt und danach von einem CNN verarbeitet werden, wenn die Netzarchitektur oder die verwendeten Programmierbibliotheken das erfordern sollten (➤ Abb. 13.4).

Neben numerischen Vektoren kann auch ein SMILES-String per One-Hot-Encoding in eine Matrix umgewandelt werden (➤ Abb. 13.5).

Anhand dieser Matrize können die physikalischen, chemischen und biologischen Eigenschaften von Molekülen analysiert werden, die potenziell als Arzneimittel nutzbar sind. Wie erwähnt liegt der Vorteil von CNNs gegenüber FCNNs darin, dass räumliche Zusammenhänge zwischen Atomen bzw. Molekülbestandteilen besser berücksichtigt werden können.

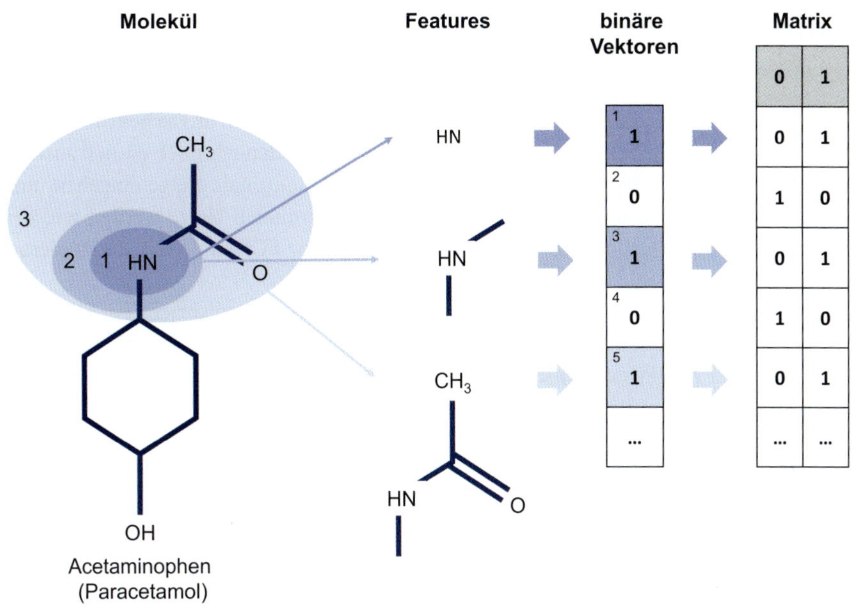

Abb. 13.4 One-Hot-Encoding eines Extended-Connectivity Fingerprints. Die Features bzw. funktionalen Gruppen eines Moleküls können in einem sog. Extended-Connectivity Fingerprint abgebildet werden. Hierbei entsteht ein binärer Vektor, der sich mittels One-Hot-Encoding theoretisch auch in einer Matrix darstellen lässt. [P1522/P1523]

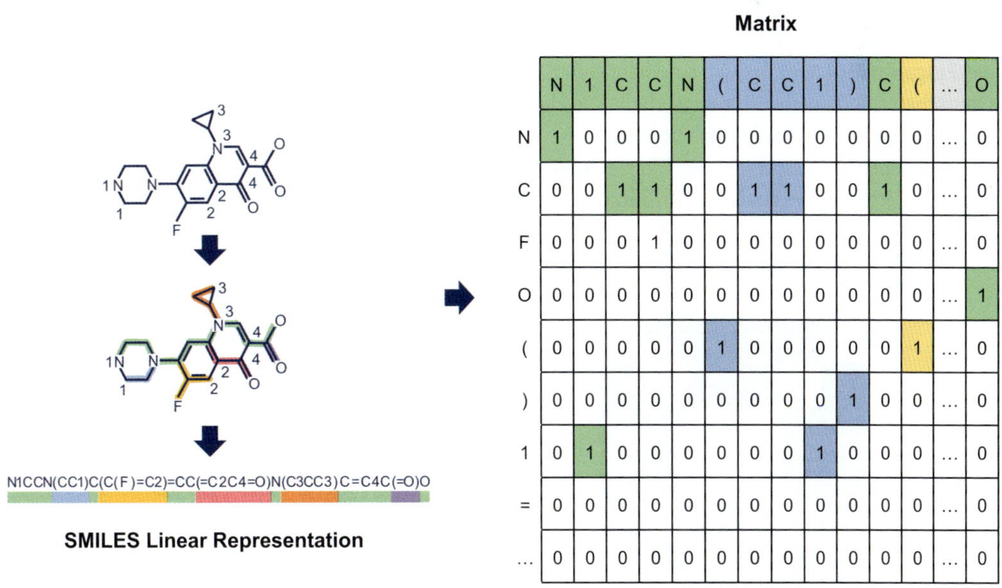

Abb. 13.5 One-Hot-Encoding einer SMILES Linear Representation (SMILES = Simplified Molecular-Input Line-Entry System). Die entstehende Matrix kann von einem Convolutional Neural Network (CNN) analysiert werden. [P1522/P1523]

13.2 Mathematische Grundlagen

Um die mathematischen Grundlagen der CNNs zu erklären, werden wir uns erneut ihrem Kerneinsatzgebiet widmen, der Bildverarbeitung. In diesem Zusammenhang werden wir noch einmal ausführlicher auf die Herausforderungen der Bildverarbeitung durch „klassische" neuronale Netze eingehen, um anschließend die Vorteile der CNNs zu erläutern. Die „klassischen" neuronalen Netze werden wir weiterhin als FCNNs bezeichnen, da „neuronale Netze" auch als Überbegriff für FCNNs, CNNs und andere Netze verstanden werden kann.

Bilder lassen sich als Arrays darstellen (➤ Kap. 6.1). Beispielsweise entspricht ein Schwarz-weiß-Bild einer Matrix, bei der jeder Zahlenwert in der Matrix den Grauton eines Pixels im Bild repräsentiert. Farbbilder sind üblicherweise als Tensoren mit 3 Ebenen gespeichert. Im RGB-Farbraum enthält die erste Ebene die verschiedenen Rot-, die zweite die Grün- und die dritte die Blautöne. Um Bilder in ein FCNN einzuspeisen, werden die Matrix- bzw. Tensorrepräsentationen der Bilder in Vektoren umgewandelt. So können wir etwa das Schwarz-Weiß-Bild des Buchstaben „X" in ein FCNN einschleusen, indem wir die Matrix mit $6 \times 6 = 36$ Pixeln in einen Vektor mit 36 Zeilen umwandeln (➤ Abb. 13.6). Dieser Vektor entspricht dem Input Layer eines FCNN.

Diese Art der Bildverarbeitung durch FCNNs hat jedoch mehrere Nachteile:

- Es ergibt sich eine große Anzahl an Gewichten, was viel Rechenleistung erfordert. In unserem Beispiel sind es bei 36 Pixeln, 6 Hidden-Neuronen und 2 Output-Neuronen $36 \cdot 6 \cdot 2 = 432$ Gewichte, die im Forward Pass berechnet und im Backward Pass angepasst werden. Ein Full-HD-Bild mit einer Auflösung von 1.080p weist jedoch 1.920×1.080 Pixel auf und die meisten leistungsstarken FCNN für die Bildverarbeitung einige Hidden Layers mit jeweils hunderten Neuronen. Diese Art der Bildverarbeitung skaliert demnach nicht besonders gut.
- Diese Art, Bilder in Input Layers einzuschleusen, berücksichtigt die Zusammenhänge zwischen den Pixeln des Eingabebilds kaum. Jedoch sind benachbarte Pixel im Regelfall stark korreliert. Auf einem Foto einer Landschaft mit blauem Himmel ist die Wahrscheinlichkeit sehr groß, dass ein blauer Pixel des Himmels von weiteren blauen Pixeln umgeben ist.
- Bereits kleine Veränderungen des Eingabebilds wie etwa eine Verschiebung um einen Pixel nach rechts oder eine Drehung des Bilds um 1° führen zu vollkommen unterschiedlichen Eingabewerten im Input Layer.

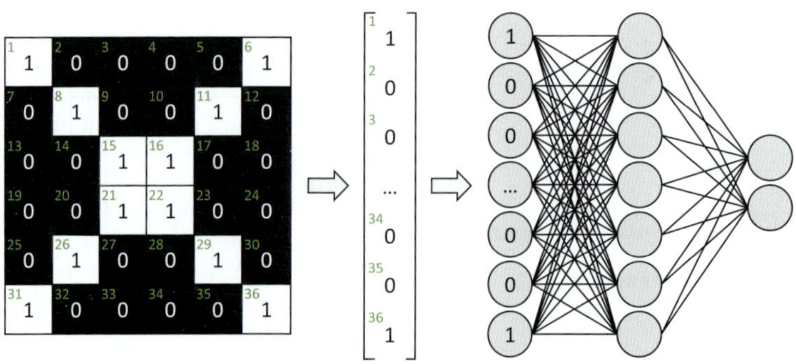

Abb. 13.6 Einspeisen eines Bildes in ein Fully Connected Neural Network (FCNN). Das Bild entspricht einer Matrix aus 36 Pixeln. Diese kann in einen Vektor umgewandelt und auf diese Weise in ein FCNN eingespeist werden. Der Input Layer des Netzes weist somit ebenfalls 36 Neurone auf. Bei der weiteren Verarbeitung der Pixel-Werte werden jedoch keine Zusammenhänge zwischen den Pixeln berücksichtigt. [P1522/P1523]

13

13.2.1 Forward Pass

CNNs lösen diese Probleme, d. h. sie verringern die Anzahl an Knoten und Gewichten, sie berücksichtigen Zusammenhänge zwischen benachbarten Pixeln und sie tolerieren Veränderungen in Bildern bzw. berücksichtigen die Ähnlichkeiten von Bildern. Hierzu nutzen sie im Wesentlichen 4 Verarbeitungsschritte:

1. Anwendung eines Filters (Kernels)
2. Anwendung einer Aktivierungsfunktion
3. Max Pooling
4. Einschleusen in ein FCNN

Die Schritte 1–3 können auch wiederholt werden bzw. in umgekehrter Reihenfolge stattfinden.

Schritt 1: Anwendung eines Filters (Kernels)

Filter (auch **„Kernels“** genannt; hat nichts mit den Kernels von SVMs zu tun) sind kleinere Matrizen, oft 3 × 3 Felder groß, die bestimmte einfache Muster darstellen. In unserem Fall könnte es z. B. sinnvoll sein, als Filter eine diagonale Linie des abgebildeten Buchstaben „X“ zu verwenden (➤ Abb. 13.7).

Um Filter auf ein Bild anzuwenden, legt man den Filter auf das Bild und multipliziert jeweils alle überlappenden Zahlen miteinander (➤ Abb. 13.8). Anschließend addiert man alle Produkte und erhält so einen einzigen Zahlenwert. Mathematisch handelt

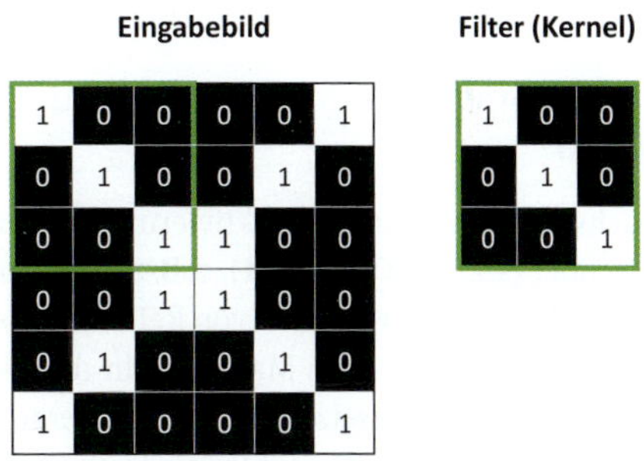

Abb. 13.7 Darstellung eines beispielhaften Filters (Kernels). Filter (Kernel) entsprechen kleinen Matrizen, die es ermöglichen, grundlegende Muster aus dem Eingabebild zu extrahieren. [P1522/P1523]

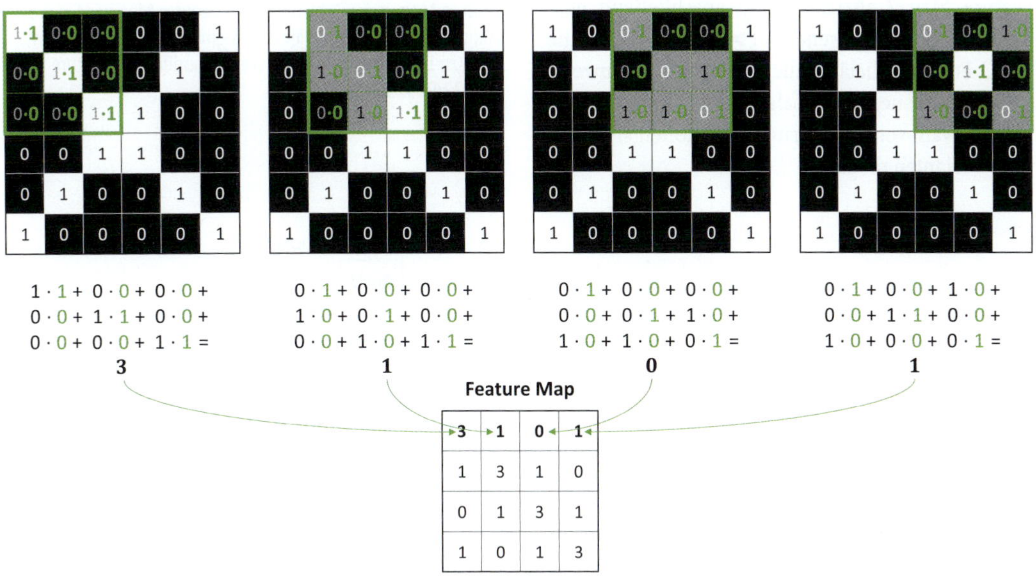

Abb. 13.8 Anwendung des Filters zur Berechnung der Feature Map. Der Filter wird auf das Eingabebild gelegt und ein Skalarprodukt aus den Zahlenwerten des Filters und dem überlagerten Bildabschnitt berechnet. Das Ergebnis wird in eine Matrix eingetragen. Anschließend wird der Filter um einen oder wenige Pixel verschoben und die Prozedur wiederholt, bis das gesamte Bild durch den Filter abgetastet wurde. Die resultierende Matrix wird auch als Feature Map bezeichnet. [P1522/P1523]

es sich hier um das Skalarprodukt zweier (3 × 3 großer) Matrizen – dem Filter sowie dem überlappenden Abschnitt der Bild-Matrix. Anschließend wird der Filter weiter nach rechts geschoben und der Prozess wiederholt. Wie viele Schritte der Filter wandert, kann man im Code selbst definieren bzw. durch Strategien wie Trial and Error o. Ä. optimieren. Hier haben wir uns dafür entschieden, dass der Filter um eine Zahl nach rechts wandert. Nach allen Rechenschritten entsteht am Ende eine kleinere Matrix mit 4 × 4 Feldern. Diese Matrix wird auch **Feature Map** genannt.

Da bei jedem Rechenschritt jeweils 3 × 3 Pixel zusammen betrachtet und mit dem Filter verrechnet werden, spiegeln sich Zusammenhänge zwischen benachbarten Pixeln in der Feature Map wider. Diese Anwendung eines Filters bzw. die Zusammenführung des Filters mit dem Eingabebild bezeichnet man auch als **Convolution (Faltung)** und ist namensgebend für CNNs. Im Allgemeinen kann bei CNNs also das gesamte Bild auf einmal in das Modell eingeschleust und sofort durch Filter und die nachfolgenden Schritte weiterverarbeitet bzw. analysiert werden.

Schritt 2: Anwendung einer Aktivierungsfunktion

Im nächsten Schritt wird eine Aktivierungsfunktion angewendet (s. a. ➤ Kap. 12.2.1), z. B. Sigma, tanh, Softmax, ReLU sowie Varianten von ReLU. Jeder der Zahlenwerte in der Feature Map kann in die Aktivierungsfunktion eingesetzt und so weiterverarbeitet werden. Setzen wir die Zahlen unserer Feature Map z. B. in die Sigma-Funktion σ(x) ein, ergibt sich die in ➤ Abb. 13.9 gezeigte Ausgabe.

Alternativ könnten wir z. B. auch einen Bias von –2 definieren, also von jedem Zahlenwert der Feature Map 2 abziehen, und anschließend eine ReLU-Funktion verwenden (➤ Abb. 13.10). Eine ReLU-Funktion belässt alle positiven Zahlenwerte und setzt alle negativen Zahlenwerte gleich 0. Auch bei der Wahl von Aktivierungsfunktionen sind also viele Varianten möglich.

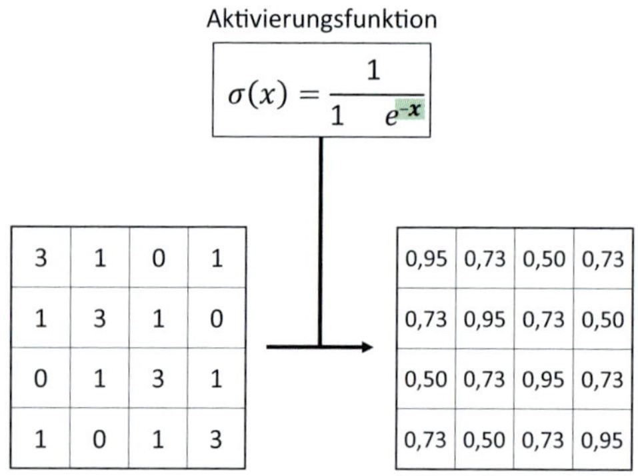

Abb. 13.9 Anwendung der Aktivierungsfunktion auf die Feature Map. Jeder Zahlenwert der Feature Map wird in die Aktivierungsfunktion – hier eine Sigma-Funktion σ(x) – eingesetzt. Das Ergebnis ist eine weiter modifizierte Feature Map. [P1522/P1523]

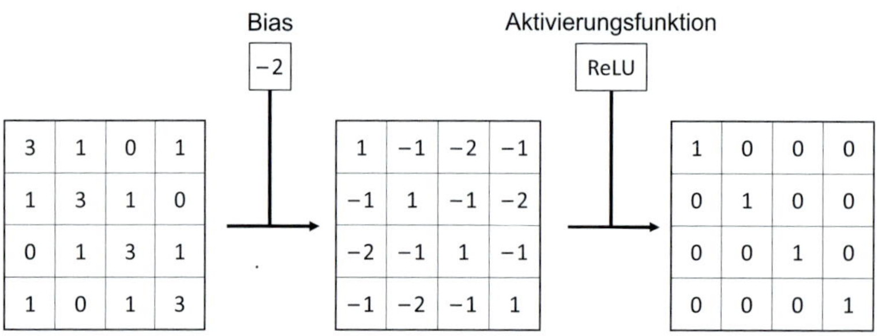

Abb. 13.10 Anwendung eines Bias und einer alternativen Aktivierungsfunktion. Ein Bias kann angewendet werden, indem ein einzelner Zahlenwert von allen Zahlenwerten in der Feature Map subtrahiert (oder addiert) wird. Anschließend kann weiterhin eine Aktivierungsfunktion – hier eine ReLU-Funktion (ReLU = Rectified Linear Unit) – angewendet werden. Das Ergebnis scheint das Muster der diagonalen Linie noch stärker herauszuarbeiten. [P1522/P1523]

Schritt 3: Max Pooling

Das Max Pooling ist ein CNN-spezifischer Verarbeitungsschritt. Es handelt sich dabei um eine Methode des **Downsamplings,** die angewendet wird, um die Dimensionalität der Feature Maps zu verringern und so einerseits prominente Bildmerkmale stärker herauszuarbeiten und andererseits die Berechnungseffizienz zu erhöhen. Beim Max Pooling wird die Feature Map in nicht überlappende Regionen, z. B. Quadranten, unterteilt. Anschließend wird aus jeder Region der maximale Wert extrahiert und in eine neue kleinere Feature Map eingetragen. In unserem Beispiel unterteilt Max Pooling die 4 × 4-Feature Map in 4 2 × 2-Quadranten. Anschließend wird aus jedem Quadranten der größte Wert extrahiert und in eine 2 × 2-Feature Map eingetragen. Wenn es mehrere gleich große maximale Werte gibt, wählt Max Pooling einen davon (➤ Abb. 13.11).

Schritt 4: Einschleusen in ein FCNN

Im letzten Schritt wird die finale Feature Map in ein FCNN eingeschleust, das die Klassifizierung vornimmt. Das FCNN funktioniert so wie in ➤ Kap. 12 erläutert. Es kann eine beliebige Größe aufweisen.

Die Verarbeitungsschritte sind in ➤ Abb. 13.12 zusammengefasst.

CNNs sind Meister darin, Muster zu erkennen. Sie extrahieren die Muster insbesondere durch Anwendung der Filter sowie das Max Pooling. Hierdurch sind CNNs tolerant gegenüber Veränderungen des Eingabebildes, die jedoch weiterhin das wesentliche Bildmuster enthalten. Wird z. B. ein Bild mit einem leicht gedrehten „X" analysiert (➤ Abb. 13.13), hat diese Veränderung des Eingabebildes keine Auswirkung auf die finale Feature Map, da die Anwendung des Filters zusammen mit Max Pooling weiterhin die wesentlichen Bildmuster extrahieren (vgl. ➤ Abb. 13.12).

Anders ist es jedoch bei einem grundlegend anderen Bild, z. B. einem „O" (➤ Abb. 13.14). Hier

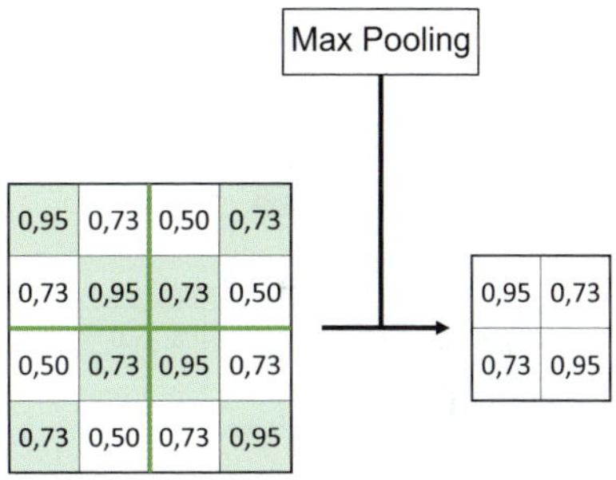

Abb. 13.11 Anwendung des Max Pooling. Die Feature Map wird in 4 Quadranten unterteilt und aus jedem Quadranten der größte Zahlenwert extrahiert. Diese Zahlenwerte werden in einer kleineren Feature Map zusammengeführt (gepoolt). [P1522/P1523]

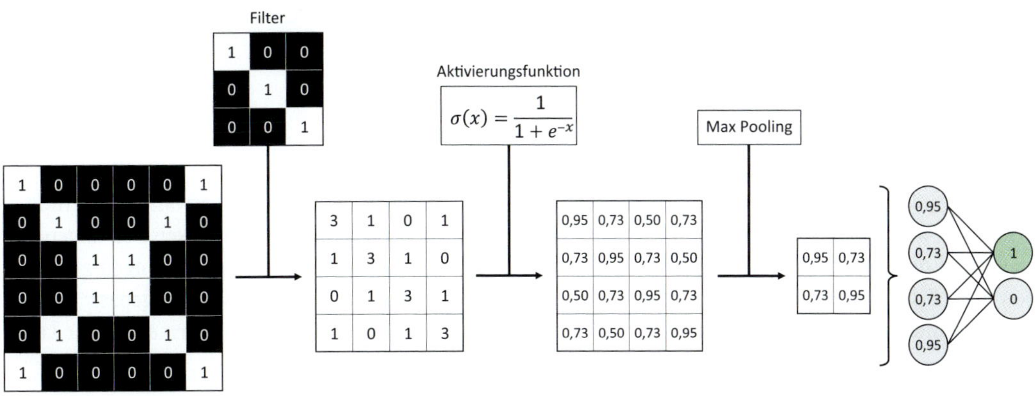

Abb. 13.12 Zusammenfassung der Verarbeitungsschritte. Nach Anwendung des Filters, der Aktivierungsfunktion und des Max Pooling wird die resultierende Feature Map in ein Fully Connected Neural Network (FCNN) eingesetzt, das die Klassifizierung vornehmen kann. [P1522/P1523]

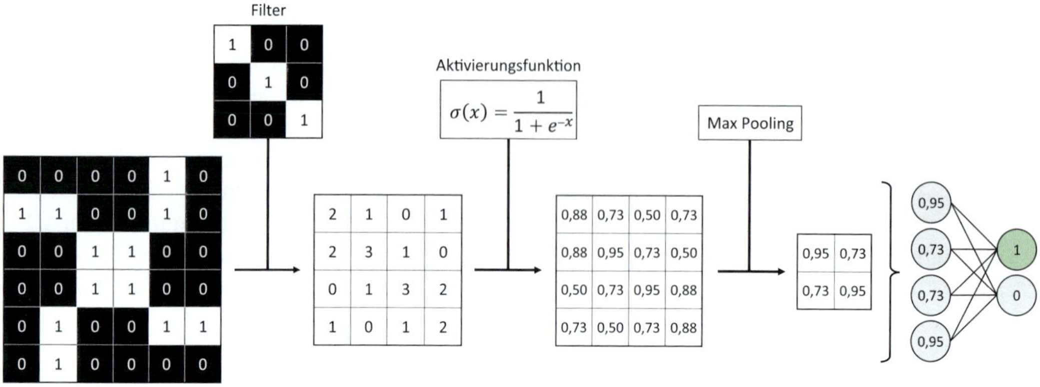

Abb. 13.13 Verarbeitung eines etwas gedrehten Eingabebildes. Convolutional Neural Networks (CNNs) sind robust gegenüber Veränderungen des Bildes, bei dem die grundlegenden Muster erhalten bleiben, z. B. einer leichten Drehung des Bildes. Zwar verändert dies die initiale Feature Map, jedoch nicht die finale Feature Map, die in das Fully Connected Neural Network (FCNN) eingespeist wird. [P1522/P1523]

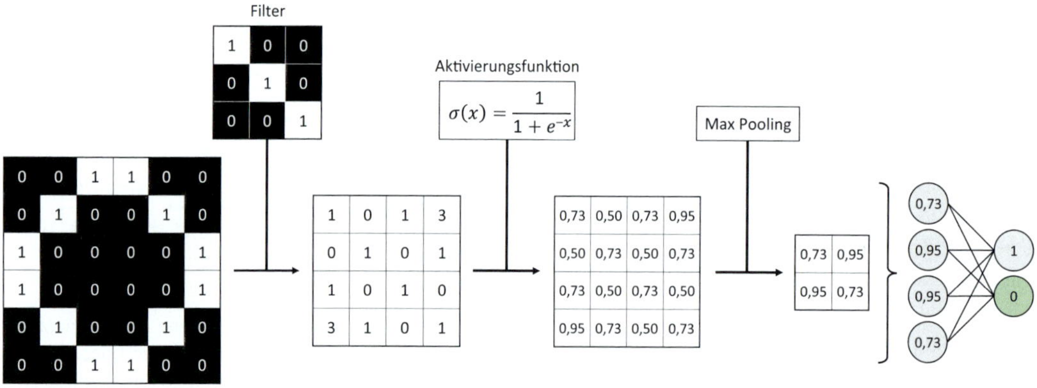

Abb. 13.14 Verarbeitung eines Bildes mit einem anderen Muster. Dieses führt auf allen Verarbeitungsebenen zu unterschiedlichen Feature Maps und somit auch zu einer unterschiedlichen Klassifikation. [P1522/P1523]

unterscheidet sich die finale Feature Map von den Feature Maps der „X"-Abbildungen und führt letztlich auch zu einer anderen Klassifikation.

13.2.2 Backward Pass

Der FCNN-Teil, der am Ende des CNNs folgt, wird mittels **Gradient Descent** oder verwandten Methoden trainiert (➤ Kap. 12.2.2). Hierbei werden die Gewichte aller Verknüpfungen schrittweise so angepasst, dass die **Loss Function (Fehlerfunktion)** minimiert wird. Die Gewichte aller Verknüpfungen zwischen jeweils 2 Schichten sind in einer Matrix angeordnet, sodass alle Gewichte auf einmal angepasst werden können, indem eine kleine Zahl addiert oder subtrahiert wird. Die entsprechende Formel hierfür lautet wie folgt:

$$W := W - \alpha \cdot \nabla L$$

Dabei sind W die Gewichte, α die Lernrate und L die Fehlerfunktion. In Worten besagt diese Formel: „Neue Gewichte sind die alten Gewichte minus Lernrate mal dem Loss Gradient". Der Loss Gradient beschreibt wiederum die partiellen Ableitungen der Gewichte gegenüber der Fehlerfunktion:

$$\nabla L = \frac{\partial L}{\partial W}$$

Wie lernt jedoch der CNN-Teil des Netzes bzw. was kann hier überhaupt trainiert und optimiert werden? Auch die Filter bzw. Kernel sind lediglich kleine Matrizen. Auch sie können daher wie die Gewichte eines FCNN mittels Gradient Descent oder ähnlichen Verfahren angepasst werden. Die Formel hierfür lautet:

$$K := K - \alpha \cdot \nabla L = K - \alpha \cdot \frac{\partial L}{\partial K}$$

Dabei ist K der Kernel, α die Lernrate und ∇L der Gradient der Fehlerfunktion. Wir haben beim Forward Pass (➤ Kap. 13.2.1) bereits einen gut passenden Filter für die Klassifizierung genutzt, wie er nach dem Training entstanden sein könnte. Zu Beginn bzw. vor Abschluss des Trainings weisen die Filtermatrizen jedoch i. d. R. gänzlich andere Zahlenwerte auf (z. B. können die Zahlenwerte zufällig initialisiert werden). Auch ist nicht auszuschließen, dass auch ein anderer Filter dazu geführt hätte, dass die wesentlichen Bildmuster herauskristallisiert werden und das Modell somit gute Ergebnisse erzielt hätte.

13.2.3 Filter für die Kantenerkennung

Während des Trainingsprozesses werden die Filter eines CNNs so optimiert, dass sie besonders gut diejenigen Muster in Eingabebildern erkennen bzw. herausarbeiten, die zur besten Klassifikationsleistung des CNNs führen. Es gibt jedoch auch vordefinierte Filter mit besonderen Anwendungen. Ein Beispiel hierfür sind die sog. **Sobel-Operatoren** – 2 Arten von Filtern, die horizontale und vertikale Kanten in Bildern erkennen können (➤ Abb. 13.15). Sie werden daher nicht nur in CNNs verwendet, sondern auch in der nicht KI-gestützten Bildverarbeitung.

horizontal

1	2	1
0	0	0
−1	−2	−1

vertikal

−1	0	1
−2	0	2
−1	0	1

Beispielbild

0	0	0	0	0	0	0	0	0
0	0	0	0	0	0	0	0	0
0	0	0	0	0	0	1	0	0
0	0	0	0	0	1	1	0	0
0	0	0	0	1	1	1	0	0
0	0	0	1	1	1	1	0	0
0	0	1	1	1	1	1	0	0
0	0	0	0	0	0	0	0	0
0	0	0	0	0	0	0	0	0

Abb. 13.15 Sobel-Operatoren und Beispielbild. Sobel-Operatoren sind besondere (definierte) Filter, die sich eignen, um horizontale und vertikale Kanten in Bildern herauszuarbeiten. Die Filter links sollen auf das Beispielbild rechts angewendet werden. [P1522/P1523]

Sobel-Operatoren werden wie klassische Filter auf das Eingabebild gelegt und anschließend die Skalarprodukte berechnet. Werden solche Filter außerhalb von CNNs angewendet, sollen die Ausgabebilder meist dieselbe Größe aufweisen wie die Eingabebilder und nicht etwas verkleinert werden. Daher beginnt der Filter eine Schicht weiter links oben und endet eine Schicht weiter rechts unten als beim CNN-Beispiel (➤ Abb. 13.8). Nach Anwendung des Sobel-Operators wird deutlich, wie dieser Kanten erkennt bzw. darstellt (➤ Abb. 13.16).

Die Ausgaben des horizontalen und des vertikalen Sobel-Operators werden durch folgende Formel zusammengeführt:

$$Sobel_{beide} = \sqrt{\left(Sobel_{horizontal}\right)^2 + \left(Sobel_{vertikal}\right)^2}$$

Das Ergebnis ist in ➤ Abb. 13.17 dargestellt. Angewendet auf ein Bild mit größerer Pixel-Zahl sieht die Ausgabe so aus wie in ➤ Abb. 13.18.

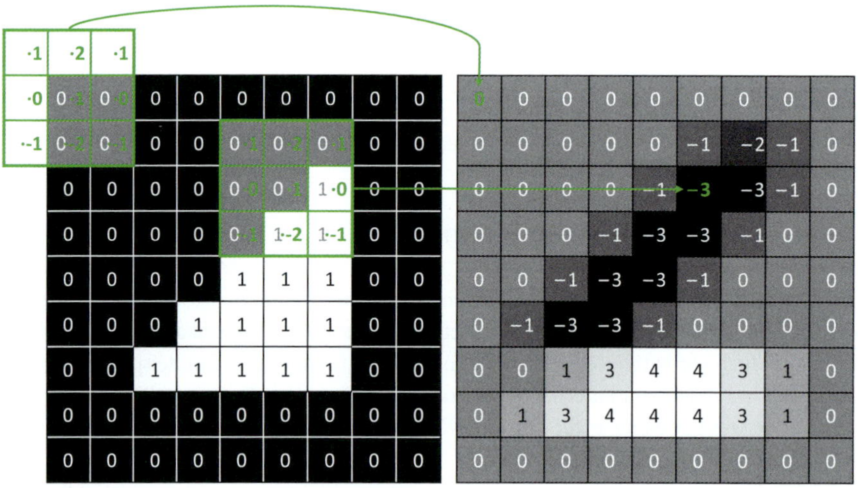

Abb. 13.16 Anwendung des horizontalen Sobel-Operators. Dabei erhalten horizontale Linien höhere Zahlenwerte. [P1522/P1523]

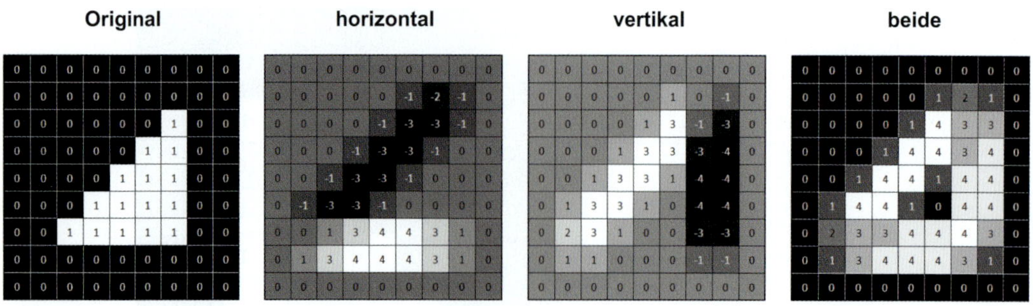

Abb. 13.17 Ergebnisse nach Anwendung des horizontalen, des vertikalen und beider Sobel-Operatoren. Durch den horizontalen Sobel-Operator werden horizontale Linien, durch den vertikalen Sobel-Operator vertikale Linien stärker herausgearbeitet. Durch Kombination beider Operatoren werden alle Kanten betont. [P1522/P1523]

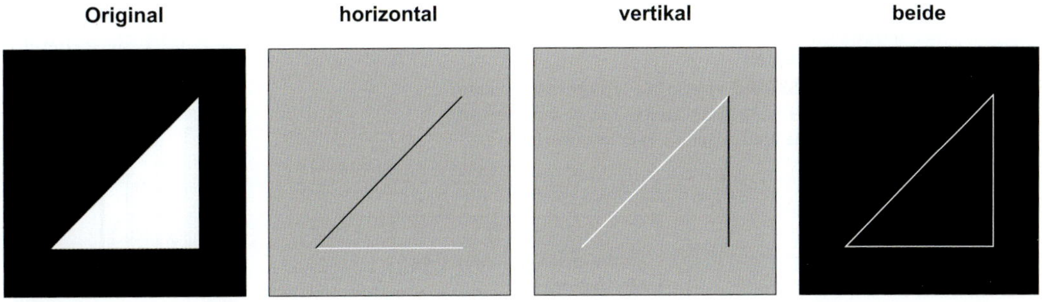

Abb. 13.18 Anwendung der Sobel-Operatoren auf ein Bild mit einer größeren Pixel-Zahl. Dabei wird noch deutlicher, wie die Operatoren die Kanten herausarbeiten. [P1522/P1523]

13.2.4 Segmentierung mit CNNs am Beispiel U-Net

Die Schritte „Anwendung eines Filters", „Anwendung einer Aktivierungsfunktion" und „Max Pooling" können auch mehrfach hintereinander oder in umgekehrter Reihenfolge durchgeführt werden. Ein Beispiel einer solchen Architektur ist das sog. U-Net [28], das 2015 von einem Forschungsteam aus Freiburg erfunden wurde und nach seiner „U"-Form benannt ist. Die U-Net-Architektur eignet sich besonders für die semantische Segmentierung von Bildern, d. h. die Zuweisung einer Klasse zu jedem Pixel. In ➤ Abb. 13.19 wurde jedem Pixel je eine der Klassen „Hund", „Stock", „Wiese" oder „Wald" zugewiesen.

Damit die Segmentierung gelingt, müssen jedoch erst die wichtigsten Objekte ein einem Bild identifiziert werden. Das U-Net besteht aus einem **Encoder**-Abschnitt (der absteigende Teil des „U") und einem **Decoder**-Abschnitt (der aufsteigende Teil des „U"; ➤ Abb. 13.20). Der Encoder besteht aus mehreren Convolutional Layers (blaue Pfeile), ReLU-Aktivierungsfunktionen (nicht visualisiert) und Max-Pooling-Layers (orange Pfeile) und entspricht damit einer Aneinanderreihung mehrerer CNNs. So erkennt der Encoder die wichtigsten Muster bzw. Objekte in einem Bild. Basierend auf diesen Informationen baut der Decoder anschließend das Bild wieder auf. Er nutzt hierzu ebenfalls Convolutional Layers (blaue Pfeile) sowie „Up-Convolutions" (grüne Pfeile). Hierbei handelt es sich um die Kombination aus einer Upsampling-Methode (➤ Abb. 13.21) und einer Convolution.

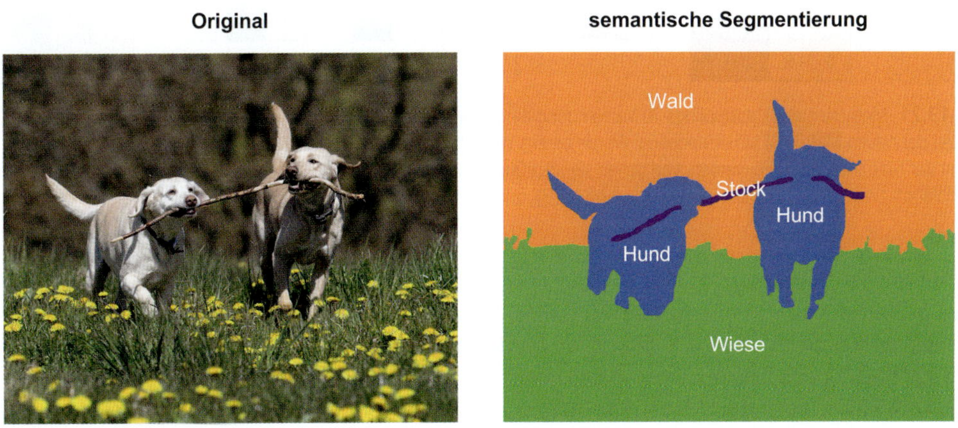

Abb. 13.19 Semantische Segmentierung. Dabei wird jedem Pixel des Bildes eine Klasse zugeordnet. CNNs und insbesondere Architekturen wie U-Nets sind besonders für die semantische Segmentierung geeignet. [J787-034/P1522/P1523]

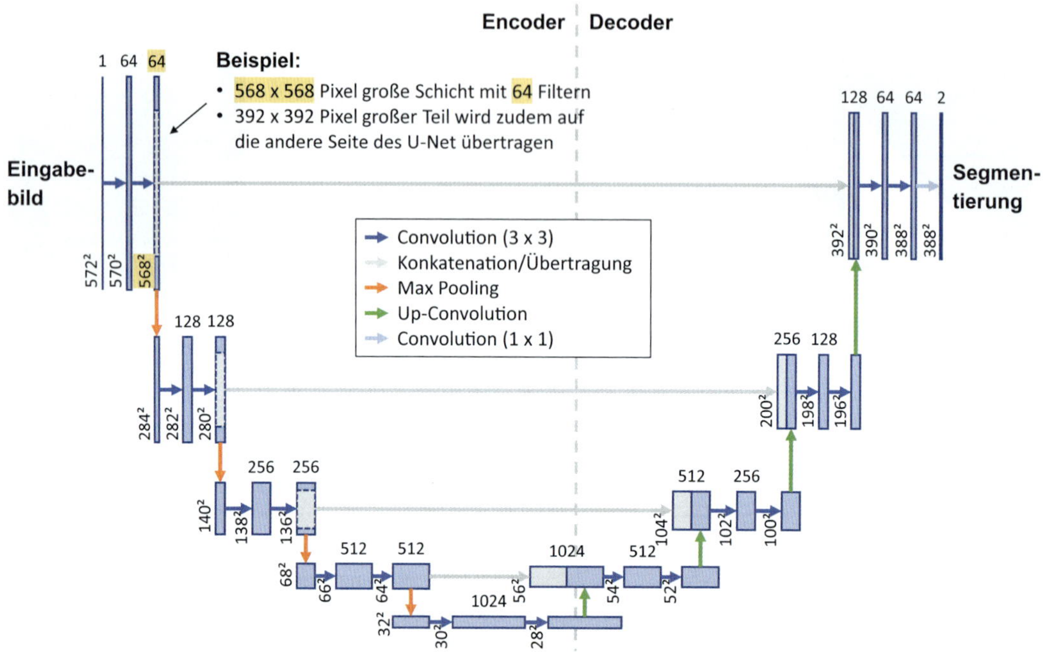

Abb. 13.20 U-Net-Architektur. In der linken Hälfte, dem Encoder, werden die wichtigsten Muster des Eingabebildes extrahiert. In der rechten Hälfte, dem Decoder, werden diese Informationen genutzt, um ein segmentiertes Bild zu rekonstruieren. Die blauen Rechtecke repräsentieren Convolutional Layers. Die Größe des Bilds im jeweiligen Verarbeitungsschritt steht unten links an jeder Schicht (z. B. 568 × 568 Pixel). Die Anzahl der Filter, die in den Convolutional Layers angewendet werden, steht oben auf den Schichten (z. B. 64 Filter). Die Anwendung von ReLU-Aktivierungsfunktionen ist in der Abbildung nicht gezeigt. Nach mehreren Convolutional Layers folgt im Encoder ein Max-Pooling-Schritt, im Decoder ein Upsampling bzw. eine Up-Convolution. Konkatenationen/Übertragungen sind Verbindungen zwischen Encoder und Decoder, sodass der Decoder den Aufbau des Eingabebildes bei seiner Rekonstruktion und Segmentierung berücksichtigen kann. [P1522/P1523]

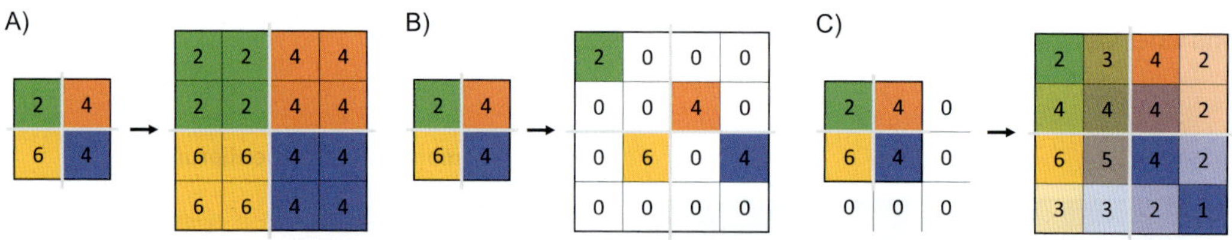

Abb. 13.21 Methoden des Upsamplings: A) Verwendung desselben Zahlenwerts in allen Feldern des entsprechenden Quadranten der neuen Matrix; B) Max Unpooling: Wurde bereits einmal Max Pooling verwendet, können die Zahlenwerte an die Stellen der Matrix eingetragen werden, von denen sie ursprünglich kamen. Alle anderen Felder werden = 0 gesetzt; C) Bilineare Interpolation zwischen den Zahlenwerten. [P1522/P1523]

Die Abfolge aus Downsampling und anschließendem Upsampling ist notwendig, um zunächst die wesentlichen Bildmuster zu extrahieren und dann eine Segmentierung zu generieren. Bei allen beschriebenen Upsampling-Methoden wird i. d. R. jedoch ein gravierender Unterschied zwischen dem Bild vor Downsampling und nach Upsampling bestehen, sodass Informationen verloren gehen. Um diesem Informationsverlust entgegenzuwirken, nutzt das U-Net Verbindungen zwischen Encoder und Decoder, die sog. **Concatenations (Konkatenationen)** oder Übertragungen (graue Pfeile in ➤ Abb. 13.20). Sie dienen dazu, Informationen aus dem Encoder-Abschnitt direkt an den Decoder-Abschnitt weiterzuleiten und ermöglichen es dem Netzwerk somit, wichtige Informationen auf verschiedenen Ebenen der Musterextraktion zu kombinieren, um genaue Segmentierungsergebnisse zu erzielen. Hierzu übertragen sie einen Teil der Feature Map der Encoder-Seite und fügen ihn an die Feature Map der Decoder-Seite an.

Wie bei unserem Beispiel am Anfang des Kapitels werden die Bilder in der originalen Version des U-Net durch Anwendung der Filter immer um 2 × 2 Pixel kleiner. Somit verringert sich die Bildgröße auf jeder Ebene mit der Anzahl der Convolutions. Das kann jedoch angepasst werden, wenn die Bildgröße gleich bleiben soll. Hierzu starten die Filter einen Pixel weiter links oben und enden einen Pixel weiter rechts unten. Auch die Maße des Eingabebilds, die beim originalen U-Net 572 × 572 Pixel betragen, müssen nicht identisch sein. Diese lassen sich im Code einfach anpassen. Je nach Bedarf kann man Ebenen im „U" ergänzen oder entfernen, die Anzahl der Filter anpassen oder andere Aktivierungsfunktionen verwenden.

13.3 Vor- und Nachteile

13.3.1 Vorteile

Vorteile der CNNs sind:

- **Effektive Datenverarbeitung:** Einer der Hauptvorteile von CNNs ist ihre Fähigkeit zur effektiven Verarbeitung von Bildern und anderen Daten mit Array-Struktur. Bei der Bildverarbeitung ist dies z. B. durch die folgenden Eigenschaften bedingt:
  - Filter extrahieren Muster in Bildern. Je nach Größe des Filters werden mehrere Pixel auf einmal analysiert und so Zusammenhänge zwischen Pixeln berücksichtigt.
  - Die Filter können Muster weitgehend unabhängig von ihrer Position im Bild erkennen. Man spricht in diesem Zusammenhang auch von **translationaler Invarianz** oder Verschiebungsinvarianz.
  - Durch Anwendung von Filtern in mehreren Convolutional Layers hintereinander werden hierarchisch die wichtigsten Muster eines Bildes extrahiert – in den ersten Schichten grundlegendere Muster, in den späteren Schichten immer komplexere Muster.
  - Durch die Anwendung von Filtern in mehreren Schichten sind CNNs robuster gegenüber Hintergrundrauschen (Noise) als andere Algorithmen, was bedeutet, dass sie Muster in Bildern auch dann erkennen können, wenn die Bilder verzerrt oder beschädigt sind.
- **Geringere Anzahl an Parametern:** Die Gewichte eines Filters werden auf alle Positionen im Eingangsbild angewendet. Dies bedeutet, dass die Gewichtsparameter für einen bestimmten Filter dieselben sind, unabhängig davon, wo sich das Muster im Eingangsbild befindet. Dieser Mechanismus reduziert die Anzahl der während des Trainings optimierbaren Parameter, führt zu einer effizienteren Modellierung und verringert ggf. den Bedarf an Trainingsdaten.
- **Transfer Learning:** CNNs können aufgrund ihrer Fähigkeit zur Extraktion allgemeiner Muster gut für Transfer Learning genutzt werden. Hierbei werden Netze zunächst auf einem großen Datensatz vortrainiert, um anschließend auf spezifischere Aufgaben optimiert zu werden.

13.3.2 Nachteile

Nachteile der CNNs sind:

- **Hoher Rechenbedarf:** Trotz einer geringeren Anzahl an Parametern erfordern auch CNNs erhebliche Rechenleistung, insbesondere bei großen Modellen und umfangreichen Datensätzen.

- **Bedarf an Trainingsdaten:** Insbesondere für Segmentierungsaufgaben benötigen CNNs oft große Mengen annotierter Trainingsdaten. Das Sammeln und Annotieren solcher Datensätze kann aufwendig sein.
- **Mangelnde Interpretierbarkeit:** Wie bei FCNNs ist es schwierig, nachzuvollziehen, wie CNNs bestimmte Ausgaben berechnet haben. Dies verringert die Interpretierbarkeit.
- **Anfälligkeit für Adversarial Attacks:** CNNs sind anfällig für sog. Adversarial Attacks (feindliche Angriffe), bei denen die Eingabedaten absichtlich manipuliert werden, um das CNN zu falschen Entscheidungen zu verleiten. Die Manipulation wird dabei so vorgenommen, dass ein menschlicher Beobachter diese nicht erkennt, z. B. indem Hintergrundrauschen eingefügt wird bzw. die Pixel eines Bildes minimal manipuliert werden.

Zusammenfassung

- Anders als FCNNs können CNNs Zusammenhänge zwischen Zahlenwerten in Matrizen und Tensoren berücksichtigen.
- CNNs eignen sich daher besonders für die **Analyse von Bildern,** aber auch von **genomischen Daten** oder **Molekülbauplänen** im Rahmen der Medikamentenentwicklung.
- CNNs nutzen sog. **Filter (Kernels),** kleine Matrizen, die es ermöglichen, grundlegende Muster aus den Eingabedaten zu extrahieren. Die Anwendung des Filters bezeichnet man als **Convolution (Faltung),** das Ergebnis als **Feature Map.**
- Auf die Feature Map können **Aktivierungsfunktionen** angewendet werden.
- Anschließend wird durch **Max Pooling** die räumliche Dimension der Feature Maps verringert, die dominanten Muster jedoch beibehalten.
- Diese werden schließlich in ein FCNN eingespeist, das z. B. eine Klassifizierung vornehmen kann.
- Die Filter werden wie die Gewichte in FCNNs durch Backpropagation und Optimierungsalgorithmen wie **Gradient Descent** optimiert.
- In der Bildbearbeitung kommen zudem besondere Filter zum Einsatz, wie z. B. **Sobel-Operatoren** zur Darstellung von Kanten in Bildern.
- Aufgrund ihres Aufbaus eignen sich CNN-Architekturen wie das **U-Net** besonders für die **semantische Segmentierung** von Bildern. In der ersten Hälfte des U-Nets, dem Encoder, werden die wichtigsten Muster des Eingabebildes extrahiert. In der zweiten Hälfte, dem Decoder, werden diese Informationen genutzt, um das segmentierte Bild zu rekonstruieren. Beide Abschnitte sind zudem durch sog. Concatenations miteinander verknüpft.

13.4 Programmierung

Codes/Daten auf GitHub: https://else4.de/41208_KI

Im Folgenden programmieren wir ein CNN, das Röntgenbilder mit COVID-19-Pneumonien sowie unauffällige Röntgenbilder klassifizieren kann. Hierzu nutzen wir einen frei verfügbaren Datensatz [29][30][31] mit rund 3.600 Röntgenbildern mit COVID-19-Pneumonien und rund 10.000 unauffälligen Röntgenbildern.

Installation der Bibliotheken

Zunächst installieren wir alle Code-Bibliotheken, die wir im Folgenden verwenden werden. Sind manche der Bibliotheken noch nicht installiert, ist dies mit dem Befehl `pip install` möglich:

```
1  import os
2
3  import cv2
4
5  import matplotlib.pyplot as plt
6
7  import numpy as np
8
9  from sklearn.model_selection import train_test_split
10
11 import tensorflow as tf
12
13 from tensorflow.keras.models import Sequential
14
15 from tensorflow.keras.layers import Conv2D, MaxPooling2D, Flatten, Dense
```

Zeile 1: os bietet eine Schnittstelle zur Interaktion mit dem Betriebssystem. Es ermöglicht, spezifische Funktionen des Betriebssystems auszuführen, wie z. B. eine Liste der Bilddateien an einem bestimmten Speicherort/Pfad auszugeben oder Pfade anzupassen.
Zeile 3: cv2 ist eine Bibliothek, die verschiedene Werkzeuge und Algorithmen für die Bildverarbeitung bereitstellt.
Zeile 5: Mit matplotlib können wir die Röntgenbilder darstellen lassen.
Zeile 7: NumPy benötigen wir für verschiedene Rechenschritte.
Zeile 9: Mit diesem Befehl teilen wir unsere Daten in Trainings- und Testdaten auf.
Zeile 11: TensorFlow ist das allgemeine Framework zur Programmierung von neuronalen Netzen.
Zeile 13 und 15: Diese Module nutzen wir zur Programmierung der CNN-Architektur.

Einlesen und Präprozessierung der Daten

Wir erstellen eine Verbindung zwischen dem Python-Programm und den Röntgenbildern, die wir von o. g. Link herunterladen konnten:

```
1 main_path = "C:\\Users\\...\\COVID-19_Radiography_Dataset"
2
3 covid_dir = os.path.join(main_path, "covid_images")
4 normal_dir = os.path.join(main_path, "normal_images")
5
6 print("Anzahl Bilder mit COVID:", len(os.listdir(covid_dir)))
7 print("Anzahl normaler Bilder:", len(os.listdir(normal_dir)))
```

```
Anzahl Bilder mit COVID: 3616
Anzahl normaler Bilder: 10192
```

Zeile 1: Zunächst definieren wir eine Variable namens `main_path`, die den Pfad zum übergeordneten Ordner „COVID-19_Radiography_Dataset“ mit allen Bildern des Datensatzes enthält.
Zeile 3: Innerhalb des Ordners „COVID-19_Radiography_Dataset“ befindet sich ein Ordner namens „covid_images“, der die Röntgenbilder mit COVID-19-Pneumonie enthält. Mit `covid_dir` definieren wir eine Variable, die vom `main_path` aus direkt zum Ordner mit den Röntgenbildern mit COVID-19-Pneumonie führt. Die Variable `covid_dir` können wir verwenden, ohne erneut den gesamten Pfad zum Ordner ausformulieren zu müssen.
Zeile 4: Denselben Schritt führen wir auch für den Ordner mit den normalen Röntgenbildern durch. Der Pfad zum Ordner wird in der Variable `normal_dir` gespeichert.
Zeile 6 und 7: Mit dem `len()`-Befehl geben wir die Anzahl der Bilder im `covid_dir` und im `normal_dir` aus.

Zwar fällt eine gewisse Class Imbalance auf, jedoch ist diese nicht so gravierend, dass sie zwangsweise korrigiert werden müsste. Dennoch wäre das sicherlich keine schlechte Übungsaufgabe.

Wir lassen uns beispielhaft eines der Röntgenbilder ausgeben:

```
1 example_image = cv2.imread(os.path.join(covid_dir, "COVID-1.png"))
2
3 plt.imshow(example_image)
```

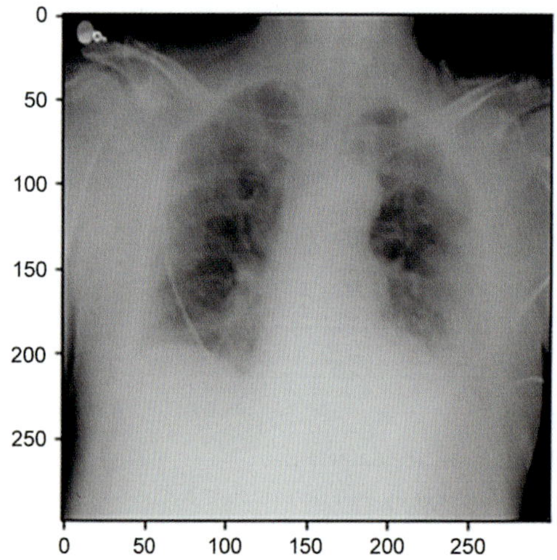

Zeile 1: Hierzu definieren wir die Variable `example_image`. Der Befehl `cv2.imread` erlaubt es, Bilder in dieser Variable zu speichern. Mithilfe der os-Bibliothek verweisen wir auf den Ordner `covid_dir` und wählen eine Datei namens „COVID-1.png" aus. Das ist das erste der Röntgenbilder von COVID-19-Patient*innen.
Zeile 3: Mit diesem Befehl geben wir das Bild `example_image` aus.

Zudem ist es sinnvoll, die Maße des Beispielbildes `example_image` zu bestimmen, da wir diese bei der Programmierung der CNN-Architektur berücksichtigen müssen. Dies gelingt mit dem `shape`-Befehl:

```
example_image.shape
```

```
(299, 299, 3)
```

Die Bilder sind also 299 Pixel hoch, 299 Pixel breit und verfügen über 3 Farbkanäle. Nun benötigen wir eine Funktion, um die Bilder und Labels zu laden und getrennt voneinander in Listen zu speichern:

```
def loadImages(dir, size, label):
  images = []
  labels = []

  for i in range(len(size)):
    img_path = dir + "/" + size[i]
    img = cv2.imread(img_path)
    img = img / 255.0
    img = cv2.resize(img, (100, 100))
    images.append(img)
    labels.append(label)

  images = np.asarray(images)

  return images, labels
```

Zeile 1: Mit diesem Befehl definieren wir eine Funktion namens `loadImages`, die 3 Parameter erwartet: `dir` bezeichnet den Pfad zum Ordner, in dem die Bilder gespeichert sind. `size` ist eine Liste mit den Dateinamen der Bilder. `label` sind die Label der Bilder (1 für COVID-19, 0 für normale Bilder).
Zeile 2 und 3: Zunächst werden leere Listen initialisiert, in die anschließend die Bilder und Labels getrennt voneinander gespeichert werden können.
Zeile 5: Für jedes Element im Ordner der Bilder werden die nachfolgenden Befehle durchgeführt.
Zeile 6: Es wird ein Pfad zu jedem Bild durch Verknüpfen des Verzeichnisses (`dir`) und des Bildnamens (`size`[i]) geschaffen.
Zeile 7: Das Bild wird mittels cv2 geladen.
Zeile 8: Die Farbwerte der Bildpixel werden auf Werte zwischen 0 und 1 normalisiert.
Zeile 9: Die Größe der Bilder wird auf 100 × 100 Pixel geändert, um den Bedarf an Rechenleistung zu reduzieren.
Zeile 10: Das Bild wird zur Liste der Bilder hinzugefügt.
Zeile 11: Das Label wird zur Liste der Labels hinzugefügt.
Zeile 13: Die Liste mit den Bildern wird in ein Array umgewandelt.
Zeile 15: Die Liste mit den Bildern und den Labels wird anschließend ausgegeben, sodass fortan auf diese zugegriffen werden kann.

Wir wenden die oben definierte Funktion `loadImages` an, um die Bilder und ihre Labels zu laden:

```
1 covid_images, covid_labels = loadImages(covid_dir, os.listdir(covid_dir), 1)
2
3 len(covid_images), len(covid_labels)
```

```
(3616, 3616)
```

Zeile 1: Hier werden zunächst die COVID-19-Bilder aus dem Verzeichnis `covid_dir` geladen. Die Funktion `loadImages` wird aufgerufen und gibt 2 Listen zurück: `covid_images` enthält die Bilder, und `covid_labels` enthält die Label (alle mit dem Wert 1, da es sich um COVID-19-Bilder handelt).
Zeile 3: Diese Zeile gibt die Anzahl der geladenen COVID-19-Bilder und `labels` aus.

Die Schritte werden für die normalen Bilder wiederholt:

```
1 normal_images, normal_labels = loadImages(normal_dir, os.listdir(normal_dir), 0)
2
3 len(normal_images), len(normal_labels)
```

```
(10192, 10192)
```

Aufteilung der Daten

Nach diesen Schritten definieren wir die x- bzw. Eingabevariablen sowie die y- bzw. Ausgabevariablen:

```
1 x = np.r_[covid_images, normal_images]
2
3 y = np.r_[covid_labels, normal_labels]
```

Zeile 1: Hier werden die Bilder der COVID-19-Fälle und die normalen Bilder in der x-Variable gespeichert.
Zeile 3: Hier werden die Label der COVID-19-Bilder und der normalen Bilder in der y-Variable gespeichert.

Wir teilen die x- und y-Daten in Trainings- und Testdaten auf. Letzterer soll 15 % der Daten enthalten:

```
1 x_train, x_test, y_train, y_test = train_test_split(x, y, test_size = 0.15)
```

CNN-Architektur

Jetzt ist es an der Zeit, die Modellarchitektur zu definieren. Vorher kontrollieren wir noch einmal mit dem shape-Befehl die Form der Bilder, da wir den Input Layer des CNNs darauf abstimmen müssen:

```
print(x_test[0].shape)
```

```
(100, 100, 3)
```

Nachdem wir oben den Befehl cv2.resize verwendet hatten, sind die Bild-Tensoren 100 Pixel breit und 100 Pixel hoch (bei weiter 3 Farbkanälen).

Die Modellarchitektur definieren wir mit den folgenden Befehlen:

```
model = Sequential()

model.add(Conv2D(32, 3, input_shape = (100, 100, 3), activation = "relu"))
model.add(MaxPooling2D())

model.add(Conv2D(16, 3, activation = "relu"))
model.add(MaxPooling2D())

model.add(Conv2D(16, 3, activation = "relu"))
model.add(MaxPooling2D())

model.add(Flatten())
model.add(Dense(512, activation = "relu"))
model.add(Dense(256, activation = "relu"))
model.add(Dense(1, activation = "sigmoid"))

model.summary()
```

```
_________________________________________________________________
 Layer (type)                Output Shape              Param #
=================================================================
 conv2d_3 (Conv2D)           (None, 98, 98, 32)        896

 max_pooling2d_3 (MaxPooling  (None, 49, 49, 32)       0
 2D)

 conv2d_4 (Conv2D)           (None, 47, 47, 16)        4624

 max_pooling2d_4 (MaxPooling  (None, 23, 23, 16)       0
 2D)

 conv2d_5 (Conv2D)           (None, 21, 21, 16)        2320

 max_pooling2d_5 (MaxPooling  (None, 10, 10, 16)       0
 2D)

 flatten_1 (Flatten)         (None, 1600)              0

 dense_3 (Dense)             (None, 512)               819712

 dense_4 (Dense)             (None, 256)               131328

 dense_5 (Dense)             (None, 1)                 257

=================================================================
Total params: 959,137
Trainable params: 959,137
Non-trainable params: 0
_________________________________________________________________
```

Zeile 1: Als Rahmen definieren wir ein sequenzielles Modell („`Sequential`“). Hierbei handelt es sich um ein Modell, bei dem die Schichten nacheinander folgen und jeweils einmal durchlaufen werden.
Zeile 3: Hiermit fügen wir einen Convolutional Layer mit 32 Filtern und einer Filtergröße von 3 × 3 hinzu. Die `input_shape` muss der Form der Eingabebilder entsprechen (also 100 × 100 × 3). Als Aktivierungsfunktion definieren wir die ReLU-Funktion.
Zeile 4: Hiermit fügen wir einen Max Pooling Layer hinzu.
Zeile 6–10: Hier fügen wir 2 weitere Convolutional Layers mit 16 Filtern sowie 2 weitere Max Pooling Layers hinzu.
Zeile 12: Mit dem `flatten()`-Befehl wandeln wir die Feature Map in einen Vektor um, um diese in ein FCNN einschleusen zu können.
Zeile 13–15: Das FCNN besteht aus 2 Hidden Layers mit 512 bzw. 256 Schichten. Abschließend folgt der Output Layer mit einem einzelnen Neuron und der Sigma-Funktion als Aktivierungsfunktion. Zahlenwerte nahe 1 entsprechen einer Klassifikation als COVID-19-Röntgenbild. Zahlenwerte nahe 0 entsprechen einer Klassifikation als normales Röntgenbild.
Zeile 17: Hiermit können wir uns eine Zusammenfassung der Modellarchitektur ausgeben:

Modelltraining und -evaluation

Nach der Modellarchitektur müssen wir den Compiler definieren:

```
1 model.compile(optimizer = "adam",
2               loss = "binary_crossentropy",
3               metrics = "accuracy")
```

Zeile 1: Wir verwenden den Adam Gradient Descent als Optimierungsverfahren.
Zeile 2: Als Loss Function nutzen wir die Binary Cross Entropy, da es sich um eine binäre Klassifizierungsaufgabe handelt.
Zeile 3: Für die Modellevaluation nutzen wir die Accuracy.
Wir trainieren das Modell in 5 Iterationen:

```
1 model.fit(x_train, y_train,
2           batch_size = 32, epochs = 5,
3           validation_data = (x_test, y_test))
```

```
Epoch 1/5
367/367 [==============================] - 91s 243ms/step - loss: 0.3681 - accuracy: 0.8291 - val_
loss: 0.2827 - val_accuracy: 0.8813
Epoch 2/5
367/367 [==============================] - 92s 249ms/step - loss: 0.2609 - accuracy: 0.8888 - val_
loss: 0.2310 - val_accuracy: 0.9064
Epoch 3/5
367/367 [==============================] - 99s 269ms/step - loss: 0.1897 - accuracy: 0.9222 - val_
loss: 0.2043 - val_accuracy: 0.9204
Epoch 4/5
367/367 [==============================] - 92s 252ms/step - loss: 0.1617 - accuracy: 0.9333 - val_
loss: 0.1907 - val_accuracy: 0.9194
Epoch 5/5
367/367 [==============================] - 84s 230ms/step - loss: 0.1279 - accuracy: 0.9496 - val_
loss: 0.1640 - val_accuracy: 0.9363
```

Nach nur 5 Iterationen verfügt das Netz über eine Accuracy (relevant ist die „val_accuracy“) von 94 %.

Die Zunahme der Accuracy bei Anwendung des CNNs auf den Trainings- bzw. Testdatensatz können wir grafisch darstellen lassen, um so ggf. auch Overfitting zu erkennen:

```
plt.plot(model.history.history["accuracy"], label = "train" accuracy)
plt.plot(model.history.history["val_accuracy"], label = "test_accuracy")
plt.legend()
plt.show()
```

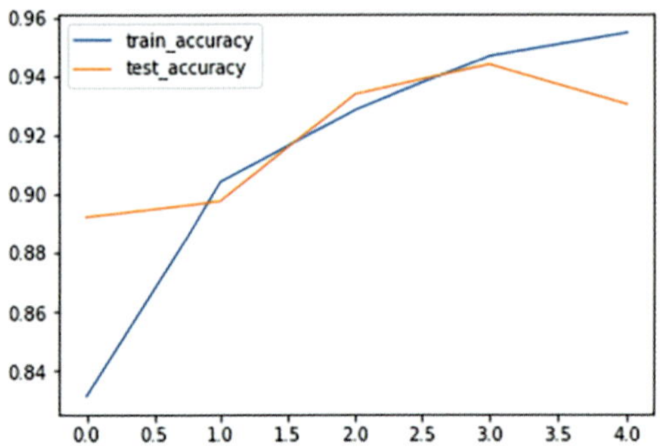

Die x-Achse stellt hierbei die Anzahl an Trainings-Iterationen dar, die y-Achse die Accuracy. Die Accuracy bei Anwendung auf den Trainingsdatensatz (blaue Linie) und den Testdatensatz (orange Linie) steigen initial beide kontinuierlich an. Gegen Ende sinkt die Leistung bei Anwendung auf den Testdatensatz, sodass hier möglicherweise Overfitting bestehen könnte. Dennoch könnte es sich lediglich um einen zufälligen temporären Leistungsabfall handeln, sodass weitere Trainings-Iterationen versucht werden sollten.

Zudem können wir uns beispielhaft eines der Bilder des Testdatensatzes, das dazugehörige Label und die Klassifikation des Modells ausgeben lassen:

```
1 y_pred = model.predict(x_test)
2
3 y_pred_bin = (y_pred > 0.5).astype(int)
```

Zeile 1: Hierzu definieren wir zunächst eine Variable, in der wir die Modellausgaben speichern.
Zeile 3: Die Modellausgabe ist die Ausgabe der Sigma-Funktion, die wir oben als Aktivierungsfunktion des Output Layers definiert haben. Es handelt sich also um Werte zwischen 0 und 1, aber nicht genau 0 oder 1. Mit diesem Befehl setzen wir alle Zahlenwerte > 0,5 gleich 1, alle anderen gleich 0.

Label, Klassifikation und Bild werden ausgegeben:

```
print("label:", y_test[0])

print("Modell-Ausgabe:", y_pred_bin[0])

plt.imshow(x_test[0])
```

```
label: 1
Modell-Ausgabe: [1]
```

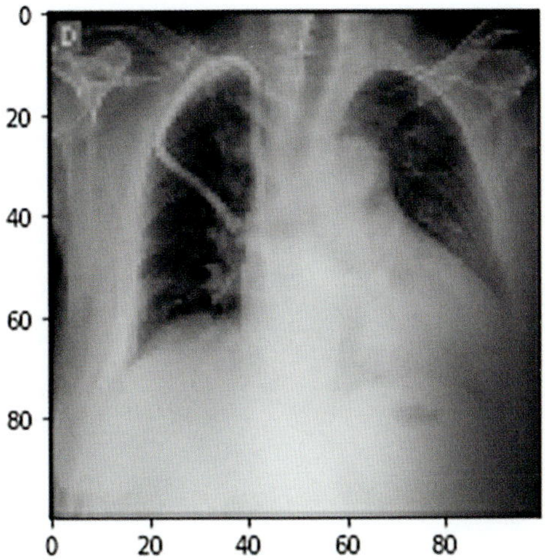

Hierbei hat unser CNN das Röntgenbild richtigerweise als ein COVID-19-Röntgenbild klassifiziert.

KAPITEL

14 Graph Neural Networks (GNNs)

Bilder, genomische Daten oder Moleküle lassen sich durch Vektoren und Matrizen darstellen, die von FCNNs bzw. CNNs analysiert werden können (➤ Kap. 12, ➤ Kap. 13). In diesem Kapitel werden wir eine weitere Möglichkeit kennenlernen, wie Daten dargestellt werden können, die sog. **Graphen.** Eine besondere Variante neuronaler Netze, die auf die Verarbeitung Graph-strukturierter Daten spezialisiert ist, sind die sog. Graph Neural Networks (GNNs).

14.1 Grundlagen und medizinische Anwendungen

Ein einfaches Beispiel eines Graphen ist die Darstellung eines sozialen Netzwerks (➤ Abb. 14.1). Die Abbildung zeigt die Beziehungen einer Ärztin zur Familie M. Die Ärztin behandelt sowohl Frau M. als auch Herrn M., nicht jedoch deren Sohn Paul M. In der grafischen Darstellung des Netzwerks entsprechen die Personen den sog. **Entitäten.** Sie werden in den Kreisen, den sog. **Knoten (Nodes),** dargestellt. Die Label der Knoten geben dabei an, um wen bzw. welche Entität es sich bei dem Knoten jeweils handelt. Die Verbindungen zwischen den Knoten bezeichnet man als **Kanten (Edges).** Frau M. und Herr M. sind beide Patient*innen der Ärztin, sie sind Ehepartner und haben einen gemeinsamen Sohn Paul M.

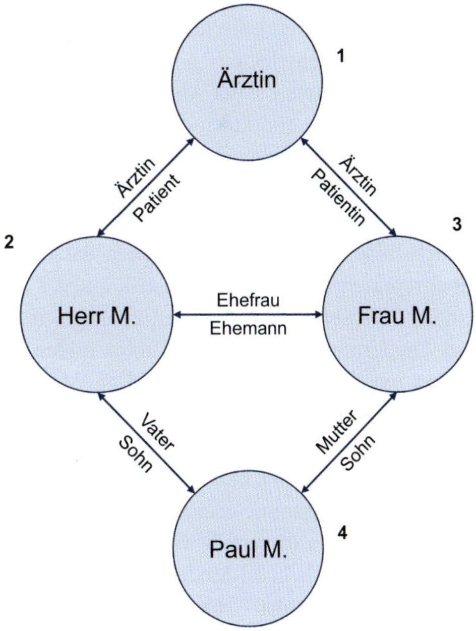

Abb. 14.1 Darstellung eines sozialen Netzes als Graph. Die Knoten (Nodes) repräsentieren in diesem Beispiel Personen wie z. B. eine Ärztin oder ihre Patientin Frau M. Die Verbindungen zwischen den Knoten, die auch Kanten (Edges) genannt werden, repräsentieren wiederum die Beziehung der Personen zueinander, also z. B., dass Frau M. und Herr M. verheiratet sind. [P1522/P1523]

Auch Wissen bzw. Fakten lassen sich in Form von Graphen darstellen. Diese werden auch als **Knowledge Graphs** bezeichnet und können im Rahmen von Expertensystemen wie Clinical Decision Support Systems zum Einsatz kommen. Ein Beispiel eines einfachen „klinischen" Knowledge Graphs ist in ➤ Abb. 14.2 dargestellt. Er beschreibt 2 Formen von Schlaganfällen, mögliche Risikofaktoren, Symptome und Therapieoptionen.

Auch Moleküle können durch Graphen repräsentiert werden, die damit in der KI-gestützten Medikamentenentwicklung zum Einsatz kommen können. Die Atome des Moleküls entsprechen dabei den Entitäten, die im Graph durch die Knoten dargestellt

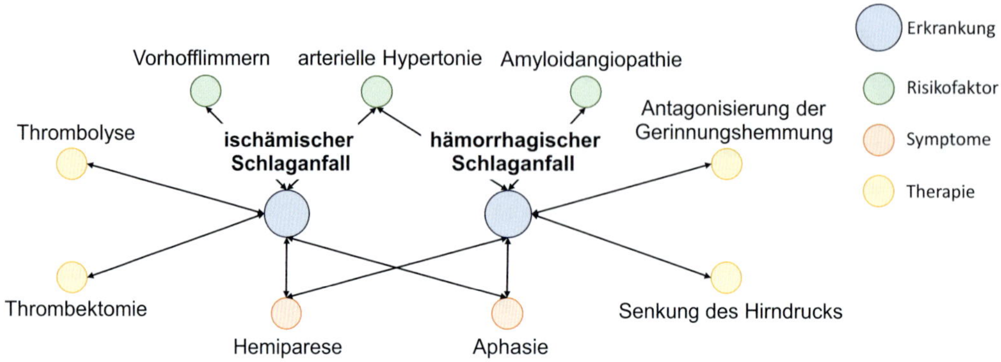

Abb. 14.2 Knowledge Graph, der klinisches Wissen abbildet. In einem Knowledge Graph lassen sich verschiedenste Inhalte abbilden, so z. B. auch klinisches Wissen zum Thema Schlaganfall. [P1522/P1523]

werden. Die chemischen Verbindungen der Atome werden durch die Kanten abgebildet. Dies ist in ➤ Abb. 14.3 beispielhaft für Acetylsalicylsäure dargestellt.

Wie schon die Vektor- und Matrixrepräsentationen der Moleküle können auch die Graphen genutzt werden, um die physikalischen, chemischen und biologischen Eigenschaften potenzieller Arzneimittel zu analysieren. Bei der Analyse der Graphen-Repräsentation von Molekülen durch GNNs können die räumliche Anordnung der Atome und Verbindungen sowie die chemischen Eigenschaften, die sich daraus ergeben, besonders berücksichtigt werden.

Auch Bilder lassen sich als Graphen darstellen. Dabei repräsentiert jeder Knoten z. B. einen Pixel, dem der Pixelwert (z. B. eine Graustufe) zugewiesen wird. Die Kanten zwischen den Knoten bilden die Distanz zwischen den Pixeln im Bild ab. Möchten wir Bilder mit handgeschriebenen Zahlen klassifizieren, könnte die grafische Darstellung einer Zahl aussehen wie in ➤ Abb. 14.4 dargestellt.

Daten und Zusammenhänge können also in Form von Graphen dargestellt werden. Wie können die Graphen jedoch in KI-Modelle eingespeist und weiterverarbeitet werden? Hierzu werden zunächst Matrixrepräsentationen des Graphen gebildet. Das bedeutet, dass mehrere Matrizen erstellt werden, die beschreiben, welche Knoten des Graphen miteinander verknüpft sind, welche Eigenschaften die Knoten haben und welche die Kanten. Diese Matrizen werden anschließend in Vektoren umgewandelt, die z. B. für jeden einzelnen Knoten beschreiben, mit welchen anderen Knoten er verbunden ist und welche Eigenschaften er aufweist. Diese initialen Vektorrepräsentationen der Knoten können in ein GNN eingespeist werden. GNNs sind darauf spezialisiert, die Vektorrepräsentationen der Knoten weiter zu optimieren. Diese optimierten Vektoren können anschließend z. B. für Klassifizierungen genutzt werden.

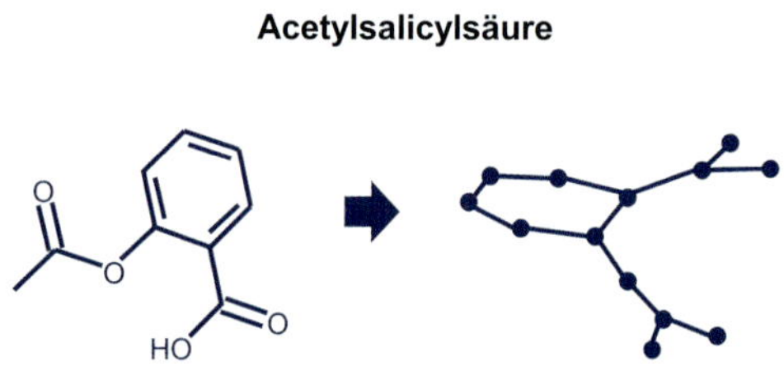

Abb. 14.3 Repräsentation der Acetylsalicylsäure als Graph. Die Struktur eines Moleküls lässt sich ebenfalls als Graph darstellen. Die Knoten repräsentieren hierbei die Atome, die Kanten des Graphen die chemischen Bindungen zwischen den Atomen. [P1522/P1523]

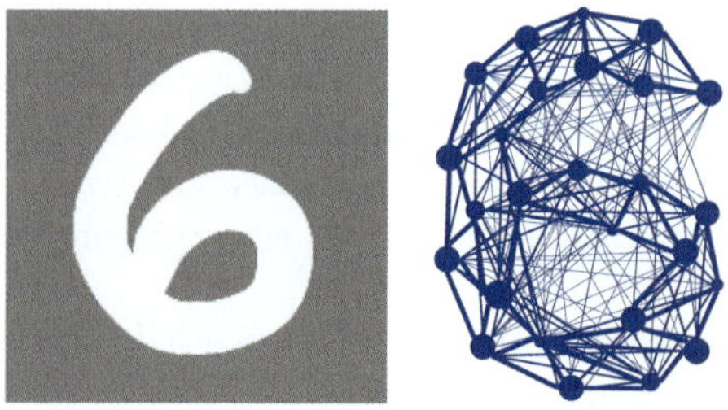

Abb. 14.4 Repräsentation eines Bildes als Graphen. Ein Bild lässt sich nicht nur als Matrix repräsentieren, sondern auch als Graph. Die Pixel können dabei als Knoten und der Abstand der Pixel im Bild als Kanten dargestellt werden. Die Graphen-Repräsentation erlaubt flexiblere Beziehungen zwischen den Pixeln. Änderungen in der Länge oder Richtung der Kanten beeinflussen nicht zwangsläufig die semantische Bedeutung des Bildes. [P1522/P1523]

14.2 Mathematische Grundlagen

Um einen Graphen in ein GNN einspeisen zu können, muss der Graph wie beschrieben zunächst als Matrix dargestellt und anschließend in Vektoren umgewandelt werden. Der Prozess der Repräsentation von Informationen (in diesem Fall Knoten und Kanten) in einem niedrigdimensionalen Vektorraum wird auch als **Embedding** (Einbettung) bezeichnet. Diese Repräsentation der Information in Form von Vektoren ermöglicht es einerseits, komplexe Beziehungen zwischen den Datenpunkten zu erfassen, diese Informationen aber auch schnell und einfach weiterverarbeiten zu können.

Wie diese Arbeitsschritte funktionieren, werden wir anhand unseres initialen Beispiels eines sozialen Netzwerks beleuchten. Starten wir hierzu mit den Matrixrepräsentationen der Graphen.

14.2.1 Matrix- und Vektorrepräsentationen von Graphen

Matrixrepräsentationen

Adjacency Matrix Eine Möglichkeit, einen Graphen als Matrix darzustellen, ist die sog. Adjacency Matrix. Sie enthält Informationen darüber, welche Knoten miteinander verknüpft sind. Eine Adjacency Matrix repräsentiert einen Graphen als quadratische $N_{Node} \times N_{Node}$-Matrix, wobei N_{Node} die Anzahl der Knoten im Graphen ist. Weist ein Graph z. B. 4 Knoten auf, würde er durch eine 4 × 4-Adjacency Matrix dargestellt werden. Jedes Matrixelement A_{ij} repräsentiert die Verbindung zwischen 2 spezifischen Knoten i und j. Ist eine Kante zwischen den Knoten vorhanden, wird das entsprechende Matrixelement auf 1 gesetzt. So gibt es z. B. eine Kante von Knoten 1 zu Knoten 2, aber auch von Knoten 2 zu Knoten 1. In der Adjacency Matrix (➤ Abb. 14.5) findet sich daher in den Feldern A_{12} und in A_{21} die Zahl 1, die zudem rot hinterlegt ist. Die Felder A_{14} und A_{41} enthalten hingegen den Zahlenwert 0 und sind blau gefärbt, da die Knoten 1 und 4 nicht miteinander verbunden sind.

Node Attribution Matrix Zudem kann der Graph auch durch eine sog. Node Attribution Matrix dargestellt werden, die die Eigenschaften (Attribute) der einzelnen Knoten codiert (➤ Abb. 14.6). So kann z. B. für jeden Knoten in unserem Graph dargestellt werden, ob es sich bei der Person um eine*n Erwachsene*n handelt, eine*n Ärzt*in, eine*n Patient*in oder ein Mitglied der Familie M. Werden in der Node Attribution Matrix jeweils A_{Node} verschiedene Attribute für einen Graphen mit N_{Node} Knoten berücksichtigt, hat die Matrix die Form $N_{Node} \times A_{Node}$. Bei einem Graphen mit 4 Knoten und jeweils 4 Attributen ergibt sich also eine 4 × 4-Matrix.

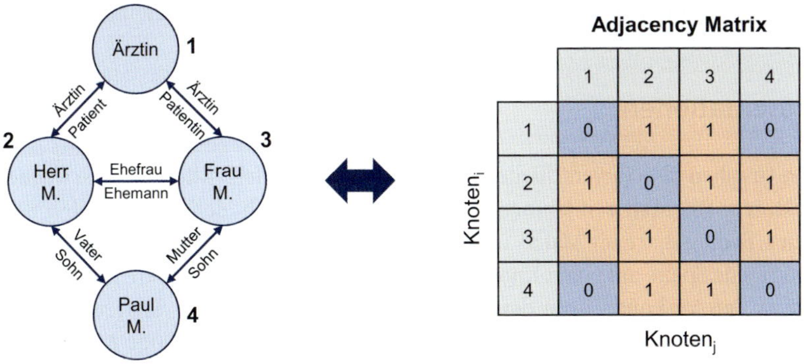

Abb. 14.5 Adjacency Matrix. Darin wird codiert, welche Knoten eines Graphen miteinander verbunden sind. Besteht zwischen 2 Knoten eine Verbindung, wie z. B. zwischen Knoten 1 und 2, dann wird dafür im entsprechenden Feld der Matrix eine 1 eingetragen. Besteht keine Verbindung zwischen 2 Knoten, wird dies mit einer 0 codiert. [P1522/P1523]

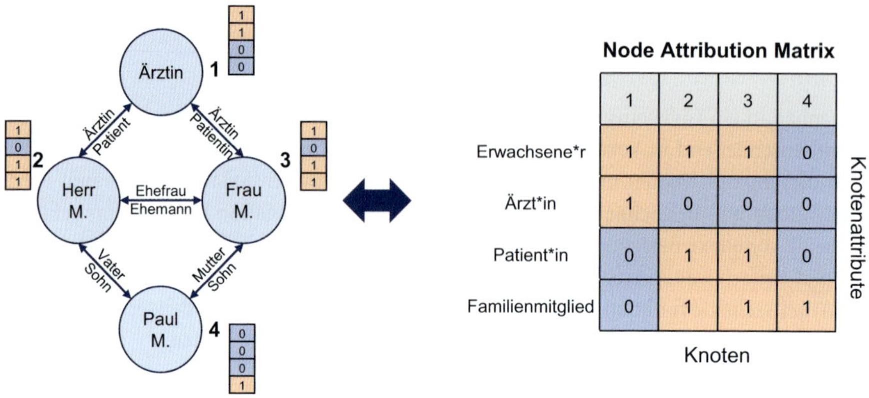

Abb. 14.6 Node Attribution Matrix. Ähnlich wie die Verbindungen zwischen Knoten können auch Attribute (Eigenschaften) einzelner Knoten in einer Matrix codiert werden. Trifft ein Attribut auf einen Knoten zu, z. B., dass die Ärztin (Knoten 1) eine Erwachsene ist, dann wird dies in der Matrix mit einer 1 vermerkt. Wäre dies nicht der Fall, würde in dem entsprechenden Feld eine 0 stehen. [P1522/P1523]

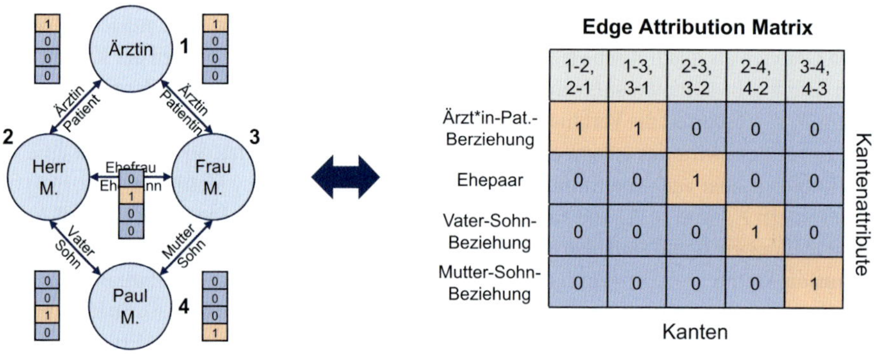

Abb. 14.7 Edge Attribution Matrix. Nicht nur für die Knoten können Attribute codiert werden, sondern auch für deren Verbindungen, den Kanten bzw. Edges. Das Prinzip ähnelt der Node Attribution Matrix. [P1522/P1523]

Edge Attribution Matrix Auch die Kanten können Eigenschaften aufweisen. Diese werden in einer Edge Attribution Matrix dargestellt (➤ Abb. 14.7). Ähnlich der Node Attribution Matrix hat die Matrix die Form $N_{Edge} \times A_{Edge}$, wenn der Graph über N_{Edge} Kanten und jede Kante über A_{Edge} Attribute verfügt.

Vektorrepräsentationen

Wir haben den Graphen also in verschiedene Matrizen umgewandelt. Allerdings verwenden GNNs typischerweise Vektoren. Die Matrizen können mit verschiedenen Methoden in Vektoren umgewandelt werden. So können z. B. die Adjacency Matrix und die Node Attribution Matrix zunächst so zusammengeführt werden, dass sich jede Spalte auf einen Knoten bezieht (➤ Abb. 14.8). Die obere Hälfte der Matrix enthält Informationen zu den Verknüpfungen der Knoten, die aus der Adjacency Matrix stammen. Die untere Hälfte enthält Informationen zu den Eigenschaften der Knoten, die aus der Node Attribution Matrix stammen. Die Zusammenführung der Matrizen auf diese Weise bezeichnet man als **Concatenation (Konkatenation).** Anschließend kann die kombinierte Matrix in Vektoren für die einzelnen Knoten „aufgespaltet" werden.

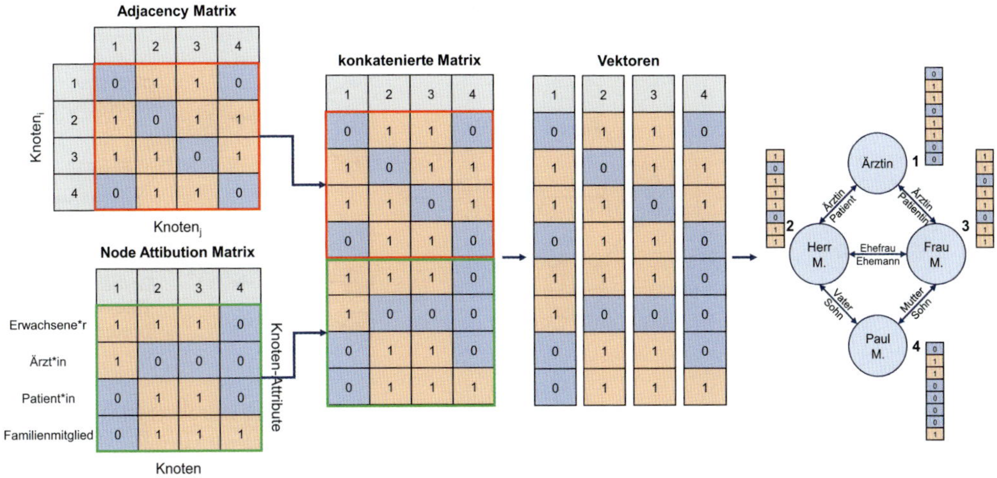

Abb. 14.8 Umwandlung der Matrix- in Vektorrepräsentationen. Adjacency Matrix und Node Attribution Matrix können durch Konkatenation zusammengefügt werden. Anschließend kann die resultierende Matrix in Vektoren aufgespaltet werden, die die Verknüpfungen und Eigenschaften jedes Knotens repräsentieren. [P1522/P1523]

14.2.2 Optimierung der Vektorrepräsentationen durch GNNs

Message Passing

Die entstandenen Vektorrepräsentationen bzw. Embeddings können in ein GNN eingespeist werden, das diese weiter optimiert. Um z. B. den Embedding-Vektor für Knoten 1 zu optimieren, müssen zunächst die Embedding-Vektoren optimiert werden, die an den Knoten 1 der Ärztin angrenzen, also die Vektoren der Knoten 2 und 3 von Herrn und Frau M. (➤ Abb. 14.9). Die optimierten Vektoren werden dann in einem nächsten Schritt zusammengeführt, um damit den Embedding-Vektor für Knoten 1 zu optimieren. Dieser Prozess wird als Message Passing bezeichnet, da die „Messages" der vorangegangenen Knoten (codiert in Vektoren) „weitergeleitet" und zur Optimierung der Vektoren anderer Knoten genutzt werden.

In ➤ Abb. 14.10 ist dargestellt, wie der Embedding-Vektor für den Knoten 2 optimiert wird, um ihn danach wiederum für die Optimierung des Vektors für Knoten 1 zu nutzen. Zuerst werden die Vektoren der an den Knoten 2 angrenzenden Knoten (1, 3 und 4) in ihrer Dimensionalität reduziert. Dieser Prozess wird auch als **Transformation** bezeichnet. Dazu können je nach Art des GNNs verschiedene Algorithmen genutzt werden (s. u.). In ➤ Abb. 14.10 wird ein FCNN verwendet, das die Vektoren der Knoten als Eingabe erhält und die transformierten Vektoren ausgibt. Dazu extrahiert das neuronale Netz für jeden Eingangsvektor (blau) die wichtigsten Informationen und bildet diese in einem Vektor geringerer Dimension (grün) ab.

Anschließend folgt die sog. **Aggregation.** Die transformierten Vektoren der Knoten 1, 3 und 4 werden hierbei zusammengeführt, indem sie z. B. konkateniert oder summiert werden (rot).

Der daraus errechnete Vektor kann wiederum mit dem initialen Embedding-Vektor des Knotens 2 konkateniert und als Input in ein weiteres FCNN geschleust werden, das hieraus den optimierten Embedding-Vektor für den Knoten 2 berechnet. Dieser Schritt wird auch als **Update** bezeichnet, da der Vektor für Knoten 2 hier überarbeitet wird. Für das Update kann auch eine Transformation zum Einsatz kommen.

Diese Schritte werden für Knoten 3 (vgl. ➤ Abb. 14.9) wiederholt, sodass auch für diesen eine optimierte Version des Embedding-Vektors entsteht. Anschließend werden die beiden Embedding-Vektoren der Knoten 2 und 3 erneut transformiert, aggregiert und mit dem Vektor des Knotens 1 zusammengeführt. Hierdurch ergibt sich schlussendlich der Embedding-Vektor für den Knoten 1, in dem Informationen aus dem gesamten

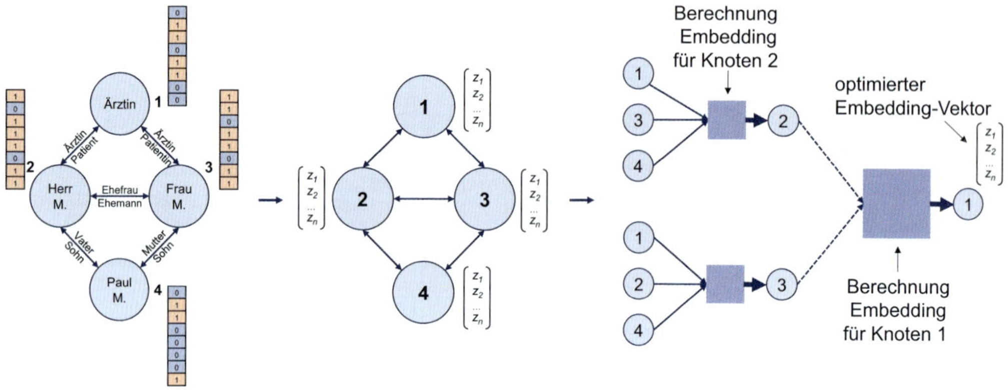

Abb. 14.9 Optimierung des Embeddings eines Knotens. Um z. B. den Knoten 1 mit einem Graph Neural Network (GNN) optimieren zu können, werden zuerst die Embedding-Vektoren der an den Knoten 1 angrenzenden Knoten (hier Knoten 2 und 3) optimiert. Anschließend werden diese optimierten Embedding-Vektoren mit dem ursprünglichen Embedding-Vektor des Knotens 1 zusammengefügt. Dieser Prozess wird auch als Message Passing bezeichnet, da jeder Knoten seine Informationen bzw. seinen Vektor an andere Knoten weitergibt, damit deren Vektoren optimiert werden können. [P1522/P1523]

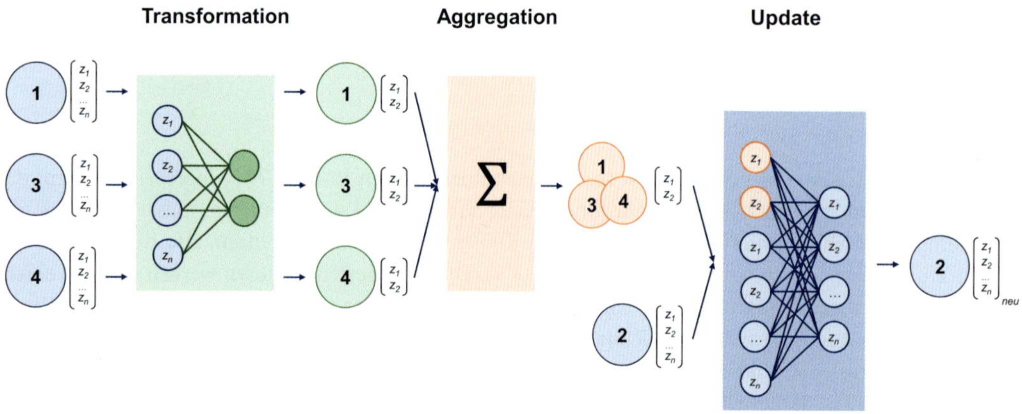

Abb. 14.10 Optimierung des Embedding-Vektors des Knotens 2. Der Prozess gliedert sich in die Schritte Transformation, Aggregation und Update. Zu Beginn werden die Vektoren der an den Knoten 2 angrenzenden Knoten transformiert, d. h. in ihrer Dimensionalität reduziert. Dazu können verschiedene Verfahren bzw. Algorithmen zum Einsatz kommen, wie z. B. Fully Connected Neural Networks (FCNNs). Das Netz erhält die Knoten-Vektoren nacheinander als Eingabe und gibt für jeden Knoten einen Vektor geringerer Dimension aus. Die ausgegebenen Vektoren werden anschließend aggregiert, indem sie z. B. konkateniert oder summiert werden. Es ergibt sich ein einziger Vektor, der die transformierten Vektoren der an den Knoten 2 angrenzenden Knoten zusammenfasst. Dieser Vektor wird mit dem ursprünglichen Embedding-Vektor des Knotens 2 zusammengeführt. Auch hier können die beiden Vektoren konkateniert und in ein weiteres FCNN eingespeist werden. Dieses errechnet dann aus dem Input den optimierten Embedding-Vektor für den Knoten 2. [P1522/P1523]

Graphen aggregiert wurden und der die Position und Beziehung des Knotens zu den anderen Knoten noch besser abbildet als der ursprüngliche Vektor.

Wie erwähnt können für die Transformation und den Update-Schritt der Vektoren verschiedene Algorithmen verwendet werden. Bei einem Graph-CNN (GCN) wären das nicht Fully Connected Layers, sondern Convolutional Layers. Die Gewichte und sonstigen Parameter des GNN bzw. GCN werden wie bei FCNNs (➤ Kap. 12) und CNNs (➤ Kap. 13) im Rahmen des Trainings durch einen Optimierungsprozess wie Gradient Descent angepasst. Ziel ist es dabei, die Parameter so zu wählen, dass die generierten Knoten- bzw.

Kanten-Embeddings die entscheidenden Informationen über die Knoten bzw. Kanten im Graphen enthalten. Die Label unterscheiden sich dabei je nach Anwendung und können z. B. die Klasse eines Knotens oder des gesamten Graphen beschreiben.

Mögliche Anwendungen

Die optimierten Embedding-Vektoren können für eine Reihe an Anwendungen genutzt werden:

- **Knoten-Klassifizierung:** Mithilfe der Embedding-Vektoren der benachbarten Knoten können Rückschlüsse auf die Eigenschaften eines unbekannten Knotens gezogen werden. Sie können somit dafür genutzt werden, einzelne unbekannte Knoten im Netz zu klassifizieren. Das Label entspricht hier also der Klasse eines einzelnen Knotens.
- **Graph-Klassifizierung:** Neben der Klassifizierung einzelner Knoten können auch der gesamte Graph oder einzelne Teile davon klassifiziert werden. Dies ist z. B. hilfreich, wenn GNNs zur Bildklassifizierung genutzt werden. Wie oben beschrieben, ermittelt das GNN immer weiter optimierte Vektorrepräsentationen. Diese können abschließend weiter zusammengeführt werden, bis als finale Ausgabe z. B. ein Vektor entsteht, der eine Klassifikation des gesamten Graphens darstellt. Das Label entspricht hier demnach der Klasse des gesamten Graphen.
- **Knoten-Embedding:** Anhand bereits ermittelter Embeddings einzelner Knoten lassen sich zudem Embeddings zusätzlicher neuer Knoten berechnen, indem ihre Eigenschaften mit denen der bereits eingebetteten Knoten abgeglichen werden. Das Label ist hier also nicht die Klasse, sondern das Embedding eines Knotens.
- **Kanten-Vorhersage:** Ein GNN kann auch genutzt werden, um die Verknüpfungen eines Knotens mit anderen Knoten, also dessen Kanten, zu ermitteln. Dies ist auch dann hilfreich, wenn neue Knoten in den bestehenden Graphen eingefügt werden sollen. Das Label bezieht sich hier auf das Embedding der Kanten.
- **Cluster-Nachweis:** Die durch das GNN optimierten Embeddings können auch von anderen Algorithmen weiterverarbeitet werden. So können sie z. B. in einen Clustering-Algorithmus eingespeist werden, um Cluster von Knoten ähnlicher Eigenschaften zu finden.

14.2.3 GCNs in der Bildverarbeitung

Bilder lassen sich als Graphen darstellen, indem die Pixel oder bestimmte Bildmuster als Knoten und die Distanz zwischen diesen als Kanten repräsentiert werden (linkes Bild in ➤ Abb. 14.11). Auch die Graph-Repräsentationen von Bildern können anschließend in Matrizen umgewandelt werden. Die Adjacency Matrix kann z. B. die Verbindungen oder Abstände zwischen den Pixeln codieren, während die Graustufen der Pixel in einer Node Attribution Matrix abbildet werden können. Diese können – nach Umwandlung in Vektoren – in GNNs und GCNs eingespeist werden. Die Besonderheit der GCNs ist, dass sie Convolutional Layers zur Optimierung der Vektorrepräsentationen verwenden. Convolution beschreibt dabei die Anwendung eines Filters auf die Daten, um damit z. B. Muster aus einem Bild zu extrahieren (➤ Kap. 13).

Im Grunde betrachten auch CNNs Bilder als eine Art Graph, bei dem jeder Pixel (Knoten) mit seinen benachbarten Pixeln in regelmäßigen räumlichen Beziehungen steht (➤ Abb. 14.11). Zwar sind CNNs zu einem gewissen Grad translations*in*variant, können also auch die wesentlichen Muster in Bildern erkennen, wenn die Bilder etwas gedreht oder verschoben wurden. Dennoch spielt die Reihenfolge der Pixel bei der Anwendung der Filter eine entscheidende Rolle, da die Filter Schritt für Schritt das Eingabebild „abtasten" und aus jedem Bildsegment die wichtigsten Strukturen herausfiltern. Ändert sich die Reihenfolge der Pixel und damit das Muster des Bildabschnitts, ändert sich auch das Ergebnis der Convolution. CNNs bezeichnet man daher auch als permutationsvariant. Der Begriff Permutation beschreibt in der Mathematik die Veränderung der Reihenfolge der Elemente einer Menge. So sind „ABCDE" und „EDCBA" etwa Permutationen

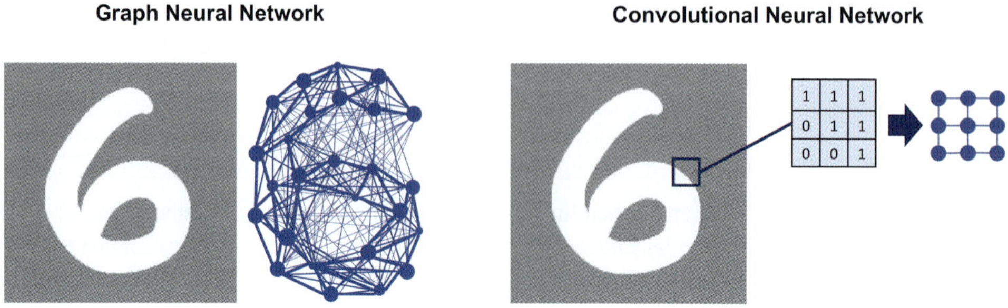

Abb. 14.11 Repräsentation eines Bildes als Graph. Ein Bild lässt sich nicht nur als Matrix repräsentieren, sondern auch als Graph (links). Die Pixel werden dabei als Knoten und der Abstand der Pixel im Bild als Kanten dargestellt. Die Graphen-Repräsentation erlaubt flexiblere Beziehungen zwischen den Pixeln. Änderungen in der Länge oder Richtung der Kanten beeinflussen nicht zwangsläufig die semantische Bedeutung des Bildes. Genau genommen stellt auch die Repräsentation des Bildes als Matrix eine Art Graph dar (rechts). Dabei sind die räumlichen Beziehungen der Pixel allerdings, anders als im Graphen links, strukturiert und festgelegt. Würde sich die Länge oder Richtung der Kanten verändern, würde sich auch das Bild verändern. [P1522/P1523]

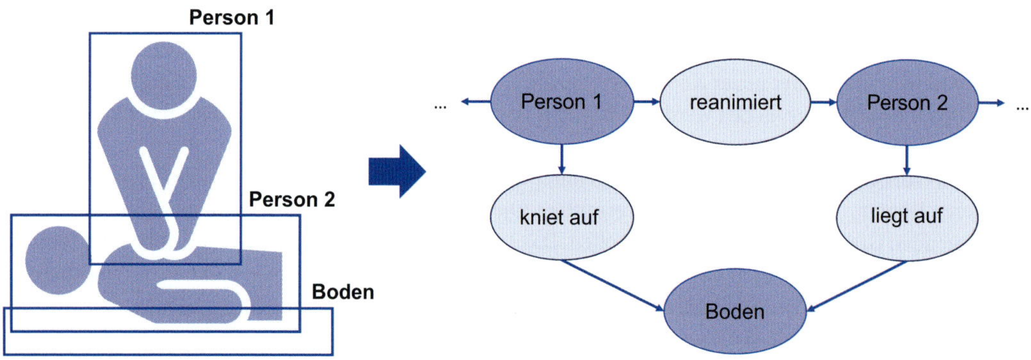

Abb. 14.12 Beispiel eines Szenengraphen. Zur Generierung eines Szenengraphen führt der Algorithmus zuerst eine Objekterkennung durch, um Objekte bzw. Entitäten aus dem Bild bzw. der dargestellten Szene zu extrahieren. Diese bilden dann die Knoten des Graphen, wie z. B. „Boden" oder „Person 1". Anschließend werden Informationen zu möglichen Beziehungen zwischen den Entitäten extrahiert, die ebenfalls in einem Graphen gespeichert oder visuell dargestellt werden können. [P1522/P1523]

derselben Menge von Buchstaben. Kommt es zu einer Permutation der Pixel eines Bildes, variiert bei einem klassischen CNN dessen Ausgabe. GCNs sind hingegen permutations*in*variant, denn sie sind nicht auf eine fest definierte Reihenfolge der Pixel bzw. Knoten angewiesen, solange die Verknüpfungen der Pixel bzw. Knoten fortbestehen.

GCNs bieten also die Möglichkeit, die Vorteile und Fähigkeiten von CNNs auf Daten ohne feste oder regelmäßige räumliche Beziehungen auszuweiten, da sie Graph-strukturierte Daten mit beliebiger Größe, komplexer Struktur sowie dynamischen und multimodalen Merkmalen verarbeiten können. Meist reichen reguläre CNNs für die Bildverarbeitung aus, eine besondere Anwendung von GCNs ist jedoch z. B. die Erstellung von sog. Szenengraphen (➤ Abb. 14.12). Dabei soll das Modell ein Bild in einen semantischen Graphen zerlegen, der die im Bild gezeigten Objekte und ihre semantischen Beziehungen abbildet. Dazu identifiziert das GCN Objekte in einem Bild und extrahiert Informationen zu ihrer Beziehung zueinander. Die Informationen können entweder als Graph ausgegeben oder im Bild durch Markierung der Objekte und Beschreibung ihrer Beziehungen visualisiert werden. Ein GCN könnte z. B. auf einer Intensivstation eingesetzt werden, auf der die Vitalparameter wie Herzfrequenz oder Blutdruck der Patient*innen kontinuierlich überwacht werden. Bei einer pathologischen Abweichung der Werte wie etwa bei einem Blutdruckabfall alarmiert das Messsystem automatisch das Stationspersonal. Häufig kommt es jedoch zu Fehlalarmen, z. B. wenn Patient*innen durch die Pflege umgelagert werden. Durch den Einsatz von Kameras und Auswertung der Videos mit einem GCN könnte das System erkennen, dass der Alarm z. B. durch eine Umlagerung ausgelöst wurde und Entwarnung geben.

An dieser Stelle sei betont, dass GCNs nicht auf die Verarbeitung von Bildern beschränkt sind, sondern z. B. auch Knowledge Graphs oder andere Graphen verarbeiten können.

14.3 Vor- und Nachteile

14.3.1 Vorteile

Vorteile eines GNN sind:

- **Modellierung und Analyse von Beziehungen:** Graphen ermöglichen die Modellierung komplexer Beziehungen zwischen Entitäten. So lassen sich komplexe und umfangreiche medizinische Zusammenhänge z. B. in Knowledge Graphs darstellen, die wiederum von GNNs analysiert werden können. Die Darstellung der Graphen kann die Exklärbarkeit der Modelle verbessern.
- **Flexibilität:** Mithilfe von Graphen können GNNs auf verschiedene Anwendungsdomänen angewendet werden, von sozialen Netzwerken über Molekülstrukturen bis hin zu Bildern.
- **Skalierbarkeit und Integration weiterer Daten:** Bei Expertensystemen wie Clinical Decision Support Systems, aber auch bei digitalen Zwillingen, ist die kontinuierliche Integration neuer Informationen und Daten entscheidend, um die Graphen und KI-Modelle aktuell zu halten. Dies wird durch die einfache Skalierbarkeit der Graphen sowie die Permutationsinvarianz der GNNs ermöglicht.

14.3.2 Nachteile

Nachteile eines GNN sind:

- **Skalierbarkeit:** Je mehr Daten in einem Graphen abgebildet werden, desto höher werden die Rechen- und Speicherressourcen, die für eine Verarbeitung der im Graphen enthaltenen Informationen notwendig sind.
- **Schwierigkeit der Repräsentation hochdimensionaler Graphen:** Die Visualisierung komplexer und hochdimensionaler Graphen kann herausfordernd sein und möglicherweise keine klare Repräsentation der zugrunde liegenden Daten bieten.
- **Bedarf an Daten:** GNNs ermöglichen komplexe Modellierungen, benötigen dazu aber große Mengen gelabelter Daten. Fehler der Verknüpfung von Entitäten im Graphen sowie unvollständige Informationen können die Modellgenauigkeit zudem erheblich beeinträchtigen.

Zusammenfassung

- Daten können als **Graphen** strukturiert werden, wobei die **Entitäten** durch **Knoten** (Nodes) und die Verbindungen zwischen ihnen durch **Kanten** (Edges) repräsentiert werden.
  - Bei sozialen Netzwerken entsprechen die Entitäten bzw. Knoten einzelnen Personen und die Kanten den Beziehungen zwischen den Personen.
  - Bei **Knowledge Graphs** (Wissens-Graphen) entsprechen die Entitäten bzw. Knoten bestimmten Fakten oder Themen und die Kanten den Beziehungen zwischen diesen.
  - Auch Moleküle können durch Graphen repräsentiert werden, indem z. B. die Atome die Knoten und die chemischen Verbindungen die Kanten darstellen.

  - Bei Bildern können Pixel, aber auch Regionen oder Merkmale im Bild als Knoten und die Abstände zwischen Pixeln, Regionen, oder Merkmalen als Kanten dargestellt werden.
- Die Graphen können durch verschiedene Arten von Matrizen repräsentiert werden.
  - Die **Adjacency Matrix** beschreibt, welche Knoten miteinander verbunden sind.
  - Die **Node Attribution Matrix** beschreibt die Eigenschaften der Knoten.
  - Die **Edge Attribution Matrix** beschreibt die Eigenschaften der Kanten.
- Die Matrizen können in Vektoren umgewandelt werden.
- **Graph Neural Networks (GNNs)** und **Graph Convolutional Neural Networks (GCNs)** können die initialen Vektorrepräsentationen des Graphen weiter optimieren. Die optimierten Vektoren können danach z. B. genutzt werden, um den Graphen oder Teile des Graphen zu klassifizieren. Auch können die Vektoren anderen Algorithmen wie etwa Clustering-Algorithmen zugeführt werden.

14.4 Programmierung

Codes/Daten auf GitHub: https://else4.de/41208_KI

Im Folgenden werden wir ein GNN programmieren, das Röntgenbilder mit COVID-19-Pneumonien klassifizieren kann. Hierzu nutzen wir den frei verfügbaren Datensatz [29][30][31], den wir bereits in ➤ Kap. 13 zu CNNs kennengelernt haben. Er enthält rund 3.600 Röntgenbilder mit COVID-19-Pneumonien und rund 10.000 normalen Röntgenbildern.

GNNs sind komplexe Algorithmen. Es gibt weniger Bibliotheken für ihre Programmierung bzw. die existierenden Bibliotheken sind nicht so stark aufeinander abgestimmt bzw. kompatibel, wie etwa für FCNNs. Das macht die Programmierung erheblich herausfordernder. Der folgende Code ist daher deutlich umfangreicher und komplexer als der Code aller bisherigen Kapitel.

Installation der Bibliotheken

Zunächst installieren wir alle Code-Bibliotheken, die wir im Folgenden verwenden werden. Sind manche der Bibliotheken noch nicht installiert, ist dies mit dem Befehl `pip install` möglich:

```
import os

import cv2

import matplotlib.pyplot as plt

import numpy as np

from sklearn.model_selection import train_test_split

import tensorflow as tf

from tensorflow.keras import Model, layers

from tensorflow.keras.layers import Dense, Input

import keras
```

Zeile 1: os bietet eine Schnittstelle zur Interaktion mit dem Betriebssystem. Es ermöglicht, betriebssystemspezifische Funktionen auszuführen, wie z. B. eine Liste der Bilddateien an einem bestimmten Speicherort/Pfad auszugeben oder Pfade anzupassen.
Zeile 3: cv2 ist eine Bibliothek, die verschiedene Werkzeuge und Algorithmen für die Bildverarbeitung bereitstellt.
Zeile 5: Mit matplotlib können wir die Röntgenbilder darstellen lassen.
Zeile 7: NumPy benötigen wir für verschiedene Rechenschritte.
Zeile 9: Mit diesem Befehl teilen wir unsere Daten wie in Trainings- und Testdaten auf.
Zeile 11–17: TensorFlow bzw. Keras nutzen wir für die Programmierung von neuronalen Netzen bzw. GNNs.

Einlesen und Präprozessierung der Daten

Nun stellen wir eine Verbindung her zwischen dem Python-Programm und den Röntgenbildern, die wir von o. g. Link herunterladen konnten:

```
1 main_path = "C:\\Users\\...\\COVID-19_Radiography_Dataset"
2
3 covid_dir = os.path.join(main_path, "covid_images")
4 normal_dir = os.path.join(main_path, "normal_images")
5
6 print("Anzahl Bilder mit COVID:", len(os.listdir(covid_dir)))
7 print("Anzahl normaler Bilder:", len(os.listdir(normal_dir)))
```

```
Anzahl Bilder mit COVID: 3616
Anzahl normaler Bilder: 10192
```

Zeile 1: Zunächst definieren wir eine Variable namens `main_path`, die den Pfad zum übergeordneten Ordner „COVID-19_Radiography_Dataset" mit den Bildern enthält.
Zeile 3: Innerhalb des Ordners „COVID-19_Radiography_Dataset" befindet sich ein Ordner namens „covid_images", der die Röntgenbilder mit COVID-19-Pneumonie enthält. Mit `covid_dir` definieren wir eine Variable, die vom `main_path` aus direkt zum Ordner mit den Röntgenbildern mit COVID-19-Pneumonie führt. Die Variable `covid_dir` können wir nun verwenden, ohne den gesamten Pfad zu dem Ordner ausformulieren zu müssen.
Zeile 4: Denselben Schritt führen wir auch für den Ordner mit den normalen Röntgenbildern durch. Der Pfad zum Ordner wird in der Variable `normal_dir` gespeichert.
Zeile 6 und 7: Mit dem `len()`-Befehl geben wir die Anzahl der Bilder im `covid_dir` und im `normal_dir` aus.

Zwar fällt eine gewisse Class Imbalance auf, jedoch ist diese nicht so gravierend, dass sie zwangsweise korrigiert werden müsste.

Hinweis: Die Bilder werden wir später in Graphen umwandeln. Dadurch nimmt der Umfang der Eingabedaten erheblich zu. Je nach Rechenleistung bzw. RAM-Speicher des Computers sollte dann ein kleinerer Datensatz aus z. B. jeweils 500 oder 1.000 Bildern mit COVID-19 bzw. normalen Bildern erstellt und eingespeist werden.

Nun lassen wir uns beispielhaft eines der Röntgenbilder ausgeben:

```
example_image = cv2.imread(os.path.join(covid_dir, "COVID-1.png"))

plt.imshow(example_image)
```

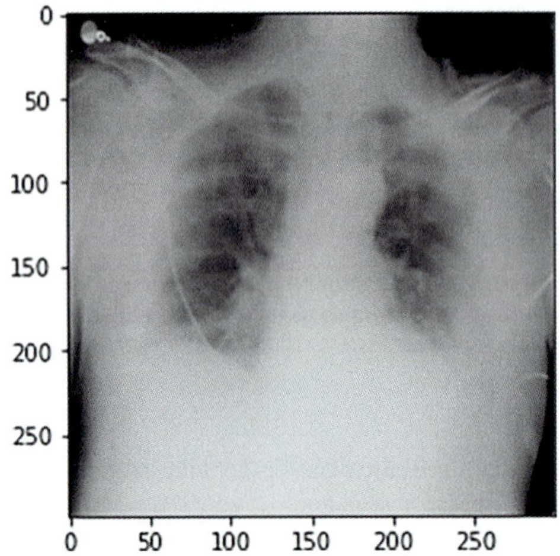

Zeile 1: Hierzu definieren wir die Variable `example_image`. Der Befehl `cv2.imread` erlaubt es, Bilder in dieser Variable zu speichern. Mithilfe der os-Bibliothek verweisen wir auf den Ordner `covid_dir` und wählen eine Datei namens „COVID-1.png" aus. Das ist das erste der Röntgenbilder von COVID-19-Patient*innen.
Zeile 3: Mit diesem Befehl geben wir das Bild `example_image` aus.
Zudem ist es sinnvoll, die Maße des Beispielbildes `example_image` zu bestimmen, da wir diese bei der Programmierung der CNN-Architektur berücksichtigen müssen. Dies gelingt mit dem `shape`-Befehl:

```
example_image.shape
```

```
(299, 299, 3)
```

Die Bilder sind also 299 Pixel hoch, 299 Pixel breit und verfügen über 3 Farbkanäle.

Nun benötigen wir eine Funktion, um die Bilder und Labels zu laden und getrennt voneinander in Listen zu speichern:

```
1  def loadImages(dir, size, label):
2    images = []
3    labels = []
4
5    for i in range(len(size)):
6      img_path = dir + "/" + size[i]
7      img = cv2.imread(img_path)
8      img = img / 255.0
9      img = cv2.resize(img, (100, 100))
10     images.append(img)
11     labels.append(label)
12
13   images = np.asarray(images)
14
15   return images, labels
```

Zeile 1: Mit diesem Befehl definieren wir eine Funktion namens `loadImages`, die 3 Parameter erwartet: `dir` bezeichnet den Pfad zum Ordner, in dem die Bilder gespeichert sind. `size` ist eine Liste mit den Dateinamen der Bilder. `label` sind die Label der Bilder (1 für COVID-19, 0 für normale Bilder).
Zeile 2 und 3: Zunächst werden leere Listen initialisiert, in die anschließend die Bilder und Labels getrennt voneinander gespeichert werden können.
Zeile 5: Für jedes Element im Ordner der Bilder werden die nachfolgenden Befehle durchgeführt.

Zeile 6: Es wird ein Pfad zu jedem Bild durch Verknüpfen des Verzeichnisses (`dir`) und des Bildnamens (`size[i]`) geschaffen.
Zeile 7: Das Bild wird mittels cv2 geladen.
Zeile 8: Die Pixelwerte des Bildes werden auf Werte zwischen 0 und 1 normalisiert.
Zeile 9: Die Größe der Bilder wird auf 100 × 100 Pixel geändert, um den Bedarf an Rechenleistung zu verringern.
Zeile 10: Das Bild wird zur Liste der Bilder hinzugefügt.
Zeile 11: Das Label wird zur Liste der Labels hinzugefügt.
Zeile 13: Die Liste mit den Bildern wird in ein Array umgewandelt.
Zeile 15: Die Liste mit den Bildern und den Labels wird anschließend ausgegeben, sodass fortan auf diese zugegriffen werden kann.
Wir wenden die oben definierte Funktion `loadImages` an, um die Bilder und ihre Labels zu laden:

```
1 covid_images, covid_labels = loadImages(covid_dir, os.listdir(covid_dir), 1)
2
3 len(covid_images), len(covid_labels)
```

```
(3616, 3616)
```

Zeile 1: Hier werden zunächst die COVID-19-Bilder aus dem Verzeichnis `covid_dir` geladen. Die Funktion `loadImages` wird aufgerufen und gibt 2 Listen zurück: `covid_images` enthält die Bilder und `covid_labels` die Label (alle mit dem Wert 1, da es sich um COVID-19-Bilder handelt).
Zeile 3: Diese Zeile gibt die Anzahl der geladenen COVID-19-Bilder und `labels` aus.

Die Schritte werden für die normalen Bilder wiederholt:

```
1 normal_images, normal_labels = loadImages(normal_dir, os.listdir(normal_dir), 0)
2
3 len(normal_images), len(normal_labels)
```

```
(10192, 10192)
```

Aufteilung der Daten

Nun definieren wir die x- bzw. Eingabevariablen sowie die y- bzw. Ausgabevariablen:

```
1 x = np.r_[covid_images, normal_images]
2
3 y = np.r_[covid_labels, normal_labels]
```

Zeile 1: Hier werden die Bilder der COVID-19-Fälle und die normalen Bilder in der x-Variable gespeichert.
Zeile 3: Hier werden die Label der COVID-19-Bilder und der normalen Bilder in der y-Variable gespeichert.

Nun teilen wir die x- und y-Daten mit dem bereits aus den anderen Kapiteln bekannten Befehl in Trainings- und Testdaten auf. Letzterer soll 15 % der Daten enthalten:

```
x_train, x_test, y_train, y_test = train_test_split(x, y, test_size = 0.15)
```

Umwandlung der Bilder in Graphen

Während wir im CNN-Code (➤ Kap. 13.4) jetzt bereits die CNN-Architektur definieren konnten, müssen wir nun vorab noch die Bilder in Graphen umwandeln. Es gibt verschiedene Optionen, Bilder in Graphen umzuwandeln. Oben haben wir bereits erklärt, dass grundsätzlich alle Pixel in einem Bild als Knoten dargestellt und jeder Knoten mit allen anderen Knoten durch Kanten verbunden werden kann. Das erhöht den Umfang der Daten und die benötige Rechenleistung jedoch enorm.

Wir werden jeden Pixel-Knoten daher nur mit dem Pixel rechts daneben, links daneben, darüber und darunter verknüpfen:

```
1  def image_to_graph(image):
2    h, w, c = image.shape
3
4    node_indices = np.arange(h * w).reshape((h, w))
5
6    edges_r = np.stack((node_indices[:, :-1].reshape((-1)), node_indices[:, 1:].reshape((-1))), axis = 0)
7    edges_l = np.stack((node_indices[:, 1:].reshape((-1)), node_indices[:, :-1].reshape((-1))), axis = 0)
8    edges_d = np.stack((node_indices[:-1, :].reshape((-1)), node_indices[1:, :].reshape((-1))), axis = 0)
9    edges_u = np.stack((node_indices[1:, :].reshape((-1)), node_indices[:-1, :].reshape((-1))), axis = 0)
10
11   edges = np.concatenate((edges_r, edges_l, edges_d, edges_u), axis = 1).astype(np.int32)
12   edges = tf.convert_to_tensor(edges)
13
14   edge_weights = tf.ones(shape = edges.shape[1])
15
16   node_features = tf.convert_to_tensor(image.reshape((-1, 3)).astype(np.float32))
17
18   graph_info = (node_features, edges, edge_weights)
19
20   return graph_info
```

Zeile 1: Der Code definiert eine Funktion namens `image_to_graph`, die ein Röntgenbild als Eingabe nimmt und daraus einen Graphen erstellt.
Zeile 2: Hier werden die Dimensionen des Eingabebildes (Höhe, Breite, Anzahl der Farbkanäle) extrahiert.
Zeile 4: Hier wird eine Variable namens `node_indices` definiert, ein zweidimensionaler Array, in dem jeder Pixel des Bildes eindeutig mit einer Zahl (Knotenindex) nummeriert wird.
Zeilen 6–9: Hier werden die Kanten eines Pixels zu den jeweils benachbarten Pixeln berechnet (`edges_r`: zum rechten Nachbarn, `edges_l`: zum linken Nachbarn, `edges_d`: zum unteren Nachbarn, `edges_u`: zum oberen Nachbarn).
Zeilen 11 und 12: Hier werden die einzelnen Kantenarrays der Zeilen 6–9 in einem einzelnen Array namens `egdes` zusammengeführt und dieser in einen TensorFlow-Tensor umgewandelt.
Zeile 14: Erzeugt einen Tensor `edge_weights`, der Gewichtungen für jede Kante enthält, wobei alle Gewichte auf 1 gesetzt sind.
Zeile 16: Hier wird das Bild in ein Array von Knotenmerkmalen umgewandelt, wobei jeder Pixel (mittlerweile ein Knoten) durch seine Farbkanalwerte repräsentiert wird.
Zeilen 18 und 20: Hier werden die Knotenmerkmale, die Kanten sowie die Kantengewichte in einem `tuple` zusammengeführt.

Die `image_to_graph`-Funktion, die wir zuvor definiert haben, wenden wir auf die Bilder bzw. x-Variablen des Trainings- und Testdatensatzes an:

```
train_graphs = [image_to_graph(img) for img in x_train]

test_graphs = [image_to_graph(img) for img in x_test]
```

GNN-Architektur

Nun können wir die Modellarchitektur definieren. Die bereits verfügbaren GNN-Bibliotheken sind noch recht komplex und weisen keine gute Kompatibilität zu anderen Bibliotheken auf. Daher werden wir viele der Arbeitsschritte eines GNNs manuell programmieren. Hierzu nutzen wir Funktionen, die die Arbeitsschritte zunächst allgemein definieren und später gesammelt angewendet werden können.

Der folgende Code definiert die Funktion für ein FCNN:

```
1 def create_fcnn(hidden_units):
2     fcnn_layers = []
3
4     for units in hidden_units:
5         fcnn_layers.append(layers.BatchNormalization())
6         fcnn_layers.append(layers.Dense(units, activation = tf.nn.relu))
7
8     return keras.Sequential(fcnn_layers)
```

Zeilen 4–6: Die for-Schleife ergänzt das FCNN in jeder Iteration um eine Dense-Schicht (klassische Schicht eines neuronalen Netzes) mit Batch-Normalisierung. Die Anzahl der Iterationen wird durch den Platzhalter `hidden_units` vorgegeben. Die genaue Anzahl an `hidden_units` wird weiter unten definiert, wenn wir die Funktion `create_fcnn` durchführen. Hier wird nämlich nur ihr allgemeiner Rahmen definiert.

Nun definieren wir die Klasse eines Graph Convolutional Layers, das wiederum mehrere Funktionen verwendet. Es handelt sich um einen sehr langen Code-Block, bei dem wir die Erklärungen möglichst kurz und einfach halten:

```
1  class GraphConvLayer(layers.Layer):
2      def __init__(
3          self,
4          hidden_units,
5          aggregation_type = "mean",
6          combination_type = "concat",
7          normalize = False,
8          *args, **kwargs):
9          super().__init__(*args, **kwargs)
10
11         self.aggregation_type = aggregation_type
12         self.combination_type = combination_type
13         self.normalize = normalize
14
15         self.fcnn_prepare = create_fcnn(hidden_units)
16         self.update_fn = create_fcnn(hidden_units)
```

Zeile 1: Hier wird die Klasse eingeführt.
Zeilen 2–9: Die `__init__`-Methode initialisiert die Parameter und Konfigurationen der Schicht. Sie nimmt verschiedene Argumente entgegen, wie etwa die Anzahl an Neuronen und wie die Aggregation und Konkatenation erfolgen. `*args` und `**kwargs` ermöglichen, dass mehrere Argumente in eine Funktion eingespeist werden. `super().__init__()` wird benötigt, um die Initialisierung der Basisklasse (`layers.Layer`) aufrechtzuerhalten und nicht durch nachfolgende Initialisierungen von Unterklassen zu überschreiben.
Zeile 15 und 16: Hier wird ein vorbereitendes FCNN (`fcnn_prepare`) initialisiert (s. nächster Code-Abschnitt):

```
18     def prepare(self, node_repesentations, weights = None):
19         b, num_edges, embedding_dim = node_repesentations.shape
20         messages = self.fcnn_prepare(node_repesentations)
21         if weights is not None:
22             messages = messages * tf.reshape(weights, (1, num_edges, 1))
23
24         return messages
```

Zeilen 18–24: Die `prepare`-Funktion nutzt ein FCNN, um die Knotenrepräsentationen zu optimieren.

Hierzu nutzt es die initialen `node_repesentations` sowie `weights` (Kanten-Gewichte):

```
26     def aggregate(self, node_indices, neighbour_messages, node_repesentations):
27         num_nodes = node_repesentations.shape[1]
28         b, num_edges, embedding_dim = neighbour_messages.shape
29
30         neighbour_messages = tf.reshape(tf.transpose(neighbour_messages, (1, 0, 2)), (num_edges, -1))
31
32         aggregated_message = tf.math.unsorted_segment_mean(neighbour_messages, node_indices, num_segments = num_nodes)
33         aggregated_message = tf.reshape(aggregated_message, (num_nodes, -1, embedding_dim))
34         aggregated_message = tf.transpose(aggregated_message, (1, 0, 2))
35
36         return aggregated_message
```

Zeilen 26–28: Die `aggregate`-Funktion aggregiert die Nachrichten von benachbarten Knoten für jeden Knoten im Graphen. Sie verwendet als Eingaben die Knoten-Indizes (`note_indices`), die Nachrichten der benachbarten Knoten (`neighbour_messages`) und die aktuelle Knotenrepräsentation (`node_representation`).

Zeile 32: Kern der Funktion ist Zeile 32. Hier wird die Methode `tf.math.unsorted_segment_mean` verwendet, um die aggregierte Nachricht für jeden Knoten zu berechnen. Dabei werden die Nachrichten der benachbarten Knoten gruppiert und der Mittelwert für jede Gruppe berechnet. Dies entspricht der Mittelwert-Aggregation, wie sie in GCNs häufig verwendet wird.

Die übrigen Zeilen passen die Form bzw. Dimension der Nachrichten an:

```
38     def update(self, node_repesentations, aggregated_messages):
39         h = tf.concat([node_repesentations, aggregated_messages], axis = -1)
40         node_embeddings = self.update_fn(h)
41
42         return node_embeddings
```

Zeilen 38–42: Die `update`-Funktion aktualisiert die Repräsentationen der Knoten im Graphen basierend auf den aggregierten Nachrichten:

```
44     def call(self, inputs):
45         node_repesentations, edges, edge_weights = inputs
46         node_indices, neighbour_indices = edges[0], edges[1]
47         neighbour_repesentations = tf.gather(node_repesentations, neighbour_indices, batch_dims=0, axis=1)
48
49         neighbour_messages = self.prepare(neighbour_repesentations, edge_weights)
50         aggregated_messages = self.aggregate(node_indices, neighbour_messages, node_repesentations)
51
52         return self.update(node_repesentations, aggregated_messages)
```

Zeilen 44–52: Die `call`-Funktion wendet die `prepare`-, `aggregate`- und `update`-Methoden letztlich auf die Eingabedaten an.

Nun definieren wir noch die Funktion, die die gesamte Netzarchitektur festlegt. Es handelt sich ebenfalls um einen etwas größeren Code-Block:

```
1  class GNNGraphClassifier(tf.keras.Model):
2      def __init__(
3          self,
4          graph_info,
5          hidden_units,
6          aggregation_type = "sum",
7          combination_type = "concat",
8          normalize = True,
9          *args, **kwargs):
10         super().__init__(*args, **kwargs)
11
12         node_features, edges, edge_weights = graph_info
13         self.node_features = node_features
14         self.edges = edges
15         self.edge_weights = edge_weights
16         self.edge_weights = self.edge_weights / tf.math.reduce_sum(self.edge_weights)
17
18         self.preprocess = create_fcnn(hidden_units)
19         self.conv1 = GraphConvLayer(hidden_units, aggregation_type, combination_type, normalize)
20         self.conv2 = GraphConvLayer(hidden_units, aggregation_type, combination_type, normalize)
21         self.postprocess = create_fcnn(hidden_units)
22         self.compute_sigmoid = layers.Dense(units = 1)
```

Zeile 1: Hier wird die zugehörige Klasse eingeführt.
Zeile 2–17: Hier wird die Klasse erneut zunächst initialisiert und die Eingabeargumente festgelegt.
Zeilen 18–22: Hier wird die eigentliche GNN-Architektur definiert. Zuerst werden die Eingabedaten in ein vorbereitendes FCNN eingespeist. Es folgen 2 GCN-Schichten. Anschließend folgt ein weiteres FCNN, das hier als nachbereitendes Netz bezeichnet wird. Es folgt ein Dense Layer mit sigmoider Aktivierungsfunktion zur Berechnung der Ausgabe der binären Klassifizierungsaufgabe (COVID-19 vs. normal):

```
24     def call(self, node_features):
25         x = self.preprocess(node_features)
26         x1 = self.conv1((x, self.edges, self.edge_weights))
27         x = x1 + x
28         x2 = self.conv2((x, self.edges, self.edge_weights))
29         x = x2 + x
30         x = self.postprocess(x)
31
32         graph_embedding = tf.reduce_mean(x, axis = 1, keepdims = False)
33
34         return self.compute_sigmoid(graph_embedding)
```

Zeile 24–34: Die `call`-Funktion wendet das GNN auf die Eingabedaten an. Sie verwendet `node_features` als Eingabe und führt die folgenden Schritte aus: Das vorbereitende FCNN wird auf die Knotenmerkmale angewendet. Die beiden GCN-Schichten werden auf die vorverarbeiteten und bereits optimierten Merkmale angewendet. Die aggregierten Nachrichten von den GCN-Schichten werden zu den ursprünglichen Knotenrepräsentationen hinzuaddiert. Die Nachverarbeitungsschicht wird auf die kombinierten Merkmale angewendet und das finale Embedding berechnet. Dieses wird in seiner Dimension reduziert, sodass es in eine Sigma-Funktion eingespeist und die Klassifikation als Modellausgabe berechnet werden kann:

```
gnn_model = GNNGraphClassifier(
    graph_info = train_graphs[0],
    hidden_units = [32])
```

Zeile 1–3: Hier werden noch die Platzhalter `graph_info` und die Anzahl an Neuronen konkretisiert. `graph_info` beinhaltet die Informationen `node_features`, `edges`, `edge_weights` der Graphen. Diese Variablen werden hier basierend auf dem ersten Graphen aus dem Trainingsdatensatz initialisiert.

Modelltraining und -evaluation

Das Modell wird jetzt noch kompiliert, trainiert und evaluiert:

```
1 gnn_model.compile(optimizer = "adam",
2                   loss = "binary_crossentropy",
3                   metrics = "accuracy")
```

Zeile 1–3: Wir verwenden den Adam Gradient Descent als Optimierungsverfahren, Binary Cross Entropy als Loss Function, da es sich um eine binäre Klassifizierungsaufgabe handelt, und die Accuracy für die Modellevaluation.

```
1 x_train = np.array([tg[0] for tg in train_graphs], dtype = np.float32)
2
3 gnn_model.fit(x_train, y_train, epochs = 10, batch_size = 256)
```

```
Epoch 1/10
4/4 [==============================] - 197s 37s/step - loss: 2.0774 - accuracy: 0.5294
Epoch 2/10
4/4 [==============================] - 133s 29s/step - loss: 0.7140 - accuracy: 0.6212
Epoch 3/10
4/4 [==============================] - 118s 27s/step - loss: 0.6597 - accuracy: 0.6247
Epoch 4/10
4/4 [==============================] - 117s 26s/step - loss: 0.6545 - accuracy: 0.5800
Epoch 5/10
4/4 [==============================] - 110s 25s/step - loss: 0.6420 - accuracy: 0.6047
Epoch 6/10
4/4 [==============================] - 123s 28s/step - loss: 0.6184 - accuracy: 0.6588
Epoch 7/10
4/4 [==============================] - 110s 25s/step - loss: 0.6100 - accuracy: 0.7188
Epoch 8/10
4/4 [==============================] - 111s 26s/step - loss: 0.5886 - accuracy: 0.7400
Epoch 9/10
4/4 [==============================] - 121s 29s/step - loss: 0.5903 - accuracy: 0.7659
Epoch 10/10
4/4 [==============================] - 129s 30s/step - loss: 0.5823 - accuracy: 0.7729
```

Zeile 1–3: Hier trainieren wir das Modell mit 10 Iterationen. Weitere Epochen wären vermutlich sinnvoll.

```
1 x_test = np.array([tg[0] for tg in test_graphs], dtype = np.float32),
2
3 gnn_model.evaluate(x_test, y_test)
```

```
10/10 [==============================] - 9s 767ms/step - loss: 0.5873 - accuracy: 0.7600

[0.5872722268104553, 0.7599999904632568]
```

Nach 10 Iterationen erzielt das Modell eine Accuracy von 76 %. Durch komplexere Graphen, komplexere Netzarchitekturen und mehr Iterationen könnte diese sicherlich weiter gesteigert werden. Dafür wäre hingegen mehr Rechenleistung notwendig, als viele Laptops zur Verfügung stellen.

KAPITEL

15 Generative künstliche Intelligenz

Dass KI Bilder malen kann wie Van Gogh, Musik komponieren wie Mozart oder Gedichte schreiben wie Goethe, ist mittlerweile kein Geheimnis mehr. Wie Algorithmen lernen können, diese Meister nachzuahmen und ganz neue Werke zu erschaffen, werden wir uns im Folgenden genauer ansehen und dabei die Algorithmen kennenlernen, die sich u. a. hinter DALL-E oder ChatGPT verbergen. Da die Programmierung vieler dieser Algorithmen sehr komplex ist und entsprechende Bibliotheken noch in der Entwicklung sind, fokussiert sich das folgende Kapitel auf eine Einführung und enthält keine Programmierbeispiele.

15.1 Generative vs. diskriminative Modelle

KI-Modelle lassen sich in viele verschiedene Kategorien einteilen wie z. B. in Supervised, Unsupervised und Reinforcement Learning (➤ Kap. 2.2). Eine weitere Einteilung ist die Unterscheidung zwischen diskriminativen und generativen Modellen.

Diskriminative Modelle Bei den Modellen, die wir bisher kennengelernt haben, wie z. B. linearen und logistischen Regressionen, SVMs usw. handelte es sich um diskriminative Modelle. Sie werden insbesondere verwendet, um kategoriale oder kontinuierliche Variablen zu berechnen, also Klassifizierungen oder Regressionen durchzuführen. Dazu lernen sie z. B., zwischen den Klassen innerhalb eines Datensatzes zu unterscheiden und die erlernten Entscheidungsgrenzen oder -regeln dann auf neue Datenpunkte anzuwenden. Dies kann auch mit der sog. **bedingten Wahrscheinlichkeit** ausgedrückt werden. Die bedingte Wahrscheinlichkeit $P(A|B)$ bezeichnet z. B. die Wahrscheinlichkeit dafür, dass das Label A unter Berücksichtigung der gegebenen Eingabedaten bzw. Beobachtung B zutrifft. Neuronale Netze wie CNNs können z. B. genutzt werden, um zu entscheiden, ob als Klassifikation eine Pneumonie (A) für eine Röntgenthorax-Aufnahme ausgegeben werden kann, wenn gegeben ist, dass die Aufnahme bestimmte Bildmuster (B) enthält. Welche Muster in einem Röntgenbild für eine Pneumonie sprechen, lernt das Modell während des Trainings.

Generative Modelle Diese Modelle versuchen hingegen, die Verteilung bzw. Struktur des Trainingsdatensatzes zu lernen, um basierend darauf z. B. Daten zu erzeugen, die den Trainingsdaten ähneln. Ein derartiges Modell lernt also nicht, welche Muster in einem Bild enthalten sein müssen, damit es etwa einer Röntgenthorax-Aufnahme mit Pneumonie entspricht, sondern welche Muster in den Trainingsbildern mit welcher Häufigkeit gemeinsam vorliegen. Mit diesem Wissen kann der Algorithmus neue Bilder generieren, in denen die Muster mit einer ähnlichen Wahrscheinlichkeitsverteilung vorliegen wie bei den Trainingsdaten. Mathematisch ausgedrückt lernt das Modell die **gemeinsame Wahrscheinlichkeit** $P(A \cap B)$. Verwirrend ist hierbei, dass $P(A \cap B)$ je nachdem, um welches generative Modell und welche Anwendung es sich handelt, eine unterschiedliche Bedeutung haben kann:

- Bei generativen Modellen wie naiven Bayes-Klassifikatoren könnte $P(A \cap B)$ z. B. beschreiben, wie wahrscheinlich es ist, dass es sich um ein Bild einer Pneumonie A handelt und dieses gleichzeitig das Bildmuster B zeigt.
- $P(A \cap B)$ kann allerdings auch beschreiben, wie wahrscheinlich es ist, dass ein Bildmuster A und ein anderes Bildmuster B gemeinsam auftreten.

Die gemeinsame Wahrscheinlichkeit P(A ∩ B) wird von generativen Modellen entweder direkt aus dem Trainingsdatensatz erfasst, oder aus P(B|A) und P(B) durch Multiplikation berechnet:

$$P(A \cap B) = P(B|A)\ P(A)$$

Die gemeinsame Wahrscheinlichkeit kann im Rahmen des sog. **Satz von Bayes (Bayes-Theorem)** (s. u.) auch zur Berechnung der bedingten Wahrscheinlichkeit P(A|B) genutzt werden:

$$P(A|B) = \frac{P(A \cap B)}{P(B)} = \frac{P(B|A)\ P(A)}{P(B)}$$

Haben wir jedoch weiter oben nicht gelernt, dass P(A|B) von diskriminativen Modellen berechnet wird, um Klassifizierungen durchzuführen? Auch hier ist die Verwirrungsgefahr groß, denn auch generative Modelle können durch Berechnung von P(A|B) Klassifizierungen durchführen, allerdings nutzen sie zur Berechnung von P(A|B) die gemeinsame Wahrscheinlichkeit P(A ∩ B), was bei diskriminativen Modellen nicht der Fall ist.

CAVE

Generative Modelle können nicht nur neue Daten generieren, wie z. B. neue Bilder, sondern auch Klassifizierungen vornehmen. Für beide Anwendungen nutzen sie die gemeinsamen Wahrscheinlichkeiten. Im Folgenden werden wir mit den naiven Bayes-Klassifikatoren ein generatives Modell kennenlernen, das sich besonders für Klassifizierungen eignet, und mit den GANs ein generatives Modell, das sich besonders für die Generierung neuer Daten eignet.

Zusammenfassung

- **Diskriminative Modelle:**
  - Modellieren die Entscheidungsgrenzen in einem Datensatz
  - Nutzen die bedingte Wahrscheinlichkeit
  - Beispiele: Alle bisher erläuterten Algorithmen, wie lineare und logistische Regressionen, SVMs, usw.
- **Generative Modelle:**
  - Modellieren die Verteilung der Merkmale im Datensatz
  - Nutzen die gemeinsame Wahrscheinlichkeit (ggf. auch zur Berechnung einer bedingten Wahrscheinlichkeit)
  - Beispiele (in den nächsten Abschnitten erklärt): Bayes-Klassifikatoren, Generative Adversarial Networks (GANs)

15.2 Naive Bayes-Klassifikatoren

Naive Bayes-Klassifikatoren sind eine Gruppe von Modellen, die in das Feld der generativen KI fallen und für Klassifizierungsaufgaben genutzt werden können.

15.2.1 Satz von Bayes

Der Satz von Bayes (Bayes-Theorem) ist die Grundlage der naiven Bayes-Klassifikatoren. Die allgemeine Formel dazu lautet:

$$P(A|B) = \frac{P(A \cap B)}{P(B)} = \frac{P(B|A)\ P(A)}{P(B)}$$

Zu weiteren Erläuterung soll A weiterhin dem Label bzw. der Klasse „Pneumonie" und B einem Bildmuster (z. B. einer Verschattung) in einem Röntgenbild entsprechen. Ausformuliert bedeutet P(A|B) in diesem Kontext demnach: die Wahrscheinlichkeit für das Label „Pneumonie", gegeben ein bestimmtes Bildmuster wie z. B. einer Verschattung im Röntgenbild.

Der Satz von Bayes enthält folgende Bestandteile, zu denen sich in der Literatur häufig verschiedene Bezeichnungen finden:

- **P(A|B) – bedingte Wahrscheinlichkeit für A gegeben B, A-posteriori-Wahrscheinlichkeit für A:** Die Ausgabe der Formel stellt die bedingte Wahrscheinlichkeit für die Klasse A gegeben die Information B dar. In unserem Beispiel stellt sie also die Wahrscheinlichkeit dar, dass ein Röntgenbild eine Pneumonie A zeigt, wenn ein Röntgenbild ein bestimmtes Bildmuster B zeigt.
- **P(A) – A-priori-Wahrscheinlichkeit für A:** Sie ist die Wahrscheinlichkeit, dass die Klasse A zutrifft. Diese Wahrscheinlichkeit wird von generativen Modellen aus dem Trainingsdatensatz berechnet. In unserem Beispiel würde der Algorithmus berechnen, wie viele Röntgenthorax-Aufnahmen mit Pneumonie enthalten sind. Würden 60 von 100 Bildern im Trainingsdatensatz eine Pneumonie zeigen, würde der Algorithmus für $P(A) = 0{,}6$ bzw. 60 % ermitteln.
- **P(B|A) – bedingte Wahrscheinlichkeit für B gegeben A:** Sie beschreibt, wie wahrscheinlich die Information B ist, wenn die Klasse A zutrifft. Bei unserem Beispiel wäre das die Wahrscheinlichkeit dafür, dass ein bestimmtes Muster auf dem Röntgenbild zu sehen ist, gegeben es handelt sich bei dabei um eine Aufnahme einer Pneumonie. Ist das Muster auf 45 der 60 Pneumonie Aufnahmen im Trainingsdatensatz zu sehen, gilt $P(B|A) = 45/60 = 0{,}75$ bzw. 75 %.
- **P(B) – totale Wahrscheinlichkeit für B:** Bei der totalen Wahrscheinlichkeit B handelt es sich um die Wahrscheinlichkeit, dass die Information B vorliegt. Bezogen auf unser Beispiel wäre das die Wahrscheinlichkeit dafür, dass ein bestimmtes Muster in einem Bild des Trainingsdatensatzes zu sehen ist. Ist das Muster auf 70 Bildern im Datensatz zu sehen, ergibt sich für $P(B) = 70/100 = 0{,}7$ bzw. 70 %.

Der naive Bayes-Klassifikator basiert auf dem Satz von Bayes zu bedingten Wahrscheinlichkeiten. Der Klassifikator heißt „naiv", weil er davon ausgeht, dass die Eingabevariablen unabhängig voneinander sind. Das ist zwar gerade in der Medizin oft nicht der Fall. Man kann den Klassifikator jedoch auch bei abhängigen Variablen verwenden, auch wenn die Klassifikationsleistung dann ggf. etwas schlechter ist.

Es gibt mehrere Varianten des naiven Bayes-Klassifikators, je nach Art der Eingaben:

- Der einfache naive Bayes-Klassifikator (➤ Kap. 15.2.2) verwendet eine einzige kategoriale Eingabevariable.
- Der multinomiale naive Bayes-Klassifikator (➤ Kap. 15.2.3) nutzt mehrere kategoriale Eingabevariablen.
- Der Gauß'sche naive Bayes-Klassifikator (➤ Kap. 15.2.4) zieht seine Modelleingaben aus einer Normalverteilung.

15.2.2 Einfacher naiver Bayes-Klassifikator

Der einfache naive Bayes-Klassifikator kann als Eingaben bestimmte Muster in Röntgenbildern verwenden, aber auch andere Daten wie Laborparameter oder Untersuchungsbefunde. Angenommen, wir haben in unserer Allgemeinarztpraxis Daten von 20 Patient*innen mit Verdacht auf Pneumonie erhoben. Da uns in der Praxis kein Röntgengerät zu Verfügung steht, haben wir neben der körperlichen Untersuchung eine Blutabnahme durchgeführt und für jede*n Patient*in den CRP-Wert bestimmt – einen unspezifischer Entzündungsparameter, der zum Nachweis von Infektionen wie z. B. einer Pneumonie genutzt werden kann. Bei einem CRP-Wert von über 0,5 mg/dl gilt der CRP-Wert als erhöht.

Im weiteren Verlauf konnte bei 8 der 20 Patient*innen die Diagnose der Pneumonie (P) bestätigt werden. 12 der 20 Patient*innen hatten keine Pneumonie ($\overline{P}$). Aus diesen Informationen lassen sich die **A-priori-Wahrscheinlichkeiten** berechnen (➤ Tab. 15.1).

Tab. 15.1 Berechnung der A-priori-Wahrscheinlichkeiten P(A)

Kriterium	Anzahl	A-priori-Wahrscheinlichkeit
Pneumonie	8	P(P) = 8/20 = 0,40 = 40 %
Keine Pneumonie	12	P($\bar{P}$) = 12/20 = 0,60 = 60 %

Tab. 15.2 Berechnung der bedingten Wahrscheinlichkeiten P(B\|A)

Kriterium	Bedingte Wahrscheinlichkeit P(B|A)
CRP > 0,5 mg/dl | Pneumonie	P(CRP > 0,5 | P) = 8/8 = 1,00
CRP > 0,5 mg/dl | keine Pneumonie	P(CRP > 0,5 | $\bar{P}$) = 3/12 = 0,25
CRP < 0,5 mg/dl | Pneumonie	P(CRP < 0,5 | P) = 0/8 = 0,00
CRP < 0,5 mg/dl | keine Pneumonie	P(CRP < 0,5 | $\bar{P}$) = 9/12 = 0,75
CRP = C-reaktives Protein	

Tab. 15.3 Berechnung der totalen Wahrscheinlichkeiten P(B)

Kriterium	Anzahl	Totale Wahrscheinlichkeit
CRP > 0,5 mg/dl	11	P(CRP > 0,5) = 11/20 = 0,55 = 55 %
CRP < 0,5 mg/dl	9	P(CRP < 0,5) = 9/20 = 0,45 = 45 %
CRP = C-reaktives Protein		

Nehmen wir an, dass alle 8 der 8 Patient*innen mit bestätigter Pneumonie dabei einen CRP-Wert > 0,5 mg/dl aufwiesen, aber nur 3 der 12 Patient*innen ohne Pneumonie.

Daraus ergeben sich die in ➤ Tab. 15.2 dargestellten **bedingten Wahrscheinlichkeiten P(B|A).** In unserem Beispiel ist das z. B. die Wahrscheinlichkeit, dass bei einer Person, bei der eine Pneumonie vorlag, ein CRP-Wert > 0,5 mg/dl gemessen wurde. Da 8/8 Patient*innen mit Pneumonie einen erhöhten CRP-Wert aufwiesen, liegt P(B|A) in unserem Beispiel bei 100 %. Die totalen Wahrscheinlichkeiten für B berechnen sich dann, wie in ➤ Tab. 15.3 angegeben.

Aus diesen Informationen lässt sich mit dem Satz von Bayes die **A-posteriori-Wahrscheinlichkeit** für das Vorliegen einer Pneumonie bei erhöhtem CRP-Wert berechnen:

$$P(A|B) = \frac{P(B|A)\ P(A)}{P(B)}$$

$$P(P|CRP > 0{,}5) = \frac{P(CRP > 0{,}5|P)\ P(P)}{P(CRP > 0{,}5)} = \frac{1{,}0\ \ 0{,}40}{0{,}55} = 0{,}73$$

Auch die A-posteriori-Wahrscheinlichkeiten der übrigen Szenarien können wir berechnen (➤ Tab. 15.4).

Anhand dieser Tabelle lässt sich also ablesen, wie wahrscheinlich es ist, eine Pneumonie (A) in Abhängigkeit vom vorher bestimmten CRP-Spiegel (B) festzustellen. Kommt eine Patientin mit Verdacht auf eine Pneumonie in unsere Praxis und weist einen CRP-Wert > 0,5 mg/dl auf, dann hat sie mit einer Wahrscheinlichkeit von 73 % eine Pneumonie, während sie mit einer Wahrscheinlichkeit von 27 % keine Pneumonie hat. Der naive Bayes-Klassifikator nutzt diese Wahrscheinlichkeitsangaben, um die Patientin einer der Klassen „Pneumonie“ oder „keine Pneumonie“ zuzuordnen. Da die Wahrscheinlichkeit einer Pneumonie bei erhöhtem CRP größer ist als die, keine Pneumonie aufzuweisen, wird die Klassifikation „Pneumonie“ ausgeben.

Tab. 15.4 Berechnung der bedingten Wahrscheinlichkeiten P(A|B)

Kriterium	Bedingte Wahrscheinlichkeit P(A|B)
Pneumonie | CRP >0,5 mg/dl	$P(P\|CRP > 0{,}5) = 0{,}73$
Keine Pneumonie | CRP >0,5 mg/dl	$P(\bar{P}\|CRP > 0{,}5) = 0{,}27$
Pneumonie | CRP <0,5 mg/dl	$P(P\|CRP < 0{,}5) = 0{,}00$
Keine Pneumonie | CRP <0,5 mg/dl	$P(\bar{P})\|CRP < 0{,}5) = 1{,}00$
CRP = C-reaktives Protein	

15.2.3 Multinomialer naiver Bayes-Klassifikator

Neben dem CRP-Wert haben wir bei unseren 20 Patient*innen auch die Atemfrequenz (AF) bestimmt. Ist diese erhöht, könnte sie ebenfalls auf eine Pneumonie hinweisen, sodass wir auch diese Variable in unserem naiven Bayes-Klassifikator berücksichtigen wollen. Die Variablen sind in unserem Beispiel so verteilt, wie in ➤ Tab. 15.5 gezeigt.

Mit diesen Informationen können wir die A-priori-Wahrscheinlichkeiten P(A) sowie die bedingten Wahrscheinlichkeiten P(B|A) berechnen (➤ Tab. 15.6). Auch die totalen Wahrscheinlichkeiten P(B) könnten wir berechnen. Jedoch ist eine Klassifizierung grundsätzlich auch ohne diese möglich, wie wir gleich sehen werden.

Angenommen, bei einer Patientin sind sowohl der CRP-Spiegel als auch die AF erhöht, können wir mit der folgenden Berechnung ermitteln, ob sie eine Pneumonie aufweist oder nicht.

Die allgemeine Formel lautet:

$$P(A|B) = \frac{P(B|A)\ P(A)}{P(B)}$$

Tab. 15.5 Verteilung der Befunde

Kriterien	Anzahl
Pneumonie (P)	**8**
CRP >0,5 mg/dl	8
AF >20/min	6
Keine Pneumonie ($\bar{P}$)	**12**
CRP >0,5 mg/dl	3
AF >20/min	2
CRP = C-reaktives Protein, AF = Atemfrequenz	

Tab. 15.6 Verteilung der Befunde

Kriterien	Anzahl	Wahrscheinlichkeiten	
Pneumonie (P)	8	$P(P) = 8/(8+12) = 0{,}40$	A-priori-Wahrscheinlichkeit P(A)
CRP >0,5 mg/dl	8	$P(CRP\|P) = 8/8 = 1{,}00$	Bedingte Wahrscheinlichkeiten P(B|A)
AF >20/min	6	$P(AF\|P) = 6/8 = 0{,}75$	
Keine Pneumonie ($\bar{P}$)	12	$P(\bar{P}) = 12/(8+12) = 0{,}60$	A-priori-Wahrscheinlichkeit P(A)
CRP >0,5 mg/dl	3	$P(CRP\|(\bar{P}) = 3/12 = 0{,}25$	Bedingte Wahrscheinlichkeiten P(B|A)
AF >20/min	2	$P(AF\|(\bar{P}) = 2/12 \approx 0{,}17$	
CRP = C-reaktives Protein, AF = Atemfrequenz			

Die allgemeine Formel wird auf unser Beispiel angewendet:

$$P(P|CRP|AF)=\frac{P(CRP|P)\ P(AF|P)\ P(P)}{P(P)\ \left(P(CRP|P)+P(AF|P)\right)+P(\overline{P})\ \left(P(CRP|\overline{P})+P(F|\overline{P})\right)}$$

Die Nenner beider Brüche sind identisch, sodass es ausreicht, lediglich die Zähler zu verwenden und P(B) nicht mehr benötigt wird:

$$P(P|CRP,AF)=\frac{P(CRP|P)\cdot P(AF|P)\cdot P(P)}{P(P)\cdot\left(P(CRP|P)+P(AF|P)\right)+P(\overline{P})\cdot\left(P(CRP|\overline{P})+P(AF|\overline{P})\right)}$$

$$P(\overline{P}|CRP,AF)=\frac{P(CRP|\overline{P})\cdot P(AF|\overline{P})\cdot P(\overline{P})}{P(P)\cdot\left(P(CRP|P)+P(AF|P)\right)+P(\overline{P})\cdot\left(P(CRP|\overline{P})+P(AF|\overline{P})\right)}$$

Die Zahlenwerte werden eingesetzt:

$$P(CRP|P)\ P(AF|P)\ P(P)=1\ \ 0{,}75\ \ 0{,}4=0{,}30$$
$$P(CRP|\overline{P})\ P(AF|\overline{P})\ P(\overline{P})=0{,}25\ \ 0{,}17\ \ 0{,}6\approx 0{,}03$$

Nachdem der nach der Kürzung verbleibende Terminus für die Diagnose Pneumonie größer ist als die für keine Pneumonie, kann die Klassifikation „Pneumonie" ausgegeben werden.

15.2.4 Gauß'scher naiver Bayes-Klassifikator

Eine Abwandlung der naiven Bayes-Klassifikatoren ist der Gauß'sche naive Bayes-Klassifikator. Er nimmt ebenfalls an, dass die Eingabevariablen unabhängig voneinander sind. Zusätzlich nimmt er an, dass die Eingabevariablen normalverteilt sind.

Für das Gauß'sche naive Bayes-Verfahren werden kontinuierlich erhobene Trainingsdaten benötigt, also z. B. konkrete CRP- und AF-Werte für jede Person in den Gruppen „Pneumonie" und „keine Pneumonie". Basierend auf diesen wird für jede Variable in jeder Gruppe der Mittelwert und die Varianz berechnet und in die Formel zur Berechnung der Normalverteilung eingetragen:

$$f(x|\mu,\sigma^2)=\frac{1}{\sqrt{2\ \pi\ \sigma^2}}\ e^{-\frac{1}{2}\left(\frac{x-\mu}{\sigma}\right)^2}$$

Dabei sind μ der Mittelwert und σ^2 die Varianz. Soll eine Person klassifiziert werden mit einem CRP-Wert von 0,3 mg/dl und einer Atemfrequenz von 16/min, werden die Werte in die Formel der Normalverteilungen beider Gruppen eingesetzt (➤ Abb. 15.1).

Anschließend werden die bedingten Wahrscheinlichkeiten einer Pneumonie vs. keiner Pneumonie berechnet.

$$P(CRP|P)\ P(AF|P)\ P(P)=0{,}01\ \ 0{,}08\ \ 0{,}4\approx 0{,}00$$
$$P(CRP|\overline{P})\ P(AF|\overline{P})\ P(\overline{P})=0{,}34\ \ 0{,}38\ \ 0{,}6\approx 0{,}08$$

Hier lautet die Klassifikation also „keine Pneumonie".

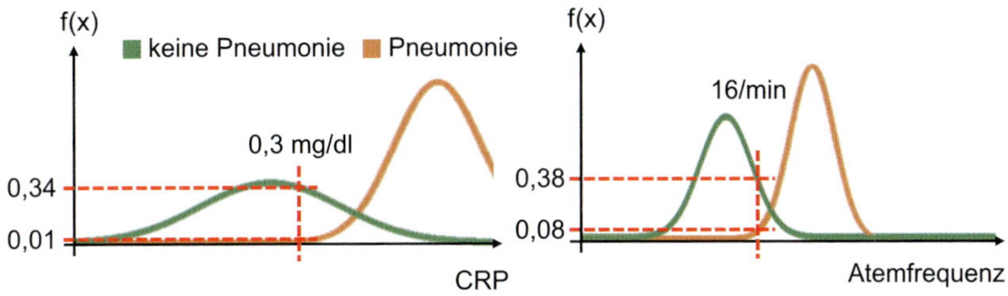

Abb. 15.1 Normalverteilungen für die erhobenen Variablen. Zur Berechnung der bedingten Wahrscheinlichkeiten P(CRP|P) und P(CRP|$\bar{P}$) (links) bzw. P(AF|P) und P(AF|$\bar{P}$) (rechts) werden die Normalverteilungen der Variablen in den entsprechenden Gruppe herangezogen. Soll z. B. P(CRP|$\bar{P}$) für einen CRP-Wert 0,3 mg/dl (CRP = C-reaktives Protein) ermittelt werden, dann wird x = 0,3 in die Formel zur Berechnung der Normalverteilung der Variable „CRP" in der Gruppe „keine Pneumonie" eingesetzt. Wie grafisch auf der linken Seite der Abbildung dargestellt, erhält man $f(0{,}3|\mu,\sigma^2) = P(CRP|\bar{P}) = 0{,}34$. In gleicher Weise lässt sich auch die Wahrscheinlichkeit für P(CRP|P) aus der Grafik ablesen, allerdings wird dazu x = 0,3 in die orange Funktion für „Pneumonie" eingesetzt. [P1522/P1523]

15.3 Gemeinsame Wahrscheinlichkeit und Wahrscheinlichkeitsverteilung

Generative Modelle nutzen die Struktur der Daten bzw. die gemeinsame Wahrscheinlichkeit **P(A ∩ B)** (➤ Kap. 15.1). Der Begriff der gemeinsamen Wahrscheinlichkeitsverteilung soll im Folgenden noch etwas genauer betrachtet werden.

Die gemeinsame Wahrscheinlichkeit P(A ∩ B) entspricht der Wahrscheinlichkeit, dass A und B gemeinsam zutreffen. Sie lässt sich wie folgt berechnen:

$$P(A \cap B) = P(B|A)\ P(A)$$

P(A) und P(B|A) ergeben sich aus den Trainingsdaten. Für unser Beispiel des einfachen naiven Bayes-Klassifikators (➤ Kap. 15.2.2) ist das für alle Kombinationen in ➤ Abb. 15.2 veranschaulicht.

Die am Ende der Verzweigungen des Baumdiagramms dargestellten gemeinsamen Wahrscheinlichkeiten lassen sich zur **Verteilung der gemeinsamen Wahrscheinlichkeiten** zusammenführen. Die Wahrscheinlichkeitsverteilung lässt sich auch tabellarisch darstellen (➤ Tab. 15.7).

Es handelt sich um eine Wahrscheinlichkeitsverteilung mit einer begrenzen Anzahl gemeinsamer Wahrscheinlichkeiten, nämlich insgesamt 4 gemeinsamen Wahrscheinlichkeiten. Man spricht hierbei auch von einer **diskreten Wahrscheinlichkeitsverteilung.** Sie ist entstanden, indem wir die Diagnose einer Pneumonie sowie den CRP-Wert jeweils als kategoriale Variablen verwendet haben. Jedoch können die Wahrscheinlichkeit einer Pneumonie sowie der CRP-Wert auch als kontinuierliche Variablen verwendet werden (z. B. beim Gauß'schen naiven Bayes-Klassifikator, ➤ Kap. 15.2.4). In diesem Fall entsteht eine **stetige Wahrscheinlichkeitsverteilung,** auch als **Dichtefunktion (Density Function)** bezeichnet (➤ Abb. 15.3).

Gemeinsame Wahrscheinlichkeiten existieren nicht nur für 2 Variablen wie A und B. Sie können grundsätzlich für beliebig viele Variablen bestehen. Im Rahmen der Bildverarbeitung kann P(A) z. B. für die Wahrscheinlichkeit eines bestimmten Bildmusters A stehen, das ein neuronales Netz bei der Verarbeitung eines Röntgen-Thorax-Bildes extrahiert hat. P(B), P(C), P(D) usw. sind wiederum die Wahrscheinlichkeiten für andere Bildmuster in der Röntgen-Thorax-Aufnahme. Die gemeinsamen Wahrscheinlichkeiten für mehr als 2 Variablen lassen sich jedoch grafisch kaum mehr sinnvoll darstellen.

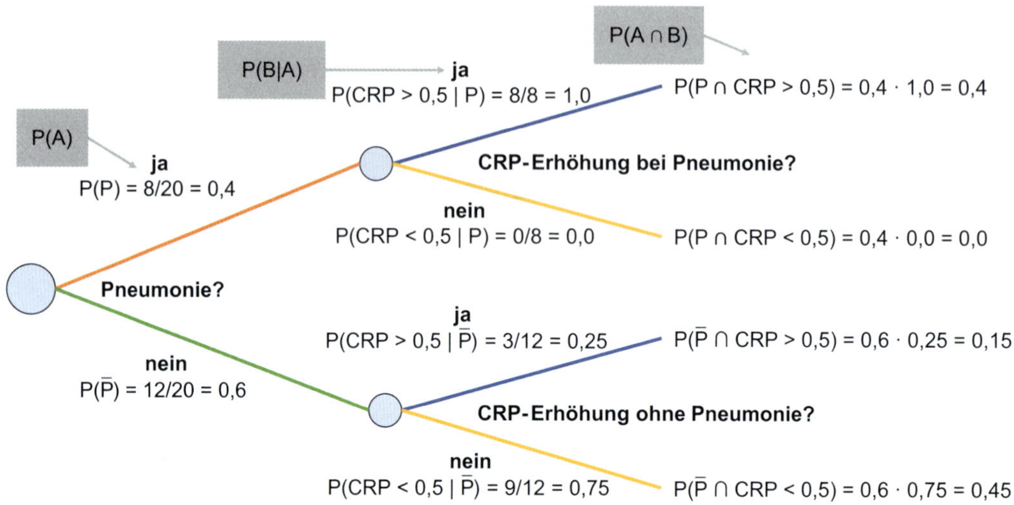

Abb. 15.2 Berechnung gemeinsamer Wahrscheinlichkeiten. Die gemeinsame Wahrscheinlichkeit P(A ∩ B) lässt sich aus P(A) und P(B|A) durch Multiplikation berechnen. Da 40 % der Patient*innen unserer Kohorte eine Pneumonie aufwiesen, gilt P(A) = P(P) = 0,4. Von den 8 Patient*innen dieser Gruppe wiesen alle auch einen CRP-Wert > 0,5 mg/dl (CRP = C-reaktives Protein) auf, sodass gilt P(B|A) = P(CRP < 0,5) = 1,0. Für die gemeinsame Wahrscheinlichkeit einer Pneumonie und einer CRP-Erhöhung ergibt sich deshalb ein Wert von 0,4 · 1,0 = 0,4 bzw. 40 %. In gleicher Wiese lässt sich auch die gemeinsame Wahrscheinlichkeit aller anderen Variablenkombinationen berechnen. [P1522/P1523]

Tab. 15.7 Berechnung der gemeinsamen Wahrscheinlichkeiten

	Pneumonie P(P) = 0,4	**Keine Pneumonie** P(P̄) = 0,6
CRP > 0,5 mg/dl P(CRP > 0,5 mg/dl) = 0,55	P(P ∩ CRP > 0,5 mg/dl) = 0,4 · 1,0 = 0,4	P(P̄ ∩ CRP > 0,5 mg/dl) = 0,6 · 0,25 = 0,15
CRP < 0,5 mg/dl P(CRP < 0,5 mg/dl) = 0,45	P(P ∩ CRP < 0,5 mg/dl) = 0,4 · 0,0 = 0,0	P(P̄ ∩ CRP < 0,5 mg/dl) = 0,6 · 0,75 = 0,45
CRP = C-reaktives Protein		

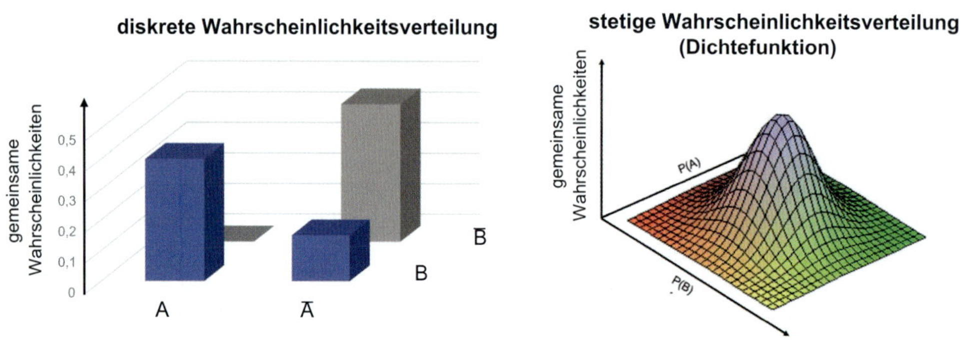

Abb. 15.3 Diskrete und stetige Wahrscheinlichkeitsverteilungen. Eine diskrete Wahrscheinlichkeitsverteilung fasst die gemeinsamen Wahrscheinlichkeiten für eine endliche Anzahl an Variablenausprägungen zusammen. Sie lässt sich daher z. B. als Säulendiagramm darstellen. Die hier gezeigten gemeinsamen Wahrscheinlichkeiten entsprechen den Werten aus ➤ Abb. 15.2 bzw. (➤ Tab. 15.7). Eine stetige Wahrscheinlichkeitsverteilung bzw. Dichtefunktion zeigt die gemeinsame Wahrscheinlichkeit für kontinuierliche Variablenausprägungen. [P1522/P1523]

Andere generative Modelle wie z. B. GANs (➤ Kap. 15.4) versuchen die Wahrscheinlichkeitsverteilung der Muster in den Trainingsdaten zu imitieren. Ihr Ziel ist es also, die Wahrscheinlichkeitsverteilung der Muster in den generierten Daten so weit es geht an die Wahrscheinlichkeitsverteilung der Trainingsdaten anzugleichen. Dadurch können GANs Bilder generieren, die echten Röntgenbildern zum Verwechseln ähnlich sehen.

Zusammenfassung

- Der **Satz von Bayes** beschreibt eine Formel zur Berechnung einer bedingten Wahrscheinlichkeit $P(A|B)$ – „Wahrscheinlichkeit von A gegeben B".
- Er bildet das Kernstück der naiven Bayes-Klassifikatoren. Hierbei handelt es sich um generative KI-Modelle, da sie die Wahrscheinlichkeit $P(A|B)$ basierend auf der gemeinsamen Wahrscheinlichkeit von $P(A \cap B)$ berechnen.
- Der **einfache naive Bayes-Klassifikator** nutzt eine einzige kategoriale Eingabevariable zur Klassifizierung.
- Der **multinomiale naive Bayes-Klassifikator** hingegen nutzt mehrere kategoriale Eingabevariablen zur Klassifizierung.
- Der **Gauß'sche naive Bayes-Klassifikator** zieht seine Modelleingaben aus einer Normalverteilung.
- Die **gemeinsame Wahrscheinlichkeit** $P(A \cap B)$ beschreibt die Wahrscheinlichkeit, dass A und B gleichzeitig auftreten. Im Unterschied zur bedingten Wahrscheinlichkeit $P(A|B)$ wird dabei nicht betrachtet, wie wahrscheinlich es ist, dass A zutrifft, wenn B bereits gegeben ist. Stattdessen wird das Auftreten von A und B unabhängig voneinander betrachtet.
- Die **Verteilung der gemeinsamen Wahrscheinlichkeiten** kann diskret oder stetig sein. Letztere kann durch die sog. **Dichtefunktion (Density Function)** dargestellt werden.

15.4 Generative Adversarial Networks (GANs)

Einer der bekanntesten Vertreter der generativen Modelle sind die Generative Adversarial Networks (GANs), was so viel bedeutet wie „generative konkurrierende Netzwerke". Ein GAN besteht aus 2 neuronalen Netzen, die im Gegenspiel zueinander agieren, um dadurch eine optimale Ausgabe zu erzeugen. GANs wurden erstmals 2014 von Ian Goodfellow et al. [7] vorgestellt und haben seitdem in vielen Bereichen der Forschung, Industrie, Kunst und Kultur Anwendungen gefunden.

Funktionsweise

Um zu verstehen, wie GANs funktionieren, verwenden wir eine Analogie: Kurt ist Kunsthändler. In seinem Kunsthandel arbeitet seit Kurzem auch sein Sohn Simon mit. Simons Aufgabe ist es, aus den Angeboten, die das Kunsthaus erhält, gefälschte Gemälde auszusortieren, weil es in letzter Zeit immer häufiger zu Fälschungen gekommen ist. Diese stammen von der Fälscherin Frida. Ihr Ziel ist es, ihre Bilder unter falschem Namen über den Kunsthändler Kurt zu verkaufen. Dazu schickt Frida ihre fertigen Bilder unter falschem Namen an das Kunsthaus, wo sie zunächst von Simon begutachtet werden. Zu Beginn waren Fridas Fälschungen noch nicht sehr gut, allerdings hatte auch Simon noch wenig Erfahrung darin, gefälschte Bilder zu erkennen. Nachdem er ein Bild von Frida begutachtet hat, teilt Simon seine Einschätzung zur Echtheit eines Bildes seinem Vater Kurt mit. Der erfahrende Kunsthändler Kurt kann Simons Einschätzungen berichtigen, wodurch dieser lernt, Fälschungen besser zu erkennen. Frida wiederum merkt, dass sie ertappt wurde, wenn sie ihr Bild nicht verkaufen kann, und versucht daraufhin, noch bessere Fälschungen zu erstellen.

Die Funktionsweise von GANs lässt sich hiermit vergleichen. Sie sind aus 2 neuronalen Netzwerken aufgebaut, die gegeneinander trainiert werden und aus den Resultaten des jeweilig anderen Netzes lernen. Die beide Netze werden als **Generator** und **Diskriminator** bezeichnet (➤ Abb. 15.4). Der Generator entspricht Frida. Er generiert z. B. Bilder. Diese Bilder dienen gemeinsam mit den Bildern aus dem Trainingsdatensatz als Eingabe für den Diskriminator, in unserem Beispiel Simon. Dieser versucht zu ermitteln, welche Bilder aus dem Trainingsdatensatz stammen und welche vom Generator erstellt wurden. Anhand der Beschreibungen, welche Bilder zum Trainingsdatensatz gehören und welche nicht, verbessert der Diskriminator seine Fähigkeit zwischen den Bildern des Trainingsdatensatzes und denen des Generators zu unterscheiden. Der Generator wiederum nutzt das Feedback, um Bilder zu erstellen, die dem Trainingsdatensatz noch ähnlicher sind.

In der Medizin können GANs genutzt werden, um künstliche Daten für das Training von Algorithmen zu generieren. So können GANs z. B. künstliche radiologische Bilddaten generieren, mit denen anschließend ein CNN zur Bildklassifizierung trainiert werden kann. Sie können jedoch auch andere Daten generieren, wie Baupläne für Moleküle, die bestimmte Eigenschaften aufweisen. Solche Modelle kommen in der Medikamententenentwicklung zum Einsatz.

Um ein GAN zu entwickeln und zu trainieren, z. B. möglichst realistische Röntgenbilder zu erzeugen, benötigen wir zunächst echte Röntgenbilder. In diesen Bildern sind eine Vielzahl von Bildmustern (A, B, C, …) enthalten. Die gemeinsame Wahrscheinlichkeitsverteilung der Bildmuster $P(A \cap B \cap C \cap \ldots)$ entspricht der Dichtefunktion.

Die künstlich erzeugten Röntgenbilder sind dann besonders originalgetreu, wenn die Verteilung der Bildmuster im künstlichen Röntgenbild der Dichtefunktion bzw. Verteilung der Muster in den originalen Röntgenbildern des Trainingsdatensatzes entspricht. Während des Trainings versucht der Generator, die Verteilungen der Bildmuster immer mehr an die der Originale anzugleichen. Dazu nutzt der Generator zunächst sog. Noise als Input. Es handelt sich dabei um Datenpunkte ohne bestimmtes Muster, die aus einer einfachen Verteilung wie einer Normalverteilung stammen. Die Noise-Daten werden in einem Vektor gebündelt, der als sog. **latenter Vektor z** bezeichnet wird. Das Modell versucht dann, den z-Vektor mit den initialen Noise-Daten

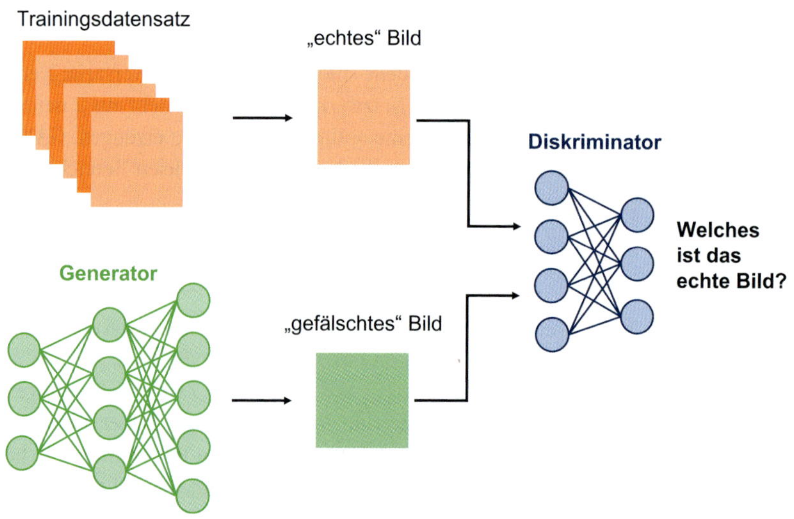

Abb. 15.4 Aufbau eines Generative Adversarial Networks (GAN). Ein GAN besteht aus 2 Hauptkomponenten, dem Generator und dem Diskriminator. Der Generator erzeugt neue Daten, wie z. B. Bilder, während der Diskriminator darauf trainiert wird, zwischen echten Daten und den vom Generator erstellten Daten zu unterscheiden. Da die beiden Netze miteinander konkurrieren, lernt der Generator, immer realistischere Daten zu produzieren, während der Diskriminator seine Fähigkeiten verbessert, zwischen echten und generierten Daten zu unterscheiden. [P1522/P1523]

so anzupassen, dass die Verteilung der Daten im z-Vektor schließlich der Dichtefunktion und damit der Verteilung der gemeinsamen Wahrscheinlichkeiten in der Realität entspricht.

Um den z-Vektor bzw. die Noise-Daten so zu verändern, dass ihre Verteilung der Dichtefunktion entspricht, wird eine Funktion verwendet, die sog. **Transformationsfunktion** (Transformation Function). Sie wird durch das neuronale Netz des Generators modelliert. Zu Beginn wird es dem Generator noch nicht gut gelingen, originalgetreue Bilder zu erstellen, da er noch nicht gelernt hat, wie er den z-Vektor hierzu am besten transformieren sollte. Durch das Training können die Gewichte des neuronalen Netzes, das die Transformationsfunktion modelliert, allerdings optimiert werden. Durch eine verbesserte Transformationsfunktion kann der z-Vektor so umgewandelt werden, dass daraus immer realistischere Bilder erzeugt werden können.

In der Realität handelt es sich sowohl bei der Dichtefunktion als auch bei der Transformationsfunktion um sehr komplexe und multidimensionale Funktionen, die eigentlich nicht grafisch dargestellt werden können. Vereinfacht kann man sich den Trainingsprozess aber vorstellen, wie in ➤ Abb. 15.5 veranschaulicht.

Um aus dem optimierten z-Vektor schließlich ein künstliches Bild zu generieren, kann der Generator z. B. Up-Convolutions nutzen – wie der Decoder eines U-Nets bei den CNNs (➤ Kap. 13). Hierbei handelt es sich um die Kombination aus einer Upsampling-Methode und Convolutions (➤ Abb. 15.6). Auf diese Weise wird die Dimensionalität des z-Vektors so erhöht, dass sie der Dimensionalität der Bilder im Trainingsdatensatz entspricht.

Training

Ausgedrückt als bedingte Wahrscheinlichkeit versucht der Generator aus dem z-Vektor durch Transformation ein Bild G(z) zu erzeugen, für das P(„echt"|G(z)), also die Wahrscheinlichkeit, dass es sich bei einem gegeben Bild G(z) um ein „echtes" Bild handelt, möglichst hoch ist. Der Diskriminator erhält sowohl die Bilder des Generators G(z) als auch die echten Bilder aus dem Trainingsdatensatz (x) und soll für diese bewerten, wie

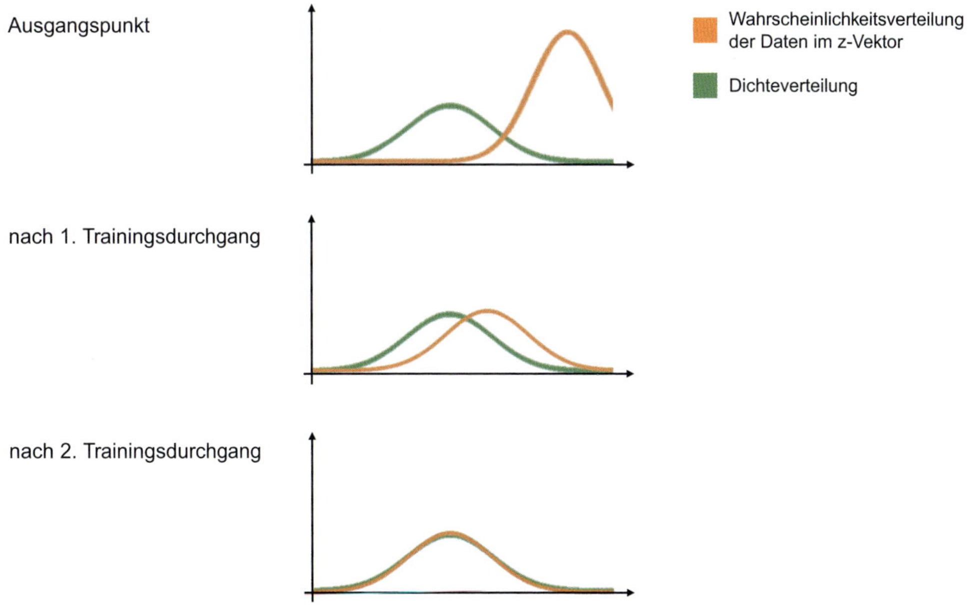

Abb. 15.5 Anpassung des z-Vektors an die Dichteverteilung. Der Generator passt den z-Vektor mit den initialen Noise-Daten schrittweise so an, dass die Verteilung der Datenpunkte im z-Vektor der Dichtefunktion, also der Verteilung der Datenpunkte in der Realität entspricht. [P1522/P1523]

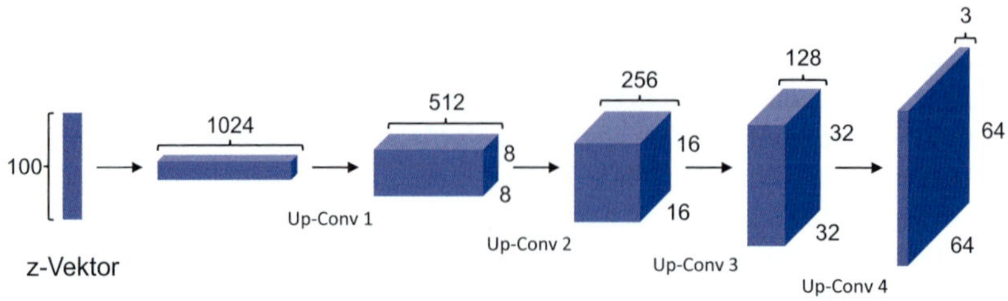

Abb. 15.6 Upsampling zur Bilderzeugung. Um basierend auf dem z-Vektor neue Daten zu generieren, kann der Generator z. B. Up-Convolutions verwenden, also Upsampling in Kombination mit Convolutions. Hierbei wird die Dimensionalität schrittweise erhöht, bis diese der Dimensionalität der ursprünglichen Trainingsdaten entspricht. [P1522/P1523]

hoch P(„echt"|G(z)) bzw. P(„echt"|x) tatsächlich sind. Ziel des Diskriminators ist es, für P(„echt"|G(z)) einen möglichst kleinen Wert (0 %) und für P(„echt"|x) einen möglichst hohen Wert (100 %) zu berechnen.

Doch wie trainieren sich Generator und Diskriminator gegenseitig? Hierzu wird für den Generator und den Diskriminator jeweils eine eigene **Fehlerfunktion** bzw. Loss Function L definiert, die Bezug nimmt zur Leistung des jeweiligen Gegenspielers. Für den Diskriminator lautet wie Fehlerfunktion L_D wie folgt:

$$L_D = Error\left(D(x),1\right) + Error\left(D\left(G(z)\right),0\right)$$

Im Einzelnen bedeuten die Bestandteile der Funktion:

- D(x) – Bewertung der echten Daten durch den Diskriminator: Der Diskriminator beurteilt, wie wahrscheinlich es ist, dass die echten Daten real sind. Das Ziel ist, dass diese Bewertung möglichst nahe bei 1 liegt, da echte Daten als „echt" klassifiziert werden sollen.
- D(G(z)) – Bewertung der vom Generator erzeugten Daten durch den Diskriminator: Der Diskriminator beurteilt, wie wahrscheinlich es ist, dass die vom Generator erzeugten Daten echt sind. Das Ziel ist, dass diese Bewertung möglichst nahe bei 0 liegt, da gefälschte Daten als solche klassifiziert werden sollen.
- x – echte Daten: x repräsentiert die Daten aus dem Trainingsdatensatz, die als „echt" gelten.
- z – latenter Vektor: In GANs wird der latente Vektor wie beschrieben als Eingabe für den Generator verwendet, um neue Daten zu generieren. Während des Trainings lernt der Generator, wie er diesen latenten Vektor so verändern kann, dass damit realistische Daten G(z) erzeugt werden können.
- Error(a, b) – Fehler zwischen 2 Werten a und b: Diese Funktion quantifiziert den Fehler zwischen 2 Werten a und b. In diesem Fall entspricht a der Bewertung des Diskriminators für echte bzw. gefälschte Daten (D(x) bzw. D(G(z))), und b entspricht den Zielen (1 für „echte" Daten D(x) bzw. 0 für „gefälschte" Daten D(G(z))).

Die Fehlerfunktionen des Generators und des Diskriminators können in ➤ Abb. 15.4 integriert werden, wodurch ➤ Abb. 15.7 entsteht.

Der Generator auf der anderen Seite wird trainiert, um den Diskriminator zu überlisten, indem er versucht, seine Bewertung der gefälschten Daten (D(G(z))) so nahe wie möglich an 1 zu bringen. Die Fehlerfunktion des Generators L_G lautet damit:

$$L_G = Error\left(D\left(G(z)\right),1\right)$$

Als spezifische Fehlerfunktion nutzen Diskriminator und Generator typischerweise die **Binary Cross Entropy.** Sie eignet sich besonders für binäre Klassifizierungsprobleme, also die Klassifizierung der Bilder als „echt" oder „gefälscht":

$$L(\hat{y}, y) = -\sum y \cdot \log(\hat{y}) + (1-y) \cdot \log(1-\hat{y})$$

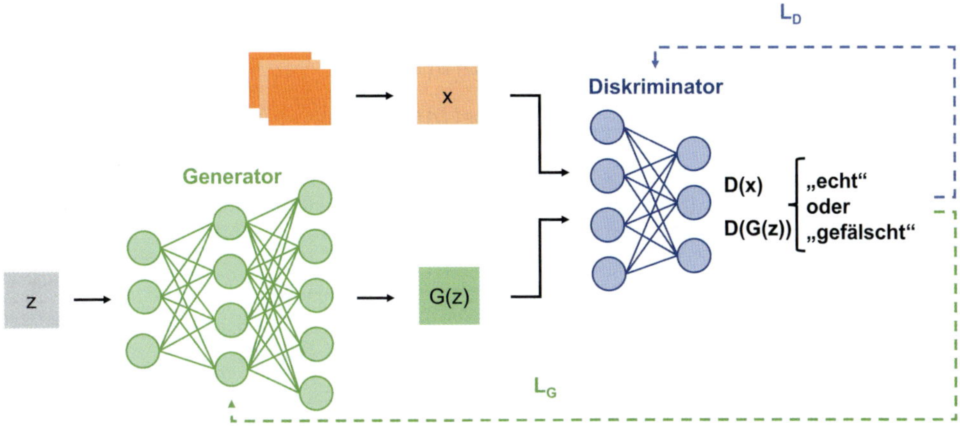

Abb. 15.7 Veranschaulichung der Fehlerfunktionen des Generators und des Diskriminators. Zur Generierung neuer Daten wie z. B. Bildern formt der Generator den Input-Vektor z so um, dass er den Daten aus dem Trainingsdatensatz möglichst ähnlich wird. Es entsteht ein „gefälschtes Bild" G(z). Dieses dient gemeinsam mit einem Trainingsbild (x) als Input für den Diskriminator, der für jedes Bild berechnet, wie wahrscheinlich es ist, dass es sich um ein echtes Bild handelt. Für ein „echtes" Bild berechnet der Diskriminator D(x), für ein gefälschtes D(G(z)), wobei für D(x) ein Wert möglichst nahe 1 und für D(G(z)) ein Wert möglichst nahe 0 berechnet werden soll. Mithilfe der jeweiligen Fehlerfunktion L_D bzw. L_G werden Generator und Diskriminator so optimiert, dass sie ihrer Aufgabe im darauffolgenden nächsten Zyklus noch besser nachkommen und das GAN immer bessere „Fälschungen" hervorbringen kann. [P1522/P1523]

Im Einzelnen bedeuten die Bestandteile der Funktion:

- y – Dies ist das Label, also z. B. 1 für ein „echtes" oder 0 für ein „gefälschtes" Bild.
- $\hat{y}$ – Dies ist die vom Modell vorhergesagte Wahrscheinlichkeit, dass der Datenpunkt zur Klasse 1 gehört. Die Wahrscheinlichkeit für die Klasse 0 ist $1 - \hat{y}$.
- $y \cdot \log(\hat{y})$ – Dieser Teil trägt nur dann zum Fehler bei, wenn das Label 1 beträgt, also das Bild tatsächlich „echt" ist. Liegt die Klasse 1 vor und es wird auch eine hohe Wahrscheinlichkeit $\hat{y}$ für 1 vom Diskriminator ausgegeben, gibt die Fehlerfunktion einen geringen Fehler aus. Wird fälschlicherweise nur eine geringe Wahrscheinlichkeit für 1 vom Modell berechnet, gibt die Funktion einen großen Fehler aus.
- $(1 - y) \cdot \log(1 - \hat{y})$ – Dieser Teil verhält sich wie der erste Teil der Formel, wird aber umgekehrt nur dann relevant, wenn das Label 0 beträgt, also tatsächlich ein „gefälschtes" Bild vorliegt.
- Negatives Vorzeichen – Die negative Summe wird verwendet, um eine Fehlerfunktion zu erstellen, die minimiert wird.

Hierzu ein Rechenbeispiel: Wenn der Diskriminator für ein tatsächlich „echtes" Bild eine Wahrscheinlichkeit von 90 % ($\hat{y} = 0{,}9$) ausgibt, dass es sich um ein „echtes" Bild handelt, beträgt der Verlust $L(0{,}9, 1) = -(1 \cdot \log(0{,}9) + (1-1) \cdot \log(1-0{,}9)) = -\log(1 \cdot 0{,}9) \approx 0{,}1$.

Hätte es sich jedoch tatsächlich um ein „gefälschtes" Bild gehandelt und er hätte dennoch eine Wahrscheinlichkeit von 90 % ausgegeben, würde der Verlust $L(0{,}9, 0) = -(0 \cdot \log(0{,}9) + (1-0) \cdot \log(1-0{,}9)) = -(\log(0{,}1)) \approx 2{,}3$ betragen.

Die Umwandlung der Fehlerfunktion L_D ergibt:

$$L_D = Error(D(x),1) + Error(D(G(z)),0)$$
$$\rightarrow L_D = -\sum \log(D(x)) + \log(1 - D(G(z)))$$

Dabei gibt Error(D(x),1) den Fehler an, wenn der Diskriminator „echte" Daten bewertet, und Error(D(G(z)), 0), wenn er „gefälschte" Daten bewertet.

Entsprechend ergibt die Umwandlung der Fehlerfunktion L_G:

$$L_G = Error\left(D\left(G\left(z\right)\right),1\right)$$
$$\rightarrow L_G = -\sum \log\left(D\left(G\left(z\right)\right)\right)$$

Im ursprünglichen Paper von Goodfellows et al. finden sich allerdings etwas andere Versionen der oben hergeleiteten Fehlerfunktion L_D und L_G:

$$L_D = \max\left\{\log\left(D\left(x\right)\right) + \log\left(1 - D\left(G\left(z\right)\right)\right)\right\}$$
$$L_G = \min\left\{\log\left(D\left(x\right)\right) + \log\left(1 - D\left(G\left(z\right)\right)\right)\right\}$$

Im Wesentlichen besteht der Unterschied zwischen der Version der Fehlerfunktionen und den oben hergeleiteten im Vorzeichen und darin, ob eine bestimmte Größe minimiert oder maximiert werden soll. Die Fehlerfunktion im Originalpaper verdeutlicht dabei, dass der Diskriminator versucht, möglichst viele Bilder richtig als „echt" oder „gefälscht" zu klassifizieren. Die Fehlerfunktion soll entsprechend maximiert werden. Ziel des Generators als Gegenspieler des Diskriminators ist es hingegen, diese Funktion zu minimieren.

Die beiden Fehlerfunktionen lassen sich zu einem sog. Min-Max-Spiel zusammenfassen:

$$L_{D,G} = \frac{\min}{G}\frac{\max}{D}\left\{\log\left(D\left(x\right)\right) + \log\left(1 - D\left(G\left(z\right)\right)\right)\right\}$$

Fehlerfunktionen werden genutzt, um die Gewichte neuronaler Netze, also des Generators und des Diskriminators, rückwirkend und iterativ anzupassen (➤ Kap. 12). In der Praxis werden Generator und Diskriminator normalerweise zeitlich getrennt voneinander trainiert. Wird der Diskriminator trainiert, erhält er einen Datensatz aus „echten" Bildern und vom Generator generierten „gefälschten" Bildern. Seine Aufgabe ist es dann die Bilder als „echt" = 1 oder „gefälscht" = 0 zu klassifizieren. Der Generator wiederum wird durch den Diskriminator trainiert. Dazu werden die Gewichte im Diskriminator eingefroren, sodass während des Trainings des Generators nur die Gewichte des Generators angepasst werden. Das Training endet schließlich, wenn ein Gleichgewicht zwischen der Leistung des Generators und des Diskriminators eingetreten ist, also beide in ihrer spezifischen Leistung nicht mehr besser werden.

GANs sind noch immer Gegenstand der Forschung. So ist z. B. noch nicht abschließend geklärt, woran der Diskriminator genau festmacht, welche Bilder „echt" und welche „gefälscht" sind. Ob GANs hierzu wirklich die Wahrscheinlichkeitsverteilung der Daten bzw. die Struktur der Daten im Trainingsdatensatz nutzen (➤ Kap. 15.1), ist umstritten.

Zusammenfassung

- Generative Adversarial Networks (GANs) sind generative KI-Modelle, die neue Daten wie z. B. Bilder produzieren, die u. a. für das Training anderer KI-Modelle genutzt werden können.
- Sie bestehen aus 2 neuronalen Netzen, die miteinander konkurrieren:
  - Der **Generator** erzeugt neue Daten, die den Trainingsdaten möglichst ähnlich sein sollen.
  - Der **Diskriminator** versucht zwischen echten Daten (aus dem Trainingsdatensatz) und den vom Generator erstellten Daten zu unterscheiden.
- Diese Funktionsweise wird in einer gemeinsamen **Fehlerfunktion** ausgedrückt, die genutzt wird, um die Gewichte der beiden neuronalen Netze zu optimieren.

15.5 Modelle für sequenzielle Daten wie Sprache

Die KI-Modelle, die wir uns bisher angesehen haben, hatten allesamt sowohl als Eingabe als auch als Ausgabe einen Vektor, eine Matrix oder einen Tensor. Solche Modelle werden auch als **Vector-to-Vector-Modelle** bezeichnet. Sie eigenen sich für die Verarbeitung von statischen Daten, etwa in Form von Tabellen oder Bildern. Nicht betrachtet haben wir bislang Modelle, die auch sequenzielle Daten verarbeiten können und für die Medizin hochrelevant sind. Viele potenzielle Modelleingaben sind sequenzielle Daten, wie z. B. Elektrokardiogramme (EKGs), Elektroenzephalografie-Aufnahmen (EEGs), 24-Stunden-Blutdruckmessungen, Sprachaufnahmen von Anamnesegesprächen, wissenschaftliche Veröffentlichungen und medizinische Lehrbücher. Zudem sind auch viele potenzielle Modellausgaben sequenziell wie etwa ärztliche Briefe, Anamnese-, Untersuchungs-, OP-Protokolle und radiologische Befundberichte.

Je nach Art der Ein- und Ausgaben werden hierbei mehrere grundlegende Anwendungen unterschieden:

- **Vector-to-Sequence-Modelle** akzeptieren eine statische Eingabe und produzieren eine Sequenz. Ein Beispiel sind ausführlichere Beschreibungen von Bildeingaben wie etwa ein radiologischer Befundbericht zu einem Röntgen-Thorax.
- **Sequence-to-Vector-Modelle** produzieren eine statische Ausgabe basierend auf sequenziellen Eingaben. Beispiele sind die Erstellung einer Abbildung basierend auf Texteingaben oder das sog. Sentiment Mining, bei dem Texte wie Rezensionen oder Posts in den sozialen Medien als eine Stimmung wie „zufrieden" vs. „unzufrieden" klassifiziert werden.
- **Sequence-to-Sequence-Modelle** nutzen sequenzielle Daten als Eingabe und generieren sequenzielle Daten aus Ausgabe. Beispiele sind etwa Chatbots oder Übersetzungsprogramme, aber auch Textbefunde zu sequenziellen Daten wie etwa einem EKG.

Handelt es sich bei der Art der sequenziellen Daten um Sprache, spricht man auch von **Natural Language Processing (NLP).** Da es sich zumindest bei leistungsstarken NLP-Algorithmen um sehr große KI-Modelle handelt, werden sie auch als **Large Language Models (LLMs)** bezeichnet. Es gibt verschiedene KI-Modelle, die sequenzielle Daten wie Sprache verarbeiten können. Die heute wichtigsten sind Recurrent Neural Networks (RNNs, ➤ Kap. 15.5.2) bzw. die Sonderform Long-Short-Term-Memory-Modelle (➤ Kap. 15.5.3) sowie Transformer (➤ Kap. 15.5.4). Bei diesen handelt es sich um Weiterentwicklungen von klassischen FCNNs.

15.5.1 Sprache in Zahlen

Um die Frage zu klären, wie man sequenzielle Daten wie etwa Sprache in neuronale Netze einspeist, betrachten wir die Textsequenz „Der Patient hat Bauchschmerzen" (➤ Abb. 15.8). Um diese Sequenz in Zahlenwerte umzuwandeln, könnten wir jeden Buchstaben und jedes Satzzeichen der Sequenz einzeln als Zahlenwert codieren. Damit hätten wir bei Beachtung von Groß- und Kleinschreibung und je nach Auswahl an Satz- und Sonderzeichen rund 70 verschiedene Zahlen zu Verfügung, die wir in Form eines Vektors in ein neuronales Netz schleusen könnten. Da die Wörter in Buchstaben zerlegt und die entsprechenden Zahlenwerte unabhängig voneinander eingeschleust würden, ginge hierdurch jedoch der Zusammenhang zwischen den Buchstaben und damit viel Information verloren.

Alternativ könnten wir auch jedes Wort als Zahl darstellen. Hierdurch benötigten wir zwar erheblich mehr Zahlen, weil z. B. der deutsche Wortschatz aus rund einer halben Million Wörtern besteht. Jedoch gingen hierdurch weniger Informationen verloren. Nicht berücksichtigt wäre jedoch, dass es in unserer Sprache auch viele Zusammenhänge zwischen Wörtern gibt. Einerseits gibt es verschiedene grammatikalische Flexionen wie „haben", „hat", „hast" usw., die eigene Zahlen erhalten würden. Auch gibt es z. B. Synonyme, die z. T. im Alphabet jedoch weit auseinander stehen und somit als sehr unterschiedliche Zahlenwerte codiert würden.

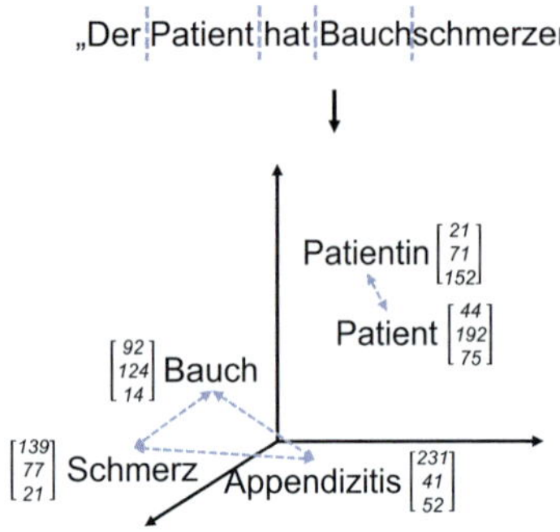

Abb. 15.8 Embedding einer Textsequenz. Die Textsequenz kann in Sequenzabschnitte wie Wörter oder Wortbestandteile zerlegt werden (Tokens). Diese können in Vektoren umgewandelt werden, die die semantische Nähe der Sequenzabschnitte zueinander berücksichtigen (Embedding). [P1522/P1523]

In der Realität werden daher meist Wortbausteine, sog. **Tokens,** verwendet, wie z. B. „hab“ und „en“. Es existieren mehrere Codiervorlagen wie z. B. Word2Vec, die Wörter in Tokens umwandeln, und die Tokens als Vektoren so codieren, dass sprachliche (semantische) Zusammenhänge berücksichtigt werden. Die Überführung der Eingabesequenz bzw. Sprache in Zahlen bzw. Vektoren wird auch als **Embedding** bezeichnet (➤ Abb. 15.8). Die Vektor-Codierungen bzw. Embeddings der Tokens können anschließend in neuronale Netze eingeschleust werden.

15.5.2 Recurrent Neural Networks (RNNs)

RNNs sind eine Art von neuronalen Netzen, die in den 1970er- und 1980er-Jahren für die Verarbeitung sequenzieller Daten entwickelt wurde. Als Eingabe akzeptieren sie einzelne Sequenzabschnitte, z. B. ein Token-Embedding, und verarbeiten diese wie ein FCNN. Hinzu kommt jedoch, dass das RNN über eine zusätzliche rekurrierende Verbindung verfügt (➤ Abb. 15.9). Durch sie wird die aktuelle Ausgabe des Netzes auch an das Netz weitergeleitet, das den nächsten Token verarbeitet. Dadurch werden Informationen aus früheren Zeitschritten und damit auch Abhängigkeiten in der Sequenz berücksichtigt. So gibt es sprachlich häufig Zusammenhänge von Wörtern, die weit voneinander entfernt stehen.

Soll beispielsweise eine Textsequenz aus dem Englischen ins Deutsche übersetzt werden, wird die ursprüngliche englische Textsequenz in Tokens unterteilt (z. B. die einzelnen Wörter). Jeder Token wird dann nacheinander in ein eigenes FCNN eingeschleust und dadurch übersetzt. Gleichzeitig wird die Ausgabe des Netzes, d. h. die Übersetzung, an das FCNN weitergereicht, das den nächsten Token übersetzt (➤ Abb. 15.9).

Detaillierter betrachtet (➤ Abb. 15.10) wird – wie in einem FCNN (➤ Kap. 12) – in jedem Zeitschritt t zunächst die Eingabe x_t mit den Gewichten W_x multipliziert. Jedoch bekommt der Hidden Layer noch eine weitere Eingabe, nämlich den Wert h_{t-1} des letzten Zeitschritts t−1 multipliziert mit einer Gewichtsmatrix W_h. Diese Summe wird in eine Aktivierungsfunktion eingesetzt (stellvertretend durch „σ“ abgekürzt). Dadurch ergibt sich der Wert h_t als Hidden State des aktuellen Zeitpunkts. Dieser wird mit einer letzten Gewichtsmatrix W_o multipliziert und in eine letzte Aktivierungsfunktion σ eingesetzt, um die Ausgabe $\hat{y}_t$ zu erhalten. Zudem wird h_t jedoch auch bereits an den nächsten Zeitschritt weitergeleitet, um dort als zusätzlicher Input zu dienen.

CAVE

Jeder Token wird sequenziell durch ein eigenes FCNN verarbeitet. Allerdings weisen diese Netze immer dieselbe Architektur auf. Auch die Gewichte W_x, W_h und W_o bleiben für alle Tokens gleich und werden durch das Training des Modells angepasst.

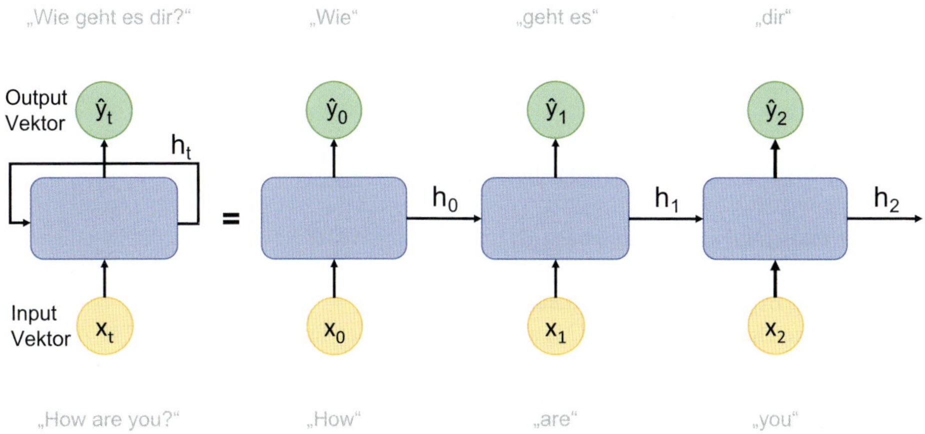

Abb. 15.9 Allgemeiner Aufbau eines Recurrent Neural Networks (RNN). Ein RNN besteht aus einer Kette von sich wiederholenden Modulen bzw. neuronalen Netzen (blau), die als Zeitschritte betrachtet werden können. Jedes Modul verarbeitet als Eingabedaten (gelb) einen Sequenzabschnitt z. B. in Form eines Token-Embeddings und generiert eine Ausgabe (grün). Gleichzeitig wird eine Verbindung zu den Modulen für die nächsten Zeitschritte hergestellt. Dieses Modul erhält also als Eingaben nicht nur das aktuelle Token-Embedding, sondern auch eine Ausgabe des vorangegangenen Moduls. Dies ermöglicht dem RNN, Zusammenhänge zwischen Sequenzabschnitten zu berücksichtigen. Soll der Text „How are you?" aus dem Englischen ins Deutsche übersetzt werden, wird zunächst „How" als erster Token in das erste Netz eingeschleust und zu „Wie" übersetzt. Anschließend wird der Token „are" übersetzt. Das zuständige Netz erhält dazu nicht nur den Token „are", sondern auch die Übersetzung des letzten Tokens „How". [P1522/P1523]

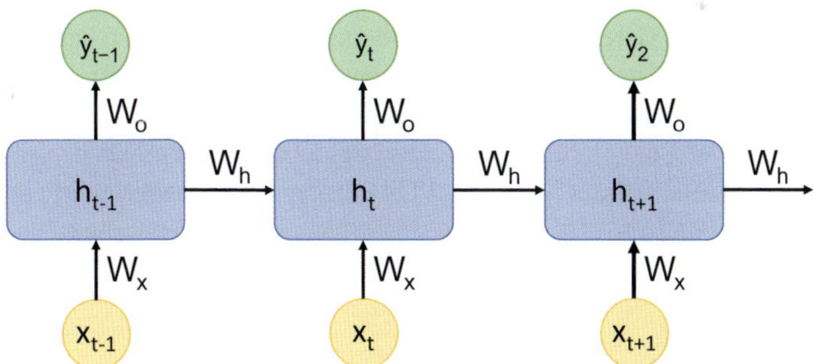

$$\hat{y}_t = \sigma(\sigma(x_t \cdot W_x + h_{t-1} \cdot W_h) \cdot W_o)$$

Abb. 15.10 Detaillierte Funktionsweise eines Recurrent Neural Networks (RNN). Die Eingabe eines Zeitabschnitts x_t wird mit der Gewichtsmatrix W_x multipliziert. Zudem wird der Hidden State des letzten Zeitabschnitts h_{t-1} mit einer eignen Gewichtsmatrix W_h multipliziert. Das Ergebnis beider Berechnungen wird summiert, um so Beziehungen zwischen Zeitabschnitten zu berücksichtigen. Diese Summe wird in eine Aktivierungsfunktion eingesetzt, wodurch sich der Hidden State des aktuellen Zeitpunkts h_t ergibt. Dieser wird mit einer weiteren Gewichtsmatrix W_o multipliziert und in eine letzte Aktivierungsfunktion eingesetzt, sodass die Ausgabe $\hat{y}_t$ entsteht. Zudem wird der aktuelle Hidden State h_t an den nächsten RNN-Abschnitt weitergeleitet. [P1522/P1523]

Jedoch haben RNNs mehrere Nachteile. Einerseits arbeiten sie schrittweise und nicht parallel, was die Rechendauer deutlich erhöht. Ein weiterer Nachteil ergibt sich aus der Tatsache, dass die Gewichte W_x, W_h und W_o aller Netze bzw. Verknüpfungen identisch sind. Die Gewichte werden durch Multiplikation angewendet. Sind die Gewichte groß (größer als 1), entsteht durch deren repetitive Anwendung ein sehr großer Gradient **(Exploding Gradient),** sind die Gewichte klein (kleiner als 1), entsteht durch deren repetitive Anwendung ein sehr kleiner Gradient **(Vanishing Gradient).** Der Effekt ist umso größer, je länger der Sequenzabschnitt ist bzw. je mehr Tokens verarbeitet werden. Dadurch können Beziehungen zwischen weit entfernt liegenden Sequenzabschnitten bzw. Wörtern nicht gut modelliert werden.

15.5.3 Long-Short-Term-Memory-Modelle

LSTM-Modelle wurden 1997 erstbeschrieben [32] und sind eine Weiterentwicklung der RNNs, die weiter entfernte Abhängigkeiten zwischen den Sequenzabschnitten besser berücksichtigen können und das Problem des Verschwindens oder Explodierens von Gradienten vermindern.

Wie die klassischen RNNs bestehen LSTMs aus wiederkehrenden Einheiten, die als LSTM-Zellen bezeichnet werden (➤ Abb. 15.11). Jede LSTM-Zelle besteht aus 3 sog. **Gates** (Toren): dem Eingangstor, dem Ausgangstor und dem Vergessens-Tor. Diese Tore kontrollieren den Informationsfluss innerhalb der LSTM-Zelle und helfen dabei, unerwünschte Informationen zu entfernen oder wichtige Informationen zu speichern. Im Folgenden soll die kompliziert aussehende ➤ Abb. 15.11 schrittweise erläutert werden.

Oben befindet sich der LTM-Pfad (LTM = Long-Term Memory). Zahlenwerte werden hier nur durch eine Multiplikation und eine Summe modifiziert. Der Pfad enthält keine Gewichte, die den Gradienten verschwinden oder explodieren lassen könnten. Unten befindet sich der STM-Pfad (STM = Short-Term Memory). Hier finden multiple Aktivierungsfunktionen Anwendung und es werden mehrere Gewichte angewendet (in der Abbildung nicht dargestellt).

Wie bei den klassischen RNNs wird jeder Token durch eine eigene Zelle verarbeitet. Zudem fließt das bisherige LTM bzw. die LTM-Ausgabe des letzten Blocks in den LTM-Pfad. Das bisherige STM bzw. die STM-Ausgabe des letzten Blocks fließt in den STM-Pfad.

Im **Forget Gate (Vergessens-Gate)** werden STM und aktueller Input bzw. Token jeweils mit Gewichten multipliziert und dann summiert. Das Ergebnis fließt in eine Sigma-Funktion, sodass ein Wert zwischen 0 und 1 entsteht. Dieser Wert wird nun mit dem LTM multipliziert. Werte nahe 0 führen dazu, dass das LTM reduziert bzw. vergessen wird. Werte nahe 1 führen dazu, dass das LTM aufrechterhalten wird. Zusammenfassend entscheidet das Forget Gate also, welcher Anteil des LTM erhalten bleibt bzw. erinnert wird.

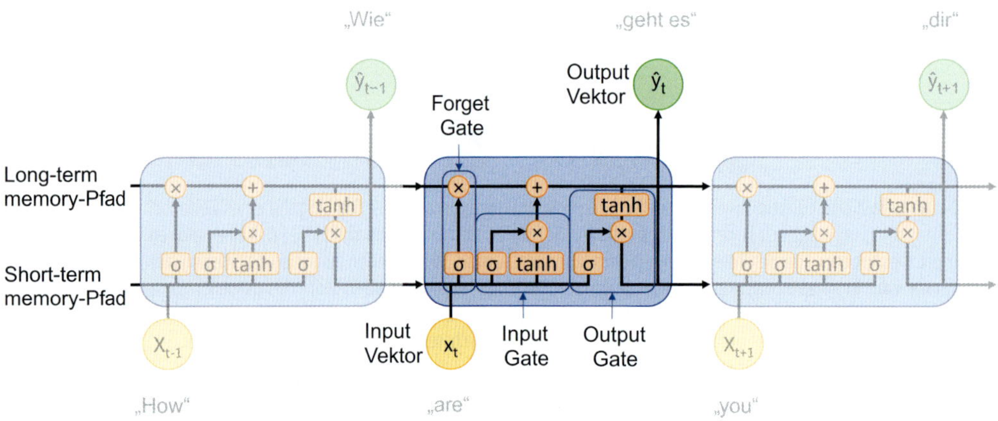

Abb. 15.11 Aufbau eines LSTM-Modells (LSTM = Long Short-Term Memory). Wie andere Recurrent Neural Networks (RNNs) bestehen LSTMs aus mehreren Abschnitten (Zellen), die Eingabedaten wie z. B. Token-Embeddings verarbeiten. Die Zellen der LSTMs bestehen hierbei aus 3 Gates (Toren). Das Forget Gate kontrolliert, welcher Anteil des Long-Term Memory (LTM) erhalten bleibt bzw. erinnert wird. Das Input Gate nimmt den aktuell zu verarbeitenden (hier: zu übersetzenden) Token entgegen und kontrolliert, was zum LTM neu hinzukommen soll. Das Output Gate berechnet die Ausgabe des aktuellen Blocks (hier: die fertige Übersetzung) und kontrolliert zudem das Short-Term Memory (STM). [P1522/P1523]

Das **Input Gate (Eingabe-Gate)** entscheidet, welcher Wert zum LTM hinzuaddiert wird. Es ist zweigeteilt. Der linke Teil des Input Gates enthält eine weitere Sigma-Funktion, gibt also einen Wert zwischen 0 und 1 aus. Der rechte Teil des Input Gates enthält eine tanh-Funktion, gibt also einen Wert zwischen –1 und 1 aus. Die Ausgaben beider Teile werden multipliziert und das Ergebnis zum LTM hinzuaddiert. Der rechte Teil des Input Gates mit seiner Ausgabe zwischen –1 und 1 kann als „potenzielles LTM" interpretiert werden. Der linke Teil des Input Gates mit seiner Ausgabe zwischen 0 und 1 kann als „tatsächliches LTM" interpretiert werden, also als Prozentanteil des „potenziellen LTM", der wirklich erinnert wird. Schließlich wird das „potenzielle LTM" mit diesem Wert zwischen 0 und 1 multipliziert. Gibt die tanh-Funktion im rechten Teil z. B. einen Wert von 0,8 aus und die Sigma-Funktion im linken Teil einen Wert von 0,9, kommen letztlich $0{,}8 \times 0{,}9 = 0{,}72$ zum LTM hinzu.

Zusammenfassend entscheidet das Input Gate, was zum LTM neu hinzukommen soll. Nach Addition der Werte aus dem Forget Gate und dem Input Gate steht das finale LTM des gesamten LSTM-Blocks fest. Dieser wird an den nächsten Block übergeben.

15

Im **Output Gate (Ausgabe-Gate)** wird nun noch das STM aktualisiert und der Output des LSTM-Blocks berechnet. Hierzu werden wie schon im Input Gate das Ergebnis einer tanh-Funktion und das Ergebnis einer Sigma-Funktion durch eine Multiplikation zusammengeführt. Die Ausgabe der tanh-Funktion kann als „potenzielles STM" interpretiert werden, die Ausgabe der Sigma-Funktion als Prozentwert dieses potenziellen STMs, das tatsächlich übernommen wird. Das neu berechnete STM des aktuellen LSTM-Blocks wird an den folgenden Block weitergeleitet. Zudem stellt es auch den Output des LSTM-Blocks dar.

Gegenüber moderneren Algorithmen wie den Transformern (➤ Kap. 15.5.4) weisen LSTMs den Nachteil auf, dass ihre Berechnungen wie bei klassischen RNNs sequenziell stattfinden. Für jeden Token wird ein eigener Block benötigt, die schrittweise nacheinander durchgerechnet werden. Die Berechnungen der Transformer sind hingegen parallelisierbar, d. h. alle Tokens können auf einmal verarbeitet werden (➤ Kap. 15.5.4). Das spart Zeit bei der Berechnung.

Der Erfinder der LSTMs, Sepp Hochreiter, hat 2024 eine Weiterentwicklung der LSTMs, sog. **Extended LSTMs (xLSTMs)** vorgestellt, die ebenfalls parallele Berechnungen ermöglichen [33]. Bei verschiedenen standardisierten Datenbanken zeigten sie eine ähnliche oder teils bessere Leistung als Transformer-Architekturen, sodass abzuwarten bleibt, welche Algorithmen sich im Bereich des NLP langfristig durchsetzen werden.

15.5.4 Transformer

Spätestens durch den Triumphzug von ChatGPT sind sie weltberühmt geworden: Transformer-Modelle. Sie bilden den Kern der heute leistungsfähigsten Sprachsoftware wie **GPT (Generative Pre-trained Transformer)** der Firma OpenAI oder **BERT (Bidirectional Encoder Representations from Transformers)** von Google. Aber nicht nur NLP-Algorithmen, sondern auch Programme wie AlphaFold, das Aminosäuresequenzen verarbeitet, oder Computer-Vision-Anwendungen basieren heute auf Transformern.

Sequenz-Eingaben

Die Transformer-Architektur wurde 2017 erstbeschrieben [8]. Wie RNNs bzw. LSTMs handelt es sich hierbei um eine besondere Art neuronaler Netze. Anders als bei RNNs bzw. LSTMs erfolgt die Eingabe jedoch nicht schrittweise, sondern auf einmal, d. h. alle Token-Embeddings (z. B. Wörter, Aminosäuresequenzen, Bilder) werden auf einmal in den Transformer eingeschleust. Dies macht die Verarbeitung deutlich recheneffizienter und erlaubt eine bessere Berücksichtigung von Zusammenhängen weit entfernter Sequenzabschnitte. Während ältere Sprachmodelle wie RNNs lediglich ein Token nach dem anderen als Eingabe akzeptieren und verarbeiten können, verarbeiten Transformer somit die gesamte Texteingabe auf einmal.

Auch bei Transformern ist es gängig, Embeddings zu verwenden, die die natursprachliche Nähe bzw. Zusammenhänge der Tokens berücksichtigen (vgl. ➤ Abb. 15.8). Hinzu kommen jedoch Codierungen zur Position eines Wortes bzw. Tokens in der Textsequenz. Die resultierenden Vektoren enthalten dadurch sowohl Informationen zum Wort und seiner Bedeutung als auch zu seiner Position im Satz. Diese Vektoren werden auch als Kontextvektoren bezeichnet. Bei ihnen handelt es sich um optimierte Vektorrepräsentationen der Textsequenz, die parallel in den sog. Encoder eingeschleust werden (➤ Abb. 15.12). Die im Folgenden erläuterte Transformer-Architektur entspricht der Architektur der Erstveröffentlichung von 2017 [8]. Mittlerweile existiert jedoch eine Vielzahl an Abwandlungen und Modifikationen.

Grundlegende Architektur

Die Aufgabe des Encoders besteht darin, die eingegebene Textsequenz zu „verstehen", bevor im Decoder die Ausgabe produziert wird. In der Praxis werden meist mehrere Encoder- und Decoder-Blöcke hintereinandergeschaltet, um komplexere Berechnungen zu ermöglichen.

Im Encoder durchwandern alle Kontextvektoren parallel zunächst einen sog. **Attention Layer.** Sie bilden das Kernstück der Transformer. In den Attention Layers werden die sog. Attention-Gewichte berechnet, die die Beziehung zwischen den vielen Kontextvektoren modellieren. Hierdurch entstehen sog. Attention-Vektoren, die noch weiter verbesserte Token-Embeddings darstellen, die neben den initialen Input-Embeddings und Positionscodierungen auch Informationen zur Beziehung zu anderen Wörtern im Text enthalten (s. u.). Die Attention-Vektoren werden anschließend in einem klassischen neuronalen Netz weiterverarbeitet und anschließend an den Decoder weitergereicht (➤ Abb. 15.12).

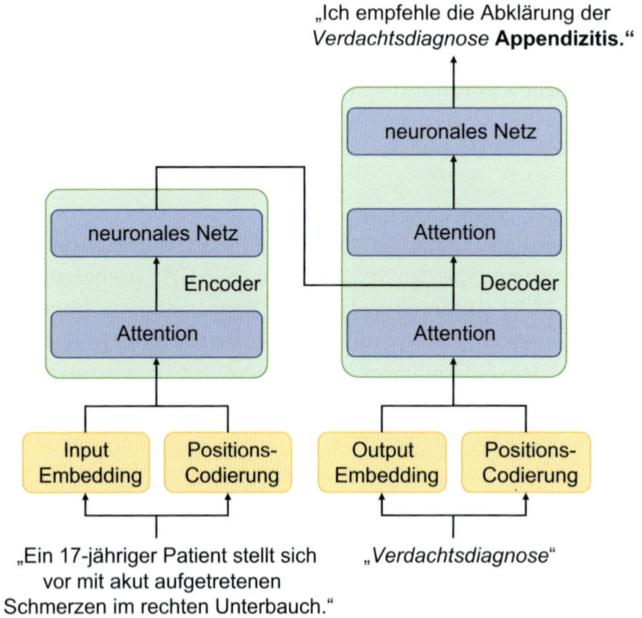

Abb. 15.12 Beispielhafte Transformer-Architektur zur Textverarbeitung. Basierend auf einer Fallvignette gibt der Transformer einen Text mit einer klinischen Handlungsempfehlung aus. Der Ausgabetext entsteht schrittweise. Die Abbildung zeigt den Zustand des Transformers, in dem er in der letzten Iteration das Wort „Verdachtsdiagnose" ausgegeben hat und in der jetzigen Iteration das Wort „Appendizitis" ausgibt. [P1522/P1523]

In den Decoder wird neben den Attention-Vektoren der gesamten Eingabesequenz auch der vorangegangene Output eingeschleust. Da Transformer Schritt für Schritt das nächste Wort vorhersagen, handelt es sich bei diesem vorangegangenen Output also um das zuletzt ausgegebene Wort – im Beispiel in ➤ Abb. 15.12 „Verdachtsdiagnose". Auch dieses wird wie schon der Input erst in einen Kontextvektor und anschließend durch einen Attention Layer in einen Attention-Vektor umgewandelt. Im nächsten Schritt laufen die Attention-Vektoren des Inputs sowie der Attention-Vektor des letzten Outputs gemeinsam in einen weiteren Attention Layer. Hier wird die Beziehung des zuletzt ausgegebenen Wortes zu jedem Wort der initialen Eingabe berechnet. Es folgt abschließend ein Neuronales-Netz-Modul, das die Umwandlung der Vektoren in eine Wortausgabe vorbereitet. Die finale Ausgabe des Transformers während jeder Iteration ist vereinfacht beschrieben eine Wahrscheinlichkeitsverteilung über alle Wörter im Wörterbuch. Das Wort mit der höchsten Wahrscheinlichkeit wird schließlich ausgegeben – in unserem Fall „Appendizitis" (➤ Abb. 15.12). Der Prozess wird so lange wiederholt, bis ein fertiger Ausgabetext entstanden ist.

Attention-Mechanismus

Wie beschrieben werden in den Attention Layers die sog. Attention-Gewichte ermittelt, die die Beziehung zwischen den Kontextvektoren repräsentieren. Die Attention-Gewichte werden genutzt, um die Attention-Vektoren zu berechnen, die somit noch weiter optimierte Vektorrepräsentationen der Sequenzabschnitte darstellen. Die Formel zur Berechnung der Attention-Vektoren in den Attention Layers sieht wie folgt aus:

$$Attention = Softmax\left(\frac{Q \times K^T}{\sqrt{\dim_K}}\right) \times V$$

Dabei sind die Begriffe „Query" (Q), „Key" (K) und „Value" (V) sind der Suchmaschinen-Terminologie entlehnt. dim bezeichnet die Dimensionalität des Key-Vektors. Query ist eine Anfrage, z. B. nach einem bestimmten Bild in einer Bilddatenbank. In ➤ Abb. 15.13 ist die Query „Hund auf einer Wiese" dargestellt. In der Datenbank sind die Bilder enthalten. Diese entsprechen den Values. Damit die Bilder bzw. Values über eine

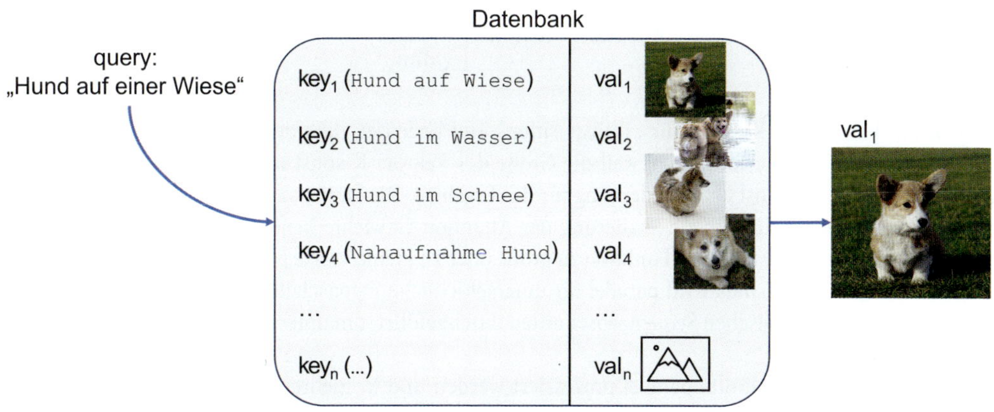

Abb. 15.13 Bilddatenbank und Anfrage. Die Query ist eine Anfrage an die Datenbank, z. B. die Anfrage nach einem Bild mit einem „Hund auf einer Wiese". Die Anfrage wird mit den Keys, also Beschreibungen der Bilder abgeglichen. Die zugehörigen Bilder entsprechen den Values. Es wird das Bild (Value) ausgegeben, dessen Beschreibung (Key) am ähnlichsten zur Anfrage (Query) ist. [J787–207/J787–187/J787–208/P1522/P1523]

Anfrage bzw. Query aufgerufen werden können, verfügen sie über Dateinamen oder kurze Beschreibungen, die Keys. Um das Bild auszugeben, das am besten zur Query passt, wird die Query mit allen Keys abgeglichen. Anschließend wird das Bild ausgegeben, dessen korrespondierender Key am stärksten mit der Query übereinstimmt. In der ➤ Abb. 15.13 ist das val_1, das Bild eines Hundes auf einer Wiese.

Der Attention-Mechanismus in Transformern verfolgt ein ähnliches Prinzip, das mit der folgenden Formel vereinfacht ausgedrückt werden kann:

$$Attention\left(Q,K,V\right)=\sum_{i} Similarity\left(Q,K_i\right)\times V_i$$

15

Zunächst wird die Ähnlichkeit (Similarity) der Query Q mit jedem spezifischen Key K_i bestimmt. Hierdurch ergibt sich ein Gewicht, das mit dem zum Key K_i gehörigen Value V_i multipliziert wird. Es soll das Element V_i aus der Datenbank ausgegeben werden, dessen Gewicht am größten ist, für das also die Ähnlichkeit von Q und K_i am größten ist.

Wie ist dieser Prozess im Zusammenhang mit Transformern zu verstehen? Ein Transformer für die Sprachverarbeitung gibt mit jeder Iteration ein Wort aus, nämlich das Wort, das basierend auf der initialen Texteingabe und dem zuletzt ausgegebenen Text am meisten Sinn ergibt. Im Kontext der Transformer entsprechen die Values also den möglichen Wörtern, die ausgegeben werden können. Diese können ebenfalls in einer Art Datenbank, z. B. mit allen Begriffen im Duden hinterlegt sein. Der Attention-Mechanismus wird genutzt, um jedes der Wörter bzw. Values zu gewichten und das Wort bzw. den Value mit dem höchsten Gewicht auszugeben. Die Attention-Gewichte werden ebenfalls auf Basis der Query und der Keys berechnet. Dies geschieht mathematisch durch das Skalarprodukt von Query und Keys, also durch die Multiplikation der entsprechenden Vektoren. Query und Keys bei Transformern sind etwas abstrakter als bei dem Datenbankbeispiel oben. Hier entspricht die Query einem Anfrage-Vektor, der der Codierung des Keys eines Values ähneln kann bzw. soll. Die Keys sind Codierungen in Form von Vektoren für jeden einzelnen Token. Sowohl die Query als auch die Keys werden in der Regel zufällig initialisiert und während des Modelltrainings optimiert, um eine bestmögliche Gewichtung der Values zu erreichen. Die resultierenden Attention-Gewichte werden daraufhin skaliert und auf Werte zwischen 0 und 1 normalisiert. Schließlich erfolgt die Multiplikation jedes Attention-Gewichts mit den Value-Vektoren V. Die ausführlichere Formel haben wir oben bereits gezeigt:

$$Attention=Softmax\left(\frac{Q\times K^T}{\sqrt{\dim_K}}\right)\times V$$

Das T in der Potenz von K^T steht für „Transposition" und bedeutet, dass der Vektor an seiner Diagonalen gespiegelt wurde. Das ist erforderlich, weil die Größe des Vektors K sonst nicht mit Q skalar multipliziert werden könnte und hat sonst keine Bedeutung für das Ergebnis. Die Dimensionalität des Key-Vektors ($\dim_K$) im Nenner des Bruchs wird für die Skalierung der Attention-Gewichte benötigt. Dies verhindert, dass die exponentiellen Anteile der Softmax-Funktion zu große oder zu kleine Werte produzieren.

Der Attention-Mechanismus wird parallel für unterschiedliche Eigenschaften der Sequenzabschnitte und Arten der Beziehungen zwischen Sequenzabschnitten durchgeführt, um unterschiedliche Facetten zu berücksichtigen.

Indem alle Sequenzabschnitte parallel prozessiert werden und in mehreren Schritten immer weiter verbesserte Vektorrepräsentationen der Sequenzabschnitte entstehen, die auch die Beziehungen der Abschnitte zueinander modellieren, erzielen Transformer deutlich hochwertigere Ausgaben als z. B. RNNs.

Zusammenfassung

- Auch **sequenzielle Daten** wie Sprache können von KI-Modellen als Eingabe verwendet und/oder als Ausgabe generiert werden.
- Die wichtigsten Modelle zur Verarbeitung sequenzieller Daten basieren auf oder enthalten neuronale Netze.
- Um sequenzielle Daten in die Modelle einspeisen zu können, müssen diese in Sequenzabschnitte **(Tokens)** unterteilt und in Zahlen bzw. Vektoren umgewandelt werden **(Embeddings).**
- **Recurrent Neural Networks (RNNs)** bestehen aus neuronalen Netzen, bei denen jedes Netz einen Token erhält und diesen verarbeitet. Zudem wird die Ausgabe dieses Netzes an das nachfolgende Netz weitergeleitet. Dadurch erhält jedes Netz als Eingabe nicht nur den aktuellen Token, sondern auch die Ausgabe des vorangegangenen Netzes, sodass Zusammenhänge zwischen Sequenzabschnitten berücksichtigt werden.
- **Long Short-Term Memory Networks (LSTMs)** sind eine spezielle Form von RNNs mit einem besonderen Gedächtnismechanismus, der es ihnen ermöglicht, längerfristige Abhängigkeiten zu modellieren und Probleme von RNNs wie das Verschwinden oder Explodieren des Gradienten zu adressieren.
- **Transformer** sind besonders leistungsstarke Architekturen zur Verarbeitung sequenzieller Daten. Ihr Kernstück ist der **Attention**-Mechanismus, der die Beziehungen zwischen den Sequenzabschnitten modelliert.

15

KAPITEL

16 Daten und Modelloptimierung – Teil 2

In diesem Kapitel werden wir noch einige wichtige – und komplexere – Ergänzungen zum Thema Daten und Modelloptimierung liefern, nachdem wir in Teil 1 (➤ Kap. 6) bereits in das Thema eingeführt hatten.

16.1 Variablenauswahl und Dimensionsreduktion

Menschen können nur mit einer gewissen Zahl an Informationen auf einmal umgehen. Bei der Visite im Krankenhaus werden meist Schritt für Schritt die wichtigsten Fakten der Anamnese, der klinischen Untersuchung, der Laborwerte usw. besprochen, um darauf basierend weitere diagnostische oder therapeutische Entscheidungen zu treffen. Häufig werden in der Medizin auch Strategien gewählt, um die Fülle an Informationen und die damit einhergehende Komplexität zu verringern. Anstatt des Körpergewichts und der Körpergröße kann z. B. der BMI genutzt werden, der die beiden Variablen kombiniert. Anstatt des systolischen und des diastolischen Blutdrucks kann der mittlere arterielle Druck (MAD) verwendet werden. Um Befunde zusammenzufassen und zu vereinheitlichen, gibt es unzählige klinische Scores und Klassifikationssysteme.

Auch in der Statistik bzw. KI gilt, dass mehr Daten und Informationen nicht grundsätzlich von Vorteil sind. Die Modelle werden komplexer und schwerer zu interpretieren, was ihren Nutzen insbesondere bei medizinischen Fragestellungen einschränken kann. Zudem wird die Rechenzeit des Modells länger. Auch neigen Modelle mit zu vielen Variablen zum Overfitting (➤ Kap. 6.4.1), was die Modell-Leistung mindert. Manche Modelle weisen zudem eine geringere Leistung auf, wenn die Eingabevariablen untereinander stark korreliert sind.

Grundsätzlich gibt es 2 Lösungsansätze, um die Menge und Komplexität der Eingabedaten zu verringern: Einerseits kann eine sorgfältige und durchdachte Auswahl an Variablen getroffen werden (➤ Kap. 16.1.1), andererseits können mehrere Variablen durch Dimensionsreduktion in eine oder wenige bedeutungsvolle Variablen transformiert werden (➤ Kap. 16.1.2).

16.1.1 Variablenauswahl

Zunächst ist es sinnvoll, die Variablenauswahl mit gesundem Menschenverstand bzw. medizinischem Vorwissen zu treffen. Möchten wir ein KI-Modell entwickeln, das vorhersagt, ob eine Person in 10 Jahren eine Hypertonie entwickelt, sollten bekannte Risikofaktoren wie Alter, Geschlecht, Vorerkrankungen, Ernährungsgewohnheiten, Nikotin- und Alkoholgenuss sowie das Ausmaß der sportlichen Betätigung berücksichtigt werden. Zwar kann auch die Abiturnote mit dem Risiko, in 10 Jahren eine Hypertonie zu entwickeln, assoziiert sein. Jedoch ist zu vermuten, dass hier kein direkter Zusammenhang besteht, sondern der Zusammenhang z. B. durch den Grad an Diszipliniertheit der Person vermittelt wurde.

Darüber hinaus kann es sinnvoll sein, eigene statistische Analysen anzufertigen, um Assoziationen zwischen den Variablen zu berechnen und insbesondere stark mit dem Blutdruck assoziierte Variablen zu berücksichtigen. Schließlich hängt die Bedeutung allgemein anerkannter Risikofaktoren auch von der untersuchten Studienpopulation ab.

Je nach Fragestellung kann man auch den Beitrag verschiedener Variablen mittels Cross Validation untersuchen, also einfach ausprobieren, ob bestimmte Variablen nützlich sind. Hierzu kann auch die Lasso-Regulierung genutzt werden (➤ Kap. 16.4), die die Gewichtung wenig relevanter Variablen gleich 0 setzt.

16.1.2 Dimensionsreduktion mittels Principal Component Analysis (PCA)

Es gibt verschiedene Verfahren zur Dimensionsreduktion. Ein häufig genutztes Verfahren ist die Principal Component Analysis (PCA, Hauptkomponentenanalyse). Vereinfacht beschrieben werden hierbei die ursprünglichen Variablen so weiterverarbeitet, dass eine geringere Anzahl neuer Variablen entsteht. Die Funktionsweise der PCA soll anhand eines Beispieldatensatzes erklärt werden. Nehmen wir an, wir haben von 8 Patient*innen den systolischen und den diastolischen Blutdruck erhoben und wollen herausfinden, ob es sinnvoll ist, diese 2 Variablen mittels PCA zu einer einzigen Variable „Blutdruck“ zusammenzufassen. Werfen wir zunächst einen Blick auf unseren Datensatz und plotten die Datenpunkte (➤ Tab. 16.1, ➤ Abb. 16.1).

Tab. 16.1 Systolischer und diastolischer Blutdruck von 8 Patient*innen

ID	Systolisch [mmHg]	Diastolisch [mmHg]
1	109	77
2	115	83
3	122	80
4	137	84
5	145	97
6	152	98
7	168	102
8	174	111

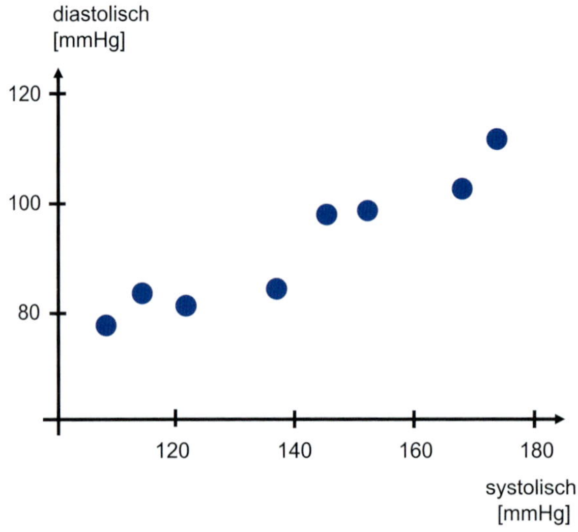

Abb. 16.1 Zusammenhang aus systolischem und diastolischem Blutdruck. Bei der grafischen Darstellung der Daten aus ➤ Tab. 16.1 zeigt sich ein klarer Zusammenhang der beiden Variablen, sodass fraglich ist, ob ein KI-Modell beide Variablen oder nicht besser nur eine Blutdruckvariable verwenden sollte. [P1522/P1523]

Es wird deutlich, dass der systolische und der diastolische Blutdruck in diesem Fall positiv korreliert sind. Würde man eine Regressionsgerade durch die Datenpunkte legen, würden die Datenpunkte vermutlich auch nur gering von der Regressionsgeraden abweichen. Wenn der systolische und der diastolische Blutdruck so eng zusammenhängen, ist das grundsätzlich ein Indiz dafür, dass die Verringerung der Dimensionalität von 2 (systolischer und diastolischer Blutdruck) auf 1 („Blutdruck") zu einem geringen Informationsverlust führen würde. In anderen Worten: Durch Verwendung der kombinierten Variable „Blutdruck" statt der beiden Variablen systolischer und diastolischer Blutdruck würden wir die Anzahl der Variablen verringern, ohne dass viel Informationsgehalt verloren geht.

Die Dimensionsreduktion mittels PCA erfolgt in 5 Schritten:

1. Zentrieren der Daten
2. Berechnung der Kovarianz-Matrix
3. Berechnung der Eigenwerte und Eigenvektoren der Kovarianz-Matrix
4. Berechnen der Principal Components (Hauptkomponenten)
5. Durchführen der Dimensionsreduktion

Schritt 1: Zentrieren der Daten

In diesem Schritt werden die Datenpunkte so verschoben, dass der Mittelpunkt der Punktwolke dem Nullpunkt bzw. Koordinatenursprung entspricht (➤ Tab. 16.2, ➤ Abb. 16.2). Hierzu berechnen wir die Mittelwerte des systolischen und des diastolischen Blutdrucks und subtrahieren den Mittelwert jeweils von den einzelnen Blutdruckwerten. Diese Zentrierung der Daten hilft uns, da wir die Punktewolke im Diagramm in einem späteren Schritt rotieren müssen. Die Lage der Datenpunkte zueinander hat sich im Zuge der Zentrierung nicht verändert – lediglich die Lage im Koordinatensystem.

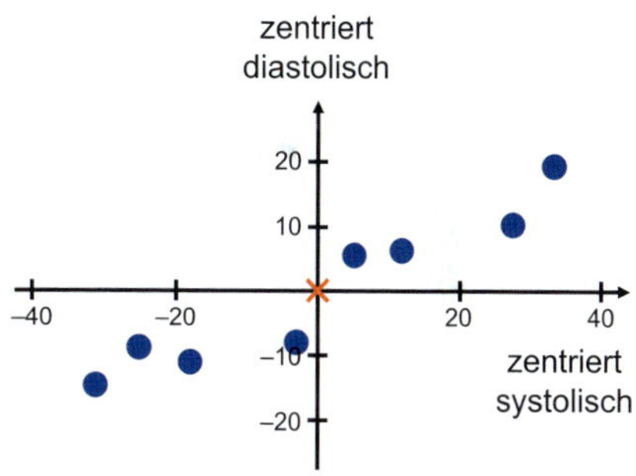

Abb. 16.2 Zentrierung der Daten. Die Daten können zentriert werden, indem von jedem systolischen und diastolischen Blutdruck jeweils der Durschnitt der systolischen und diastolischen Blutdrücke abgezogen wird (➤ Tab. 16.2). [P1522/P1523]

Schritt 2: Berechnung der Kovarianz-Matrix

Basierend auf den zentrierten Daten berechnen wir die sog. Kovarianz-Matrix. Die Kovarianz beschreibt den Zusammenhang zweier Variablen:

Tab. 16.2 Zentrierung der Daten

ID	Systolisch [mmHg]	Zentriert systolisch	Diastolisch [mmHg]	Zentriert diastolisch
1	109–*140,25*	= –31,25	77–*91,50*	= –14,5
2	115–*140,25*	= –25,25	83–*91,50*	= –8,5
3	122–*140,25*	= –18,25	80–*91,50*	= –11,5
4	137–*140,25*	= –3,25	84–*91,50*	= –7,5
5	145–*140,25*	= 4,75	97–*91,50*	= 5,5
6	152–*140,25*	= 11,75	98–*91,50*	= 6,5
7	168–*140,25*	= 27,75	102–*91,50*	= 10,5
8	174–*140,25*	= 33,75	111–*91,50*	= 19,5
Ø	*140,25*		*91,50*	

- Eine positive Kovarianz bedeutet, dass zwischen 2 Variablen ein Zusammenhang gleicher Richtung besteht, also höhere x-Werte mit höheren y-Werten assoziiert sind.
- Bei einer negativen Kovarianz gehen höhere x-Werte mit niedrigeren y-Werten einher.

Je größer die Kovarianz, desto stärker hängen die Variablen miteinander zusammen. Die Kovarianz zweier identischer Variablen (also systolischer und systolischer Blutdruck bzw. diastolischer und diastolischer Blutdruck) entspricht der Varianz der jeweiligen Variable. Die Kovarianz ist damit ähnlich zu Korrelationskoeffizienten, mit dem Unterschied, dass sie nicht auf Werte zwischen 0 und 1 beschränkt ist. Die Kovarianz-Matrix ist die Darstellung aller 4 möglichen Kovarianzen in einer Matrix.

Die allgemeine Formel der Kovarianz lautet wie folgt:

$$KOV(X,Y) = \frac{1}{n-1} \cdot \Sigma\left(x_i - E(X)\right) \cdot \left(y_i - E(Y)\right)$$

Dabei sind E(X) bzw. E(Y) die Erwartungswerte bzw. Mittelwerte der x- und y-Werte und n die Stichprobengröße. Da die Kovarianz nur von der Lage der Datenpunkte zueinander abhängt und nicht von der Positionierung im Koordinatensystem, ist es egal, ob wir den ursprünglichen Datensatz oder den zentrierten Datensatz verwenden. Wir verwenden im Folgenden den zentrierten Datensatz, sodass sich die Kovarianzen wie folgt berechnen:

$$KOV(syst, syst) = \frac{1}{n-1} \cdot \Sigma\Big((-31{,}25)^2 + (-25{,}25)^2 + (-18{,}25)^2 +$$
$$(-3{,}25)^2 + (4{,}75)^2 + (11{,}75)^2 + (27{,}75)^2 + (33{,}75)^2\Big) \cdot \frac{1}{8-1} \approx \mathbf{575}$$

$$KOV(syst, diast) = KOV(diast, syst) = \frac{1}{n-1} \cdot \Sigma\Big(\big((-31{,}25)\cdot(-14{,}5)\big) +$$
$$\big((-25{,}25)\cdot(-8{,}5)\big) + \big((-18{,}25)\cdot(-11{,}5)\big) + \big((-3{,}25)\cdot(-7{,}5)\big)$$
$$+ (4{,}75\cdot 5{,}5) + (11{,}75\cdot 6{,}5) + (27{,}75\cdot 10{,}5) + (33{,}75\cdot 19{,}5)\Big) \cdot \frac{1}{8-1} \approx \mathbf{279}$$

$$KOV(diast, diast) = \frac{1}{n-1} \cdot \Sigma\Big((-14{,}5)^2 + (-8{,}5)^2 + (-11{,}5)^2 +$$
$$(-7{,}5)^2 + (5{,}5)^2 + (6{,}5)^2 + (10{,}5)^2 + (19{,}5)^2\Big) \cdot \frac{1}{8-1} \approx \mathbf{148}$$

Die fertige Kovarianz-Matrix sieht also so aus:

$$KOV = \begin{bmatrix} 575 & 279 \\ 279 & 148 \end{bmatrix}$$

Schritt 3: Berechnung der Eigenwerte und Eigenvektoren der Kovarianz-Matrix

Ein **Eigenvektor** ist ein Vektor, der dieselbe Ausrichtung hat wie ein anderer Vektor, allerdings nicht (bzw. nicht zwingend) dieselbe Länge aufweist. Ein Eigenvektor wird also nur skaliert. Der Skalierungsfaktor wird als **Eigenwert** bezeichnet und mit λ abgekürzt. Im folgenden Beispiel sind v_2 und v_3 jeweils Eigenvektoren von v_1 mit den Eigenwerten $\lambda_2 = 1{,}5$ bzw. $\lambda_3 = -0{,}5$ (➤ Abb. 16.3).

Formal ist ein Eigenvektor definiert als Nicht-Nullvektor, der folgende Gleichung erfüllt:

$$A \cdot v = \lambda \cdot v$$

Wenn man z. B. eine Matrix A mit einem Vektor v multipliziert und der daraus resultierende Vektor ein Vielfaches („λ-Faches“) von v ist, dann ist v ein Eigenvektor von A. In anderen Worten: Multipliziert man die Matrix A mit einem Vektor v, weist der resultierende Vektor dieselbe Richtung auf wie v und verändert sich lediglich in seiner Länge.

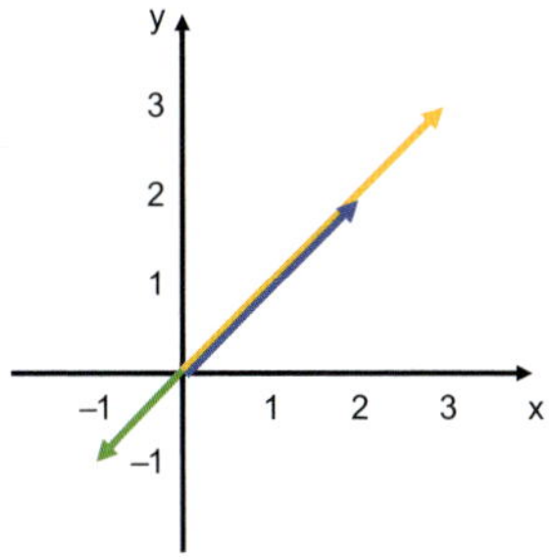

$$v_1 = \begin{bmatrix}2\\2\end{bmatrix}$$

$$v_2 = \begin{bmatrix}3\\3\end{bmatrix} = v_1 \cdot \lambda_2 = \begin{bmatrix}2\\2\end{bmatrix} \cdot 1{,}5$$

$$v_3 = \begin{bmatrix}-1\\-1\end{bmatrix} = v_1 \cdot \lambda_3 = \begin{bmatrix}2\\2\end{bmatrix} \cdot (-0{,}5)$$

Abb. 16.3 Eigenvektoren und Eigenwerte. Ein Eigenvektor weist dieselbe Richtung wie ein anderer Vektor auf, ggf. jedoch eine andere Länge. Der Skalierungsfaktor wird als Eigenwert λ bezeichnet. Die Vektoren v_2 und v_3 sind Eigenvektoren von v_1 mit den Eigenwerten $\lambda_2 = 1{,}5$ bzw. $\lambda_3 = -0{,}5$. [P1522/P1523]

Hierzu noch ein letztes Beispiel, bevor wir zu unserem Datensatz zurückkehren. Ist der folgende Vektor v ein Eigenvektor der Matrix A?

$$A=\begin{bmatrix}1 & 2\\1 & 0\end{bmatrix}, v=\begin{bmatrix}2\\1\end{bmatrix} \rightarrow A\cdot v=\begin{bmatrix}1 & 2\\1 & 0\end{bmatrix}\cdot\begin{bmatrix}2\\1\end{bmatrix}=\begin{bmatrix}4\\2\end{bmatrix}=2\cdot\begin{bmatrix}2\\1\end{bmatrix}$$

Das Ergebnis des Produkts aus Matrix A und Vektor v ist das Zweifache des Vektors v. v ist demnach ein Eigenvektor der Matrix A mit einem Eigenwert λ von 2.

Die Länge eines Vektors (so auch eines Eigenvektors) kann mit dem Satz des Pythagoras ermittelt werden:

$$v=\begin{bmatrix}2\\1\end{bmatrix} \rightarrow c=\sqrt{x^2+y^2}=\sqrt{2^2+1^2}\approx 2{,}24$$

Im Folgenden berechnen wir erst die Eigenwerte und dann die Eigenvektoren der Kovarianz-Matrix. Die oben ermittelte Kovarianz-Matrix war:

$$KOV=\begin{bmatrix}575 & 279\\279 & 148\end{bmatrix}$$

Mit dieser Formel berechnen wir zunächst die Eigenwerte:

$$\det\left|A-\lambda\cdot I\right|=0$$

det steht für das Wort Determinante, I steht für Identitätsmatrix (quadratische Matrix, deren Elemente auf der Hauptdiagonale 1 und überall sonst 0 sind). Die Details sind nicht entscheidend, wichtig ist lediglich, dass diese Schreibweise es ermöglicht, die Kovarianz-Matrix in eine quadratische Gleichung umzuwandeln, die gelöst werden kann:

$$\det\left\|\begin{bmatrix}(575-\lambda) & 279\\279 & (148-\lambda)\end{bmatrix}\right\|=0$$

$$(575-\lambda)\cdot(148-\lambda)-279\cdot 279=0$$

$$=\lambda^2-575\lambda-148\lambda+85100-77841=0$$

$$=\lambda^2-723\lambda+7259=0$$

Durch Lösen der Gleichung mit der Mitternachtsformel erhalten wir die Eigenwerte:

$$\lambda_1 = \frac{723 + \sqrt{723^2 - 4 \cdot 7259}}{2} \approx 713$$
$$\lambda_2 = \frac{723 - \sqrt{723^2 - 4 \cdot 7259}}{2} \approx 10$$

Mit den berechneten Eigenwerten ermitteln wir die Eigenvektoren. Die allgemeine Formel ist:

$$A \cdot v = \lambda \cdot v$$

A entspricht unserer Kovarianz-Matrix, λ den oben berechneten Eigenwerten, v ist gesucht. Zunächst berechnen wir den Eigenvektor für den Eigenwert $\lambda_1 = 713$:

16

$$\begin{bmatrix} 575 & 279 \\ 279 & 148 \end{bmatrix} \cdot \begin{bmatrix} x \\ y \end{bmatrix} = 713 \cdot \begin{bmatrix} x \\ y \end{bmatrix}$$
$$575x + 279y = 713x$$
$$279x + 148y = 713y$$
$$279y = 138x$$
$$279x = 565y$$
$$y \approx 0,5x$$
$$0,5x \approx y$$

Der entsprechende Eigenvektor lautet demnach:

$$v_1 = \begin{bmatrix} 1 \\ 0,5 \end{bmatrix}$$

Den Eigenvektor wandeln wir in einen sog. Einheitsvektor um, der die Länge 1 beträgt. Hierzu verwenden wir u. a. die o. g. Formel zur Berechnung der Länge eines Vektors:

$$c = \sqrt{1^2 + 0,5^2} \approx 1,12$$
$$x := \frac{x}{1,12} = \frac{1}{1,12} \approx 0,89$$
$$y := \frac{y}{1,12} = \frac{0,45}{1,12} \approx 0,45$$

Der Einheits-Eigenvektor lautet somit:

$$v_1 = \begin{bmatrix} 0,89 \\ 0,45 \end{bmatrix}$$

Zur Kontrolle können wir berechnen, ob die Länge tatsächlich 1 beträgt:

$$c = \sqrt{0,89^2 + 0,45^2} \approx 1$$

Dasselbe Prozedere erfolgt noch für den Eigenwert $\lambda_2 = 10$. Wir sparen uns die detaillierten Rechenschritte. Der Eigenvektor lautet:

$$v_2 = \begin{bmatrix} -1 \\ 2 \end{bmatrix}$$

Und der entsprechende Einheits-Eigenvektor:

$$v_2 = \begin{bmatrix} -0{,}45 \\ 0{,}89 \end{bmatrix}$$

Nach diesen Rechenschritten ist es höchste Zeit, dass wir uns überlegen, was genau wir da berechnet haben. Dazu stellen wir unsere 2 Eigenvektoren im Diagramm dar. Da die Achsen einen deutlich größeren Wertebereich abdecken als die Vektoren, stellen wir die Vektoren zehnfach vergrößert dar – ihre Richtung und Lage sind jedoch unverändert (➤ Abb. 16.4).

Es fällt auf, dass die beiden Eigenvektoren im rechten Winkel („orthogonal") zueinander stehen. Sie beschreiben die Richtung der Ausbreitung der Datenpunkte. Die Daten breiten sich deutlich stärker entlang des Vektors v_1 aus als entlang v_2. Das wird mit den Eigenwerten beschrieben. λ_1 ist mit einem Wert von 713 erheblich größer als λ_2 mit einem Wert von 10.

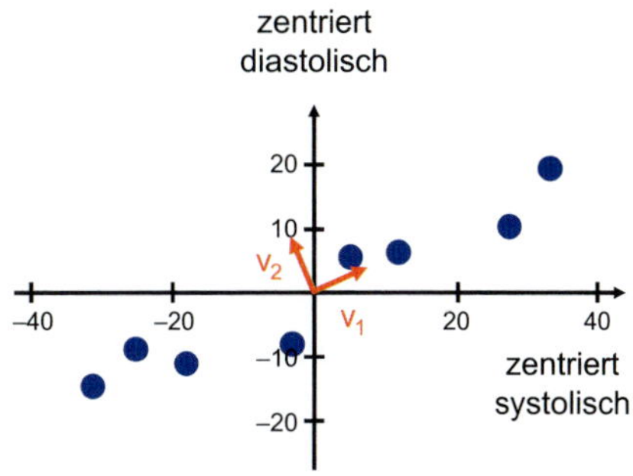

Abb. 16.4 Eigenvektoren unseres Datensatzes. In rot dargestellt sind die (vergrößerten) Einheits-Eigenvektoren v_1 und v_2 unseres Datensatzes. Sie beschreiben die Richtung, in die sich die Datenpunkte ausbreiten. [P1522/P1523]

Schritt 4: Berechnen der Principal Components (Hauptkomponenten)

Wir nutzen die Eigenvektoren bzw. ihre Funktion als „Richtungsgeber", um die Punktewolke so zu rotieren, dass sie sich entlang der x- und y-Achse ausbreitet bzw. die Eigenvektoren parallel zur x- und y-Achse verlaufen. Hierzu kombiniert man die beiden Eigenvektoren zu einer Matrix und multipliziert diese mit dem zentrierten Datensatz (ebenfalls eine Matrix). Die entstehende Matrix DV stellt den rotierten Datensatz dar:

$$V = \begin{bmatrix} 0{,}89 & -0{,}45 \\ 0{,}45 & 0{,}89 \end{bmatrix}, D = \begin{bmatrix} -31{,}35 & -14{,}5 \\ -25{,}25 & -8{,}5 \\ -18{,}25 & -11{,}5 \\ -3{,}25 & -7{,}5 \\ 4{,}75 & 5{,}5 \\ 11{,}75 & 6{,}5 \\ 27{,}75 & 10{,}5 \\ 33{,}75 & 19{,}5 \end{bmatrix} \rightarrow DV \approx \begin{bmatrix} -34{,}34 & 1{,}16 \\ -26{,}30 & 3{,}80 \\ -21{,}42 & -2{,}02 \\ -6{,}27 & -5{,}21 \\ 6{,}70 & 2{,}76 \\ 13{,}38 & 0{,}50 \\ 29{,}42 & -3{,}14 \\ 38{,}81 & 2{,}17 \end{bmatrix}$$

Die Spalten der rotierten Matrix DV bezeichnet man nun nicht mehr als zentrierte systolische bzw. diastolische Blutdrücke, sondern als **Principal Components (Hauptkomponenten)** PC1 und PC2. Die Principal

Components werden so benannt, dass sie mit steigender Nummerierung weniger Varianz des Datensatzes erklären. Die Datenpunkte des Datensatzes breiten sich per definitionem stärker entlang von PC1 aus als entlang von PC2. Dieses Prinzip gilt auch bei noch mehr Principal Components bei mehrdimensionalen Datensätzen. Zudem gilt, dass PC1 immer an der x-Achse und PC2 an der y-Achse aufgetragen wird. Der rotierte Datensatz mit neuer Achsenbeschriftung ist in ➤ Abb. 16.5 dargestellt.

Schritt 5: Durchführen der Dimensionsreduktion

Nach diesen Berechnungen und Transformationen weist unser Datensatz jedoch noch immer 2 Dimensionen auf, nämlich PC1 und PC2. Die PCA führt dabei nicht selbst eine Dimensionsreduktion durch. Vielmehr wird ein n-dimensionaler Datensatz in einen Raum mit n Principal Components überführt. Im letzten Schritt der PCA ermitteln wir, wie viel Ausbreitung bzw. Varianz des Datensatzes jeweils entlang jeder Principal Component erfolgt, sodass überlegt werden kann, ob eine Verringerung der Dimensionen bzw. Principal Components sinnvoll ist.

Hierzu benötigen wir erneut die oben berechneten Eigenwerte $\lambda_1 = 713$ und $\lambda_2 = 10$. Sofort ist klar, dass λ_1 bzw. die Ausbreitung entlang dem Eigenvektor v_1 deutlich mehr Informationen über unseren Datensatz enthält als λ_2. Dies können wir in Prozentzahlen ausdrücken bzw. grafisch darstellen. Die grafische Darstellung bezeichnet man als **Scree Plot** (➤ Abb. 16.6).

Nachdem PC1 fast die gesamte Varianz des Datensatzes ausmacht, kann es sinnvoll sein, PC2 zu entfernen und fortan ausschließlich die Variable PC1 stellvertretend für den „Blutdruck" zu verwenden. Damit haben wir die Dimensionalität der Daten von 2 auf 1 reduziert und sind am Ende der PCA angelangt (➤ Abb. 16.7).

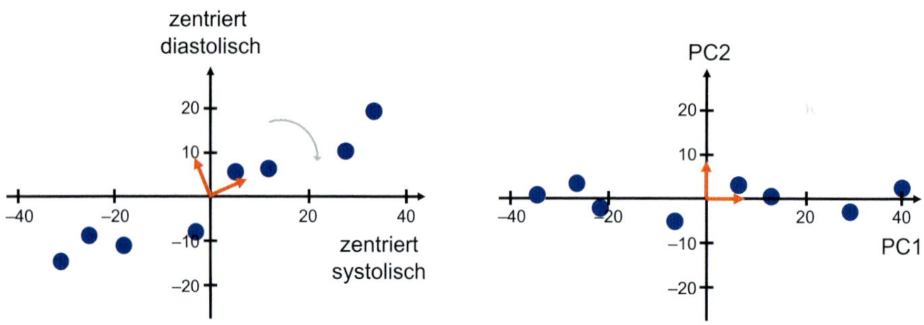

Abb. 16.5 Ermittlung der Principal Components (PC, Hauptkomponenten). Der Datensatz wird rotiert, sodass sich die richtungsgebenden Eigenvektoren entlang der x- und y-Achse ausdehnen. Die Achsen bzw. x- und y-Variablen entsprechen nun den Principal Components (Hauptkomponenten) PC1 und PC2. PC1 entspricht der Richtung, entlang derer sich die Datenpunkte am stärksten ausdehnen. [P1522/P1523]

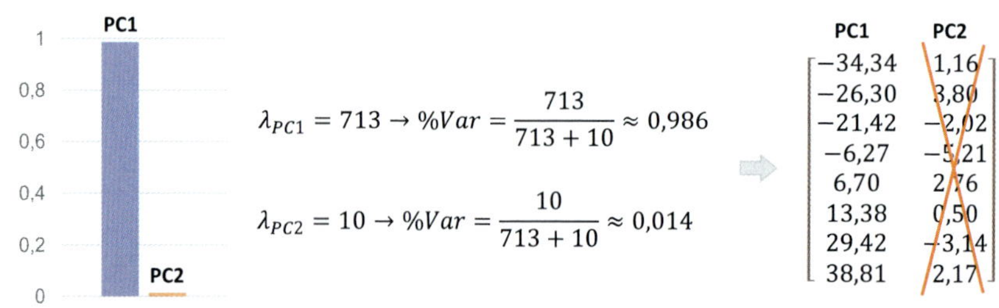

Abb. 16.6 Scree Plot der Principal Components (PC). Der Scree Plot entsteht durch Darstellung der Eigenwerte $\lambda_1 = 713$ und $\lambda_2 = 10$ der Principal Components. Es wird deutlich, dass PC1 ein deutlich größeres Ausmaß an Varianz der Daten erklärt als PC2. Somit kann überlegt werden, auf PC2 gänzlich zu verzichten und fortan nur noch PC1 als „Blutdruck"-Variable zu verwenden. [P1522/P1523]

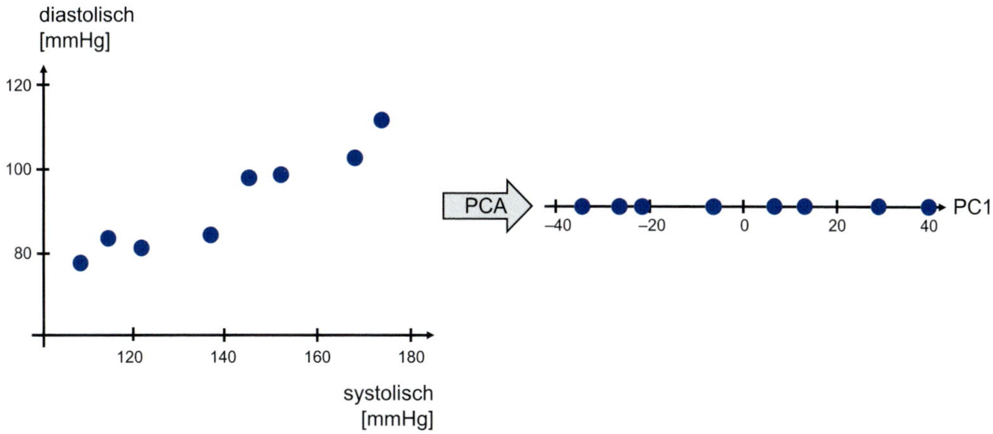

Abb. 16.7 Transformation der Variablen systolischer und diastolischer Blutdruck in eine „Blutdruck"-Variable. Die Abbildung stellt die initialen Werte der systolischen und diastolischen Blutdrücke und die „Blutdruck"-Variable PC1 nach Dimensionsreduktion gegenüber. Die initialen Daten waren zweidimensional, PC1 ist eindimensional; PCA = Principal Component Analysis. [P1522/P1523]

Es gibt keinen festen Prozentwert, bei dem es sinnvoll ist, Principal Components beizubehalten bzw. sie zu entfernen. Oft ist es jedoch sinnvoll, die 1–3 Principal Components zu verwenden, die zusammen 80–90 % der Varianz erklären. Jedoch sollte die Dimensionalität nicht immer verringert werden – wie z. B. bei dem fiktiven fünfdimensionalen Datensatz in ➤ Abb. 16.8, bei dem alle Variablen in das Modell eingeschleust und die größere Modellkomplexität sowie verlängerte Rechenzeit in Kauf genommen werden sollten.

Abschließend sei erwähnt, dass ein Nachteil der PCA die oft schwierige Interpretierbarkeit der Principal Components ist, da diese keine etablierten Variablen mit definierter Einheit mehr darstellen. Andererseits ist eine wichtige Anwendung der PCA auch die Identifizierung von Clustern. So werden PCAs in der Bioinformatik genutzt, um z. B. hochdimensionale Genexpressionsdaten in besser interpretierbare Cluster zu überführen (➤ Abb. 16.9). In solchen Fällen kann sich die Interpretierbarkeit der Ausgaben durch PCAs sogar verbessern.

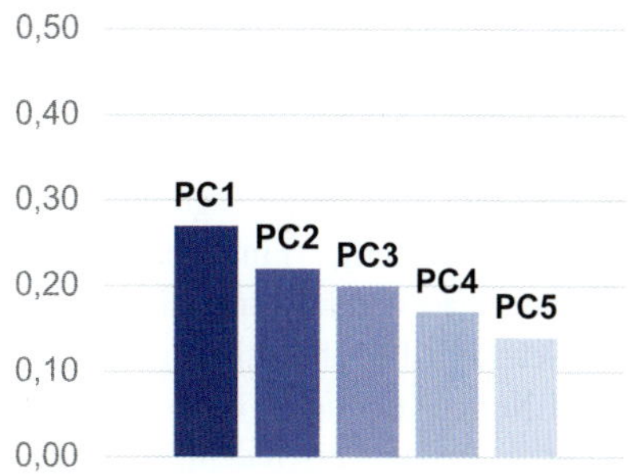

Abb. 16.8 Beispielhafter Scree Plot mit 5 Principal Components (PC). Bei einer solchen Verteilung wäre die Entscheidung, welche Principal Components verwendet werden sollten, weniger eindeutig als bei dem Beispiel zuvor. [P1522/P1523]

16.2 Parameter-Initialisierung

Insbesondere bei der Programmierung neuronaler Netze ist die Auswahl der Parameter-Initialisierungs-Methoden von großer Bedeutung, da sie die Ausgangslage für das Training des Modells bilden. **Parameter** sind Teil des KI-Modells und bestimmen, wie dieses genau aussieht bzw. zu den Daten passt. Die Parameter werden während des Trainings optimiert. Beispiele sind etwa die Gewichte und Biases bei neuronalen Netzen. Es gibt

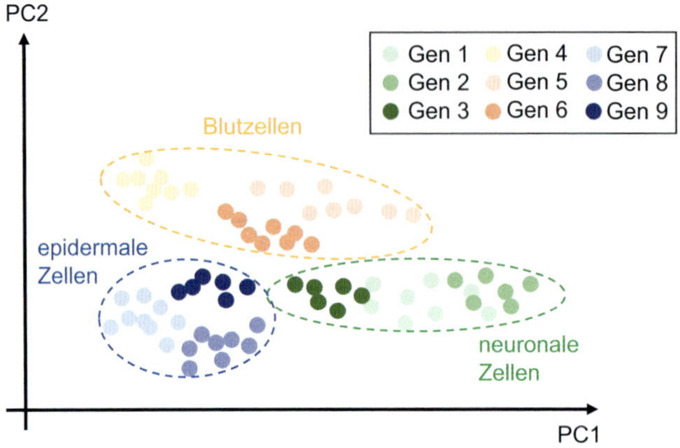

Abb. 16.9 Anwendung einer Principal Component Analysis (PCA) in der Bioinformatik. Hochdimensionale Daten wie z. B. Genexpressionsdaten können durch eine PCA in ihrer Dimensionalität reduziert und so einfacher in Cluster eingeteilt und interpretiert werden. [P1522/P1523]

verschiedene Methoden zur Parameter-Initialisierung, die im Code definiert werden können. Jede Methode hat ihre Vor- und Nachteile.

Zero-Initialisierung Eine einfache Methode ist die sog. Zero-Initialisierung, bei der alle Gewichte und Biases mit null initialisiert werden. Diese Methode hat jedoch den Nachteil, dass alle Verbindungen in der gleichen Weise initialisiert werden und somit eine Symmetrie im Netzwerk entsteht. Dies kann dazu führen, dass das Netzwerk nicht in der Lage ist, komplexe Muster zu erfassen.

Random-Initialisierung Eine meist besser geeignete Methode ist die Random-Initialisierung, bei der die Gewichte und Biases zufällig initialisiert werden. Diese Methode hilft dabei, die Symmetrie zu vermeiden und dem Netzwerk die Fähigkeit zu geben, komplexe Muster zu erfassen. Ein Nachteil ist jedoch, dass gerade bei großen Netzen mit vielen Gewichten auch eine entsprechend große Anzahl an sehr kleinen und sehr großen Initialisierungswerten definiert wird. Kleine Gewichte tragen das Risiko der sog. Vanishing Weights, d. h. sie können im Lauf des Trainings immer kleiner und bedeutungsloser werden. Große Gewichte können hingegen „explodieren". Ein besonderer Ansatz der Random-Initialisierung ist das Ziehen aus einer Normalverteilung. Dies führt dazu, dass es deutlich mehr mittelgroße Initialisierungswerte als sehr kleine oder sehr große Werte gibt. Eine solche Methode ist die **Glorot-Initialisierung** (auch **Xavier-Initialisierung** genannt), die sich bei Verwendung von Sigma- oder tanh-Aktivierungsfunktionen eignet. Sie zieht Werte aus folgender Verteilung (μ = Mittelwert der Verteilung, σ = Varianz der Verteilung, n = Anzahl der Ein- und Ausgänge eines Neurons):

$$\mu = 0$$

$$\sigma = \sqrt{\frac{2}{n_{in} + n_{out}}}$$

Eine weitere Methode ist die **He-Initialisierung,** die ähnlich wie die Glorot-Initialisierung funktioniert, aber für Netze mit ReLU-Aktivierungsfunktionen optimiert ist:

$$\mu = 0$$

$$\sigma = \sqrt{\frac{2}{n_{in}}}$$

Transfer Learning Eine weitere Methode zur Initialisierung von Modellparametern ist das Transfer Learning, bei dem ein bereits trainiertes Modell als Ausgangspunkt für eine neue Anwendung verwendet wird.

Hierbei werden die Gewichte des vorherigen Modells als Ausgangspunkt für das Training des neuen Modells verwendet, wodurch das Training beschleunigt und verbessert werden kann. Transfer Learning ist besonders nützlich, wenn die Trainingsdaten begrenzt sind oder wenn es um die Anwendung von Modellen auf spezifische Aufgaben geht.

16.3 Hyperparameter-Optimierung

Auch die Hyperparameter-Optimierung ist ein wichtiger Schritt bei der Entwicklung von KI-Modellen. **Hyperparameter** beeinflussen den Trainingsprozess und die Struktur des Modells, können aber nicht durch das Training selbst optimiert werden. Beispiele sind etwa die Lernrate, die Anzahl der Schichten und Neurone eines neuronalen Netzes oder Regularisierungsparameter. Eine sorgfältige Auswahl der richtigen Hyperparameter kann die Leistung des Modells erheblich verbessern. Es gibt verschiedene Methoden zur Hyperparameter-Optimierung.

Trial and Error Sie ist die einfachste Methode. Hierbei werden die Hyperparameter manuell im Code definiert und variiert und die Variante mit der besten Leistung ausgewählt. Zwar gibt es für viele Hyperparameter vage Empfehlungen, an denen man sich orientieren kann, eine strukturierte und effektive Optimierung der Hyperparameter mittels Trial and Error ist jedoch zeitaufwendig.

Grid Search Bei dieser Methode werden verschiedene Hyperparameter-Kombinationen in einem vorgegebenen Wertebereich getestet. Hierbei wird das Modell mit jeder Kombination trainiert und die Leistung gemessen.

Random Search Im Vergleich dazu werden die Hyperparameter bei Random Search zufällig ausgewählt und die Leistung der verschiedenen Modelle verglichen. Diese Methode kann schneller als Grid Search sein und führt oft zu besseren Ergebnissen.

Bayes'sche Optimierung Eine weitere Methode ist die Bayes'sche Optimierung, bei der ein probabilistisches Modell verwendet wird, um den Hyperparameter-Raum zu erkunden und die beste Kombination zu finden. Diese Methode ist besonders nützlich, wenn der Hyperparameter-Raum hochdimensional und schwierig zu durchsuchen ist.

Meta Learning Beim Meta Learning wird Machine Learning verwendet, um die besten Hyperparameter für ein gegebenes Problem zu finden. Das übergeordnete Modell kann auf einer großen Menge von Daten und Modellen trainiert werden und so ein besseres Verständnis der Beziehung zwischen Hyperparametern und Leistung entwickeln. Meta Learning bzw. auch das größere Feld des AutoML („KI, die KI schreibt") sind aktive Forschungsfelder.

16.4 Regulierung mittels Lasso, Ridge und ElasticNet

Um Overfitting zu vermeiden, gibt es einige mehr oder weniger algorithmusspezifische Regulierungsmethoden (➤ Kap. 6.4.2). Die Regulierungsmethoden bei linearen und logistischen Regressionen sowie neuronalen Netzen sind ein wenig komplexer, sodass wir sie hier ausführlicher erklären. Wir werden hier insbesondere die Methoden der Lasso-, Ridge- und ElasticNet-Regulierung hervorheben. Vereinfacht gesagt handelt es sich bei allen 3 Methoden um Modifikationen der Fehlerfunktion, die verhindern, dass sich ein Modell zu stark an die Datenpunkte des Trainingsdatensatzes anpasst. Die Regulierungsmethoden sollen beispielhaft auf eine lineare Regression angewendet werden.

Datensatz und MSE

In ➤ Abb. 16.10 ist ein einfacher Datensatz mit 5 Datenpunkten dargestellt. Jeder Datenpunkt weist einen x- und einen y-Wert auf, die sowohl in der Tabelle als auch im Diagramm dargestellt sind. Die optimale Regressionsgerade (grün) entspricht der Gleichung $f(x) = 0{,}5 \cdot x + 1{,}05$. Setzt man jeden der 5 x-Werte in diese Geradengleichung ein, erhält man einen zugehörigen Wert f(x). Der Fehler bzw. Error E ist der Abstand des y-Werts des ursprünglichen Datenpunkts vom zugehörigen Wert f(x) auf der Regressionsgeraden. Die Formel für den MSE ist in ➤ Abb. 16.10 ebenfalls dargestellt. In unserem Fall lautet beträgt der MSE 0,29.

Die optimale Regressionsgerade ist durch einen minimalen MSE definiert. Andersherum wird der MSE größer, je weniger die Regressionsgerade zu den Datenpunkten passt. Dies kann man ebenfalls grafisch darstellen, indem man z. B. den MSE auf der y-Achse in Abhängigkeit von der Steigung m auf der x-Achse darstellt (➤ Abb. 16.11). Der MSE ist am niedrigsten für eine Steigung von m = 0,50. Andere Werte für m erhöhen den MSE, weil die Regressionsgerade dann schlechter zu den Datenpunkten passt.

Regulierung durch Lasso und Ridge

Die Regulierungsmethoden modifizieren bzw. *vergrößern* (!) den MSE, indem sie das Produkt aus einem Zahlenwert λ und dem Betrag der Steigung m (bei Lasso) bzw. dem Quadrat der Steigung m (bei Ridge) zum MSE

ID	x	y	f(x)	E = y – f(x)
1	0,45	0,81	1,28	-0,47
2	1,00	2,11	1,55	0,56
3	1,85	1,41	1,98	-0,57
4	2,25	2,91	2,18	0,74
5	3,50	2,51	2,80	-0,29

$$MSE = \frac{1}{5}\sum_{i=1}^{5} y_i - f(x_i)^2 = 0{,}29$$

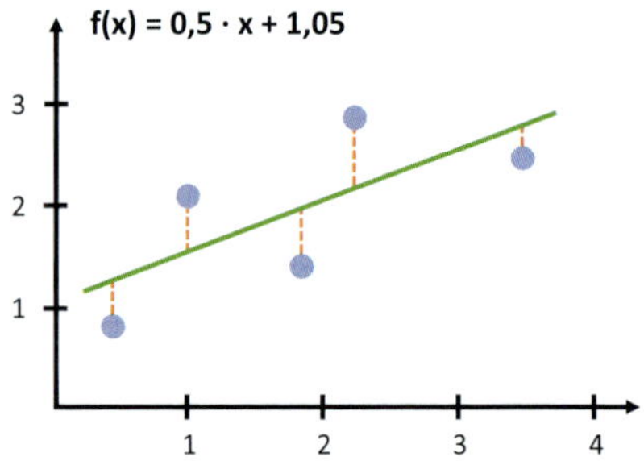

Abb. 16.10 Darstellung und Berechnung des Mean Squared Errors (MSE). Bei diesem beispielhaften Datensatz mit 5 Datenpunkten würde sich der MSE wie dargestellt berechnen. Er kann zur Optimierung der Geradengleichung einer linearen Regression verwendet werden. [P1522/P1523]

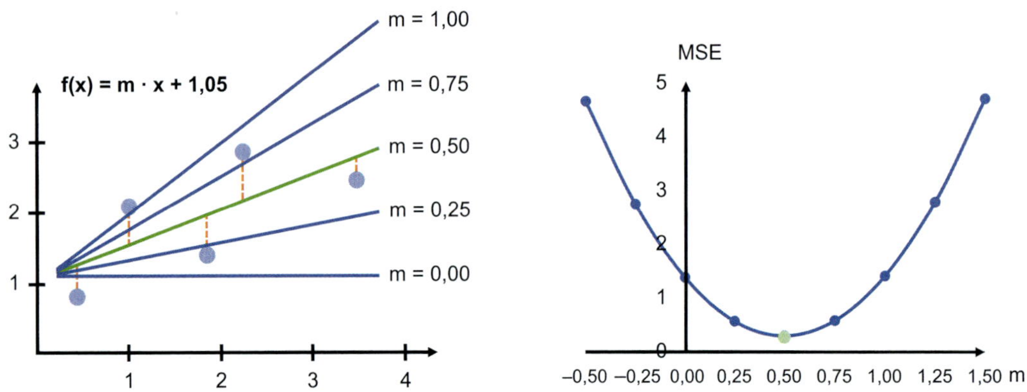

Abb. 16.11 Darstellung des Mean Squared Errors (MSE) in Abhängigkeit von der Steigung der Geraden m. Der MSE variiert, je nachdem, welche Steigung m der Geraden gewählt wird. Der MSE ist am niedrigsten für eine Steigung von m = 0,50. [P1522/P1523]

hinzuaddieren. λ ist ein Parameter, der das Ausmaß der Regulierung bestimmt – je größer λ, desto stärker der Effekt der Regulierung. Dieser Wert wird eigens festgelegt und z. B. durch Cross Validation optimiert. Er hat nichts mit dem Eigenwert λ zu tun.

Regulierung durch Lasso (L1):

$$MSE + \left(\lambda \cdot |m|\right)$$

Regulierung durch Ridge (L2):

$$MSE + \left(\lambda \cdot m^2\right)$$

Den Effekt der Regulierungen führt man sich am besten grafisch vor Augen. In den Diagrammen der ➤ Abb. 16.12 ist an der y-Achse der MSE in Abhängigkeit von der Steigung m an der x-Achse aufgetragen (wie schon rechts in ➤ Abb. 16.11). Wird λ = 0 definiert, entfällt die Regulierung, da das Produkt aus λ und |m| bzw. m^2 ebenfalls gleich 0 ist. Die hellste Kurve in ➤ Abb. 16.12 entspricht daher der Kurve ohne jegliche Regulierung (rechts in ➤ Abb. 16.11). Die übrigen Kurven zeigen den Zusammenhang für unterschiedliche beispielhafte λ-Werte.

Sowohl bei Lasso als auch bei Ridge wandert der Tiefpunkt des MSE durch höhere λ-Werte weiter nach oben und weiter nach links. Dies hat 2 Effekte:

- Einerseits wird der MSE insgesamt etwas höher und damit schlechter, was zu einer etwas geringeren Leistung des Modells bei Anwendung auf den Trainingsdatensatz führt. Das ist jedoch eher ein Nebeneffekt.
- Wichtiger ist, dass der Tiefpunkt der MSE-Kurven mit höherem λ stärker Richtung m = 0 wandert. Das bedeutet, dass der Beitrag der Variable m zum optimalen MSE immer geringer wird bzw. der optimale MSE immer weniger von m abhängt.

Bei Lasso weisen die MSE-Kurven bei m = 0 einen Knick auf. Ab einer bestimmten Größe von λ (in unserem Fall etwa bei λ = 4) entspricht dieser Knick dem Tiefpunkt bzw. Minimum des MSE, sodass der optimale Wert für m = 0 beträgt.

Bei Ridge wird der optimale Wert für m mit steigendem λ zwar immer kleiner, erreicht jedoch nie m = 0.

Dieser Zusammenhang ist insbesondere bei multiplen linearen oder logistischen Regressionen relevant (wenn auch grafisch kaum verständlich darstellbar). Bei multiplen Regressionen ist es i. d. R. so, dass die Gefahr von Overfitting steigt, je mehr Variablen zur Regression hinzugefügt werden. Das liegt daran, dass sich die Regressionskurve mit einer steigenden Anzahl an Variablen immer enger an die Datenpunkte des Trainingsdatensatzes anschmiegen kann. Lasso bzw. Ridge reduzieren den Beitrag unwichtiger Variablen, die wenig zu einer besseren Modell-Leistung beim Testdatensatz beitragen würden, aber das Risiko von

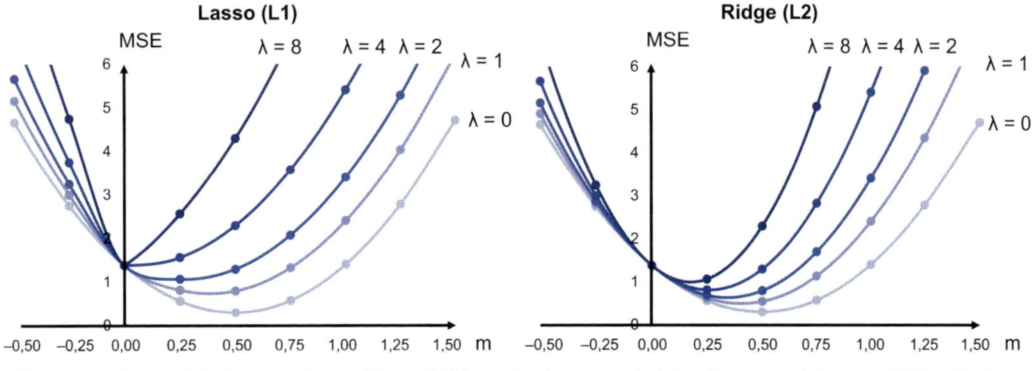

Abb. 16.12 Abhängigkeit des Mean Squared Errors (MSE) von der Steigung m bei Regulierung durch Lasso und Ridge. Die Regulierung durch Lasso bzw. Ridge modifiziert den Zusammenhang von MSE und Steigung m. Auch der Tiefpunkt des MSE verändert sich je nach Ausmaß der Regulierung λ. [P1522/P1523]

Overfitting bergen. Je geringer der Beitrag einer Variable, desto schneller wird der Einfluss durch λ reduziert. Bei Lasso können diese Variablen grundsätzlich gleich 0 gesetzt und damit gänzlich aus der Regressionsgleichung entfernt werden. Bei Ridge werden diese Variablen lediglich sehr klein und haben dadurch weniger Einfluss.

Regulierung durch ElasticNet

Ein Kompromiss bzw. eine Mischform von Lasso und Ridge ist die ElasticNet-Methode (L1+L2). Während Lasso dazu neigt, viele Variablen auf null zu setzen, eliminiert ElasticNet im Allgemeinen weniger Variablen, da es Lasso und Ridge kombiniert. Die Ridge-Komponente von ElasticNet sorgt für eine gute Balance zwischen Anpassungen an die Trainingsdaten und der Verallgemeinerung auf neue Daten. Insbesondere bei sog. Multikollinearität, also bei Korrelationen vieler Eingabevariablen, können so konsistentere Ergebnisse erzielt werden, weil die Ergebnisse weniger von kleineren Änderungen in den Eingabedaten abhängen:

$$MSE + \left(\lambda \cdot \left(|m| + m^2\right)\right)$$

Angewendet auf unseren Datensatz sieht der Zusammenhang von MSE und m bei Regulierung durch ElasticNet so aus, wie in ➤ Abb. 16.13 dargestellt.

MERKE

Insgesamt führt die Regulierung durch Lasso, Ridge oder ElasticNet zu einer geringeren Modell-Leistung bei Anwendung auf den Trainingsdatensatz, aufgrund eines geringeren Ausmaßes an Overfitting jedoch meist zu einer besseren Leistung beim Testdatensatz.

Bei multiplen Regressionen entfernt Lasso wenig nützliche Variablen aus dem Modell, Ridge verringert lediglich ihre Bedeutung. ElasticNet stellt eine Mischform von Lasso und Ridge dar.

Den besten Wert für λ ermittelt man in der Praxis meist so, dass Cross Validation für verschiedene λ-Werte durchgeführt wird und anschließend der λ-Wert mit dem geringsten Cross Validation Error verwendet wird.

Bei neuronalen Netzen würde man nicht die Steigung m, sondern z. B. die Gewichte w durch die Regulierungsmethoden modifizieren.

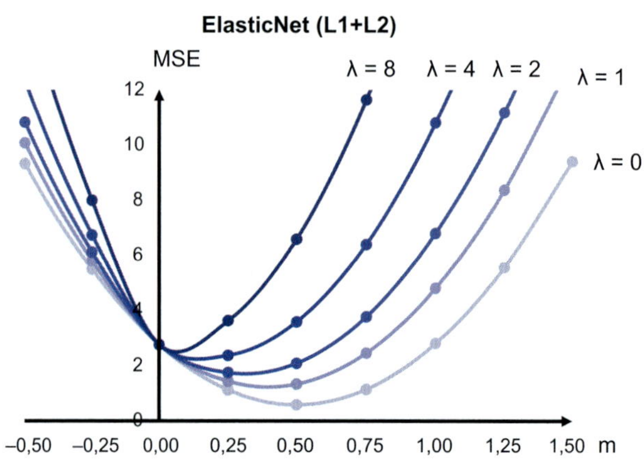

Abb. 16.13 Abhängigkeit des Mean Squared Errors (MSE) von der Steigung m bei Regulierung durch ElasticNet. ElasticNet vereint die Eigenschaften von Lasso und von Ridge. Auch hier ändert sich der Zusammenhang von MSE und Steigung m je nach Ausmaß der Regulierung λ. [P1522/P1523]

Zusammenfassung

- Die **Principal Component Analysis (PCA)** ist eine Methode zur Dimensionsreduktion, bei der Eingabevariablen in Principal Components umgewandelt werden, deren Informationsgehalt durch die Eigenwerte beschrieben wird. Principal Components mit einem geringen Informationsgehalt können anschließend exkludiert werden.
- **Parameter** sind die Stellschrauben des Modells, die während des Trainings optimiert werden können, z. B. die Gewichte eines neuronalen Netzes. Es existieren verschiedene Methoden zur **Parameter-Initialisierung:**
  - **Zero-Initialisierung:** Initialisierung aller Parameter mit null
  - **Random-Initialisierung:** Zufällige Initialisierung der Parameter
  - **Glorot**- und **He-Initialisierung:** Zufällige Initialisierung durch Ziehen aus einer Normalverteilung
  - **Transfer Learning:** Initialisierung durch Verwendung der Parameter eines anderen, bereits trainierten Modells
- **Hyperparameter** beeinflussen den Trainingsprozess und die Struktur des Modells, können aber nicht durch das Training selbst optimiert werden, z. B. die Anzahl der Schichten eines neuronalen Netzes. Es existieren verschiedene Methoden zur **Hyperparameter-Optimierung:**
  - **Trial and Error:** Optimierung der Hyperparameter durch manuelle Testung verschiedener Varianten im Code
  - **Grid Search:** automatisierte Testung verschiedener Hyperparameter-Kombinationen in einem vorgegebenen Wertebereich
  - **Random Search:** automatisierte Testung verschiedener Hyperparameter-Kombinationen, die zufällig gewählt werden
  - **Bayes'sche Optimierung:** Nutzen eines probabilistischen Modells zur Untersuchung der Hyperparameter
  - **Meta Learning:** Verwendung von Machine Learning zur Optimierung der Hyperparameter
- Unter **Regulierung** werden verschiedene Methoden verstanden, um Overfitting zu vermeiden sowie den Einfluss wenig relevanter Eingabevariablen zu verringern. Hierzu wird die Fehlerfunktion modifiziert:
  - **Lasso** reguliert, indem es einige Steigungen bzw. Gewichtungen auf null setzt und somit auch den Einfluss der zugehörigen Variablen auf null reduziert
  - **Ridge** reguliert, indem es die Steigung bzw. Gewichtung von Variablen nahe null reduziert
  - **ElasticNet** ist eine Kombination der Regulierungsmethoden Lasso und Ridge, die ein ausgewogenes Maß an Variablenselektion und Gewichtungsbeschränkung bietet

16

16.5 Programmierung

Codes/Daten auf GitHub: https://else4.de/41208_KI

Im Folgenden analysieren wir den frei verfügbaren Breast Cancer Wisconsin (Diagnostic) Datensatz [21][22], den wir bereits in ➤ Kap. 6 verwendet haben. Dieser enthält einige Variablen aus digitalisierten Bildern der Feinnadelaspirationen (FNA) von Brusttumoren. Sie beschreiben Merkmale der im Bild vorhandenen Zellkerne. Zudem enthält der Datensatz die Information, ob bei der jeweiligen Person ein maligner oder ein benigner Brusttumor vorlag. Wir verwenden ein FCNN (➤ Kap. 12), um anhand der FNA-Variablen die Diagnose maligner oder benigner Brusttumor ausgeben zu lassen. Vorab führen wir jedoch eine PCA durch, um die Anzahl der analysierten Variablen zu verringern. Zudem werden wir verschiedene Methoden zur Parameter-Initialisierung und Regulierung anwenden. Am Ende steht eine Hyperparameter-Optimierung mittels Random Search, um auf diese Weise eine Empfehlung zur Optimierung unseres neuronalen Netzes zu erhalten.

Installation der Bibliotheken

In diesem Schritt installieren wir alle Code-Bibliotheken, die wir im Folgenden verwenden werden. Sind manche der Bibliotheken noch nicht installiert, ist dies mit dem Befehl `pip install` möglich:

```
1  import pandas as pd
2
3  from sklearn.model_selection import train_test_split
4
5  from sklearn.preprocessing import StandardScaler
6
7  from sklearn.decomposition import PCA
8
9  import numpy as np
10
11 import matplotlib.pyplot as plt
12
13 import tensorflow as tf
14
15 from sklearn.model_selection import RandomizedSearchCV
16
17 from sklearn.model_selection import StratifiedKFold
18
19 from tensorflow.keras.wrappers.scikit_learn import KerasClassifier
```


Zeile 1: Die pandas-Bibliothek importieren wir, weil wir ein pandas-Modul nutzen, um den Breast Cancer Wisconsin (Diagnostic) Datensatz aus einem Excel-Dokument zu laden, das unter den oben zitierten Links zu finden ist.
Zeile 3: Wir verwenden das sklearn-Modul zur Aufteilung der Daten in Trainings- und Testdaten.
Zeile 5 und 7: Aus sklearn nutzen wir zudem diese beiden Module zur Programmierung einer PCA.
Zeile 9 und 11: Diese beiden Module benötigen wir, um die Ergebnisse der PCA zu visualisieren.
Zeile 13: Wir werden TensorFlow nutzen, um das neuronale Netz zu programmieren.
Zeile 15, 17, 19: Diese Module werden wir nutzen, um die Hyperparameter-Optimierung mittels Random Search durchzuführen.

Einlesen der Daten

Wir lesen den Datensatz ein und stellen seine ersten Zeilen dar:

```
1  data = pd.read_excel("C:\\Users\\...\\Brustkrebs.xlsx", sheet_name = "Tabelle1")
2
3  data = data.dropna()
4
5  data.head()
```

	diagnosis	radius_mean	texture_mean	perimeter_mean	area_mean	smoothness_mean	compactness_mean	concavity_r
0	malignant	17.99	10.38	122.80	1001.0	0.11840	0.27760	0.
1	malignant	20.57	17.77	132.90	1326.0	0.08474	0.07864	0.
2	malignant	19.69	21.25	130.00	1203.0	0.10960	0.15990	0.
3	malignant	11.42	20.38	77.58	386.1	0.14250	0.28390	0.
4	malignant	20.29	14.34	135.10	1297.0	0.10030	0.13280	0.

Zeile 1: Mit dem pandas-Befehl `read_excel` laden wir die Daten aus unserer Excel-Datei, die sich z. B. auf unserem Computer befindet.

Zeile 3: Mit dem Befehl `dropna()` werden Zeilen mit fehlenden Daten entfernt.
Zeile 5: Mit dem Befehl `head()` können wir die ersten 5 Zeilen der Datentabelle darstellen.

In der Spalte „diagnosis“ der Datentabelle finden wir die Diagnosen der Patient*innen, also die Angaben, ob sie einen malignen oder benignen Tumor aufwiesen. Die Diagnosen sind als Strings hinterlegt. Mit dem folgenden Code wandeln wir sie in `integer` um, indem wir „malignant“ als 1 und „benign“ als 0 codieren:

```
diagnosis_new = {"benign": 0, "malignant": 1}

data["diagnosis"] = data["diagnosis"].replace(diagnosis_new)

data.head()
```

	diagnosis	radius_mean	texture_mean	perimeter_mean	area_mean	smoothness_mean	compactness_mean	concavity_r
0	1	17.99	10.38	122.80	1001.0	0.11840	0.27760	0.
1	1	20.57	17.77	132.90	1326.0	0.08474	0.07864	0.
2	1	19.69	21.25	130.00	1203.0	0.10960	0.15990	0.
3	1	11.42	20.38	77.58	386.1	0.14250	0.28390	0.
4	1	20.29	14.34	135.10	1297.0	0.10030	0.13280	0.

Aufteilung der Daten

Mit dem `iloc`-Befehl definieren wir, welche Spalten bzw. Variablen des Datensatzes die Input- bzw. x- und welche die Output- bzw. y-Variablen sind. Alle Variablen außer der Diagnose sollen als x-Variablen dienen, die Diagnose als y-Variable:

```
x = data.iloc[:, 1:]

y = data.iloc[:, 0]
```

Mit der `head()`-Funktion kann dies erneut überprüft werden:

```
x.head()
```

	radius_mean	texture_mean	perimeter_mean	area_mean	smoothness_mean	compactness_mean	concavity_mean	point
0	17.99	10.38	122.80	1001.0	0.11840	0.27760	0.3001	
1	20.57	17.77	132.90	1326.0	0.08474	0.07864	0.0869	
2	19.69	21.25	130.00	1203.0	0.10960	0.15990	0.1974	
3	11.42	20.38	77.58	386.1	0.14250	0.28390	0.2414	
4	20.29	14.34	135.10	1297.0	0.10030	0.13280	0.1980	

```
y.head()
```

```
0    1
1    1
2    1
3    1
4    1
```

PCA

Da der Datensatz 30 potenzielle x-Variablen enthält, nutzen wir eine PCA, um die Dimensionsreduktion durchzuführen.

Zunächst nutzen wir hierzu das `StandardScaler`-Modul, um den Datensatz zu zentrieren:

```
1 scaler = StandardScaler()
2
3 scaler.fit(x)
4
5 scaled_data = scaler.transform(x)
```

Zeile 1: Hier definieren wir den `StandardScaler()`.
Zeile 3: Mit dem `fit()`-Befehl wenden wir diese auf die x-Variablen an.
Zeile 5: Wir speichern die zentrierten Daten in der Variable `scaled_data`.

Schließlich führen wir die PCA durch:

```
1 pca = PCA(n_components = 15)
2
3 pca.fit(scaled_data)
```

Zeile 1: Wir definieren hierzu zunächst eine größere Anzahl an Principal Components, da wir aktuell noch nicht abschätzen können, wie viel Varianz die Principal Components jeweils erklären werden bzw. wie viele Principal Components wir letztlich verwenden möchten.
Zeile 3: Mit dem `fit()`-Befehl führen wir die PCA durch.

Wir lassen uns den Scree Plot für die 15 Principal Components ausgeben, um deren Relevanz einschätzen zu können:

```
PC_values = np.arange(pca.n_components_) + 1

plt.plot(PC_values, pca.explained_variance_ratio_, "o-", linewidth = 2)
plt.xticks(np.arange(1, len(PC_values)+1, 1))

plt.title("Scree Plot")
plt.xlabel("Principal Component")
plt.ylabel("Variance Explained")
```

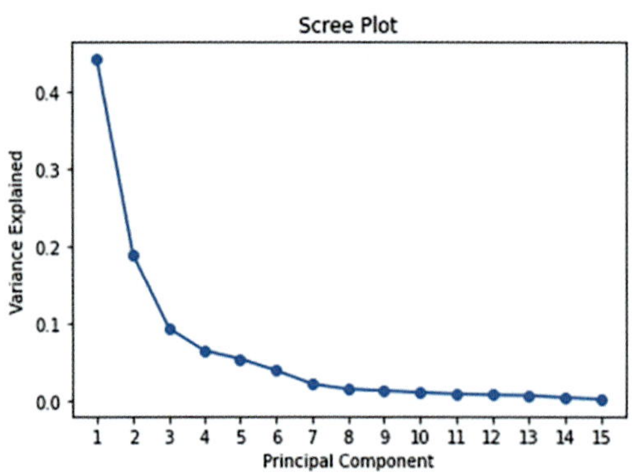

Basierend hierauf könnte es sinnvoll sein, die ersten 3 Principal Components zu verwenden, da diese am meisten Varianz erklären. Wir können die PCA erneut mit diesen 3 Components durchführen, um das Ergebnis noch genauer zu betrachten:

```
pca = PCA(n_components = 3)

pca.fit(scaled_data)
```

```
PCA(n_components=3)
```

```
PC_values = np.arange(pca.n_components_) + 1

plt.plot(PC_values, pca.explained_variance_ratio_, "o-", linewidth = 2)
plt.xticks(np.arange(1, len(PC_values)+1, 1))

plt.title("Scree Plot")
plt.xlabel("Principal Component")
plt.ylabel("Variance Explained")
```

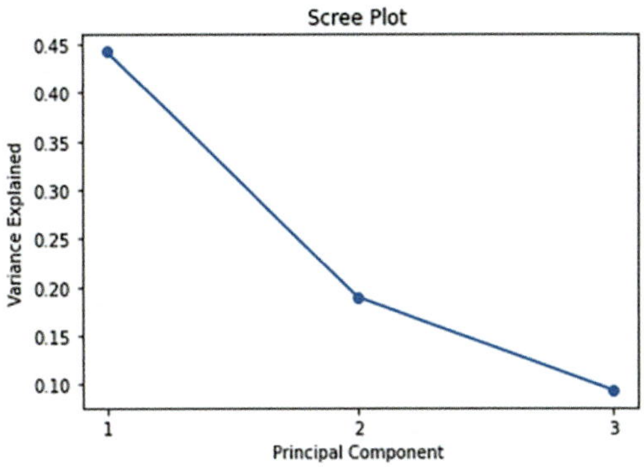

Wir erstellen eine neue x-Variable, in die wir statt der 30 möglichen Input-Variablen nur die 3 Principal Components speichern:

```
x_pca = pca_new.transform(scaled_data)

print(x_pca)
```

```
[[ 9.19283683  1.94858308 -1.12316639]
 [ 2.3878018  -3.76817173 -0.52929304]
 [ 5.73389628 -1.0751738  -0.55174761]
 ...
 [ 1.25617928 -1.90229672  0.56273067]
 [10.37479406  1.6720101  -1.87702913]
 [-5.4752433  -0.67063677  1.49044262]]
```

Zumindest die ersten 2 Principal Components können wir grafisch darstellen (da die Abbildung nur 2 Dimensionen aufweisen kann):

```
plt.figure(figsize = (8,6))

plt.scatter(x_pca[:,0],x_pca[:,1], c = data["diagnosis"])

plt.xlabel("PC1")
plt.ylabel("PC2")
```

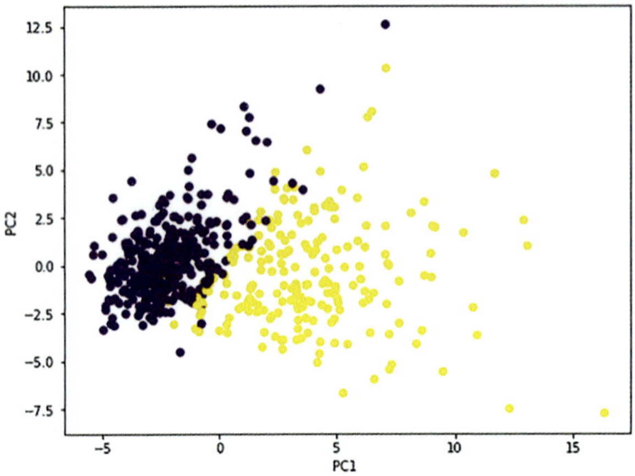

Zeile 3: Hier definieren wir, dass die Datenpunkte je nach Diagnose (maligner vs. benigner Tumor) eine unterschiedliche Farbe aufweisen sollen. In der resultierenden Abbildung wird ersichtlich, dass die beiden Gruppen allein basierend auf PC1 und PC2 deutlich zu unterscheiden sind.

Die neue x-Variable mit den 3 Principal Components verwenden wir auch bei der Aufteilung der Daten in den Trainings- und Testdatensatz. Letzterer enthält 15 % der Daten:

```
x_train, x_test, y_train, y_test = train_test_split(x_pca, y, test_size = 0.15)
```

Erstellen, Trainieren und Evaluieren des KI-Modells

Mit den Befehlen aus TensorFlow definieren wir ein einfaches neuronales Netz namens `model_1`:

```
model_1 = tf.keras.models.Sequential()

model_1.add(tf.keras.layers.Dense(64, activation = tf.nn.relu))
model_1.add(tf.keras.layers.Dense(256, activation = tf.nn.relu))
model_1.add(tf.keras.layers.Dense(128, activation = tf.nn.relu))

model_1.add(tf.keras.layers.Dense(2, activation = tf.nn.softmax))
```

TensorFlow enthält jedoch auch einige weitere Optionen zur weiteren Ausgestaltung des Modells. Hierzu zählen auch Methoden zur Parameter-Initialisierung und Regulierung:

```
1  model_2 = tf.keras.models.Sequential()
2
3  model_2.add(tf.keras.layers.Dense(64, activation = tf.nn.relu,
4                                 kernel_initializer = "he_uniform",
5                                 kernel_regularizer = tf.keras.regularizers.L1(0.01),
6                                 bias_regularizer = tf.keras.regularizers.L2(0.01)))
7  model_2.add(tf.keras.layers.Dense(256, activation = tf.nn.relu))
8  model_2.add(tf.keras.layers.Dense(128, activation = tf.nn.relu))
9
10 model_2.add(tf.keras.layers.Dense(2, activation = tf.nn.softmax))
```

Zeile 4: Hier definieren wir für diesen Layer eine Parameter-Initialisierung mittels He-Initialisierung, die sich besonders bei Anwendung von ReLUs eignet.

Zeile 5: Hier definieren wir beispielhaft Lasso (L1) als Regulierungsmethode des Kernels bzw. der Gewichte.
Zeile 6: Hier definieren wir beispielhaft Ridge (L2) als Regulierungsmethode der Biases.

Weitere Varianten finden sich auf der Webseite von TensorFlow: www.tensorflow.org/api_docs/python/tf/keras/Sequential (Stand: 02.12.2024). Grundsätzlich können wir für jede Schicht des Netzes entsprechende Anpassungen vornehmen. Der Einfachheit halber verwenden wir fortan das initiale Modell `modell_1` ohne zusätzliche Anpassungen.

Den Compiler definieren wir wie folgt:

```
1 model_1.compile(optimizer = "SGD",
2               loss = "sparse_categorical_crossentropy",
3               metrics = "accuracy")
```

Zeile 1: Als Methode zur Modelloptimierung verwenden wir zunächst den Stochastic Gradient Descent (SGD).
Zeile 2: Als Fehlerfunktion verwenden wir die Sparse Categorical Crossentropy.
Zeile 3: Zur Modellevaluation verwenden wir die Accuracy.

Wir trainieren das Modell mit dem `fit()`-Befehl und einer Zahl von 5 Epochen:

```
model_1.fit(x_train, y_train, epochs = 5)
```

```
Epoch 1/5
16/16 [==============================] - 1s 2ms/step - loss: 0.5203 - accuracy: 0.8468
Epoch 2/5
16/16 [==============================] - 0s 2ms/step - loss: 0.3754 - accuracy: 0.9317
Epoch 3/5
16/16 [==============================] - 0s 3ms/step - loss: 0.3034 - accuracy: 0.9379
Epoch 4/5
16/16 [==============================] - 0s 2ms/step - loss: 0.2528 - accuracy: 0.9545
Epoch 5/5
16/16 [==============================] - 0s 2ms/step - loss: 0.2223 - accuracy: 0.9503
```

Bei der Modellevaluation erreicht das `model_1` eine Accuracy von rund 92 %:

```
model_1.evaluate(x_test, y_test)
```

```
3/3 [==============================] - 0s 8ms/step - loss: 0.2086 - accuracy: 0.9186
```

Hyperparameter-Optimierung mit Random Search

Wir nutzen Random Search, um mehrere Hyperparameter zu optimieren. Hierzu müssen wir zunächst eine Funktion mit dem Modell und den zu optimierenden Hyperparametern definieren. Als grundlegenden Bauplan verwenden wir `model_1`. Die Hyperparameter, die mittels Random Search beispielhaft optimiert werden sollen, sind die Anzahl an Neuronen des ersten und des dritten Hidden Layers, der Optimizer sowie die Loss Function. Diese sind an den entsprechenden Stellen im Code daher nur durch Platzhalter definiert:

```
def create_model(optimizer = "SGD", loss = "sparse_categorical_crossentropy", neurons = 128):
    model = tf.keras.models.Sequential()
    model.add(tf.keras.layers.Dense(neurons, activation = tf.nn.relu))
    model.add(tf.keras.layers.Dense(256, activation = tf.nn.relu))
    model.add(tf.keras.layers.Dense(neurons, activation = tf.nn.relu))

    model.add(tf.keras.layers.Dense(2, activation = tf.nn.softmax))

    model.compile(optimizer = optimizer, loss = loss, metrics = ["accuracy"])

    return model
```

Zeile 3 und 5: Hier findet sich `neurons` als Platzhalter der Anzahl an Neurone.
Zeile 9: Hier finden sich `optimizer` und `loss` als Platzhalter für den tatsächlichen Optimizer und die Loss Function.

Das `KerasClassifier`-Objekt ist eine Schnittstelle in der sklearn-Bibliothek, die es ermöglicht, ein in TensorFlow bzw. Keras programmiertes neuronales Netz als Modell in sklearn-Pipelines zu verwenden:

```
model_1 = KerasClassifier(build_fn = create_model, verbose = 0)
```

Wir definieren die Hyperparameter und mögliche Wertebereiche:

```
1 param_dist = {
2     "neurons": [64, 128],
3     "optimizer": ["adam", "SGD"],
4     "loss":["sparse_categorical_crossentropy", "MSE"]}
```

Zeile 2: Wir testen eine Anzahl an Neuronen zwischen 64 und 128.
Zeile 3: Zudem testen wir, ob wir statt dem SGD besser Adam als Optimizer verwenden sollten.
Zeile 4: Auch testen wir verschiedene Loss Functions.

Mit den folgenden nicht besonders intuitiven Befehlen können wir die Random Search durchführen:

```
random_search = RandomizedSearchCV(estimator = model_1, param_distributions = param_dist,
                                   cv = StratifiedKFold(n_splits = 5), n_jobs = -1)
random_search_result = random_search.fit(x, y)
```

Als Ausgabe erhalten wir schließlich mehrere Empfehlungen zur Optimierung von Hyperparametern. So scheint es sinnvoll zu sein, statt SGD eher Adam als Optimizer zu wählen und 64 Neurone sowohl im ersten als auch im dritten Hidden Layer zu verwenden. Die bisherige Loss Function können wir beibehalten:

```
print("Best: %f using %s" % (random_search_result.best_score_,
                             random_search_result.best_params_))
```

```
Best: 0.861077 using {'optimizer': 'adam', 'neurons': 64, 'loss': 'sparse_categorical_crossentropy
'}
```

Diese Empfehlungen wenden wir in einem `model_3` an.

```
model_3 = tf.keras.models.Sequential()

model_3.add(tf.keras.layers.Dense(64, activation = tf.nn.relu))
model_3.add(tf.keras.layers.Dense(256, activation = tf.nn.relu))
model_3.add(tf.keras.layers.Dense(64, activation = tf.nn.relu))

model_3.add(tf.keras.layers.Dense(2, activation = tf.nn.softmax))

model_3.compile(optimizer = 'adam',
                loss = 'sparse_categorical_crossentropy',
                metrics = 'accuracy')

model_3.fit(x_train, y_train, epochs = 5)
```

```
Epoch 1/5
16/16 [==============================] - 1s 3ms/step - loss: 0.3258 - accuracy: 0.8965
Epoch 2/5
16/16 [==============================] - 0s 3ms/step - loss: 0.1211 - accuracy: 0.9524
Epoch 3/5
16/16 [==============================] - 0s 2ms/step - loss: 0.1038 - accuracy: 0.9607
Epoch 4/5
16/16 [==============================] - 0s 3ms/step - loss: 0.0997 - accuracy: 0.9586
Epoch 5/5
16/16 [==============================] - 0s 2ms/step - loss: 0.0984 - accuracy: 0.9607
```

Die Accuracy des optimierten Modells ist mit rund 95 % besser als die des initialen `model_1`:

```
model_3.evaluate(x_test, y_test)
```

```
3/3 [==============================] - 0s 3ms/step - loss: 0.1258 - accuracy: 0.9535
```

Literatur

[1] Turing AM. Computing Machinery and Intelligence. Mind 1950; LIX(236): 433–460.
[2] Minsky ML, Papert SA. Perceptrons – An Introduction to Computational Geometry. Cambridge MA: M.I.T. Press; 1969.
[3] Rumelhart DE, Hinton GE, Williams RJ. Learning representations by back-propagating errors. Nature 1986; 323: 533–536.
[4] LeCun Y, Boser B, Denker JS et al. Backpropagation applied to handwritten zip code recognition. Neural Computation 1989; 1(4): 541–551.
[5] Amari SI. Learning patterns and pattern sequences by self-organizing nets of threshold elements. IEEE Transactions on Computers 1972; C(21): 1197–1206.
[6] Hauck M. Mensch, ärgere dich nicht. 25 Jahre Deep Blue. 10.02.2021. Süddeutsche Zeitung. Im Internet (Stand: 02.12.2024): www.sueddeutsche.de/wirtschaft/schach-deep-blue-kasparow-ibm-1.5200655.
[7] Goodfellow I, Pouget-Abadie J, Mirza M et al. Generative adversarial nets. Advances in neural information processing systems 2014; 27.
[8] Vaswani A, Shazeer N, Parmar N et al. Attention is all you need. Advances in neural information processing systems 2017; 30.
[9] Rich E. Artificial Intelligence. New York: McGraw-Hill; 1983.
[10] Hinton G in Creative Destruction Lab. Geoff Hinton: On Radiology. 2016. YouTube. www.youtube.com/watch?v=2HMPRXstSvQ. Im Internet (Stand: 02.12.2024). Übersetzung aus dem Englischen durch die Autor*innen
[11] Brown DG, Wobst HJ, Kapoor A et al. Clinical development times for innovative drugs. Nature reviews. Drug discovery 2022; 21(11): 793–794.
[12] Wouters OJ, McKee M, Luyten J. Estimated Research and Development Investment Needed to Bring a New Medicine to Market, 2009–2018. JAMA 2020; 323(9): 844–853.
[13] Techniker Krankenkasse. CT, MRT, Röntgen: Mehr bildgebende Diagnostik in den bayerischen Kliniken. 19.07.2023. www.tk.de/presse/themen/medizinische-versorgung/krankenhausversorgung/mehr-bildgebende-diagnostik-in-bayerischen-kliniken-2153696?tkcm=ab. Im Internet (Stand: 01.07.2024).
[14] Wang L, Zhou L, Yang W et al. Deepfakes: A new threat to image fabrication in scientific publications? Patterns (NY) 2022; 3(5): 100509.
[15] Marburger Bund. MB-Monitor 2022: Zu wenig Personal, zu viel Bürokratie, unzulängliche Digitalisierung. Marburger Bund. www.marburger-bund.de/bundesverband/themen/marburger-bund-umfragen/mb-monitor-2022-zu-wenig-personal-zu-viel-buerokratie. Im Internet (Stand 01.07.2024).
[16] Bundesinstitut für Arzneimittel und Medizinprodukte. Verzeichnis für digitale Gesundheitsanwendungen. diga.bfarm.de/de/verzeichnis. Im Internet (Stand: 02.12.2024).
[17] Gassner UM. Essentialia eines Gesundheitsdatennutzungsgesetzes. Zeitschrift für Rechtspolitik 2023; 2: 34–37.
[18] Deutscher Ethikrat, Mensch und Maschine – Herausforderungen durch Künstliche Intelligenz. 20.03.2023. https://www.ethikrat.org/themen/forschung-und-technik/mensch-und-maschine/?cookieLevel=not-set. Im Internet (Stand: 01.07.2024).
[19] Haibe-Kains B, Adam GA, Hosny A, Khodakarami F, Massive Analysis Quality Control (MAQC) Society Board of Directors, Waldron L, Wang B, McIntosh C et al. Transparency and reproducibility in artificial intelligence. Nature 2020; 586(7829): E14–E16.
[20] McKinney SM, Sieniek M, Godbole V et al. International evaluation of an AI system for breast cancer screening. Nature 2020; 577(7788): 89–94.
[21] UCI Machine Learning Depository. Breast Cancer Wisconsin (Diagnostic) Data Set. 1995. www.kaggle.com/datasets/uciml/breast-cancer-wisconsin-data Im Internet (Stand: 01.07.2024).
[22] Street WN, Wolberg WH, Mangasarian OL. Nuclear feature extraction for breast tumor diagnosis. Electronic imaging 1993.
[23] Captainozlem. Framingham_CHD_preprocessed_data. www.kaggle.com/datasets/captainozlem/framingham-chd-preprocessed-data. Im Internet (Stand: 02.12.2024).
[24] National Heart, Lung, and Blood Institute (NHLBI). Framingham Heart Study. www.framinghamheartstudy.org. Im Internet (Stand: 02.12.2024).
[25] GitHub-Repository mit Programmierbeispielen und verwendeten Datensätzen. https://github.com/timwgnd/Lehrbuch-Kuenstliche-Intelligenz-in-der-Medizin. Im Internet (Stand: 02.12.2024).
[26] Zhang B, Qi S, Pan X et al. Deep CNN Model Using CT Radiomics Feature Mapping Recognizes EGFR Gene Mutation Status of Lung Adenocarcinoma. Frontiers in oncology 2021; 10: 598721.

[27] Dong Y, Hou L, Yang W et al. Multi-channel multi-task deep learning for predicting EGFR and KRAS mutations of non-small cell lung cancer on CT images. Quantitative imaging in medicine and surgery 2021; 11(6): 2354–2375.
[28] Ronneberger O, Fischer P, Brox T. U-net: Convolutional networks for biomedical image segmentation. In Medical Image Computing and Computer-Assisted Intervention–MICCAI 2015: 18th International Conference, Munich, Germany, October 5–9, 2015, Proceedings, Part III 18 (pp. 234–241). Springer International Publishing; 2015.
[29] Rahman T, Chowdhury MEH, Khandakar A. COVID-19 Radiography Database. www.kaggle.com/datasets/tawsifurrahman/covid19-radiography-database?resource=download. Im Internet (Stand: 01.07.2024).
[30] Chowdhury MEH, Rahman T, Khandakar A et al. Can AI help in screening viral and COVID-19 pneumonia? IEEE Access 2020; 8: 132665–132676.
[31] Rahman T, Khandakar A, Qiblawey Y et al. Exploring the effect of image enhancement techniques on COVID-19 detection using chest X-ray images. Computers in biology and medicine 2021; 132: 104319.
[32] Hochreiter S, Schmidhuber J. Long Short-Term Memory. Neural Comput 1997; 9(8): 1735–1780.
[33] Beck M, Pöppel K, Spanring M et al. xLSTM: Extended Long Short-Term Memory. arXiv preprint 2024; arXiv:2405.04517.

Register